高级卫生专业技术资格考试用书

内科护理学习题集

（含解析）（第2版）

（副主任护师/主任护师）

主　编　丁淑贞　吴　冰

副主编　沈　桐　王丽莹　张　丽　张晓霞

编　者　（按姓氏笔画排序）

丁淑贞　于蕾钧　王　晶　王丽丽　王丽莹
王迎瑞　付馨瑶　刘红华　孙晗潇　李　丹
李　硕　李世博　吴　冰　沈　桐　张　丽
张晓霞　陈　瑜　姜缤轩　秦秀宝　高筱琪
桑　甜

中国协和医科大学出版社

北　京

图书在版编目（CIP）数据

内科护理学习题集：含解析 / 丁淑贞，吴冰主编 .—2 版 .—北京：中国协和医科大学出版社，2021.5（2025.5 重印）.
（高级卫生专业技术资格考试用书）
ISBN 978－7－5679－1685－2

Ⅰ.①内…　Ⅱ.①丁…②吴…　Ⅲ.①内科学－护理学－资格考试－习题集　Ⅳ.①R473.5－44

中国版本图书馆 CIP 数据核字（2021）第 089005 号

主　　编　丁淑贞　吴　冰
责任编辑　刘　婷　张秋艳
封面设计　邱晓俐
责任校对　张　麓
责任印制　黄艳霞
出版发行　**中国协和医科大学出版社**
（北京市东城区东单三条9号　邮编100730　电话010-65260431）
网　　址　www.pumcp.com
印　　刷　三河市龙大印装有限公司
开　　本　787mm×1092mm　1/16
印　　张　29.75
字　　数　625千字
版　　次　2021年5月第2版
印　　次　2025年5月第4次印刷
定　　价　78.00元

前 言

为进一步深化卫生专业技术职称改革工作，不断完善卫生专业技术职务聘任制，根据中共中央组织部、人事部、卫生部《关于深化卫生事业单位人事制度改革的实施意见》（人发〔2000〕31号）文件精神和国家有关职称改革的规定，人事部下发《关于加强卫生专业技术职务评聘工作的通知》（人发〔2000〕114号），高级专业技术资格采取考试和评审结合的办法取得。为了更好地帮助广大考生复习备考，编者根据多年的临床实践，结合考试的实际情况，编写了这本《内科护理学习题集（含解析）》（第2版）。

本书涵盖高级卫生专业技术资格考试的所有相关内容及考试题型。全书共十章，内容包括呼吸系统疾病患者的护理、循环系统疾病患者的护理、消化系统疾病患者的护理等。题型包括A1型题、A2型题、A3/A4型题、B型题、X型题、案例分析题。

本书第1版上市后，受到广大读者的一致好评，也帮助众多考生顺利通过高级专业技术资格考试。为了更好地服务读者，提升图书品质，出版了第2版图书，在第1版的基础上，附有详尽的解析，以帮助考生理解及记忆。同时对上一版中存在的不足与疏漏进行了修订与补充。

本书实用性强，可用于考前复习和自测，以便考生顺利通过考试。

尽管力臻完善，书中难免存在疏漏和不足之处，敬请广大读者批评指正，以便进一步修正。

编　者

2021年1月

前言

2021年1月

目 录

支气管哮喘 1　支气管哮喘 2　原发性支气管肺癌 1

第一章　呼吸系统疾病患者的护理

慢性支气管炎　原发性支气管肺癌 2

一　A1 型题

1. 引起呼吸系统疾病最常见的病因是
   A. 肿瘤　B. 感染
   C. 吸烟　D. 变态反应
   E. 理化因素
2. 正常情况下，肺泡通气量与肺毛细血管血流量的比例是
   A. 0.5　B. 0.6
   C. 0.7　D. 0.8
   E. 1.0
3. 呼吸道和消化道的共同通路是
   A. 咽　B. 鼻
   C. 喉　D. 气管
   E. 肺泡
4. 肺内气体交换的主要场所是
   A. 肺泡　B. 胸膜
   C. 细支气管　D. 右主支气管
   E. 左主支气管
5. 长期氧疗是指
   A. 每天吸氧时间坚持 10 小时以上　B. 每天吸氧时间坚持 12 小时以上
   C. 氧流量维持在 2~4L　D. 睡眠时不吸氧
   E. 每天吸氧时间坚持 15 小时以上
6. 24 小时内咯血量超过多少称为大量咯血
   A. 100ml　B. 300ml
   C. 400ml　D. 500ml
   E. 600ml
7. 咯血窒息患者宜采取的体位是
   A. 端坐位　B. 患侧卧位

C. 去枕平卧位
D. 平卧位，头偏向一侧
E. 头低足高位，头偏向一侧

8. 呼吸系统疾病最常见的症状是
A. 咳嗽
B. 咳痰
C. 咯血
D. 呼吸困难
E. 胸痛

9. 以下护理胸痛患者的措施中哪项不妥
A. 适当安慰，消除其紧张情绪
B. 指导患者取患侧卧位
C. 用宽胶布于患者吸气末紧贴在患侧胸部
D. 按医嘱给小剂量的镇静药和镇痛药
E. 根据不同病因采取相应护理措施

10. 下列哪项不是引起咯血的常见疾病
A. 肺结核
B. 支气管扩张症
C. 支气管哮喘
D. 支气管内膜结核
E. 支气管肺癌

11. 对上呼吸道感染患者错误的护理方法是
A. 发热、全身酸痛者可用解热镇痛药
B. 注意保暖
C. 多饮水
D. 一般不需要特殊处理
E. 常规使用抗生素

12. 急性上呼吸道感染患者一般的病程是
A. 3 天
B. 5 天
C. 1 周
D. 半个月
E. 1 个月

13. 慢性支气管炎患者常出现
A. 金属音的咳嗽
B. 带喉音的咳嗽
C. 急性刺激性干咳
D. 变换体位时咳嗽
E. 白色泡沫状痰或黏液性痰

14. 关于慢性支气管炎的描述，错误的是
A. 主要表现为咳嗽、咳痰或伴喘息
B. 指气管、支气管黏膜的慢性感染性炎症
C. 常并发阻塞性肺气肿
D. 吸烟及感染是其主要病因
E. 临床可分为单纯型和喘息型

15. 第 1 秒用力呼气量占用力肺活量的比值（$FEV_1/FVC\%$）小于 60%，最大通气量（MBC）

低于预计值的 80%，可诊断为

A. 肺炎　　B. 普通感冒

C. 慢性支气管炎　　D. 急性气管–支气管炎

E. 阻塞性肺气肿

16. 慢性支气管炎的定义是

A. 具有气流受限特征的一组疾病

B. 终末支气管远端的气道弹性减退，气腔异常扩大

C. 气管、支气管黏膜及其周围组织的慢性非特异性炎症

D. 由多种病原菌引起的肺实质或间质内的急性渗出性炎症

E. 以嗜酸性粒细胞和肥大细胞反应为主的气道变应性炎症和气道高反应性为特征的疾病

17. 慢性喘息型支气管炎的特点是

A. 呼气性呼吸困难，双肺布满哮鸣音

B. 端坐呼吸，双肺底水泡音

C. 慢性咳嗽、咳痰或伴喘息，两肺散在干湿啰音

D. 吸气性呼吸困难，呼吸音低

E. 进行性呼吸困难，咳嗽，痰中带血

18. 慢性支气管炎的临床分型是

A. 单纯型、喘息型　　B. 单纯型、喘息型、混合型

C. 急性型、慢性迁延型　　D. 急性型、慢性型、迁延型

E. 急性型、慢性型、反复发作型

19. 慢性支气管炎的主要诊断依据是

A. 病史和临床表现　　B. 肺功能测定

C. 痰液细菌学检查　　D. 胸部 X 线检查

E. 长期吸烟史

20. 慢性支气管炎最常见的并发症是

A. 肺气肿　　B. 肺部感染

C. 支气管扩张症　　D. 咯血

E. 肺源性心脏病

21. 慢性支气管炎最突出的症状是

A. 长期反复咳嗽　　B. 经常咳痰

C. 时有喘息　　D. 反复发热

E. 少量咯血

22. 慢性支气管炎并发阻塞性肺气肿患者，主要是在原有症状的基础上又出现

A. 反复发绀　　B. 剧烈咳嗽

C. 咳多量脓痰　　D. 经常发热

E. 逐渐加重的呼吸困难

23. 慢性阻塞性肺疾病（COPD）患者的临床表现，错误的是

A. 进行性呼吸困难　　B. 肺气肿时肺泡呼吸音减弱

C. 咳嗽、咳痰　　D. 急性发作时肺部可闻及干湿啰音

E. 肺部可听到管状呼吸音

24. 残气量（RV）增加，残气量/肺总量（RV/TLC）超过40%，可诊断为

A. 肺炎　　B. 普通感冒

C. 阻塞性肺气肿　　D. 慢性支气管炎

E. 急性气管-支气管炎

25. 慢性阻塞性肺疾病合并心力衰竭时，在用利尿药治疗过程中易发生哪种电解质紊乱

A. 低钠血症　　B. 高钾低氯血症

C. 低钙血症　　D. 低钾低氯血症

E. 高钙血症

26. 慢性阻塞性肺疾病包括哪些疾病

A. 慢性气管炎＋慢性阻塞性肺气肿　　B. 上呼吸道感染＋急性气管炎

C. 上呼吸道感染＋急性支气管哮喘　　D. 慢性支气管炎＋支气管扩张症

E. 慢性支气管炎＋Ⅱ型呼吸衰竭

27. 支气管扩张症患者反复大咯血的主要原因是

A. 肺动脉高压　　B. 肺静脉高压

C. 支气管过度扩张　　D. 支气管先天性发育缺损

E. 感染引起支气管内肉芽组织或血瘤破裂

28. 下列选项中最可能出现“三凹征”的是

A. 吸气性呼吸困难　　B. 呼气性呼吸困难

C. 混合性呼吸困难　　D. 咳嗽

E. 咳痰

29. 慢性肺源性心脏病的护理措施不包括

A. 保持呼吸道通畅　　B. 持续低流量吸氧

C. 观察患者的神志和精神状态　　D. 必要时可给予镇静药

E. 合理应用抗生素

30. 慢性肺源性心脏病的首要死亡原因是

A. 休克　　B. 肺性脑病

C. 上消化道出血　　D. 水电解质平衡失调

E. 心律失常

31. 慢性肺源性心脏病急性加重期的常见诱因是

A. 过劳　　B. 大量利尿

C. 使用镇静药　　D. 呼吸道感染

E. 使用支气管扩张药

32. 慢性肺源性心脏病急性加重期的关键治疗措施是

A. 改善呼吸功能　　B. 控制呼吸道感染

C. 利尿减轻心脏负荷　　D. 给予洋地黄制剂

E. 控制心律失常

33. 慢性肺源性心脏病肺动脉高压形成的最主要因素是

A. 继发性红细胞增多　　B. 血液黏稠度增加

C. 血容量增加　　D. 肺部毛细血管微小栓子形成

E. 缺氧及二氧化碳潴留引起肺小血管收缩痉挛

34. 诊断早期慢性肺源性心脏病的主要依据是

A. 发绀　　B. 呼吸困难

C. 两肺干湿啰音及肺气肿体征　　D. 肺动脉高压及右心室增大征象

E. 高碳酸血症

35. 慢性肺源性心脏病心功能失代偿期的表现为

A. 以右心衰竭为主　　B. 低氧血症

C. 二氧化碳潴留　　D. 多为全心衰竭

E. 多为肺水肿

36. 慢性右心衰竭的症状和体征不包括

A. 腹部或腿部水肿　　B. 肝大和压痛

C. 夜间阵发性呼吸困难　　D. 腹水

E. 发绀

37. 关于动脉血气分析，错误的采血方法是

A. 可选股动脉、肱动脉或桡动脉为穿刺点

B. 垂直或与皮肤成30°角进针

C. 采血量1ml左右

D. 选择动脉搏动最强处为进针点

E. 采血后立即送检

38. 对支气管哮喘有激发作用的是

A. 遗传　　B. 吸烟

C. 大气污染　　D. 电离辐射

E. 自主神经功能紊乱

39. 支气管哮喘发病多属于

A. Ⅰ型变态反应　　B. Ⅱ型变态反应

C. Ⅲ型变态反应　　D. Ⅳ型变态反应

E. Ⅴ型变态反应

40. 典型支气管哮喘发作时，最主要的临床表现是

A. 带哮鸣音的吸气性呼吸困难及双肺哮鸣音

B. 带哮鸣音的呼气性呼吸困难及双肺哮鸣音

C. 带哮鸣音的混合性呼吸困难及双肺哮鸣音

D. 带哮鸣音的混合性呼吸困难，咳粉红色泡沫痰

E. 带哮鸣音的混合性呼吸困难，咯血

41. 支气管哮喘患者突然出现胸痛、气急、呼吸困难、大汗、不安，应考虑

A. 自发性气胸　　B. 支气管哮喘急性发作

C. 左心衰竭　　D. 肺炎

E. 胸膜炎

42. 某支气管哮喘患者发生哮喘时查血可发现

A. 血小板计数增多　　B. 大单核细胞计数增多

C. 嗜碱性粒细胞计数增多　　D. 中性粒细胞计数增多

E. 嗜酸性粒细胞计数增多

43. 支气管哮喘患者当哮喘发作时呼吸困难的特点是

A. 呼气性　　B. 吸气性

C. 混合性　　D. 潮式呼吸

E. 间停式呼吸

44. 支气管哮喘急性发作的首选药物是

A. 拟肾上腺素类药物　　B. 黄嘌呤类药物

C. 色甘酸钠　　D. β_2 肾上腺素受体激动药

E. 酮替芬

45. 支气管哮喘诊断的主要依据是

A. PaO_2和 SaO_2降低，$PaCO_2$升高

B. 血液中嗜酸性粒细胞增多

C. 胸透有横膈下降和透亮度增加

D. 有反复发作史，呼气性呼吸困难和两肺广泛哮鸣音

E. 肺功能检测有阻塞性通气障碍

46. 与支气管扩张症发病关系较小的疾病有
A. 麻疹
B. 百日咳
C. 支气管肺炎
D. 猩红热
E. 肺结核

47. 胸部听到局限而固定的湿啰音常见于
A. 肺结核
B. 支气管肺癌
C. 支气管哮喘
D. 阻塞性肺气肿
E. 支气管扩张症

48. 支气管扩张症的临床特点是
A. 咳黄痰
B. 大量脓痰久置分 3 层
C. 咳铁锈色痰
D. 咳粉红色泡沫痰
E. 咳绿痰

49. 支气管扩张症肺部可听到
A. 鼾音
B. 管型呼吸音
C. 捻发音
D. 哮鸣音
E. 患处固定湿啰音

50. 关于支气管扩张症的叙述，下列哪项有误
A. 多在中、老年期起病
B. 主要表现为慢性咳嗽、咳大量脓痰、反复咯血及继发肺部感染
C. 病变部位可听到局限性持久存在的啰音
D. X 线胸片可见蜂窝状或卷发样阴影
E. 支气管碘油造影可确诊

51. 支气管扩张症患者做体位引流的时间宜选择于
A. 早上
B. 中午
C. 夜间
D. 饭前
E. 饭后

52. 支气管扩张症患者的病变部位在下叶后基底段，做体位引流应取哪种体位
A. 平卧位
B. 俯卧位，腰臀部抬高
C. 仰卧位，腰部抬高
D. 左侧卧位，腰部抬高
E. 右侧卧位，腰部抬高

53. 支气管扩张症患者的咳嗽特点为
A. 晨起及夜间躺下时较重
B. 常出现刺激性干咳
C. 有时呈阵发性呛咳
D. 后期咳嗽加重并伴哮鸣音
E. 严重者出现呼气性呼吸困难

54. 支气管扩张症患者如有厌氧菌感染，则痰的特征为
A. 铁锈色
B. 胶冻样
C. 泡沫痰
D. 白色痰
E. 有恶臭

55. 护理支气管扩张症患者最重要的措施为
A. 促进排痰
B. 增进营养
C. 增强体质
D. 预防窒息
E. 保持口腔卫生

56. 超声雾化吸入常用的药物，不包括
A. 地塞米松
B. 氨茶碱
C. 35% 乙醇
D. α-糜蛋白酶
E. 抗生素

57. 治疗肺炎链球菌肺炎，停用抗生素的指标一般是
A. 体温降至正常后 1 天
B. 体温降至正常后 3 天
C. 体温降至正常后 7 天
D. 症状、体征完全消失
E. X 线胸片示炎症阴影完全消失

58. 休克型肺炎除给予抗菌药物治疗外，首要的护理措施为
A. 预防并发症的发生
B. 遵医嘱给予镇咳祛痰药
C. 鼻饲高热量、富含维生素的流质饮食
D. 按休克原则处理体位、保暖、吸氧、静脉输液等问题
E. 注意观察生命体征、神志、瞳孔、尿量等变化

59. 治疗肺炎链球菌肺炎的首选抗生素是
A. 红霉素
B. 青霉素
C. 阿米卡星
D. 氧氟沙星
E. 羧苄西林

60. 肺炎链球菌肺炎患者的护理措施不妥的是
A. 应用解热镇痛药
B. 必要时给予氧气吸入
C. 饮食要清淡
D. 应用祛痰镇咳药
E. 卧床休息为主，适当下床活动

61. 符合肺炎链球菌肺炎患者的给氧方式是
A. 持续低流量吸氧
B. 高流量面罩给氧
C. 高流量乙醇湿化吸氧
D. 1~2L/min 持续鼻导管给氧
E. 2~4L/min 鼻导管给氧

62. 对肺炎链球菌肺炎患者的护理措施中，下列哪项不妥
A. 气急、发绀者可给予鼻导管吸氧
B. 腹胀者鼓励做局部热敷或肛管排气
C. 高热者首选使用退热药
D. 进行保健指导，以防再次发病
E. 胸痛剧烈者取患侧卧位

63. 厌氧菌感染所致肺炎患者咳
A. 脓臭痰
B. 草绿色痰
C. 铁锈色痰
D. 少量白黏痰
E. 砖红色胶冻状痰

64. 军团菌肺炎 X 线胸片检查，可见
A. 肺蜂窝状肺脓肿
B. 肺下叶斑片状浸润
C. 双肺弥漫性结节性浸润
D. 大片炎症浸润影或实变影
E. 肺部多种形态浸润影，见于肺下叶

65. 肺炎链球菌肺炎时产生铁锈色痰的最主要原因是
A. 痰内有大量红细胞
B. 痰内含大量脓细胞
C. 白细胞破坏时所产生的溶蛋白酶
D. 红细胞破坏释放出含铁血黄素
E. 红细胞碎屑被巨噬细胞吞噬

66. 肺炎链球菌肺炎最重要的胸部体征是
A. 桶状胸
B. 扁平胸
C. 胸部疱疹
D. 肺实变体征
E. 胸膜摩擦音

67. 肺炎克雷伯菌肺炎的临床表现中具有特征性的是
A. 胸痛
B. 寒战、发热
C. 可闻及干湿啰音
D. 砖红色胶冻状黏稠脓性痰
E. X 线胸片见模糊淡薄阴影

68. 肺炎有下列哪项改变，应诊断休克型肺炎
A. 低血压
B. 全身发绀
C. 意识障碍
D. 循环障碍
E. DIC

69. 军团菌肺炎首选抗菌药物是
A. 红霉素
B. 青霉素
C. 阿米卡星
D. 四环素
E. 头孢菌素

70. 有关肺炎支原体肺炎的实验室结果，下列哪项最有诊断价值
A. 周围血白细胞总数正常或稍增多，以中性粒细胞为主

B. 抗支原体抗体测定（免疫荧光法）

C. 链球菌 MG 凝集试验阳性

D. 抗支原体抗体测定（酶联免疫吸附试验）

E. 冷凝集试验阳性

71. 下列疾病中，常有肺空洞形成，除了

A. 肺结核　　B. 肺坏死性血管炎

C. 肺炎链球菌肺炎　　D. 肺脓肿

E. 金黄色葡萄球菌肺炎

72. 结核性胸膜炎的常见症状不包括

A. 午后低热　　B. 乏力、消瘦

C. 胸痛　　D. 咳痰

E. 盗汗

73. 判断肺结核有无传染性最重要的依据是

A. 红细胞沉降率增快　　B. 结核菌素试验阳性

C. 反复痰中带血　　D. 胸部 X 线检查有空洞

E. 痰结核分枝杆菌检查阳性

74. 肺结核化疗的原则不包括

A. 间断　　B. 早期

C. 联合　　D. 全程

E. 适量

75. 做结核菌素试验的主要目的是

A. 测定人体是否受过结核分枝杆菌感染　　B. 诊断是否患有肺结核

C. 判断结核有无活动性　　D. 增强机体对结核分枝杆菌的免疫力

E. 明确结核患者是否需要隔离治疗

76. 结核菌素试验判断结果的时间是注射后

A. 8~10 小时　　B. 14~18 小时

C. 20~26 小时　　D. 28~36 小时

E. 48~72 小时

77. 肺结核在治疗过程中，判断结核化疗效果，最重要的指标是

A. 旧结核菌素（OT）转阴　　B. 红细胞沉降率恢复正常

C. 痰结核分枝杆菌转阴　　D. 病灶吸收好转

E. 体温恢复正常

78. 肺结核患者的全身毒性症状中有特异性的是

A. 疲乏　　B. 食欲减退

C. 体重减轻
D. 月经失调
E. 低热、盗汗

79. 肺结核大咯血的患者宜采取的体位是
A. 端坐位
B. 患侧卧位
C. 去枕平卧位
D. 平卧位，头偏向一侧
E. 头低足高位，头偏向一侧

80. 锁骨上、下部位在咳嗽后听到湿啰音常见于
A. 肺结核
B. 支气管肺癌
C. 支气管哮喘
D. 支气管扩张症
E. 阻塞性肺气肿

81. 肺结核感染的主要途径是
A. 母婴
B. 血液
C. 消化道
D. 呼吸道
E. 性接触

82. 病程最长的肺结核类型是
A. 原发型肺结核
B. 浸润性肺结核
C. 结核性胸膜炎
D. 血行播散型肺结核
E. 慢性纤维空洞性肺结核

83. 在肺结核治疗和预防中，最常使用的药物是
A. 链霉素
B. 异烟肼
C. 利福平
D. 乙胺丁醇
E. 对氨基水杨酸

84. 对肺结核大咯血的护理，最主要的是避免发生
A. 窒息
B. 贫血
C. 发热
D. 循环衰竭
E. 呼吸道感染

85. 在下列肺结核化疗方案中应警惕肾功能损害的是
A. 异烟肼、链霉素、吡嗪酰胺
B. 异烟肼、吡嗪酰胺、利福平
C. 异烟肼、吡嗪酰胺、利福平、乙胺丁醇
D. 异烟肼、利福平、乙胺丁醇
E. 异烟肼、利福平

86. 浸润性肺结核的病灶多位于
A. 肺尖或肺上叶
B. 肺门附近

C. 肺中部　　D. 肺下叶
E. 全肺各处

87. 继发性肺结核中最常见的类型为
A. 原发型肺结核　　B. 血行播散型肺结核
C. 浸润性肺结核　　D. 慢性纤维空洞性肺结核
E. 结核性胸膜炎

88. 结核病化疗联合用药的主要目的是
A. 减少并发症　　B. 避免发生耐药性，增强疗效
C. 避免副作用　　D. 可完全杀灭结核分枝杆菌
E. 缩短疗程

89. 咳脓臭痰常提示患者呼吸道有
A. 病毒感染　　B. 真菌感染
C. 化脓菌感染　　D. 铜绿假单胞菌感染
E. 厌氧菌感染

90. 肺结核咯血伴高热常提示
A. 病灶扩散　　B. 空洞形成
C. 支气管内血液吸收　　D. 炎症波及壁层胸膜
E. 并发血气胸

91. 对于肺结核患者的消毒隔离措施，错误的是
A. 做好呼吸道隔离　　B. 剩余的饭菜煮沸后弃去
C. 痰液加等量的1‰过氧乙酸浸泡　　D. 餐具洗涤后应煮沸 5 分钟
E. 病室每日用紫外线灯照射

92. 肺结核患者痰液最简单有效的灭菌方法是
A. 掩埋　　B. 煮沸
C. 阳光下暴晒　　D. 纸包后焚烧
E. 1‰过氧乙酸浸泡

93. 原发型肺结核的原发病灶自然演变过程中最常见的是
A. 自行钙化或吸收　　B. 发展为肺门淋巴结核
C. 发展为胸膜炎　　D. 病灶坏死溶解形成空洞
E. 血行播散

94. 肺结核中大咯血最危险的并发症是
A. 出血性休克　　B. 广泛结核分枝杆菌播散
C. 肺不张　　D. 合并肺部感染
E. 窒息

95. 预防肺结核的主要措施是

A. 卫生宣传，劝止随地吐痰
B. 登记管理
C. 建立、健全防结核组织
D. 接种卡介苗、化疗
E. 隔离排菌患者

96. 浸润性肺结核的发生最主要是由于

A. 内源性感染复燃
B. 与排菌患者密切接触，再感染
C. 饮用排菌病牛的牛奶
D. 在不卫生环境中吸入带菌飞尘
E. 未接种卡介苗

97. 成年人肺结核最常见的类型是

A. 原发型肺结核
B. 亚急性血行播散型肺结核
C. 继发性肺结核
D. 结核性胸膜炎
E. 肺外结核

98. 抗结核治疗有效的主要指标是

A. 临床症状减轻
B. 胸部 X 线病变吸收
C. 体温正常
D. 咯血停止
E. 痰菌转阴

99. 浸润性肺结核自然演变过程中，下列哪种情况最常见

A. 血行播散
B. 空洞形成和病灶沿支气管播散
C. 干酪样肺炎形成
D. 慢性纤维空洞性肺结核
E. 结核球形成

100. X 线胸片示有空洞形成，同侧或对侧肺野有斑片状或索条状阴影，常见于

A. 肺脓肿
B. 继发性肺结核
C. 肺囊肿
D. 肺癌
E. 脓胸

101. 肺癌患者的护理措施中，错误的是

A. 控制水分
B. 预防感染
C. 注意口腔清洁
D. 急性期卧床休息
E. 病室湿度应在 50%~70%

102. 肺癌患者出现声音嘶哑，应考虑

A. 压迫食管
B. 压迫颈交感神经
C. 压迫喉返神经
D. 压迫肺神经
E. 压迫上腔静脉

103. 刺激性呛咳或带金属音的咳嗽应首先考虑

A. 上呼吸道感染
B. 肺部病变早期

C. 支气管肺癌　　D. 支气管扩张症

E. 左心功能不全

104. 按组织学分型，支气管肺癌最常见的类型为

A. 鳞状上皮细胞癌　　B. 小细胞未分化癌

C. 大细胞未分化癌　　D. 腺癌

E. 细支气管-肺泡细胞癌

105. 与吸烟有密切关系，且是肺癌中恶性程度最高的一种的是

A. 鳞状上皮细胞癌　　B. 小细胞未分化癌

C. 大细胞未分化癌　　D. 腺癌

E. 细支气管肺泡细胞癌

106. 周围型肺癌最常见的组织类型为

A. 鳞状上皮细胞癌　　B. 肺泡细胞癌

C. 小细胞未分化癌　　D. 腺癌

E. 转移癌

107. 肺癌有特异性的表现是

A. 刺激性呛咳　　B. 咯血

C. 胸痛　　D. 胸闷、气促

E. 发热、消瘦

108. 肺癌引起上腔静脉阻塞综合征是

A. 侵犯心脏所致　　B. 侵犯纵隔，压迫上腔静脉所致

C. 压迫主动脉所致　　D. 压迫双侧锁骨下静脉所致

E. 压迫纵隔淋巴结所致

109. 肺癌早期的重要体征是

A. 呼吸加快　　B. 语颤增强

C. 叩诊呈浊音或实音　　D. 听到局限性哮鸣音

E. 出现消瘦及恶病质

110. 早期诊断肺癌最简便有效的方法是

A. 影像学检查

B. 痰脱落细胞检查

C. 纤维支气管镜和超纤维支气管镜检查

D. 抗人肺癌单克隆抗体测试

E. 支气管肺泡灌洗术

111. 持续痰中带血最可能的疾病是

A. 支气管炎　　B. 肺炎

C. 肺气肿　　D. 肺癌

E. 心脏病

112. 下列说法正确的是

A. 胸膜腔是由胸膜围成的半密闭腔室

B. 正常人呼气末时胸膜腔内压等于大气压

C. 正常人吸气末时胸膜腔内压等于大气压

D. 胸膜腔内压是指胸膜腔内的压力

E. 正常人呼气末时胸膜腔内压高于大气压

113. 气胸常规抽气穿刺部位在

A. 锁骨中线第 2 肋间　　B. 腋前线第 7 肋间

C. 腋中线第 4~5 肋间　　D. 腋中线第 7 肋间

E. 肩胛下角下第 7~9 肋间

114. 以下关于自发性气胸的叙述，错误的是

A. 可分为原发性和继发性

B. 原发性发生于无基础肺疾病的健康人

C. 继发性发生于有基础肺疾病的患者

D. 女性多于男性

E. 自发性气胸是指肺组织及脏层胸膜的自发破裂，或靠近肺表面的肺大疱自发破裂，使肺及支气管内气体进入胸膜腔所致的气胸

115. 自发性气胸的治疗措施中首要的是

A. 消除病因　　B. 防止感染

C. 预防复发　　D. 预防并发症

E. 使肺尽早复张

116. 关于自发性气胸的保守治疗，错误的是

A. 适用于稳定型小量气胸

B. 严格卧床休息，适量镇静、镇痛

C. 高浓度吸氧有利气体吸收

D. 气胸发生后 24~48 小时内应严密监测病情变化

E. 小量气胸、年老并有肺基础疾病者尤其适用

117. 临床上最常见的慢性呼吸衰竭的病因是

A. 重症肺结核　　B. 呼吸肌病变

C. 严重胸廓畸形　　D. 慢性阻塞性肺疾病

E. 神经系统病变

118. 呼吸衰竭按发病急缓分类

A. 急性呼吸衰竭和慢性呼吸衰竭
B. 原发性呼吸衰竭和继发性呼吸衰竭
C. Ⅰ型呼吸衰竭和Ⅱ型呼吸衰竭
D. 急性呼吸衰竭和亚急性呼吸衰竭
E. 缺氧型呼吸衰竭和高碳酸血症型呼吸衰竭

119. 慢性呼吸衰竭多见于

A. 呼吸和神经中枢系统的慢性疾病
B. 呼吸和消化系统的慢性疾病
C. 呼吸和心血管系统的慢性疾病
D. 呼吸和神经肌肉系统的慢性疾病
E. 呼吸和循环系统的慢性疾病

120. Ⅱ型呼吸衰竭若经药物治疗无效，患者自主呼吸停止，应立即给予

A. 气管切开 + 机械通气
B. 高浓度吸氧
C. 气管插管 + 机械通气
D. 胸外心脏按压
E. 清理呼吸道

121. 呼吸衰竭患者如出现头痛、头胀、神志恍惚、躁狂、谵妄等，应考虑

A. 脑疝
B. 休克早期
C. 窒息先兆
D. 肺性脑病
E. 呼吸性酸中毒

122. 呼吸衰竭的治疗主要在于

A. 治疗原发病
B. 祛除诱因
C. 支持疗法
D. 纠正缺氧和二氧化碳潴留
E. 纠正酸碱平衡失调

123. 呼吸衰竭患者的病情观察中，下列哪项对发现肺性脑病先兆极为重要

A. 皮肤及面部变化
B. 神志与精神变化
C. 呼吸变化
D. 心率与血压变化
E. 瞳孔变化

124. 肺源性心脏病呼吸衰竭时应给予

A. 高流量持续吸氧
B. 高流量间歇吸氧
C. 低流量间歇吸氧
D. 低流量持续吸氧
E. 低流量混有二氧化碳的氧吸入

125. 治疗呼吸衰竭时应特别慎用

A. 呼吸兴奋药
B. 祛痰平喘药
C. 镇静催眠药
D. 脱水利尿药
E. 强心药

126. 诊断呼吸衰竭的血气分析标准为

A. $PaO_2 < 50mmHg$，$PaCO_2 > 40mmHg$

B. $PaO_2 < 60mmHg$，$PaCO_2 > 50mmHg$

C. $PaO_2 < 50mmHg$，$PaCO_2 > 60mmHg$

D. $PaO_2 < 60mmHg$，$PaCO_2 > 70mmHg$

E. $PaO_2 < 70mmHg$，$PaCO_2 > 60mmHg$

127. 对呼吸衰竭患者采用低流量、低浓度持续吸氧的目的是

A. 保持缺氧对呼吸中枢的刺激作用

B. 保持缺氧对颈动脉窦、主动脉体化学感受器的刺激作用

C. 保持 CO_2 对呼吸中枢的刺激作用

D. 保持 CO_2 对颈动脉窦、主动脉体化学感受器的刺激作用

E. 保持缺氧及 CO_2 对呼吸中枢的刺激作用

128. 慢性肺源性心脏病呼吸衰竭，用鼻导管持续给氧的氧浓度应为

A. 25%~29%　　B. 30%~50%

C. 50%~65%　　D. >65%

E. <25%

129. 下列哪项最有助于鉴别急性呼吸窘迫综合征与心源性肺水肿

A. 肺动脉楔压　　B. 缺氧程度

C. 呼吸困难与体位的关系　　D. 有无心脏病史

E. 啰音部位

130. 有关治疗急性呼吸窘迫综合征的叙述，错误的是

A. 主要支持呼吸的方法为呼吸机进行呼吸终末正压通气

B. 因正压在通气使回心血量减少，所以要大量快速输液

C. 防治感染是重要措施

D. 可选用改善肺循环的药物

E. 纠正低氧的同时，应兼顾其他主要器官功能的支持治疗，防止多器官功能障碍综合征

131. 有关急性呼吸窘迫综合征（ARDS）的诊断，错误的是

A. 有诱发 ARDS 的基础病因，如严重创伤、脓毒症等

B. 急性呼吸困难节律频速

C. X 线胸片示双肺有弥漫性浸润病灶

D. 一般的氧疗其低氧难以纠正

E. 动脉血气分析是正常的

132. 急性呼吸窘迫综合征的护理诊断：清理呼吸道无效与什么有关

A. 与疾病所致肺换气功能障碍有关　B. 与分泌物增多、痰液黏稠有关

C. 与人工气道影响患者说话有关
D. 与长期卧床或气管插管有关
E. 与慢性疾病消耗有关

133. 以下不属于机械通气禁忌证的是
A. 肺大疱
B. 严重肺出血
C. 气胸及纵隔气肿未行引流者
D. 严重的胸部疾病或呼吸肌无力
E. 低血容量性休克未补充血容量者

134. 急性呼吸窘迫综合征时应
A. 间断给氧
B. 高浓度给氧
C. 持续低流量给氧
D. 呼吸终末正压给氧
E. 不必给氧

135. 以下出现胸膜反应时应采取的紧急处理方法中错误的是
A. 停止抽液
B. 平卧
C. 皮下注射肾上腺素
D. 观察血压
E. 吸氧

136. 胸腔穿刺抽取液体时，首次不宜超过
A. 400ml
B. 500ml
C. 600ml
D. 700ml
E. 800ml

137. 下列哪类患者不宜行纤维支气管镜检查
A. 冠状动脉粥样硬化性心脏病（冠心病）患者
B. 高血压患者
C. 双肺病变患者
D. 1 周内有大咯血史而无手术条件者
E. 有胸腔积液的患者

二 A2 型题

1. 患者，男性，60 岁。咳嗽近 3 个月，以干咳为主，有午后低热，上午突然咯血 400ml，来院急诊。患者应采取的体位是
A. 仰卧位
B. 俯卧位
C. 端坐位
D. 健侧卧位
E. 患侧卧位

2. 患者，女性，32 岁。咳嗽 1 周，近 2 天咯血数次，每次咯血量不等，最多 1 次达 300ml。查体：左侧肺上部呼吸音减弱，患者精神紧张。首先采取的护理措施为
A. 开放静脉通道
B. 给予高流量吸氧

C. 判断患者昏迷程度　　D. 立即给予患者头高足低位

E. 迅速用负压机械吸引吸出血块

3. 患儿，男，10 岁。近 2 年发育明显迟于同龄儿童，近 1 个月出现咳嗽、低热，经抗感染治疗后无明显好转，PPD 试验（++），应考虑该儿童患有

A. 营养不良　　B. 上呼吸道感染

C. 原发型肺结核　　D. 继发性肺结核

E. 血行播散型肺结核

4. 患者，女性，50 岁。患急性上呼吸道感染。急性上呼吸道感染最常见的病原体是

A. 真菌　　B. 病毒

C. 支原体　　D. 细菌

E. 衣原体

5. 患者，女性，27 岁。淋雨后打喷嚏、咳嗽、鼻塞、流涕，开始为清水样，3 天后变稠，伴有咽痛、轻度畏寒、头痛。该患者最可能的诊断是

A. 急性肺炎　　B. 病毒性咽炎

C. 普通感冒　　D. 急性支气管炎

E. 病毒性支气管炎

6. 患者，男性，73 岁。既往有慢性支气管炎病史 10 年，近日因咳嗽、咳黄脓痰且不易咳出就诊。查体：T 36.7℃，胸部听诊可闻及湿啰音。X 线胸片示右肺有絮状阴影。对该患者应采取的护理措施不包括

A. 进行体位引流　　B. 指导患者有效咳痰

C. 用超声雾化吸入湿化气道　　D. 咳嗽时可配合进行胸部叩击

E. 督促患者每日饮水 1500ml 以上

7. 患者，男性，61 岁。咳嗽 3 年，每年冬季发作，每次持续 3 个月，有吸烟史。该患者病情继续发展，最常见的并发症是

A. 肺部感染　　B. 自发性气胸

C. 肺源性心脏病（肺心病）　　D. 阻塞性肺气肿

E. 支气管哮喘

8. 患者，男性，70 岁。反复咳嗽、咳痰伴喘息 30 年，5 年前出现逐渐加重的呼吸困难，诊断为慢性阻塞性肺疾病。为防止发生呼吸衰竭，应指导患者

A. 戒酒　　B. 低脂饮食

C. 卧床休息　　D. 少盐饮食

E. 避免肺部感染

9. 患者，女性，65 岁。慢性咳嗽 10 年，近 3 年出现气喘，且逐渐加重。查体：双肺散在哮鸣音。最可能的诊断是

A. 慢性阻塞性肺疾病　　B. 喘息型慢性支气管炎

C. 单纯型慢性支气管炎　　D. 支气管哮喘

E. 支气管肺癌

10. 患者，男性，60岁。反复咳嗽、咳痰15年，以秋冬季节为主。查体：胸部叩诊呈过清音，语颤减弱。可确诊

A. 正常　　B. 胸廓畸形

C. 脊柱畸形　　D. 老年性肺气肿

E. 阻塞性肺气肿

11. 患者，男性，62岁。患肺源性心脏病，下肢水肿，口唇发绀，呈端坐呼吸，护理人员应特别注意观察患者病情变化。为警惕患者发生肺性脑病，还应注意观察

A. 皮肤颜色　　B. 睡眠

C. 体温变化　　D. 血电解质

E. 血气分析

12. 患者，女性，69岁。有肺心病病史20年，此次患肺炎。2周来咳嗽、咳痰，晨起呼吸困难加重，烦躁不安，意识恍惚。查体：T 37.4℃，P 110次/分，R 36次/分，呼吸节律不整，口唇发绀，两肺底闻及细湿啰音，心（-），腹（-），血压正常。患者最可能出现的并发症是

A. 呼吸衰竭　　B. 肾衰竭

C. 急性脑出血　　D. 急性心力衰竭

E. 上消化道出血

13. 患者，男性，46岁。咳嗽、咳痰多年，近来呼吸困难加重并伴双下肢水肿，心电图显示右心室肥大，应考虑为

A. 风湿性心脏病　　B. 冠心病

C. 慢性肺源性心脏病　　D. 慢性支气管炎

E. 阻塞性肺气肿

14. 某慢性肺源性心脏病患者已出现颈静脉怒张、肝大、肝颈静脉回流征（+）、腹水、下肢水肿，是因出现了

A. 门静脉高压　　B. 低蛋白血症

C. 右心衰竭　　D. 心包积液

E. 慢性肝炎

15. 患者，男性，70岁。于夜间突然发生呼吸困难而惊醒，坐起后约半小时呼吸困难缓解，如此发作约半月就医，经检查肺无异常，但心尖区有收缩期杂音，应考虑

A. 支气管炎　　B. 肺气肿

C. 支气管哮喘　　D. 自发性气胸

E. 左心衰竭早期

16. 患者，男性，26 岁。因外出春游出现咳嗽、咳白黏痰，伴喘息 1 天入院。查体：T 36.5℃，P 90 次/分，R 28 次/分，BP 120/80mmHg，双肺可闻及广泛哮鸣音。既往有支气管哮喘症史。最可能的诊断是

A. 肺炎　　B. 肺心病

C. 支气管扩张症　　D. 支气管哮喘

E. 慢性支气管炎

17. 患者，男性，30 岁。确诊支气管哮喘入院治疗 3 周，经正规治疗病情缓解，仅偶有胸闷，出院时医嘱，患者应严禁用下述哪种药物

A. β 受体阻断药　　B. β 受体激动药

C. 抗胆碱药　　D. 钙离子通道阻滞药

E. 白三烯受体阻断药

18. 患者，男性，23 岁。患支气管扩张症，间断咯血。近日来因受凉咳大量黄色脓痰，入院治疗。致该患者支气管扩张的可能因素是幼年时患过

A. 水痘　　B. 风疹

C. 百日咳　　D. 猩红热

E. 腮腺炎

19. 患者，女性，26 岁。患支气管扩张症多年，常反复咯血。本次因大咯血而急诊住院，经救治后咯血已止。为减少患者呼吸道感染的发生，尤应重点做好下列哪项护理工作

A. 卧床休息　　B. 保持口腔清洁

C. 病室空气流通　　D. 保持一定的温度

E. 高蛋白、易消化饮食

20. 患者，男性，30 岁。常在晨起及夜间躺下时咳大量脓痰，伴少量鲜血，并且痰液放置后分3 层，可能的诊断是

A. 慢性支气管炎　　B. 肺癌

C. 肺结核　　D. 支气管扩张症

E. 肺气肿

21. 患者，男性，60 岁。患者患支气管扩张症已 40 年，每天咳痰约 500ml，近日痰中带血，为预防咯血窒息给予的护理措施，其中哪项不妥

A. 不宜屏气　　B. 注意观察有无窒息先兆

C. 出现窒息立即清理咽喉积血　　D. 可用镇咳药

E. 严重者气管切开

22. 患者，女性，26 岁。患支气管扩张症多年，常反复咯血，就诊时又因剧咳而致大咯血。在观察中突然发现咯血中止，患者表情恐怖，张口瞠目，两手乱抓，应考虑发生下列何

种紧急状况而需立即抢救

A. 肺梗死
B. 窒息
C. 休克
D. 呼吸衰竭
E. 心力衰竭

23. 患者，男性，38 岁。突发寒战、高热、咳嗽、右下胸痛 1 天，随后退热。出现恶心、呕吐、意识模糊。查体：T 37℃，P 110 次/分，R 28 次/分，BP 80/50mmHg，患者面色苍白、口唇发绀，右下肺叩诊音稍浊，听到少量湿啰音。应诊断为

A. 肺脓肿
B. 右侧气胸
C. 右侧胸膜炎
D. 肺炎链球菌肺炎
E. 休克型肺炎

24. 患者，男性，27 岁。因突然畏寒、高热，伴右胸疼痛 1 天入院，胸部透视见右中肺有大片浅淡的阴影。住院后经青霉素肌内注射，3 天后体温接近正常，患者尚有轻度咳嗽、咳痰，稍感憋气。最可能的诊断是

A. 肺结核
B. 葡萄球菌肺炎
C. 肺炎链球菌肺炎
D. 肺炎支原体肺炎
E. 肺炎克雷伯菌肺炎

25. 患者，男性，28 岁。突然寒战，高热达 40℃，伴有咳嗽、胸痛，2 小时前服阿司匹林，出大汗后热退。查体：BP 80/49mmHg，P 102 次/分，神志清楚，四肢暖。血白细胞计数 20×10^9/L，X 线胸片为右上肺大片状阴影，呈段分布。诊断为

A. 休克型肺炎
B. 葡萄球菌肺炎
C. 肺炎克雷伯菌肺炎
D. 肺脓肿
E. 肺炎链球菌肺炎

26. 患者，男性，32 岁。因淋雨受凉后突起畏寒、高热，体温 39℃，右侧胸痛伴咳嗽，咳少量铁锈色痰。查体：神志清楚，BP 100/78mmHg，HR 100 次/分。胸部 X 线摄片见左下肺野大片模糊阴影。血白细胞计数 15×10^9/L。最可能的诊断是

A. 支气管哮喘
B. 结核性胸膜炎
C. 肺炎链球菌肺炎
D. 肺炎伴中毒性休克
E. 急性原发性肺脓肿

27. 患者，男性，40 岁。1 天来发热、咳嗽、胸痛、头晕。查体：面色苍白，神志清楚，BP 80/50mmHg，P 140 次/分。血白细胞计数 21×10^9/L。X 线胸片见右上肺大片密度均匀阴影。诊断为

A. 中毒性肺炎
B. 支气管扩张症合并感染
C. 肺炎支原体肺炎
D. 结核性胸膜炎
E. 肺脓肿

28. 患者，男性，80 岁。肺炎患者，因年老体弱，抵抗力差，虽经 2 天抗感染及一般对症治疗仍未见明显好转。护士对病情观察中应特别警惕哪项改变

A. 体位变化　　B. 血压变化

C. 咳嗽、咳痰变化　　D. 肺部体征变化

E. 血白细胞计数变化

29. 患者，男性，25 岁。诊断为肺结核，对此患者做结核菌素试验，判断错误的是

A. 阳性反应表示受过结核分枝杆菌感染　B. 一般对 3 岁以下的婴幼儿诊断价值较大

C. 重症结核可为阴性反应　　D. PPD 不产生非特异性反应

E. 反应强弱与结核病程度呈正相关

30. 患者，男性，27 岁。低热 1 月余，咳痰带血 5 天，3 年前患过胸膜炎。X 线胸片见左肺尖密度不均阴影，红细胞沉降率 30mm/h，血白细胞计数 8.0×10^9/L。为明确诊断，下列哪项检查最为重要

A. 痰检瘤细胞　　B. 结核菌素试验

C. 胸部 CT　　D. 痰细菌培养

E. 痰结核分枝杆菌检查

31. 患者，男性，32 岁。自感低热、乏力、食欲缺乏，有盗汗、体重下降、呼吸困难、胸痛等表现，就医诊断为浸润性肺结核，收入院进行抗结核治疗。入院后应采用的隔离种类为

A. 严密隔离　　B. 接触性隔离

C. 呼吸道隔离　　D. 消化道隔离

E. 保护性隔离

32. 患者，男性，40 岁。肺结核病患者。X 线胸片示右上肺浸润性病灶，并出现薄壁空洞，痰菌涂片阳性，应诊断为

A. 浸润性肺结核，痰菌涂片（+），进展期

B. 浸润性肺结核，痰菌涂片（+），稳定期

C. 原发型肺结核，痰菌涂片（+），进展期

D. 原发型肺结核，痰菌涂片（+），稳定期

E. 慢性纤维空洞性肺结核，痰菌涂片（+），进展期

33. 患者，女性，29 岁。近 2 个月来午后低热、咳嗽、痰中带血、食欲减退、消瘦无力，用抗感染及镇咳药无效，疑患肺结核。确诊需依靠

A. 血常规检查　　B. 红细胞沉降率检查

C. 胸部 CT 检查　　D. 痰结核分枝杆菌检查

E. 纤维支气管镜检查

34. 患者，女性，19 岁。为右上肺浸润性肺结核空洞患者，3 小时前突然大咯血不止。其治

疗措施应为

A. 输血、输液　　B. 高浓度吸氧

C. 给予镇静药　　D. 应用垂体后叶素

E. 给予呼吸兴奋药

35. 患者，女性，22岁。近1个半月来干咳伴有低热，自觉乏力。听诊右锁骨下区有固定的湿啰音，怀疑肺结核。为进一步确诊，最重要的检查是

A. 胸部CT检查　　B. 痰结核分枝杆菌检查

C. 痰细胞学检查　　D. 支气管碘油造影

E. 纤维支气管镜检查

36. 患者，男性，30岁。患浸润性肺结核2年，给予链霉素0.5g肌内注射，2次/天，口服异烟肼、利福平治疗半年，近来自诉耳鸣，听力下降。可能是

A. 肺结核临床症状　　B. 链霉素对听神经损害

C. 异烟肼对听神经损害　　D. 利福平对听神经损害

E. 异烟肼对周围神经损害

37. 患者，男性，30岁。肺结核患者。突然出现喷射性大咯血，继而突然中断，表情恐怖，大汗淋漓，此时首要的护理措施是

A. 立即取半卧位　　B. 加压给氧

C. 立即气管插管　　D. 保持呼吸道通畅，清除血块

E. 人工呼吸

38. 患者，女性，35岁。经检查痰结核分枝杆菌阳性，确诊为肺结核，在药物敏感试验测定结果报告之前化学治疗方案拟定应主要参考

A. 中毒症状　　B. 病变范围

C. 病变的组织破坏程度　　D. 痰菌量

E. 既往治疗史

39. 患者，女性，46岁。午后低热2个月，咳嗽，咳少量白痰，痰结核分枝杆菌阳性，X线胸片发现左上肺结核，用链霉素+乙胺丁醇+对氨基水杨酸治疗1个月后症状明显改善，但出现耳鸣、听力下降，红细胞沉降率45mm/h，肝功能正常，X线胸片示右上肺结核空洞形成。拟改选的最佳治疗方案为

A. 利福平+乙胺丁醇+异烟肼　　B. 异烟肼+链霉素+利福平

C. 异烟肼+链霉素+吡嗪酰胺　　D. 利福平+异烟肼+卡那霉素

E. 异烟肼+链霉素+乙胺丁醇

40. 新发现肺结核的患者，X线胸片示左上肺云雾状淡薄阴影，有空洞形成，痰涂片查到结核分枝杆菌。拟采用短程抗结核化疗药物治疗，下列哪种方案最合适

注：H为异烟肼；S为链霉素；P为对氨基水杨酸；R为利福平；E为乙胺丁醇；Z为吡

嗪酰胺。

A. 2HSP/7HP
B. 2HRE/7HR
C. 2HREZ/7HR
D. 2HESZ/7HR
E. 2HSE/7HE

41. 肺结核患者痰结核分枝杆菌检查连续 2 个月由阳性转为阴性，表示

A. 痊愈
B. 不必休息
C. 病变静止
D. 无传染性
E. 可停用抗结核药物

42. 患者，男性，22 岁。诊断为肺结核 1 个月，对利福平、吡嗪酰胺过敏，如需采用氨基苷类药物治疗，正确的选择应是

A. 先链霉素，后卡那霉素或阿米卡星
B. 先阿米卡星，后链霉素
C. 先卡那霉素，后阿米卡星
D. 同时卡那霉素和阿米卡星
E. 先用卷曲霉素，后链霉素

43. 患者，男性，54 岁。确诊肺结核 4 个月，经异烟肼、吡嗪酰胺、利福平、乙胺丁醇抗结核治疗，结核中毒症状消失，咳嗽、咳痰减轻，但头晕，视物日渐模糊。导致不良反应的药物可能是

A. 异烟肼
B. 利福平
C. 乙胺丁醇
D. 异烟肼、吡嗪酰胺
E. 吡嗪酰胺、利福平

44. 患者，女性，53 岁。确诊肺结核 3 年，近日发现卡那霉素耐药，结核病恶化选择最佳方案是

A. 2HRSE/6HRE
B. 2HRAKZ/6HRE
C. 2HRZE/6HRE
D. 2HRZE/4HR
E. 2HRZE/3HRE

45. 患者，男性，40 岁。艾滋病患者，近 3 个月出现发热、咳嗽、咳痰，X 线胸片示双上肺均可见斑片状密度增高影，边缘模糊，经抗感染治疗后无明显好转，最可能的诊断是艾滋病合并

A. 肺炎
B. 肺结核
C. 卡氏肺孢子菌病
D. 过敏性肺炎
E. 军团菌感染

46. 患者，男性，64 岁。痰中间断带血丝 3 个月，日渐消瘦，体弱。X 线胸片示右肺门阴影

增大及右肺中叶模糊阴影，抗生素疗效差。最可能的诊断是

A. 肺癌　　B. 肺脓肿

C. 肺炎支原体肺炎　　D. 浸润性肺结核

E. 肺门淋巴结结核

47. 患者，男性，50岁。近来感右侧胸痛伴咳嗽、消瘦、痰中带血。X线胸片示右肺门增大，呈分叶状，右侧胸腔积液，第1次胸腔积液检查为浅黄色渗出液，第2次为血性渗出液，生长快。最可能的诊断是

A. 炎性假瘤　　B. 肺癌胸膜转移

C. 结核性渗出液　　D. 肺脓肿向胸腔穿破

E. 膈下脓肿向胸腔穿破

48. 患者，男性，72岁。长期吸烟。2个月来声音嘶哑、痰中带血、低热、乏力、咳少量黏痰，血常规正常，曾有结核病接触史，胸部X线检查示左肺上野有一直径3cm密度较高的球形阴影，最可能的诊断是

A. 结核球　　B. 炎性假瘤

C. 原发性中央型肺癌　　D. 错构瘤

E. 淋巴瘤

49. 患者，男性，60岁。因疑为肺癌而做纤维支气管镜检查。术后患者立即要求饮水，被护士阻止，理由是这样做会引起

A. 咳嗽　　B. 误吸

C. 呕吐　　D. 喷嚏

E. 呃逆

50. 患者，女性，43岁。支气管哮喘发作时，呈强迫端坐位，发绀明显，大汗淋漓，不能讲话，在一阵剧咳后突感一侧胸痛，气急加剧。检查发现疼痛侧胸部叩诊呈鼓音，听诊呼吸音消失。可诊断为

A. 肺不张　　B. 右心衰竭

C. 左心衰竭　　D. 自发性气胸

E. 阻塞性肺气肿

51. 患者，男性，70岁。慢性支气管炎、肺气肿病史多年，中午进餐时饭粒呛入气管引起剧烈咳嗽后，突然呼吸困难，伴右胸刺痛，逐渐加重。最可能是

A. 心肌梗死　　B. 肺栓塞

C. 自发性气胸　　D. 胸腔积液

E. 支气管阻塞

52. 患者，男性，65岁。有慢性阻塞性肺气肿病史，咳嗽、咳脓痰伴气急加重2周，今晨神志恍惚。查体：嗜睡，口唇发绀，两肺底可闻及湿啰音，HR 116次/分，BP 185/105mmHg。

最可能的诊断是

A. 右心衰竭
B. 呼吸衰竭
C. 脑血管意外
D. 高血压危象
E. 急性左心衰竭

53. 患者，女性，76 岁。慢性咳嗽、咳痰 20 余年，近 5 年来活动后气急，1 周前感冒后痰多，气急加剧，近 2 天嗜睡。实验室检查：血红细胞计数 $18.6\times10^9/L$，中性粒细胞 0.9；动脉血气分析示pH 7.29，$PaCO_2$ 80mmHg，PaO_2 48mmHg。最可能的诊断为

A. 脑血管意外
B. Ⅰ型呼吸衰竭
C. Ⅱ型呼吸衰竭
D. 急性呼吸窘迫综合征
E. 支气管哮喘急性发作

54. 患者，女性，52 岁。胸闷、气急 3 周，X 线胸片示右侧大量胸腔积液，胸腔穿刺抽出血性胸腔积液 1000ml。胸腔穿刺抽液时，患者出现头晕、出汗、面色苍白、四肢发凉，应立即

A. 胸穿抽气
B. 高浓度吸氧
C. 减慢抽液速度
D. 皮下注射 0.1‰肾上腺素
E. 停止抽液，平卧观察血压

三 A3/A4 型题

(1~2 题共用题干)

患者，男性，50 岁。患有慢性支气管炎 20 年，入院后进行纤维支气管镜检查。

1. 对纤维支气管镜检查术的护理措施错误的是

A. 术前半小时皮下注射阿托品
B. 术后 2 小时可进温凉流质饮食
C. 术前 8 小时禁食、禁水
D. 年老、病重或肺功能不全者，给予吸氧
E. 术后半小时减少说话，使声带得以休息

2. 慢性支气管炎的定义是

A. 气管、支气管黏膜及其周围组织的慢性非特异性炎症
B. 终末支气管远端的气道弹性减退，气腔异常扩大
C. 由多种病原菌引起的肺实质或间质内的急性渗出性炎症
D. 具有气流受限特征的一组疾病
E. 以嗜酸性粒细胞和肥大细胞反应为主的气道变应性炎症和气道高反应性为特征的疾病

(3~4 题共用题干)

患者，女性，60 岁。慢性咳嗽、咳痰 4 年，每年冬季发作，多持续 3~4 个月，近 2 周来再次出现咳嗽、咳痰，为白黏痰，无发热和呼吸困难。查血常规、尿常规正常，X 线胸片

检查示双肺纹理增多、紊乱。肺功能正常。诊断为慢性支气管炎。

3. 慢性支气管炎急性发作的最常见原因是

A. 过敏
B. 吸烟
C. 感染
D. 大气污染
E. 气温下降

4. 有关慢性支气管炎诊断标准，咳嗽、咳痰反复发作时间应为

A. 每年发作至少 1 个月，持续 2 年以上
B. 每年发作至少 2 个月，持续 3 年以上
C. 每年发作至少 3 个月，持续 2 年以上
D. 每年发作至少 3 个月，持续 3 年以上
E. 每年发作至少 6 个月，持续 2 年以上

（5~6 题共用题干）

患者，男性，45 岁。吸烟史 20 年，慢性支气管炎病史 5 年，近 1 年咳嗽、咳痰发作频繁。

5. 护士为患者进行健康教育，不妥的是

A. 加强营养
B. 控制各种诱发因素
C. 戒烟和体育锻炼
D. 经常使用抗生素
E. 控制呼吸道感染

6. 缓解期宜采用的治疗

A. 增强体质，提高机体抵抗力
B. 预防性应用抗生素
C. 使用祛痰镇咳药
D. 小剂量皮质激素
E. 使用支气管扩张药

（7~9 题共用题干）

患者，男性，65 岁。诊断为慢性阻塞性肺疾病。

7. 其最可能出现的酸碱失衡是

A. 代谢性碱中毒
B. 代谢性酸中毒
C. 呼吸性碱中毒
D. 呼吸性酸中毒
E. 代谢性酸中毒合并呼吸性碱中毒

8. 慢性阻塞性肺疾病主要引起

A. 心肌炎
B. 心包炎
C. 左心衰竭
D. Ⅰ型呼吸衰竭
E. Ⅱ型呼吸衰竭

9. 下列最适用于慢性阻塞性肺疾病患者缓解期的措施是

A. 间断吸氧　B. 应用镇喘药

C. 口服抗生素预防感染　D. 使用支气管扩张药

E. 增强体质和进行缩唇腹式呼吸

（10~11 题共用题干）

患者，男性，68 岁。有吸烟史 38 年，反复咳嗽、咳痰 20 年余，伴有活动后气短。查体：双肺叩诊过清音，呼吸音减弱，呼气延长，两肺散在少量湿啰音。肺功能检查示 FEV_1/FVC 为 60%，FEV_1为 55%。诊断为慢性阻塞性肺疾病。

10. 评估慢性阻塞性肺疾病严重程度的良好指标是

A. FEV_1%　B. FEV_1/FVC

C. 肺活量　D. 用力肺活量

E. 功能残气量

11. 判断慢性阻塞性肺疾病气流受限的主要客观检查指标是

A. 血常规　B. 肺功能检查

C. 影像学检查　D. 动脉血气分析

E. 痰细菌学检查

（12~14 题共用题干）

患者，男性，66 岁。慢性阻塞性肺疾病病史 18 年，近 5 日因感冒后出现呼吸困难加剧，伴咳嗽、咳痰。患者因病情加重伴呼吸困难、发绀收入院。

12. 入院查体：神志恍惚，球结膜水肿，双肺可闻及湿啰音，HR 120 次/分。在未吸氧时做动脉血气分析，下面结果与其病情相符的是

A. PaO_2正常，$PaCO_2$降低　B. PaO_2正常，$PaCO_2$升高

C. PaO_2升高，$PaCO_2$正常　D. PaO_2升高，$PaCO_2$降低

E. PaO_2降低，$PaCO_2$升高

13. 患者晨起一阵剧烈咳嗽后觉得喘憋加剧，无法平卧，胸痛剧烈，不敢呼吸。见其口唇发绀明显，表情痛苦，胸部叩诊呈鼓音，考虑并发了

A. 急性肺感染　B. 支气管扩张

C. 肺源性心脏病　D. 自发性气胸

E. 急性左心衰竭

14. 患者近 5 天来发热、咳嗽、咳黄痰、憋气加重，伴尿少、双下肢水肿，治疗措施最重要的是

A. 应用有效抗生素控制肺部感染　B. 祛痰、镇咳、平喘

C. 应用利尿药消除下肢水肿
D. 静脉滴注酚妥拉明以减轻心脏负荷
E. 应用呼吸兴奋药改善呼吸功能

（15~16 题共用题干）

患者，男性，46 岁。反复咳脓痰伴间断少量咯血 20 年，大咯血 3 天来诊。查体：右下肺可闻及固定湿啰音，有杵状指。X 线胸片示右下肺纹理增粗，可见卷发影。诊断为支气管扩张症。

15. 支气管扩张症多为
A. 夜间咳嗽
B. 嘶哑性咳嗽
C. 金属音调咳嗽
D. 慢性连续性咳嗽
E. 干咳或刺激性咳嗽

16. 支气管扩张症主要的诊断依据是
A. CT 检查
B. 支气管造影
C. 胸部 X 线检查
D. 纤维支气管镜检查
E. 痰涂片或细菌培养

（17~20 题共用题干）

患者，男性，32 岁。3 天前淋雨受凉，目前体温 39~40℃。查体：急性病容，口角有单纯疱疹，胸部触觉语颤增强，叩诊浊音，听诊可闻及管样呼吸音。X 线胸片可见肺实变阴影。诊断为肺炎链球菌肺炎。

17. 肺炎链球菌肺炎患者的热型是
A. 弛张热
B. 稽留热
C. 波状热
D. 回归热
E. 间歇热

18. 肺炎链球菌肺炎在一段时间内痰呈
A. 黑色
B. 黄色
C. 粉红色
D. 铁锈色
E. 绿色

19. 肺炎链球菌肺炎的抗菌治疗应首选
A. 红霉素
B. 青霉素
C. 庆大霉素
D. 阿米卡星
E. 头孢菌素

20. 治疗肺炎链球菌肺炎的关键措施为
A. 卧床休息
B. 防治并发症

C. 选择有效抗生素控制感染 D. 做必要的对症处理
E. 注意营养，必要时静脉补液

(21~22 题共用题干)

患者，男性，25 岁。因突然畏寒、发热伴右胸部疼痛 1 天入院。胸部透视见右中肺有大片浅淡的阴影。住院后经青霉素肌内注射，3 天后体温已接近正常，患者有轻度咳嗽、咳痰，稍感憋气。

21. 该患者最可能的诊断是
A. 肺炎链球菌肺炎 B. 肺炎支原体肺炎
C. 肺炎克雷伯菌肺炎 D. 金黄色葡萄球菌肺炎
E. 肺结核

22. 目前对该患者的主要护理措施哪项不妥
A. 卧床休息为主，可适当活动 B. 必要时氧气吸入
C. 应用解热镇痛药 D. 应用祛痰镇咳药
E. 遵医嘱继续使用抗生素

(23~24 题共用题干)

患者，男性，27 岁。低热、乏力、盗汗、消瘦、咳嗽、咳痰 1 个月，诊断为肺结核。

23. 对此患者的护理措施错误的是
A. 注意消毒与隔离 B. 观察药物不良反应
C. 绝对卧床休息 D. 高蛋白、高热量、高维生素饮食
E. 做好卫生宣传工作

24. 对肺结核患者的健康指导最重要的是
A. 按医嘱规则服药，坚持疗程 B. 保持乐观情绪和治疗信心
C. 加强营养，保证心身休息 D. 定期复查，根据病情调整治疗方案
E. 尽可能与家人分室或分床就寝

(25~26 题共用题干)

患者，男性，40 岁。原有慢性阻塞性肺疾病，呼吸困难、发绀，近日咳嗽加剧，突然发生右侧胸痛，约 30 分钟后呼吸困难突然加剧，患侧叩诊呈鼓音，诊断为自发性气胸。

25. 自发性气胸典型的临床表现是
A. 咳嗽、咯血 B. 寒战、高热
C. 咳大量脓臭痰 D. 咳粉红色泡沫样痰
E. 突发胸痛，刺激性干咳和呼吸困难

26. 自发性气胸的治疗应首选
A. 排气减压
B. 镇静镇痛
C. 鼻塞给氧
D. 镇咳祛痰
E. 手术治疗

（27~29 题共用题干）

患者，男性，27 岁。车祸致左腿开放性骨折 2 小时，现出现呼吸困难，考虑呼吸衰竭可能。

27. 此时应进行的检查是
A. 胸腔穿刺术
B. 肺功能测定
C. 纤维支气管镜检查
D. 动脉血气分析
E. 放射性核素检查

28. 呼吸衰竭患者最早、最突出的表现是
A. 呼吸困难
B. 心率加快
C. 发绀
D. 血压下降
E. 肝肾功能损害

29. 呼吸衰竭患者应给予的饮食为
A. 低蛋白、低脂肪、低碳水化合物
B. 高蛋白、低脂肪、高碳水化合物
C. 高蛋白、高脂肪、低碳水化合物
D. 高蛋白、高脂肪、高碳水化合物
E. 高蛋白、低脂肪、低碳水化合物

（30~31 题共用题干）

患者，男性，63 岁。吸烟史 35 年，近来右侧胸痛，咳血丝痰，X 线胸片显示右肺门增大。

30. 此患者最适当的检查应是
A. 肺门断层
B. 胸部 CT
C. 痰结核分枝杆菌检查
D. 支气管造影
E. 纤维支气管镜

31. 患者行纤维支气管镜检查后，护士需要观察的内容不包括
A. 有无发热、胸痛
B. 有无球结膜水肿
C. 有无声音嘶哑或咽痛
D. 有无痰中带血或血痰
E. 有无胸闷或呼吸困难

四 B 型题

（1～3 题共用备选答案）

A. 利巴韦林或板蓝根
B. 青霉素
C. 红霉素
D. 制霉菌素
E. 异烟肼＋链霉素

1. 急性上呼吸道感染选用
2. 肺炎支原体肺炎多选用
3. 肺炎链球菌肺炎首选

（4～5 题共用备选答案）

A. 1～2L/min 持续鼻导管给氧
B. 2～4L/min 鼻导管给氧
C. 高流量乙醇湿化吸氧
D. 持续低流量吸氧
E. 高流量面罩给氧

4. 肺炎链球菌肺炎患者应给予
5. Ⅱ型呼吸衰竭患者应给予

（6～10 题共用备选答案）

A. 铁锈色痰
B. 草绿色痰
C. 脓臭痰
D. 红色胶冻状黏稠脓性痰
E. 粉红色乳状脓性痰（脓血痰）

6. 肺炎链球菌肺炎患者咳
7. 肺炎克雷伯菌肺炎患者咳
8. 葡萄球菌肺炎患者咳
9. 铜绿假单胞菌肺炎患者咳
10. 厌氧菌感染所致肺炎患者咳

（11～13 题共用备选答案）

A. 病灶出现广泛纤维化
B. 蛛网膜下腔积聚大量炎性渗出物
C. 脑血管呈炎性改变
D. 粟粒样结核结节，肺泡腔内少见
E. 病灶位于肺上叶底部、中叶或下叶上部等肺通气较大部位

11. 原发型肺结核
12. 急性粟粒型肺结核
13. 慢性纤维空洞性肺结核

（14～15题共用备选答案）

A. 小于5mm　　B. 5～9mm

C. 10～19mm　　D. 20mm及以上

E. 不足20mm，但出现水疱

14. 判断结核菌素试验为阳性，则皮肤硬结直径为

15. 判断结核菌素试验为阴性，则皮肤硬结直径为

五 X型题

1. 胸膜腔内的压力为负压，其生理意义不正确的是

A. 维持肺泡稳定性　　B. 降低肺泡表面张力

C. 使肺维持扩张状态　　D. 不能促进淋巴液的回流

E. 组成肺的弹性回缩力

2. 关于肺泡表面活性物质的描述，正确的是

A. 降低肺泡表面张力　　B. 稳定肺泡容积

C. 降低肺的顺应性　　D. 防止毛细血管内液体滤入肺泡

E. 维持肺泡的扩张状态

3. 下列关于呼吸系统结构和功能的描述中正确的是

A. 上呼吸道主要起对吸入气体加温、湿化、机械拦阻的作用

B. 喉梗阻时进行环甲膜穿刺的部位是环状软骨之上

C. 肺由肺循环和支气管循环进行双重血流供应

D. 胸膜腔内通常是正压

E. 胸膜腔内负压是维持肺的扩张状态、促进胸腔内静脉血和淋巴液回流的重要因素

4. 咯血患者的护理措施不包括

A. 吸氧并给予呼吸兴奋药是首要的护理措施

B. 迅速开放静脉，缓慢滴注垂体后叶素

C. 立即让患者取患侧卧位

D. 咯血时可以屏气

E. 让患者不要紧张，轻轻将血咯出

5. 下列表现不属于重度呼吸困难的是

A. 在走路时出现呼吸困难　　B. 在重体力活动中出现呼吸困难

C. 在安静时出现呼吸困难　　D. 在上楼梯时出现呼吸困难

E. 在平卧位时呼吸困难加重，坐起时减轻

6. 缩唇呼气的作用，不包括
   A. 减少呼吸困难　　B. 加强呼吸运动
   C. 延缓小气道的陷闭　　D. 提高支气管内压
   E. 减少胸痛
7. 下列排除痰液的护理措施中，正确的是
   A. 限制水分摄入，以免痰液生成过多
   B. 痰黏稠可使用祛痰药
   C. 对症使用有效的中成药
   D. 对痰多而无力咳出者协助翻身拍背，或导管插入吸痰
   E. 行蒸汽吸入或药物超声雾化吸入
8. 下列呼吸困难的护理措施中，正确的是
   A. 取半卧位或坐位　　B. 保持口、鼻腔清洁
   C. 一律给予氧气吸入　　D. 摄入足够热量
   E. 保持呼吸道通畅
9. 对肺源性呼吸困难描述正确的是
   A. 会导致缺氧和/或二氧化碳潴留
   B. 可有“三凹征”的表现
   C. 临床可分为三种类型
   D. 可以引起肺通气和/或肺换气功能障碍
   E. 可伴有呼吸频率和节律的异常，呼吸深度正常
10. 对呼吸系统疾病引起咳嗽、咳痰的描述中，正确的是
    A. 常分为干性咳嗽和湿性咳嗽
    B. 咳嗽是呼吸系统疾病最常见的症状
    C. 剧烈的咳嗽常可引起呼吸肌疼痛
    D. 胸膜疾病的患者常会因咳嗽引起自发性气胸
    E. 长期、频繁的咳嗽可使胸腔内压增高
11. 急性上呼吸道感染的并发症包括
    A. 中耳炎　　B. 气管-支气管炎
    C. 急性鼻窦炎　　D. 心肌炎
    E. 肺炎
12. 治疗婴幼儿流感嗜血杆菌的感染，可使用的药物是
    A. 阿奇霉素　　B. 氨苄西林
    C. 阿司匹林　　D. 第二代头孢菌素
    E. 第三代头孢菌素

13. 与慢性支气管炎咳嗽、咳痰相符的是

A. 一般清晨起床和睡前较轻

B. 白天较重

C. 痰中偶可带血

D. 合并感染时咳嗽加剧，痰可为黄色脓性

E. 痰为白色黏液或浆液泡沫样

14. 患者，男性，51 岁。患有慢性支气管炎 20 年，入院后进行纤维支气管镜检查。其正确的护理措施是

A. 术前禁食 4 小时

B. 术前测血小板和出凝血时间

C. 鼓励患者轻轻咳出痰液和血液

D. 术前可不禁食

E. 及时留取痰标本送检

15. 下列与慢性支气管炎发病有关的因素是

A. 吸烟

B. 空气污染

C. 呼吸道反复发生病毒及细菌感染

D. 老年人免疫功能减退

E. 暴饮暴食

16. 下列关于慢性支气管炎急性发作期的治疗和处理，正确的有

A. 以控制感染为主

B. 以镇咳平喘为主

C. 痰液多者以祛痰为主

D. 抗生素使用疗程一般为 3 天

E. 有呼吸衰竭者可给予控制性吸氧

17. 体位引流不适用于

A. 有明显呼吸困难和发绀者

B. 近 1~2 周内曾有大咯血史者

C. 老年体弱而不能耐受引流者

D. 支气管扩张较严重者

E. 呼吸功能不全的患者

18. 为患者进行体位引流，正确的是

A. 确定引流体位

B. 每天可引流 1~3 次

C. 被引流气管的开口向上

D. 确定肺部病变位置

E. 每次引流时间可持续 20 分钟

19. 关于发绀的影响因素描述正确的是

A. 还原血红蛋白增加

B. 红细胞增多

C. 皮肤色素

D. 氧化血红蛋白增加

E. 心功能状态

20. 慢性阻塞性肺疾病患者会出现的体征是

A. 两肺语颤增强

B. 双肺叩诊过清音

C. 两肺肺泡呼吸音减弱

D. 呼吸运动减弱

E. 胸廓呈桶状

21. 对急性加重期的肺源性心脏病患者应采取的护理措施是
    A. 有水肿的患者限制水、盐摄入
    B. 给予高蛋白、高维生素、高热量、易消化食物
    C. 给予高浓度持续吸氧
    D. 对烦躁不安的患者给予镇静催眠药
    E. 及时清除痰液，保持呼吸道通畅
22. 有关通气/血流比例，正确的是
    A. 通气/血流比值小于 0.8，形成动-静脉分流
    B. 通气/血流比例失调可以引起二氧化碳潴留
    C. 肺血流量约 5L/min
    D. 肺泡通气量约 4L/min
    E. 通气/血流比值大于 0.8，导致无效通气
23. 关于慢性肺源性心脏病的护理措施，正确的是
    A. 慎用镇静药
    B. 给予 4~6L/min 氧气吸入
    C. 禁用麻醉药
    D. 高热量、高蛋白、高维生素饮食
    E. 肺心功能失代偿期应卧床休息
24. 采集血气分析标本时，正确的是
    A. 拔出针头立即送检
    B. 选用 2ml 干燥注射器
    C. 先抽少许经过稀释的肝素充盈针筒
    D. 在严格无菌操作下抽取动脉血 2ml 左右
    E. 拔出针头后将针头刺入软木塞内，并用手转动针筒数次
25. 肺源性心脏病并发呼吸衰竭正确的治疗措施是
    A. 给予镇静药
    B. 低流量吸氧
    C. 给予呼吸兴奋药
    D. 使用人工呼吸器
    E. 静脉滴注氯化钾
26. 哮喘持续状态的护理，错误的是
    A. 持续低流量吸氧
    B. 使用吗啡
    C. 限制水分摄入
    D. 半卧位
    E. 专人护理
27. 关于哮喘患者的护理措施，错误的有
    A. 室内布置力求简单，杜绝已知变应原
    B. 多饮水
    C. 为减少耗氧，让患者绝对卧床

D. 限制水的摄入量

E. 密切观察患者呼吸音、呼吸困难的程度、血气分析结果

28. 下列不符合长期氧疗的做法是

A. 氧流量维持在 1～2L/min

B. 每天吸氧时间坚持 8 小时

C. 睡眠时不吸氧

D. 每天吸氧时间坚持 15 小时以上

E. 氧流量维持在 2～4L/min

29. 护理重症哮喘患者，正确的是

A. 取坐位或半卧位

B. 痰多黏稠者采用雾化吸入

C. 给予低流量吸氧

D. 限制水、钠摄入

E. 勿使勉强进食

30. 下列用糖皮质激素治疗重症哮喘的机制正确的是

A. 抑制胆碱能受体

B. 抑制磷脂酶 A_2，阻止 LTS、PGS、TX 和 PAF 的合成

C. 减少组胺合成

D. 抑制炎症反应

E. 增加 β 受体和前列腺素 E 受体的数量

31. 下列与哮喘的发病机制有关的是

A. 内分泌因素

B. 呼吸道炎症

C. 变态反应

D. 神经机制

E. 呼吸道高反应性

32. 对接种卡介苗的认识正确的是

A. 接种后使人体产生免疫力

B. 接种卡介苗能预防结核分枝杆菌感染

C. 接种卡介苗可减轻感染后的病情

D. 卡介苗是活的无毒力牛型结核分枝杆菌疫苗

E. 接种对象是未受结核分枝杆菌感染的人

33. 下列关于控制哮喘发作药物的描述中，正确的有

A. 同时吸入短效 β 受体激动药与糖皮质激素时，应先吸入后者

B. 需喷入 2 剂沙丁胺醇时，2 次之间至少间隔 3～5 分钟

C. 糖皮质激素作为长期抗炎治疗药物，目前推荐的首选给药途径为吸入

D. 严重哮喘发作者应尽早大剂量静脉给予糖皮质激素，症状缓解后逐渐改为口服和吸入维持

E. 抗胆碱药与 β 受体激动药联合使用适用于夜间哮喘多痰者

34. 下列关于支气管哮喘的描述正确的是

A. 由多种细胞包括气道炎症细胞、结构细胞和细胞组分参与的气道慢性炎症

B. 慢性炎症可导致气道高反应性

C. 出现反复多变的可逆性气流受阻

D. 反复发作的喘息、气急、胸闷或咳嗽

E. 常在夜间或清晨发作

35. 指导支气管扩张症患者做体位引流，正确的是

A. 引流时间每次 30~45 分钟

B. 每次引流必须坚持至痰液大量咳出后才能终止

C. 引流多在餐后进行

D. 引流时鼓励患者适当咳嗽

E. 依病变部位而采取合适的体位

36. 符合肺炎链球菌生物学特征的是

A. 致病力与多糖荚膜有关

B. 肺炎链球菌是革兰阳性球菌

C. 多通过外源途径感染患者

D. 在干燥痰中可存活数月

E. 正常人带菌率高，发病少

37. 属于军团菌肺炎临床表现的是

A. 高热、寒战、肌痛、头痛

B. 消化道症状为恶心、呕吐和水样泻

C. 20% 患者可有相对缓脉

D. 呈阵发性刺激性呛咳，咳黏液痰

E. 严重者有定向障碍、谵妄等神经精神症状

38. 不符合革兰阴性杆菌肺炎临床特征的是

A. 感染途径为吸入口咽部的定植菌

B. 多见于青壮年

C. 并发症较少见，预后较好

D. 可经母婴途径传播

E. 多见于婴幼儿

39. 有关肺炎支原体肺炎的临床表现描述正确的是

A. 头痛显著

B. 热退后咳嗽可继续存在

C. 潜伏期 1~3 周，起病缓慢

D. 累及胸膜时，可有胸膜摩擦音或胸腔积液体征

E. 咳嗽不重，初为干咳，后大量咳黏液痰

40. 肺结核患者错误的饮食护理是

A. 给予高蛋白饮食

B. 多食含维生素丰富的食品

C. 多食含纤维素的食物

D. 咯血患者暂时禁食

E. 限制体液摄入量

41. 关于结核菌素反应，正确的是

A. 红肿硬结范围直径在 15mm 以下者为阴性

B. 卡介苗接种后约 48~72 小时呈阳性

C. 阴性时可否定结核病
D. 结核菌素试验阳性，仅表示结核感染，并不一定患病
E. 给予抗结核药物治疗后反应减弱

42. 下列抗结核药物中不属于抑菌药的是
A. 利福平
B. 链霉素
C. 异烟肼
D. 吡嗪酰胺
E. 对氨基水杨酸

43. 肺结核患者痰菌阳性，下列说法正确的是
A. 病灶具有活动性
B. 需要抗结核治疗
C. 需要接种卡介苗
D. 加强隔离制度
E. 加强营养

44. 下列抗结核药物中长期应用对肝有损害的有
A. 异烟肼
B. 利福平
C. 链霉素
D. 吡嗪酰胺
E. 对氨基水杨酸

45. 下列有关原发型肺结核，正确的是
A. 指结核分枝杆菌初次感染而在肺内发生的病变
B. 病灶局部反应轻微
C. 原发灶及淋巴结不会发生干酪样坏死
D. 可产生血行播散至各器官
E. 结核分枝杆菌常经淋巴道到肺门淋巴结

46. 关于晚期肺癌压迫侵犯邻近器官、组织时，正确的是
A. 侵犯膈神经，引起侧膈肌麻痹
B. 侵犯喉返神经，引起声带麻痹，声音嘶哑
C. 骨关节病综合征
D. 侵犯胸膜，引起胸腔积液
E. 侵入纵隔，压迫食管，引起吞咽困难

47. 不符合原发性支气管肺癌临床特征的
A. 一般不会发生淋巴转移
B. 起源于支气管纤毛组织
C. 最常见的表现为咳痰
D. 最常见的肺部原发性恶性肿瘤
E. 进展速度与细胞生物学特征无关

48. 对支气管肺癌患者的疼痛护理，正确的是
A. 分散患者注意力
B. 给予心理支持
C. 采用局部冷敷等物理治疗
D. 应用常规镇痛药，如阿司匹林
E. 调整舒适的体位

49. 关于气胸的护理说法不正确的是
A. 绝对卧床1周
B. 为使肺泡复张，每日进行屏气练习

C. 保持排便通畅，防止排便用力　D. 为消除患者紧张，静脉注射镇静药
E. 进行深呼吸锻炼，避免咳嗽

50. 关于胸腔闭式引流装置的护理，正确的是
A. 更换引流瓶遵循无菌原则
B. 向引流瓶内注入无菌注射用水，确保水密封状态
C. 引流瓶位置必须低于胸腔
D. 定期挤压引流管，保持通畅
E. 为防止引流管脱出，嘱患者不要深呼吸或咳嗽

51. 气胸的典型 X 线表现正确的是
A. 肺压缩征　B. 可见气胸带
C. 患侧胸腔透亮度增加　D. 血气胸时可见液气平面
E. 少量气胸不易发现时嘱患者深吸气，从而易显示气胸带

52. 气胸的临床表现描述不正确的是
A. 胸痛、干咳和呼吸困难是典型的症状
B. 刺激性咳嗽和呼吸困难是常见症状
C. 病情严重程度与肺部基础病变无关
D. 左侧气胸可使肝浊音界下移
E. 交通性气胸可有烦躁不安、心律不齐、意识不清等循环障碍的表现

53. 下列呼吸衰竭患者气管切开后的注意事项中，正确的是
A. 可用生理盐水湿化，但每日不宜多于 200ml
B. 不要让患者翻身
C. 定期放空气管套囊中的气体
D. 痰多时，可反复吸痰
E. 术后护理非常重要

54. 慢性呼吸衰竭时，利于呼吸道通畅的是
A. 大量补液　B. 帮助患者翻身拍背
C. 应用快速利尿药　D. 应用糖皮质激素
E. 雾化吸入祛痰药

55. 关于呼吸衰竭用药护理中，说法正确的是
A. 使用呼吸兴奋药时应注意保持呼吸道通畅
B. 患者入睡困难、躁动，可给予地西泮
C. 使用茶碱类药物期间观察患者消化道反应
D. 指导、教会患者正确使用支气管解痉气雾剂
E. 使用激素类气雾剂后要漱口

56. 呼吸衰竭缺氧伴CO_2潴留患者可能出现
A. 呼吸深快
B. 发绀
C. 心率、血压变化
D. 皮肤干燥
E. 球结膜充血水肿

57. 下列关于呼吸衰竭时氧疗的描述正确的是
A. 所有呼吸衰竭均应采取持续低流量氧疗
B. 氧疗可通过多种途径进行
C. 吸入氧气必须事先湿化
D. 在用呼吸兴奋药时，可适当提高吸氧浓度
E. 氧疗时保持呼吸道通畅

58. 下列辅助检查结果，对诊断呼吸衰竭价值最大的是
A. 丙氨酸氨基转移酶升高
B. 动脉血 $PaO_2 < 60$mmHg
C. 血液 pH < 7.35
D. 血 CO_2结合力降低
E. 动脉血 $PaCO_2 > 50$mmHg

59. 关于急性呼吸窘迫综合征说法正确的是
A. 一般起病急
B. 一般氧疗可以纠正缺氧
C. 病情进展快
D. 正位X线胸片可见双侧肺浸润
E. 进行性呼吸困难

60. 关于拔除气管插管后即刻或延迟出现的并发症，正确的是
A. 呛咳
B. 声带麻痹
C. 胃内容物反流
D. 气管扩张
E. 喉痉挛

61. 支气管纤维镜检查的目的包括
A. 帮助疾病的诊断
B. 引流呼吸道分泌物
C. 局部止血及用药
D. 去除异物
E. 决定合适的治疗方案

62. 纤维支气管镜检查的适应证包括
A. 脓气胸的明确诊断
B. 支气管狭窄或阻塞
C. 胸腔积液
D. 原因不明的咯血
E. 引导气管插管

63. 纤维支气管镜检查的禁忌证包括
A. 2周内有支气管哮喘发作或大咯血者
B. 凝血功能严重障碍
C. 呼吸衰竭患者

D. 麻醉药过敏，而又无其他药物代替者

E. 严重心肺功能不全、高血压

64. 胸腔穿刺的适应证包括

A. 胸腔积液性质不明者
B. 脓胸患者进行抽脓灌洗治疗
C. 恶性胸腔积液需胸腔内注入药物者
D. 胸部肿块进行诊断性穿刺
E. 胸腔大量积液或气胸者

65. 胸腔穿刺的术后护理包括

A. 观察患者对注入药物的反应
B. 注入药物者，应嘱患者多活动
C. 观察穿刺处有无渗血或渗液
D. 嘱患者平卧或半卧位休息
E. 记录抽出液体的色、质、量，及时送检标本

六 案例分析题

(1~2 题共用题干)

患者，女性，56 岁。患急性上呼吸道感染。

1. 肺炎链球菌所致急性上呼吸道感染可并发

A. 肺炎
B. 肾炎
C. 脑膜炎
D. 心肌炎
E. 风湿热

2. 预防此病正确的健康指导是

A. 避免淋雨
B. 加强体育和耐寒锻炼
C. 必要时用流感疫苗鼻腔喷雾
D. 在感冒流行季节，尽量少去公共场所
E. 咳嗽或打喷嚏时应避免面对他人

(3~5 题共用题干)

患者，女性，55 岁，慢性肺源性心脏病肺心功能失代偿期，经一段时期治疗后，仍有中度水肿，血钾为 2.5mmol/L。

3. 对该患者实施的护理措施正确的是

A. 及时清除痰液，痰稠不易咳出的，有效湿化使分泌物引流
B. 对神志不清者可进行机械吸痰，每次抽吸时间不超过 15 秒
C. 给予高流量、高浓度持续吸氧，以纠正缺氧和二氧化碳潴留
D. 呼吸兴奋药应在保持呼吸道通畅的前提下使用
E. 正确记录 24 小时出入量及观察体重变化

4. 若患者出现体内二氧化碳潴留，最有反映价值的有

A. 发绀
B. 颈静脉怒张

C. 心率加快　　D. 球结膜充血水肿
E. 反应迟钝

5. 下列哪项不是判断该患者氧疗有效的表现
A. 呼吸频率减慢，节律正常　　B. 心率减慢，节律正常
C. 发绀减轻　　D. 皮肤转暖
E. 呼吸过缓或间停呼吸

（6~8 题共用题干）

患者，女性，25 岁。于受淋雨后，突发寒战、高热、胸痛、咳嗽、气急、咳铁锈色痰，查体：左下肺有实变体征及可闻及湿啰音。

6. 最可能的治疗诊断是
A. 肺炎支原体肺炎　　B. 肺炎链球菌肺炎
C. 浸润性肺结核　　D. 肺真菌病
E. 支气管肺癌

7. 治疗用药应首选
A. 阿奇霉素　　B. 地塞米松
C. 青霉素　　D. 棕铵合剂
E. 氨茶碱

8. 对症护理中，下列选项中正确的有
A. 气急、发绀可给予鼻导管吸氧　　B. 腹胀、鼓肠，做局部热敷或肛管排气
C. 高热者尽量使用退热药　　D. 进行保健指导，以防今后再次发病
E. 胸痛剧烈者取患侧卧位

（9~13 题共用题干）

患者，女性，32 岁。自感低热、乏力、食欲缺乏，有盗汗、体重下降、呼吸困难、胸痛等表现，就医诊断为浸润性肺结核，收入院行抗结核治疗。

9. 入院后应采用的隔离种类为
A. 严密隔离　　B. 消化道隔离
C. 呼吸道隔离　　D. 保护性隔离
E. 接触性隔离

10. 浸润性肺结核与慢性纤维空洞性肺结核分型的依据是
A. 红细胞沉降率　　B. 胸部 X 线片改变
C. 肺实变体征　　D. 结核中毒症状
E. 痰菌检查

11. 下列关于疾病防治及护理措施，正确的有
    A. 给予异烟肼、链霉素治疗
    B. 病室通向走廊的窗子需关闭
    C. 患者痰液用 20% 漂白粉溶液搅拌静置 2 小时后倒掉
    D. 病室每日用紫外线照射进行空气消毒
    E. 护士在病房里不密切接触患者时，可不戴口罩
12. 该患者入院后第 3 天突然出现喷射性大咯血，继而突然中断，表情恐怖，大汗淋漓。此时首要的处理措施是
    A. 加压给氧　　B. 立即气管插管
    C. 立即取半卧位　　D. 人工呼吸
    E. 保持呼吸道通畅，清除血块
13. 对肺结核患者的健康指导最重要的是
    A. 加强营养，保证心身休息　　B. 保持乐观情绪和治疗信心
    C. 按医嘱规则服药，坚持疗程　　D. 尽可能与家人分室或分床就寝
    E. 定期复查，根据病情调整治疗方案

（14~16 题共用题干）

患者，男性，25 岁。近 1 个半月来干咳伴有低热，自觉乏力。听诊右锁骨下区有固定的湿啰音，怀疑其肺结核。

14. 为进一步确诊，最重要的检查是
    A. 痰菌检查　　B. 胸部 CT 检查
    C. 支气管碘油造影　　D. 痰细胞学检查
    E. 纤维支气管镜检查
15. 如确诊，下列护理措施中正确的是
    A. 室内空气新鲜　　B. 及时做好消毒隔离
    C. 向患者做有关疾病知识的宣教　　D. 给予高热量、高维生素、高蛋白饮食
    E. 鼓励患者多做身体锻炼，增强抵抗力
16. 患者在治疗过程中，判断结核化疗效果，最重要的指标是
    A. 病灶吸收好转　　B. 体温恢复正常
    C. 痰结核分枝杆菌转阴　　D. OT 转阴
    E. ESR 恢复正常

（17~23 题共用题干）

患者，男性，65 岁，确诊为原发性支气管肺癌。为手术治疗入院。

17. 护士对该患者进行评估时，发现下列哪项因素与该患者患肺癌关系最为密切

A. 体重过重
B. 吸烟 30 年
C. 爱喝酒
D. 有糖尿病史 8 年
E. 有高血压家族遗传史

18. 护士收集资料时发现该患者第 1 次看病是因为意识到原发性肺癌的早期症状，他注意到自己常

A. 干咳
B. 全身不适
C. 贫血
D. 胸部疼痛
E. 呼吸困难

19. 护士采集该患者的痰标本做细胞学检查，目的是确定痰中是否有

A. 致病菌
B. 红细胞
C. 白细胞
D. 癌细胞
E. 黏液管型

20. 护士对该患者进行术前护理中，正确的有

A. 鼓励戒烟
B. 让患者卧床休息，减少活动
C. 倾听患者对手术的忧虑
D. 介绍手术和术后情况
E. 提供高蛋白、高热量、高维生素饮食

21. 该患者行的是右肺肺叶切除术。术后第 2 天，血压平稳应取哪种体位适宜

A. 患侧卧位
B. 头低脚高位
C. 健侧卧位
D. 半坐卧位，床头抬高 30°~45°
E. 平卧

22. 护士挤压该患者的胸腔引流管的目的是

A. 预防感染
B. 防止引流管打折
C. 防止引流液倒流
D. 重建胸腔负压
E. 保持引流管通畅

23. 术后第 4 天，胸腔引流瓶中水柱停止波动，护士判断其原因最可能是

A. 水封泄漏
B. 引流管堵塞
C. 肺已重新扩张
D. 发生肺不张
E. 引流管打折

（24~26 题共用题干）

患者，男性，27 岁。外伤休克纠正后 1 天出现进行性呼吸困难，发绀，血氧进行性下降，血气分析为 PaO_2 40mmHg，$PaCO_2$ 60mmHg。诊断为急性呼吸窘迫综合征。

24. 以下选项属于急性呼吸窘迫综合征的病理和病理生理改变的是
A. 肺间质水肿
B. 弥散障碍
C. 低氧血症
D. 肺表面活性物质增加
E. 通气/血流比例失调

25. 此患者通气方式错误的是
A. 高频通气
B. 压力支持通气
C. 同步刺激辅助通气（SIMV）
D. 控制呼吸及呼吸末正压（PEEP）
E. 吸气时正压，呼气时负压通气模式

26. 关于 ARDS 说法正确的是
A. 一般起病急
B. 病情进展快
C. 进行性呼吸困难
D. 一般氧疗可以纠正缺氧
E. 正位 X 线胸片可见双侧肺浸润

参考答案与解析

一、A1 型题

1. B【解析】在呼吸系统疾病中，以感染引起者最为常见，病毒感染尤以上呼吸道为常见，多伴有继发细菌感染。

2. D【解析】正常情况下，肺通气/血流（V/Q）值约为 0.8，肺泡通气量小于肺血流量。直立时，由于流体静力学的因素，肺尖部肺毛细血管血流减少；肺泡气氧分压高于肺静脉血氧分压，所以氧气顺分压差弥散；当肺扩张时，气管和支气管也扩张，死区增加。V/Q 小于 0.8 表明通气量显著减少，见于慢性支气管炎、阻塞性肺气肿、肺水肿等；V/Q 大于 0.8 表明肺血流量明显减少，见于肺动脉栓塞、右心衰竭。

3. A【解析】咽是呼吸道与消化道的共同通路，吞咽时会厌软骨将喉关闭，对防止食物及口腔分泌物误入呼吸道起重要作用。

4. A【解析】肺泡是气体交换的主要场所，肺泡周围有丰富的毛细血管网，每个肺泡上有 1~2 个肺泡孔，相邻肺泡间气体、液体可经肺泡孔相通。

5. E【解析】长期氧疗是指每天吸氧时间坚持 15 小时以上，长期氧疗的指征为 $PaO_2 \leqslant 55mmHg$ 或 $SaO_2 \leqslant 88\%$。

6. D【解析】咯血可分痰中带血、少量咯血（每日咯血量 <100ml）、中等量咯血（每日咯血量 100~500ml）和大量咯血（每次咯血量 >300ml 或咯血量 >500ml/24h）。

7. E【解析】大咯血时要密切观察病情变化，护士若遇到窒息先兆患者时，应立即通知医师，将患者变成头低足高的体位，头偏向一侧，轻拍背部以利血块排出，可用手指卷上纱布清除口、鼻腔内血块，或迅速用鼻导管接吸引器插入气管内抽吸，以清除呼吸道内积血；并给予高流量吸氧或呼吸兴奋药，以解除呼吸道梗阻。

8. A【解析】咳嗽是呼吸系统疾病最常见的症状，是一种保护性反射动作，呈突然、暴发性的呼气运动，以清除呼吸道分泌物及气道内异物。

9. C【解析】如因胸部活动引起剧烈疼痛者，可在呼气末用1.5cm的胶布粘贴患侧胸部，使患侧胸部固定，以减低呼吸幅度而减轻疼痛。

10. C【解析】引起咯血的常见疾病有以下几类。①呼吸系统疾病：肺结核、支气管扩张症、肺癌、肺脓肿、慢性支气管炎、肺炎、肺真菌病、肺尘埃沉着病等，其临床表现主要有胸痛、呼吸困难、咳嗽、咳痰，偶有血痰或咯血。②心血管系统疾病：风湿性心脏病、二尖瓣狭窄、肺栓塞、肺动静脉瘘。③全身性疾病及其他原因：血液病和其他急性传染病。

11. E【解析】普通感冒和单纯的病毒感染无须使用抗生素，如并发细菌感染，可尝试经验性用药。

12. C【解析】急性上呼吸道感染患者如无并发症一般病程在5~7天后可痊愈。

13. E【解析】慢性支气管炎患者一般咳痰为白色黏液或浆液泡沫性痰。

14. B【解析】慢性支气管炎主要是指气管、支气管黏膜及其周围组织的慢性非特异性炎症。

15. C【解析】第1秒用力呼气量占用力肺活量的比值，即$FEV_1/FVC\%$，是临床评价肺功能的一个指标。80%~100%为基本正常，60%~70%为稍减退，40%~50%为显著减退。慢性支气管炎早期呼吸功能可正常，开始出现异常是以小气道阻塞致通气功能障碍为主，表现为最大呼气流量-容量曲线在50%和25%时，流量减少，闭合气量增加，继后可出现$FEV_1/FVC<70\%$，最大通气量减少。

16. C【解析】慢性支气管炎，简称“慢支”，主要是指气管、支气管黏膜及其周围组织的慢性非特异性炎症。临床上以慢性咳嗽、咳痰为主要症状，或有喘息，每年发病持续3个月，连续2年或2年以上，并且排除具有咳嗽、咳痰、喘息症状的其他疾病。

17. C【解析】慢性支气管炎主要症状为咳嗽、咳痰或伴有喘息，早期多无异常体征，急性发作期可在背部或双肺底听到干湿啰音。

18. A【解析】慢性支气管炎可分为两型。单纯型主要临床表现为咳嗽、咳痰；喘息型除咳嗽、咳痰外还伴有喘息，部分可闻及哮鸣音。

19. A【解析】咳嗽、咳痰或喘息，每年发病持续3个月，并连续2年或2年以上可诊断慢性支气管炎，因此主要诊断依据是病史和临床表现。

20. A【解析】慢性支气管炎的并发症有阻塞性肺气肿、支气管肺炎、支气管扩张症等，最常见的并发症是肺气肿。

21. A【解析】慢性支气管炎缓慢起病，病程长，反复急性发作而使病情加重。症状主要为咳嗽、咳痰，或伴有喘息，最突出的症状是长期反复咳嗽。

22. E【解析】肺气肿的主要症状是进行性加重的呼吸困难，活动后加剧。

23. E【解析】气短或呼吸困难是慢性阻塞性肺疾病（COPD）的主要症状，早期在劳力时出现，后逐渐加重，以致在日常生活甚至休息时也感到气短，但由于个体差异常使部分人可耐受。慢性咳嗽常为最早出现的症状，随病程发展可终身不愈，常晨间咳嗽明显，夜间有阵咳或排痰。当气道严重阻塞，通常仅有呼吸困难而不表现出咳嗽。咳痰一般为白色黏液或浆液性泡沫痰，偶可带血丝，清晨排痰较多。急性发作期痰量增多，可有脓性痰。听诊双肺呼吸音减弱，呼气延长，部分患者可闻及湿啰音和/或干啰音。

24. C【解析】阻塞性肺气肿肺功能检查强调早期测定，长期动态观察，及时发现，及早诊断。肺容量测定，残气量（RV）/肺总量（TLC）比值常大于 40%。通气功能测定气道阻力增高，用力呼气流速降低。

25. D【解析】慢性阻塞性肺疾病合并心力衰竭时易发生酸碱平衡紊乱及水电解质紊乱。心力衰竭患者往往进食减少，伴恶心、呕吐，加上强利尿药的应用，易发生低钾低氯性碱中毒。

26. A【解析】慢性阻塞性肺疾病是一种具有气流阻塞特征的慢性支气管炎和/或肺气肿，可进一步发展为肺源性心脏病（简称“肺心病”）和呼吸衰竭的常见慢性疾病。

27. E【解析】支气管扩张症患者反复大咯血的主要原因是感染引起支气管内肉芽组织或血瘤破裂。支气管扩张症是由于支气管及其周围肺组织慢性化脓性炎症和纤维化，使支气管壁的肌肉和弹性组织破坏，导致支气管变形及持久扩张。典型的症状有慢性咳嗽、咳大量脓痰和反复咯血。主要致病因素为支气管感染、阻塞和牵拉，部分有先天遗传因素。患者多有麻疹、百日咳或支气管肺炎等病史。

28. A【解析】吸气性呼吸困难特点为吸气困难，伴有干咳，重者可出现吸气时胸骨上窝、锁骨上窝和肋间隙明显凹陷，即“三凹征”。主要见于急性喉炎、喉头水肿、喉癌、喉与气管异物、气管肿瘤、气管外压性狭窄等。

29. D【解析】慢性肺源性心脏病患者护理时应慎用镇静药，避免抑制呼吸。

30. B【解析】慢性肺源性心脏病的并发症常见的有肺性脑病、电解质及酸碱平衡紊乱、心律失常、休克、消化道出血和弥散性血管内凝血（DIC）等，其中肺性脑病是慢性肺源性心脏病死亡的首要原因。

31. D【解析】慢性肺源性心脏病肺、心功能代偿期症状主要是咳嗽、咳痰、气促，活动后可有心悸、呼吸困难、乏力和活动耐力下降。急性感染可加重症状。

32. B【解析】慢性肺源性心脏病急性加重期的主要治疗措施是积极控制感染，通畅呼吸道，改善呼吸功能，纠正缺氧和二氧化碳潴留，控制呼吸和心力衰竭，积极处理并发症。呼吸道感染是引起肺源性心脏病急性加重的常见原因，因此治疗和去除诱发因素的关键措施是控制呼吸道感染。

33. E【解析】解剖因素、缺氧、血液黏稠度增加、血容量增多等可使肺血管平滑肌收缩，引起肺血管阻力增加，导致肺动脉高压的形成。其中最主要的因素是缺氧及二氧化碳潴留引起肺小血管收缩痉挛。

34. D【解析】慢性肺源性心脏病患者 X 线胸片检查有肺动脉高压、右心室增大等。心电图检查主要表现为右心室肥大。超声心动图示右心室流出道内径≥30mm，右心室内径≥20mm，右心室前壁厚度≥5mm，左右心室内径比值<2，右肺动脉内径或肺动脉干及右心房增大等，可诊断为慢性肺源性心脏病。

35. A【解析】慢性肺源性心脏病心功能失代偿期可因急性呼吸道感染而使呼吸困难等症状加重，并相继出现呼吸衰竭和/或心力衰竭，以右心衰竭为主。

36. C【解析】呼吸困难是左心衰竭最主要的症状，可表现为劳力性呼吸困难、端坐呼吸和夜间阵发性呼吸困难等多种形式。

37. E【解析】采血后放置血样本在转运容器内（如冰块，注意血样本不能结冰），如果样本储存时间大于 10 分钟应该冷却在 0~4℃来降低代谢。采集标本后应 30 分钟内送检。

38. C【解析】支气管哮喘的确切病因未完全清楚，目前认为支气管哮喘是多基因遗传疾病，受遗传和环境双重因素影响。环境因素主要为哮喘的激发因素，包括吸入性变应原、感染、食物、药物，以及大气污染、气候变化、运动、肥胖、妊娠等。

39. A【解析】支气管哮喘的病因与遗传因素、环境因素、生活习惯等诱因有关，常见的临床症状有反复咳嗽、喘息、气急，胸闷等，支气管哮喘属于Ⅰ型变态反应，此型的特点是反应快、消失快。

40. B【解析】支气管哮喘是以气道变应性炎症和气道高反应性为特征的呼吸系统疾病，最主要的临床表现是反复发作性的伴有哮鸣音的呼气性呼吸困难和双肺哮鸣音，可伴胸闷或咳嗽，可自行或治疗后缓解。

41. A【解析】支气管哮喘的潜在并发症有自发性气胸、纵隔气肿、肺不张。呼吸困难、胸痛是自发性气胸的临床表现。在支气管哮喘急性发作期，由于气管平滑肌痉挛，呼吸肌做功增加，肺内气压增加，致发育欠完善的脏层胸膜破裂，气体进入胸膜腔形成气胸。患者突然出现病变侧胸痛，应考虑存在气胸。

42. E【解析】嗜酸性粒细胞增多见于：①变态反应性疾病，如支气管哮喘、荨麻疹。②寄生虫病，如血吸虫病。③皮肤病，如湿疹、牛皮癣。④也可出现在淋巴系统恶性肿瘤、器官移植排异反应前期。

43. A【解析】支气管哮喘的主要症状为发作性伴有哮鸣音的呼气性呼吸困难或发作性胸闷和咳嗽。

44. D【解析】支气管哮喘急性发作期的治疗应去除诱因，解痉平喘，纠正缺氧，适时、足量全身使用糖皮质激素，一般根据哮喘的分度进行综合性治疗。控制支气管哮喘发作最有效的药物是糖皮质激素，但控制支气管哮喘急性发作的首选药物是 β_2 肾上腺素受体激动药。

45. D【解析】支气管哮喘的诊断标准：①反复发作喘息、气急、胸闷或咳嗽，多与接触变应原，冷空气，物理、化学性刺激，病毒性上呼吸道感染，运动等有关。②发作时在双肺可闻及散在或弥漫性，以呼气相为主的哮鸣音，呼气相延长。③上述症状可经治疗缓解或自行缓解。④除外其他疾病所引起的喘息、气急、胸闷或咳嗽。⑤临床症状不典型者（如无明显喘息或体征）应至少具备以下一项试验阳性：a. 支气管激发试验或运动试验阳性；b. 支气管舒张试验阳性（FEV_1增加 15% 以上，且 FEV_1绝对值增加 200ml）；c. 呼气峰值流速（PEF）日内变异率或昼夜波动率≥20%。符合以上①~④条或④、⑤条者，可确诊为支气管哮喘。

46. D【解析】支气管扩张症临床特点为慢性咳嗽、咳大量脓痰和/或反复咯血，以及继发感染。多有麻疹、百日咳、支气管肺炎、肺结核等病史。

47. E【解析】支气管扩张症早期或干性支气管扩张症无异常肺部体征，病变重或继发感染时在下胸部、背部可闻及固定而持久的局限性粗湿啰音，有时可闻及哮鸣音，部分患者伴有杵状指（趾）。

48. B【解析】支气管扩张症主要症状为慢性咳嗽、咳大量脓痰和/或反复咯血。黄绿色脓痰痰液收集于玻璃瓶中静置后出现分层的特征，即上层为泡沫，下悬脓性成分；中层为混浊黏液；下层为坏死组织沉淀物。

49. E【解析】支气管扩张症患者查体可闻及固定而持久的局限性粗湿啰音，有时可闻及哮鸣音。

50. A【解析】支气管扩张症病程多为慢性经过，可发生于任何年龄。

51. D【解析】体位引流每次引流 15~30 分钟，每日 2~4 次，一般可安排在饭前 1 小时、饭后或鼻饲后 1~3 小时进行。

52. B【解析】体位引流时根据病变部位和患者的耐受程度，采取痰液易于流出的体位。体位的选择原则上是使患侧处于高处，引流支气管开口向下，使病变处于有效的引流位置。首先引流上叶，然后再引流下叶后基底段。本例病变部位在下叶后基底段，做体位引流应取俯卧位，腰臀部抬高。

53. A【解析】支气管扩张症患者咳嗽通常发生于早晨和晚上，患者晨起时由于体位变化，痰液在气道内流动而刺激气道黏膜引起咳嗽和咳痰。

54. E【解析】痰液性状随病因不同而异。如黄脓痰多为化脓性感染，铁锈色痰见于肺炎链球菌肺炎，粉红色泡沫痰提示急性左心衰竭，果酱样痰多为肺吸虫病，胶冻样痰常见于肺炎克雷伯菌肺炎，痰有恶臭气味提示有厌氧菌感染。

55. D【解析】支气管扩张症最危险的并发症是窒息，患者发生窒息与痰多黏稠、大咯血而不能及时排出有关。

56. C【解析】临床上常用的雾化吸入药物有：①湿化祛痰药（α-乳糜蛋白、2%~4%碳酸氢钠、蒸馏水、溴己新）。②支气管扩张药（异丙肾上腺素、0.5% 沙丁胺醇、地塞米松）。③抗生素（青霉素、庆大霉素、红霉素、制霉菌素）。氨茶碱也可用于雾化吸入平喘。

乙醇雾化，会增加肺泡上皮通透性，降低纤毛的清除功能，还可能会抑制咳嗽和呕吐反射、增加口咽部定植菌、损伤肺泡上皮Ⅱ型细胞功能等。

57. B【解析】治疗肺炎链球菌肺炎，停用抗生素的指标一般是体温降至正常后 3 天。

58. D【解析】对休克性肺炎患者的护理应给予正确卧位、保暖、给氧；迅速建立两条静脉通道，保证液体及药物输入，输液速度不宜过快；严密观察病情，注意体温、脉搏、呼吸、血压及神志的变化，记录 24 小时出入量。

59. B【解析】抗生素可用于治疗各种细菌性肺炎及预防病毒性肺炎合并细菌感染，针对致病菌并结合药敏试验用药。肺炎链球菌肺炎首选青霉素 G。

60. A【解析】肺炎链球菌肺炎的治疗主要以抗菌抗感染为主，主要考虑解热镇痛药使用后大量出汗引起低血压，以及干扰热型。

61. E【解析】肺炎链球菌肺炎患者给予常规的氧流量（2～4L/min）即可。

62. C【解析】肺炎链球菌肺炎患者高热时，首先给予物理降温，可用水袋冷敷前额或用 50% 乙醇擦拭。效果不佳时，可改用药物降温，用药剂量不宜过大，以免因出汗过多、体温骤降引起虚脱。高热时由于神经系统兴奋性增强，患者可出现烦躁不安、谵语和惊厥，应加强防护措施，并给予适当的镇静药。由于高热唾液分泌减少、口唇干裂，容易发生口腔炎，应用生理盐水或复方氯己定液漱口，保持口腔清洁湿润。

63. A【解析】各种肺炎的痰液特点：肺炎克雷伯菌肺炎——砖红色胶冻状痰；肺炎链球菌肺炎——铁锈色痰；慢性支气管炎——少量白黏痰；铜绿假单胞菌肺炎——草绿色痰；厌氧菌感染所致肺炎——脓臭痰。

64. B【解析】军团菌肺炎 X 线胸片显示肺炎早期为斑片状浸润阴影，继而肺实变，下叶较多见，单侧或双侧。严重者可伴有空洞、胸腔积液或肺脓肿。肺炎支原体肺炎 X 线胸片呈多种形态的浸润影，呈节段性分布，以肺下野多见，有的从肺门附近向外伸展。肺炎克雷伯菌肺炎 X 线胸片表现为两肺多发的、小叶斑片状病灶，可融合成大片状阴影，病变区可见小脓肿或空洞。肺炎链球菌肺炎 X 线胸片可见肺病变部呈大片均匀、致密阴影，局限于一叶或一肺段。双肺弥漫性结节性浸润见于病毒性肺炎 X 线胸片。

65. D【解析】肺炎链球菌肺炎主要症状是咳嗽、胸痛、畏寒、高热、咳铁锈色痰。痰的颜色呈铁锈色最主要原因是痰中有红细胞，红细胞破坏后释放出含铁血黄素导致的。

66. D【解析】肺炎链球菌肺炎主要临床特征有寒战、高热、咳嗽、咳痰、气短、胸痛等。突变期有典型肺突变体征，如患侧呼吸运动减弱，语音共振、语颤增强，叩诊浊音或实音，听诊病理性支气管呼吸音。

67. D【解析】肺炎克雷伯菌肺炎痰常呈黏稠脓性、量多、带血，灰绿色或砖红色，可因血液和黏液混合而呈现砖红色痰，是肺炎克雷伯菌肺炎的特征性表现。

68. D【解析】肺炎患者胸痛时嘱患者患侧卧位，或应用镇痛药以减轻疼痛。如发现患者面色苍白、烦躁不安、四肢厥冷、肢体末梢发绀、脉搏细速、血压下降等外周循环衰竭体征，应考虑休克型肺炎。

69. A【解析】军团菌肺炎治疗首选红霉素。重症者静脉给药，用药 2~3 周。可加用利福平或多西环素口服。

70. B【解析】肺炎支原体肺炎实验室检查：①血白细胞总数正常或略增多，以中性粒细胞为主。②冷凝集试验，起病 2 周后测定可阳性，若滴定效价大于 1∶32，尤其当效价逐步升高时，更有诊断价值。③血清支原体 IgM 抗体的测定（酶联免疫吸附试验最敏感，免疫荧光法特异性最强，间接血凝法较实用）阳性。④直接检测标本中肺炎支原体抗原，可用于临床早期快速诊断。

71. C【解析】可引起肺空洞的疾病主要有：①炎症性疾病，如肺脓肿、肺结核、肺真菌感染等。②肿瘤性疾病，如肺癌、肺转移癌等。③先天性疾病，如支气管肺囊肿、隔离肺等。④肺坏死性血管炎。⑤肺部寄生虫感染。临床上最常见到的空洞的原因有肺癌、肺结核和肺脓肿。

72. D【解析】结核性胸膜炎症状主要表现为结核的全身中毒症状和胸腔积液所致的局部症状。结核中毒症状主要表现为发热、畏寒、出汗、乏力、食欲缺乏、盗汗。局部症状有胸痛、干咳和呼吸困难。

73. E【解析】痰中找到结核分枝杆菌不仅是确诊肺结核的主要依据，而且痰结核分枝杆菌阳性还说明病灶是开放的，具有传染性。结核菌素试验阳性仅能提示曾感染过结核或接种过卡介苗；X 线胸片可见钙化点和空洞仅能说明肺内存在结核病灶，而不能判断是否为开放性病灶；发热、乏力等症状和红细胞沉降率增快均是不典型症状，提示可能有结核活动，但同样不能明确是否有传染性。

74. A【解析】肺结核化疗原则是早期、联合、适量、规律、全程。联合和规律用药最为重要。

75. A【解析】结核菌素试验阳性时表明体内已感染过结核分枝杆菌。

76. E【解析】结核菌素试验用于检测结核分枝杆菌感染。世界卫生组织（WHO）推荐使用的结核菌素为纯蛋白衍生物（PPD）。一般在前臂屈侧中部皮内注射 0.1ml（5U）PPD，48~72 小时观察局部反应。

77. C【解析】肺结核确诊最简单有效的方法是痰涂片找结核分枝杆菌，一旦确诊，在传染期建议患者卧床休息，减少活动。判断化疗效果最重要的指标是痰结核分枝杆菌转阴。

78. E【解析】肺结核患者全身症状以发热最常见，多为长期午后低热。部分患者有乏力、食欲减退、盗汗和体重减轻等全身毒性症状。

79. B【解析】肺结核患者咯血量较少时，嘱卧床休息（患侧卧位），消除紧张，口服止血药。中等或大量咯血时应严格卧床休息，取患侧卧位，保证气道通畅，注意防止窒息，并配血备用。

80. A【解析】一些肺部疾病的体征有典型的变化。支气管扩张症可在肺部听到固定而持久的湿啰音，肺结核往往在锁骨上下、肩胛间区闻及湿啰音，而上腔静脉阻塞综合征和骨、关节病变或内分泌紊乱等则分别是肺癌的癌肿扩散转移和肺外表现。

81. D【解析】痰中带菌的肺结核患者是主要的传染源。经飞沫传播是肺结核最重要的传播途径，主要通过患者咳嗽、打喷嚏等把含有结核分枝杆菌的微滴排到空气中而传播。

82. E【解析】慢性纤维空洞性肺结核长期不愈，空洞壁渐渐变厚，由于治疗效果和机体免疫力的高低不同，病灶有吸收修补、恶化进展等交替发生，病程迁延，症状起伏，痰菌阳性，是结核病主要的传染源，其主要特点是病程迁延。

83. B【解析】目前用于临床的抗结核药主要分为杀菌药和抑菌药两大类，也叫第一线和第二线药物。异烟肼（H，INH）、利福平（R，RFP）在细胞内外均具有杀菌作用，称为全杀菌药；链霉素和吡嗪酰胺为半杀菌药。乙胺丁醇（E，EMB）、对氨基水杨酸钠（P，PAS）为抑菌药。异烟肼是最强的抗结核药物之一，是治疗结核病的基本药物。

84. A【解析】肺结核大咯血可引起失血性休克、窒息等而造成死亡，其中窒息是造成咯血患者死亡的主要原因，因此，对肺结核大咯血患者加强临床观察及护理是非常重要的。

85. A【解析】肺结核化疗方案中应警惕肾功能损害的是异烟肼、链霉素和吡嗪酰胺。异烟肼为全杀菌药，可致结节性脉管炎而侵及肾脏，也可出现肾小球肾炎，肾功能不全的患者需要控制好剂量及定期检查肾功能。链霉素和吡嗪酰胺为半杀菌药。链霉素对肾脏可产生轻度损害，患者可出现蛋白尿、管型尿等，一般并不影响继续用药，少数患者可有肾功能减退，但停药后即可恢复。吡嗪酰胺可有胃肠道不适、肝功能损害、高尿酸血症及关节痛等不良反应。

86. A【解析】浸润性肺结核好发于上叶尖后段和下叶背段，X 线胸片和胸部 CT 常提示小片状或斑点状阴影，可融合并形成空洞，病灶多发生在肺尖和锁骨下，如果伴有胸腔积液，可导致肋膈角消失。如果形成毁损肺可导致肺体积缩小，病灶一般多位于上肺。如果形成空洞、结核球、干酪样肺炎，也可以发生在双肺中下部。浸润性肺结核位于上肺，双肺上叶相对来说是比较多见的。

87. C【解析】浸润性肺结核是肺结核中最常见的一种类型，反复结核分枝杆菌感染致病变部位炎症渗出，细胞浸润，甚至干酪样坏死，可见于成年人，病变多位于两端上叶尖后段和下叶背段，呈片状或絮状，边界模糊，病灶可呈干酪样坏死灶，引起严重的毒性症状。

88. B【解析】结核病联合用药的主要目的是预防交叉耐药，增强疗效。

89. E【解析】痰液性状随病因不同而异。痰有恶臭气味提示有厌氧菌感染。

90. A【解析】肺结核若肺部病灶进展播散时，可有不规则高热、畏寒等。

91. D【解析】肺结核患者餐具食用后煮沸 5 分钟后再擦洗，剩余饭菜煮沸 10 分钟后弃去。

92. D【解析】开放性肺结核患者的痰液带有大量结核分枝杆菌，应吐在纸上烧掉。

93. A【解析】原发型肺结核，其自然演变过程中最常见的是自然吸收或钙化。

94. E【解析】肺结核潜在的并发症有窒息、呼吸衰竭、气胸、胸腔积液等。其中最危险的是因大咯血造成的窒息。

95. E【解析】肺结核的预防首先应控制传染源，其次为切断传播途径，最后为保护易感人群。结核病的主要传染源是结核病患者，痰结核分枝杆菌阳性的患者应该早期接受合理治疗，并及时进行合理的化疗。提高抗感染和自我保护能力。树立良好的卫生习惯、生活习惯。加强锻炼，增强体质，提高免疫力。减少与结核患者的接触。接种卡介苗，获得特异性免疫力。

96. A【解析】原发感染经血行播散（隐蔽形成菌血症）而潜伏在肺内的结核分枝杆菌多数逐渐死亡，仅当人体免疫力降低时，潜伏在病灶内的结核开始有机会繁殖，形成以渗出与细胞浸润为主，伴有程度不同的干酪样病灶，成为浸润性肺结核（内源性感染）。

97. C【解析】成年人最常见的肺结核类型是继发性肺结核，继发性肺结核一般是在原发型肺结核的基础上或者是在潜伏结核感染的基础上，因为身体免疫功能低下，结核分枝杆菌再次大量复制，而导致肺组织的损伤。

98. E【解析】抗结核治疗有效的指标是痰菌转阴。

99. B【解析】浸润性肺结核的发展过程复杂，常为渗出、增殖、播散、纤维化、空洞等多种性质的病灶同时存在。初以渗出性病变为主，中心部易干酪样坏死，液化后形成空洞。

100. B【解析】继发性肺结核胸部X线片表现并无特异性，但常有如下特点：病变多发生于肺上叶尖后段、肺下叶背段，多肺段侵犯常见（少数病变也可局限），X线胸片常呈多形态表现共存（同时呈现渗出、增殖、纤维和干酪性病变），可伴有钙化，易合并空洞，常伴有同侧或对侧支气管播散灶，表现为斑片状或索条状阴影，空洞或病灶内侧可有引流支气管征象。

101. A【解析】肺癌患者在饮食方面一定要多样化，而且还要营养均衡，一般给予高蛋白、高热量、高维生素、易消化的食物，动、植物蛋白应合理搭配，还需要补充水分，注意清洁卫生，不能饮酒吸烟。合理安排休息和活动，调整好情绪，保持良好的精神状态，避免呼吸道感染以调整机体免疫力，增加抗病能力。

102. C【解析】肿瘤直接压迫或转移至纵隔淋巴结压迫喉返神经（多见左侧）可引起声音嘶哑。

103. C【解析】肺癌咳嗽为早期症状，表现为无痰或少痰的刺激性干咳。当肿瘤引起支气管狭窄时，咳嗽加重，多为持续性，呈高调金属音性咳嗽或刺激性呛咳。

104. A【解析】肺癌按组织病理学分类分为非小细胞肺癌（NSCLC）和小细胞肺癌（SCLC）。其中非小细胞肺癌包括鳞状上皮细胞癌（简称鳞癌）、腺癌、大细胞癌、腺鳞癌、类癌、支气管腺体癌等；小细胞肺癌包括燕麦细胞型、中间细胞型、复合燕麦细胞型。支气管肺癌最常见的类型是鳞状上皮细胞癌。

105. B【解析】小细胞肺癌是肺癌中分化程度最低、恶性程度最高的一种分型。约占原发性肺癌的 1/5，患者年龄较轻，发病年龄 35~68 岁，吸烟人群为高发人群。小细胞肺癌患者中 90% 以上的人有吸烟史，男性多于女性。

106. D【解析】周围型肺癌是指起自三级支气管以下，呼吸性细支气管以上的肺癌，其中最常见的组织学类型是腺癌，一般来说临床上早期周围型肺腺癌症状并不明显，当出现明显症状时，多与肿瘤远处转移有关。

107. A【解析】肺癌最常见的症状是刺激性咳嗽，可有痰中带血。

108. B【解析】上腔静脉阻塞综合征是由于上腔静脉被附近肿大的转移性淋巴结压迫或右上肺的原发肺癌侵犯，以及腔静脉内癌栓阻塞静脉回流引起，表现为头颈部水肿，颈静脉扩张，在前胸壁可见扩张的静脉侧支循环。患者常主诉领口进行性变紧。

109. D【解析】肿瘤向支气管内生长，或转移到肺门淋巴结导致肿大的淋巴结压迫主支气管或隆突，或引起部分气道阻塞，出现呼吸困难、气短、喘息，偶尔表现为喘鸣，听诊时有局限或单侧哮鸣音。

110. B【解析】痰脱落细胞检查有助于早期肺癌的诊断，是一种简便有效的肺癌早期诊断方法。

111. D【解析】血痰或咯血多见于中央型肺癌，肿瘤向管腔内生长可有间断或持续性痰中带血。

112. D【解析】胸内压又称胸膜内压或胸膜腔内压，是指脏层胸膜与壁层胸膜之间的潜在腔（即胸膜腔）内的压力。平静呼吸时，胸膜腔内压始终低于大气压，即为负压。

113. A【解析】气胸抽气穿刺时从患侧锁骨中线第 2 肋间穿刺进入。

114. D【解析】自发性气胸是指肺组织及脏层胸膜的自发破裂，或靠近肺表面的肺大疱自发破裂，使肺及支气管内气体进入胸膜腔所致的气胸。可分为原发性和继发性，前者发生于无基础肺疾病的健康人，后者发生于有基础肺疾病的患者。男性多于女性。

115. E【解析】自发性气胸的治疗措施中首要的是使肺尽早复张。

116. E【解析】自发性气胸的保守治疗，用于首次发作、肺萎陷在 20% 以下、不伴有呼吸困难者。气胸患者应绝对卧床休息，充分吸氧，尽量少讲话，使肺活动减少，有利于气体吸收和肺的复张。

117. D【解析】临床上最常见的慢性呼吸衰竭的病因是慢性阻塞性肺疾病。

118~119 A、D【解析】呼吸衰竭按发病急缓分为急性呼吸衰竭和慢性呼吸衰竭。①急性呼吸衰竭：由于多种突发因素，导致通气和/或换气功能严重障碍，在短时间内引起呼吸衰竭。②慢性呼吸衰竭：多见于呼吸和神经肌肉系统的慢性疾病，导致呼吸功能损害逐渐加重，经过长时间发展为呼吸衰竭。

120. C【解析】Ⅱ型呼吸衰竭患者若经药物治疗无效，患者自主呼吸停止，应考虑机械通气治疗，最好给予经口或经鼻气管插管加机械通气以抢救生命，这样对患者损伤小，且有效。患者自主呼吸已停止，给予高浓度吸氧无效。患者并无咳痰困难等清理呼吸道无效引起窒息的危险因素，故迅速清理呼吸道并不能缓解病情。患者基础疾病在于肺部疾患，在呼吸改善的基础上，由呼吸停止引起的心率、血压异常可得到纠正。

121. D【解析】缺氧早期出现搏动性头痛，继而注意力分散，智力或定向力减退；随着缺氧程度的加重，逐渐出现烦躁不安、神志恍惚，进而嗜睡、昏迷。二氧化碳潴留常表现出先兴奋后抑制的症状，如多汗、烦躁不安、白天嗜睡、夜间失眠等兴奋症状；二氧化碳潴留加重时，中枢神经系统则表现出抑制作用，出现神志淡漠、肌肉震颤、间歇抽搐、昏睡、昏迷等，称为肺性脑病。

122. D【解析】呼吸衰竭主要表现为低氧血症伴或不伴二氧化碳潴留，故其治疗主要在于纠正缺氧和二氧化碳潴留。

123. B【解析】慢性呼吸衰竭患者体内既有缺氧又有二氧化碳潴留，如果患者出现头痛、多汗、烦躁不安、夜间失眠而白天嗜睡（昼睡夜醒），甚至谵妄、神志恍惚即为肺性脑病的先兆表现。

124. D【解析】为保持缺氧对颈动脉窦、主动脉体化学感受器的刺激作用，对慢性肺源性呼吸衰竭患者予低流量持续吸氧。

125. C【解析】呼吸衰竭治疗时应用呼吸兴奋药，兴奋呼吸中枢，而禁用对呼吸有抑制作用的药物，慎用镇静催眠药；祛痰平喘药可以松弛支气管平滑肌，减少气道阻力，改善气道功能，缓解呼吸困难；脱水利尿药可以改善脑缺氧引起的水肿，减少脑损伤。

126. B【解析】由于临床表现缺乏特异性，明确诊断需依据动脉血气分析，若在海平面、静息状态、呼吸空气条件下，动脉血氧分压（PaO_2）$<60mmHg$，伴或不伴二氧化碳分压（$PaCO_2$）$>50mmHg$，并排除心内解剖分流和原发于心排血量降低等因素所致的低氧血症，即可诊断为呼吸衰竭。

127. B【解析】呼吸衰竭患者给予低浓度、低流量吸氧，以免缺氧纠正过快引起呼吸抑制。其目的是保持缺氧对颈动脉窦、主动脉体化学感受器的刺激作用。

128. A【解析】慢性肺源性心脏病呼吸衰竭患者应给予低浓度（25%~29%）、低流量（每分钟1~2L）鼻导管持续吸氧。

129. A【解析】急性呼吸窘迫综合征具有肺泡毛细血管膜损伤、血管通透性增加所致的非心源性肺水肿，因而必须与静水压增加等因素所引起的心源性肺水肿相鉴别。心源性肺水肿常见于高血压性心脏病，冠状动脉硬化性心脏病、心肌病等引起的左侧心力衰竭以及二尖瓣狭窄所致的左心房衰竭。结合胸部X线片和心电图可予鉴别。心导管肺动脉楔压（PAWP）在左心衰竭时上升（$PAWP>18mmHg$），对诊断更有意义。

130. B【解析】治疗急性呼吸窘迫综合征不能大量快速输液，会加重心脏负担，发生心力衰竭。

131. E【解析】ARDS的动脉血气分析表现为PaO_2降低，$PaCO_2$降低和pH升高。氧合指数（PaO_2/FiO_2）是急性呼吸窘迫综合征诊断的必要条件，正常值为 400~500mmHg；急性肺损伤时，$PaO_2/FiO_2 \leq 300mmHg$；急性呼吸窘迫综合征时，$PaO_2/FiO_2 \leq 200mmHg$。

132. B【解析】急性呼吸窘迫综合征的护理诊断如下。①气体交换受损：与疾病所致肺换气功能障碍有关。②清理呼吸道无效：与分泌物增多、痰液黏稠有关。③语言沟通障碍：与人工气道影响患者说话有关。④恐惧/焦虑：与病情、入住 ICU 及担心预后有关。⑤生活自理能力缺陷：与长期卧床或气管插管有关。⑥营养失调——低于机体需要量：与慢性疾病消耗有关。⑦有皮肤完整性受损的危险：与长期卧床有关。

133. D【解析】机械通气的禁忌证：①气胸及纵隔气肿未行引流者。②肺大疱。③低血容量性休克未补充血容量者。④严重肺出血。⑤缺血性心脏病及充血性心力衰竭。

134. D【解析】呼吸终末正压给氧是治疗急性呼吸窘迫综合征的重要手段。呼吸终末正压给氧既可以提高肺泡容量、膨胀萎陷的肺泡，又可以增加肺的氧合能力。

135. E【解析】出现胸膜反应时应采取的紧急处理方法是停止抽液，患者取平卧位，皮下注射肾上腺素，同时观察患者血压变化。

136. C【解析】胸腔穿刺抽取液体时，首次不宜超过 600ml。

137. D【解析】纤维支气管镜检查术禁忌证：①肺功能严重损害，重度低氧血症，不能耐受检查者。②严重心功能不全、高血压或心律失常者。③严重肝、肾功能不全，全身状态极度衰竭者。④出血、凝血机制严重障碍者。⑤哮喘发作或大咯血者，近期上呼吸道感染或高热者。⑥有主动脉瘤破裂危险者。⑦对麻醉药物过敏，不能用其他药物代替者。

二、A2 型题

1. E【解析】咯血发生时应积极采取有效措施配合抢救，保持呼吸道通畅，嘱其采用患侧卧位，有利于健侧通气。

2. E【解析】首先采取的护理措施为迅速用负压机械吸引吸出血块，以防窒息。

3. C【解析】原发型肺结核多见于儿童，有长期不规则低热、食欲缺乏、盗汗、乏力等症状，患儿常呈发育迟缓、营养不良、消瘦、贫血。该患儿近 2 年发育明显迟于同龄儿童，近 1 个月出现咳嗽、低热，经抗感染治疗后无明显好转，加之 PPD 试验（++），可诊断为原发型肺结核。

4. B【解析】急性上呼吸道感染常见病原体为病毒，少数由细菌引起。

5. C【解析】普通感冒，俗称“伤风”，多由鼻病毒、副流感病毒等感染引起。起病急，以鼻咽部症状为主，早期有咽干痒，继而出现打喷嚏、鼻塞，开始流清水样鼻涕，2~3 天后变稠，可伴咽痛、少量咳嗽。一般无发热及全身症状，或有低热、不适，轻度畏寒、头痛。

6. A【解析】体位引流适于肺脓肿、支气管扩张症有大量痰液排出不畅时。

7. D【解析】结合病史，该患者诊断为慢性支气管炎，病情继续发展，最常见的并发症是阻塞性肺气肿。

8. E【解析】呼吸道感染是 COPD 急性加重的主要原因，而慢性呼吸衰竭常在 COPD 急性加重时发生故应避免肺部感染，以防止呼吸衰竭的发生。

9. A【解析】慢性阻塞性肺疾病起病缓慢，病程长，临床表现为慢性咳嗽、咳痰，气短或呼吸困难逐渐加重，部分患者可出现喘息，听诊两肺呼吸音减弱或呼气期延长，部分患者可闻及湿啰音和/或干啰音。

10. E【解析】阻塞性肺气肿患者出现桶状胸，胸部触诊语颤减弱，叩诊呈过清音，肺下界和肝浊音界下移等体征。

11. E【解析】慢性肺源性心脏病常可并发肺性脑病、消化道出血、酸碱失衡及电解质紊乱、心律失常等并发症。肺性脑病是由于呼吸功能衰竭所致缺氧、二氧化碳潴留而引起精神障碍、神经系统症状的一种综合征，是肺心病死亡的首要原因，血气分析可见 $PaCO_2$ 增高，标准硝酸氢盐和剩余碱含量增加及血 pH 降低。

12. A【解析】呼吸困难是呼吸衰竭最早、最突出的症状，发绀是缺氧的典型表现。患者有肺心病病史，并出现咳嗽、咳痰，呼吸困难加重，烦躁不安，意识恍惚，查体有呼吸加快，双肺底湿啰音，发绀的体征，考虑患者最可能是发生了呼吸衰竭。

13. C【解析】慢性肺源性心脏病患者肺、心功能失代偿期会出现呼吸衰竭、右心衰竭，可有呼吸困难加重，肝大并有压痛，肝颈静脉回流征阳性，下肢水肿，重者可有腹水等症状。

14. C【解析】慢性肺源性心脏病患者右心衰竭的体征是发绀更明显，颈静脉怒张，心率增快，可出现心律失常，剑突下可闻及收缩期杂音，甚至出现舒张期杂音。肝大并有压痛，肝颈静脉回流征阳性，下肢水肿，重者可有腹水。少数患者可出现肺水肿及全心衰竭的体征。

15. E【解析】左心衰竭患者有夜间阵发性呼吸困难表现，患者熟睡后因憋气突然惊醒，被迫采取坐位，可伴呼吸急促、阵咳、咳粉红色泡沫样痰，可伴有哮鸣音，又称“心源性哮喘”。心力衰竭患者常伴有期前收缩、心房颤动等心律失常，因此从该患者的临床表现和检查结果可诊断为左心衰竭。

16. D【解析】支气管哮喘的症状为发作性伴有哮鸣音的呼气性呼吸困难或发作性胸闷和咳嗽。严重者被迫采取坐位或呈端坐呼吸，干咳或咳大量白色泡沫痰，甚至出现发绀等，有时咳嗽可为唯一的症状（咳嗽变异型哮喘）。支气管哮喘发作时胸部呈过度充气状态，有广泛的哮鸣音，呼气音延长。

17. A【解析】支气管哮喘治疗药物为 β_2受体激动药。β 受体阻断药阻断 β_2受体，可收缩支气管平滑肌，诱发支气管痉挛，故不宜用于治疗支气管哮喘。

18. C【解析】支气管扩张症多见于有麻疹、百日咳或支气管肺炎等病史的患者。

19. B【解析】支气管扩张症咯血患者应保持口腔清洁，咯血后为患者漱口，擦净血迹，防止因口咽部异物刺激引起剧烈咳嗽而诱发咯血。

20. D【解析】支气管扩张症有慢性咳嗽、咳大量脓痰的症状，咳嗽通常发生于早晨和晚上，急性感染时，黄绿色脓痰量每天可达数百毫升，痰液收集于玻璃瓶中静置后出现分层的特征，即上层为泡沫，下悬脓性成分；中层为混浊黏液；下层为坏死组织沉淀物。

21. D【解析】镇咳药会使血块淤积，引起窒息。

22. B【解析】窒息是支气管扩张症最危险的并发症，患者因剧咳而致大咯血，在观察中突然发现咯血中止，患者表情恐怖，张口瞠目，两手乱抓，是发生窒息的表现，支气管扩张症发生窒息时应立即抢救。

23. E【解析】休克型肺炎有面色苍白、烦躁不安、四肢厥冷、肢体末梢发绀、脉搏细速、血压下降等症状。根据该患者的临床表现和体征可诊断为休克型肺炎。

24. C【解析】根据患者的临床表现和影像表现，且青霉素治疗有效，可诊断为肺炎链球菌肺炎。

25. E【解析】根据患者的临床表现和影像表现可诊断为肺炎链球菌肺炎。患者低血压考虑为解热镇痛药物使用后大量出汗引起。

26. C【解析】铁锈色痰见于肺炎链球菌肺炎，再根据患者的临床表现、体征、影像可诊断为肺炎链球菌肺炎。

27. A【解析】中毒性肺炎起病急骤，畏寒、高热，血压下降至80/50mmHg以下，病情迅速恶化；原有高血压者，血压下降20%以上，脉压小于20mmHg，常伴有心率增快、面色苍白、四肢厥冷、出冷汗、脉搏及心音减弱。可出现神志模糊或烦躁不安，有时血压测不到，少尿或无尿。实验室检查血白细胞总数多高达（20～30）$\times 10^9$/L，中性粒细胞达0.9以上，X线胸片异常，甚则心电图及肝肾功能改变。

28. B【解析】护士对病情观察中应特别警惕血压变化。如发现患者面色苍白、烦躁不安、四肢厥冷、肢体末梢发绀、脉搏细速、血压下降，应考虑休克型肺炎，要立即协助医师进行抢救。

29. E【解析】结核菌素试验强阳性和3岁以下儿童强阳性提示体内有活动性结核病灶。结核菌素试验阴性除了提示没有结核分枝杆菌感染外，还可能为结核分枝杆菌感染早期变态反应尚未建立、使用糖皮质激素、严重营养不良、恶性肿瘤、艾滋病或重症结核等。结核菌素试验局部反应的大小和强弱，一般不能代表结核分枝杆菌感染的轻重程度及结核病的活动程度。

30. E【解析】根据患者症状及辅助检查结果考虑可能诊断为肺结核，为明确诊断，应做痰结核分枝杆菌检查。

31. C【解析】浸润性肺结核入院后应采用的隔离种类为呼吸道隔离。

32. A【解析】肺结核患者，X线胸片示右上肺新鲜病灶，并出现薄壁空洞，为浸润性肺结核表现。患者痰结核分枝杆菌涂片阳性，是结核活动的证据。因此，正确的诊断应为浸润性肺结核，痰结核分枝杆菌涂片（+），进展期。

33. D【解析】痰中找到结核分枝杆菌是诊断肺结核最可靠的依据。

34. D【解析】该患者右上肺浸润性肺结核空洞，大量咯血可用垂体后叶素止血，静脉缓慢推注（15~20 分钟）或静脉滴注。

35. B【解析】参见 A2 型题第 33 题解析。

36. B【解析】抗结核药的主要不良反应出现在治疗初期的 2~3 个月内，如出现巩膜黄染、肝区疼痛、胃肠不适、眩晕、耳鸣。链霉素会损害听神经，听神经损害的主要症状有耳鸣、听力减退等，损害后恢复较慢。

37. D【解析】中等或大量咯血时应严格卧床休息，取患侧卧位，保证呼吸道通畅，注意防止窒息，并配血备用。

38. E【解析】患者痰菌阳性已确诊为肺结核，在药物敏感试验测定结果报告之前化学治疗方案拟定主要参考患者的既往治疗史。

39. A【解析】参见 A2 型题第 36 题解析。因此改选方案应不含链霉素。

40. C【解析】对初治涂阴有空洞形成的肺结核，强化期使用异烟肼、利福平、吡嗪酰胺和乙胺丁醇。巩固期使用异烟肼和利福平。

41. D【解析】痰结核分枝杆菌检查结果如果为阳性，就是有传染性。因为痰液中有结核分枝杆菌，就有可能通过呼吸、咳嗽、打喷嚏飞沫传染。如果为阴性，一般认为没有传染性。该患者连续 2 个月由阳性转为阴性，因此无传染性。

42. A【解析】氨基苷类药物间具有单向交叉耐药作用，耐卡那霉素或阿米卡星者，链霉素必然也发生耐药，需遵循先链霉素，后卡那霉素或阿米卡星的用药顺序。

43. C【解析】乙胺丁醇为结核分枝杆菌抑菌药，对结核分枝杆菌有效。常用于肺结核、骨结核及结核性胸膜炎等患者。但乙胺丁醇可能引起眼部不良反应，甚至双目失明。一般来说，乙胺丁醇的不良反应与剂量有关，每日用量≥25mg/kg 时，眼部不良反应发生率为 1%~2%，≤15mg/kg 时则不良反应发生率较低（0.8%）。主要表现为视力下降；视野缩小；色觉减弱，尤其是绿色色觉；眼底可能有球后视神经炎或视神经盘炎或视神经萎缩表现。上述眼部不良反应大多是突然发生，偶尔有潜隐性。视神经炎的症状一般在用药后 3~6 个月开始发生。

44. C【解析】耐药结核病的治疗，在选择药物时要注意交叉耐药性，卡那霉素和阿米卡星存在完全交叉耐药。链霉素和卡那霉素为单向交叉耐药。

45. B【解析】根据患者出现的症状及 X 线胸片提示患者可能是并发了肺结核。

46. A【解析】消瘦为恶性肿瘤的常见症状之一。肿瘤发展到晚期，由于肿瘤毒素和消耗的原因，并有感染、疼痛导致的食欲减退，表现为消瘦或恶病质。原发肿瘤引起的肺癌临床表现有咳嗽、血痰或咯血、气短或喘鸣、发热、体重下降等。根据患者临床表现和影像表现可诊断为肺癌。

47. B【解析】从患者胸痛伴咳嗽、消瘦、痰中带血等临床表现判断可能的诊断是肺癌，影像检查示右肺门增大，呈分叶状，右侧胸腔积液，第 1 次胸腔积液检查为浅黄色渗出液，第2次为血性渗出液，生长快，可诊断肺癌已转移到胸膜。胸膜转移患者可能因牵引而出现胸痛和胸闷。背部不适时，部分患者可能出现急性渗出并引起胸腔积液，大量胸腔积液可引起胸闷、气短、呼吸困难。

48. C【解析】胸部X线检查是发现肺癌的最基本方法，通过透视或正侧位X线胸片发现块状阴影。血痰或咯血多见于中央型肺癌，肿瘤向管腔内生长可有间断或持续性痰中带血。因此从该患者的临床表现和影像表现可诊断为原发性中央型肺癌。

49. B【解析】纤维支气管镜检查术前禁食4小时，以防误吸。术后禁食2小时。进食前嘱患者先饮水，无呛咳表示麻醉作用消失，可进温凉流食或半流质饮食。

50. D【解析】气胸的诱因常与持重物、剧烈运动、剧咳、用力排便、打喷嚏等用力屏气动作，使呼吸道内压力突然增高有关。题干信息“一阵剧咳后突感一侧胸痛，叩诊呈鼓音，听诊呼吸音消失”符合自发性气胸的临床表现。

51. C【解析】突然患侧胸痛、干咳和呼吸困难是自发性气胸的典型症状，可有刺激性干咳。

52. B【解析】患者有呼吸困难、发绀、精神神经症状（神志恍惚、嗜睡）及心血管系统症状（心率加快、血压升高），符合呼吸衰竭的临床表现，再结合患者有慢性阻塞性肺气肿的病史，考虑患者目前最可能的诊断是呼吸衰竭。

53. C【解析】患者动脉血氧分压（PaO_2）$<60mmHg$，伴二氧化碳分压（$PaCO_2$）$>50mmHg$，符合Ⅱ型呼吸衰竭的诊断。

54. E【解析】胸腔穿刺术中密切观察患者有无头晕、面色苍白、出冷汗、心悸、胸部剧痛、刺激性咳嗽等情况，一旦发生应立即停止抽液，并行相应处理，如协助患者平卧、吸氧、观察生命体征，必要时按医嘱皮下注射1∶1000肾上腺素。

三、A3/A4型题

1. C【解析】纤维支气管镜检查术前禁食4小时，以防误吸。

2. A【解析】参见A1型题第14题解析。

3. C【解析】病毒、支原体、细菌等感染是慢性支气管炎发生发展的常见原因。

4. C【解析】慢性支气管炎临床上以慢性咳嗽、咳痰为主要症状，或有喘息，每年发病持续3个月，连续2年或2年以上，并且排除具有咳嗽、咳痰、喘息症状的其他疾病。

5. D【解析】有时慢性支气管炎急性发作是由烟雾、刺激性气体、过敏、寒冷等非感染性因素引起，属于此种情况的一般不需使用抗生素。经常使用抗生素易导致菌群失调和耐药性的产生，等到需要使用抗生素时再用则疗效不佳。需有指征时再使用抗生素。

6. A【解析】慢性支气管炎患者如进入缓解期不必使用抗生素。可以进行一些力所能及的身体锻炼，预防感冒，调理饮食。

7. D【解析】慢性阻塞性肺疾病随着病情进展，可出现气道阻力增加、呼气流量降低、弥散功能下降、肺静态顺应性和肺总量增加，肺通气/血流比例失调，引起低氧、二氧化碳潴留和失代偿性呼吸性酸中毒。

8. E【解析】慢性阻塞性肺疾病随着病情进展，可发展为慢性肺源性心脏病，表现为右心衰竭和呼吸衰竭，其呼吸衰竭类型主要为Ⅱ型呼吸衰竭。

9. E【解析】缩唇呼吸训练可以保持气管较长时间开放，增加通气及肺内残存气体释放，延长吐气过程，从而降低呼吸速度，减少呼吸功，改善呼吸模式。对COPD患者缓解期有重要帮助。

10. A【解析】肺功能检查是判断气流受限的主要客观指标，对慢性阻塞性肺疾病的诊断、严重程度评价、疾病进展、预后及治疗反应等有重要意义。其中第1秒用力呼气容积占预计值百分比（FEV_1%预计值）是评估COPD严重程度的良好指标；而第1秒用力呼气容积占用力肺活量的比值（FEV_1/FVC）则是评价气流受限的一项敏感指标。

11. B【解析】判断慢性阻塞性肺疾病气流受限的主要客观检查指标是肺功能检查。慢性支气管炎合并肺气肿时，FEV_1/FVC%是评价气流受限的一项敏感指标。吸入支气管舒张药后$FEV_1/FVC<70\%$及$FEV_1<80\%$预计值者，可确定为不能完全可逆的气流受限，残气量（RV）增高，残气容积占肺总量的百分比（RV/TLC）高于40%。

12. E【解析】依据患者病史及体征考虑为COPD合并Ⅱ型呼吸衰竭，血气分析可表现为PaO_2降低，$PaCO_2$升高。

13. D【解析】患者表现符合自发性气胸的诊断。参见A2型题第50题解析。

14. A【解析】患者出现慢性阻塞性肺疾病急性发作，最主要的治疗就是控制感染。

15. D【解析】慢性连续性咳嗽，常见于慢性支气管炎、支气管扩张症、肺脓肿和空洞性肺结核等。

16. A【解析】胸部高分辨CT扫描（HRCT）检查可在横断面上清楚地显示扩张的支气管，且兼具无创、易重复、易接受的特点，已成为支气管扩张症的主要诊断方法。

17. B【解析】稽留热表现为体温升高达39℃以上，且24小时体温变化相差不超过1℃。肺炎链球菌肺炎患者表现为稽留热。

18. D【解析】铁锈色痰见于肺炎链球菌肺炎。

19. B【解析】肺炎链球菌肺炎治疗首选青霉素G。

20. C【解析】肺炎链球菌肺炎主要因感染引起，因此治疗的关键措施是抗感染。

21. A【解析】患者有肺炎链球菌肺炎的临床表现，影像也符合，并且青霉素治疗有效，肺炎链球菌肺炎的治疗首选青霉素。

22. C【解析】肺炎链球菌肺炎治疗以抗感染为主，解热镇痛药使用后大量出汗可引起低血压，以及干扰热型。

23. C【解析】肺结核患者症状明显时易疲劳，应适当休息；大量咯血或病情严重者应绝对卧床休息，避免因过度活动诱发咯血；在恢复期适当增加户外活动，如散步、做操等，以增强体质；长期慢性或轻症患者可正常工作，避免劳累和重体力工作，劳逸结合；开放性结核病患者经治疗痰菌培养转阴后，可参与正常家庭和社会活动。

24. A【解析】鼓励患者建立良好合理的生活习惯，劳逸结合，调整心态，自觉规范服药，坚持疗程。

25. E【解析】突然患侧胸痛、干咳和呼吸困难是自发性气胸的典型症状，可有刺激性干咳。

26. A【解析】自发性气胸基本治疗原则包括一般治疗、排气疗法。气胸治疗的目的是促进患者的患侧肺复张，消除病因，减少复发。气胸患者因空气进入胸膜腔造成胸膜腔内压力升高，肺脏被压缩影响气体交换，静脉回心血流受阻，影响心、肺功能，严重者可导致呼吸、循环衰竭，甚至死亡。故首先应排气减压，去除病因。鼻塞给氧、镇静镇痛、镇咳祛痰只是对症治疗。排气减压只需胸腔穿刺即可，只有慢性气胸、反复发作的气胸及肺大疱才考虑手术治疗。

27. D【解析】呼吸衰竭的定义：于海平面正常大气压、静息状态时，呼吸室内空气，动脉血氧分压低于 60mmHg，伴（或不伴）二氧化碳分压高于 50mmHg，为呼吸衰竭。氧分压和二氧化碳分压均可通过血气分析测定。肺功能测定只能了解患者呼吸功能。胸腔穿刺多用于了解胸膜腔内积液的情况或用于气胸时排气。放射性核素多用于了解细胞功能情况。纤维支气管镜用于窥视气管、支气管，采集分泌物及标本，协助诊断。

28. A【解析】呼吸困难是呼吸衰竭最早、最突出的症状，表现为呼吸浅促、点头、提肩呼吸，或出现“三凹征”。

29. C【解析】呼吸衰竭患者给予高热量、高蛋白、富含纤维素、易消化、少产气的饮食，避免辛辣、刺激性食物。使用面罩机械通气的患者，应在进食后休息 30 分钟再使用面罩，避免食物反流、呕吐引起吸入性肺炎，甚至窒息。必要时遵医嘱静脉补充营养。

30. E【解析】根据该患者的病史及临床表现、辅助检查，考虑为肺癌，应行纤维支气管镜检查以明确诊断。

31. B【解析】行纤维支气管镜检查后密切观察患者是否有发热、声嘶或咽喉疼痛、胸痛、呼吸困难。观察分泌物的颜色和特征，一般呼吸道出血为痰中带血或咳血痰等。若出血量多时应及时通知医师，发现大咯血时应及时抢救。

四、B 型题

1~3 A、C、B【解析】广谱抗病毒药物利巴韦林对流感病毒、副流感病毒和呼吸道合胞病毒等有较强的抑制作用，可缩短急性上呼吸道感染病程。小柴胡冲剂、板蓝根冲剂具有清热解毒和抗病毒作用，应用较为广泛。肺炎支原体肺炎，多选用大环内酯类抗生素，如红霉素、阿奇霉素，或四环素类抗生素，如米诺环素、多西环素等；还有呼吸氟喹诺酮类，如左氧氟沙星。肺炎链球菌肺炎首选青霉素。

4~5 B、A【解析】肺炎链球菌肺炎患者应给予 2~4L/min 鼻导管给氧。Ⅱ型呼吸衰竭患者应给予 1~2L/min 持续鼻导管给氧。

6~10 A、D、E、B、C【解析】痰液性状随病因不同而异：肺炎链球菌肺炎患者咳铁锈色痰；肺炎克雷伯菌肺炎患者咳红色胶冻状黏稠脓性痰；葡萄球菌肺炎患者咳粉红色乳状脓性痰（脓血痰）；铜绿假单胞菌肺炎患者咳草绿色痰；厌氧菌感染所致肺炎患者咳脓臭痰。

11~13 E、D、A【解析】原发型肺结核病灶位于肺上叶底部、中叶或下叶上部等肺通气较大部位；急性粟粒型肺结核两肺散在的、大小一致密度相等、分布均匀的粟粒状阴影，随病期进展，可互相融合。肺结核未及时发现或治疗不当，空洞长期不愈，空洞壁增厚，病灶出现广泛纤维化；随机体免疫力的高低波动，病灶吸收、修复与恶化、进展交替发生，成为慢性纤维空洞性肺结核。

14~15 C、A【解析】结核菌素试验：硬结<5mm 为阴性（-），5~9mm 为弱阳性（+），10~19mm 为阳性（++），≥20mm 或虽<20mm 但局部皮肤有水疱、淋巴管炎或坏死，为强阳性（+++）。

五、X 型题

1. ABDE【解析】胸内压是指胸膜腔内的压力，正常人为负压。胸膜腔负压可以维持肺的扩张状态，保证肺通气正常进行；胸膜腔负压可降低中心静脉压，有利于静脉血和淋巴液的回流。如胸膜腔内进入气体（气胸），胸内负压减小，甚至转为正压，则可造成肺萎陷，不仅影响呼吸功能，也将影响循环功能，甚至危及生命。

2. ABDE【解析】肺泡表面活性物质可降低肺泡表面张力，使肺的顺应性增大。

3. ABCE【解析】胸内压是指胸膜腔内的压力，正常人为负压。

4. AD【解析】咯血发生时应积极采取有效措施配合抢救，保持呼吸道通畅，嘱其采用患侧卧位，有利于健侧通气；向患者说明屏气无助于止血，且对机体不利，应尽量将血咳出，以防窒息；充分做好吸痰、气管插管、气管切开等抢救工作；同时遵医嘱给予止血药。

5. ABD【解析】呼吸困难的主要临床表现为胸部发紧、发闷、呼吸急促、费力，重者出现发绀、端坐呼吸，甚至意识障碍。轻度呼吸困难指中度与重度运动时引起的呼吸困难；中度呼吸困难指轻度活动时引起的呼吸困难；重度呼吸困难指安静时呈现出明显的呼吸困难。

6. ABE【解析】缩唇呼气的作用是提高支气管内压，防止呼气时小气道过早陷闭，以利肺泡气体排出。

7. BCDE【解析】限制水分的摄入会使痰液更加黏稠不易咳出。

8. ABDE【解析】取半卧位或坐位可减轻膈肌对肺脏的压迫，增大通气量，同时减少回心血量，减轻肺淤血，有助于减轻呼吸困难；保持呼吸道通畅和保持口鼻腔清洁均有助于保持有效通气量；摄入足够热量有助于增强机体能量，维持自主呼吸；对于各种呼吸困难，应辨明原因，分别对症护理，比如癔症患者的呼吸困难不需吸氧。

9. ABCD【解析】呼吸困难表现为呼吸频率、深度及呼吸节律的改变。

10. ABCDE【解析】咳嗽是一种保护性反射动作，通过咳嗽可以清除呼吸道分泌物和进入呼吸道内的异物。咳嗽也有一定的危害性，例如长期、频繁的咳嗽可使胸腔内压增高，影响静脉血回流，每一次咳嗽动作都对肺泡产生一次压力性冲击作用，剧烈的咳嗽常可引起呼吸肌疼痛。咳嗽是呼吸系统疾病最常见的症状之一，咳嗽无痰或痰量甚少，称为干性咳嗽。胸膜疾病的患者咳嗽剧烈或过于频繁，有诱发自发性气胸的可能。

11. ABCDE【解析】急性上呼吸道感染如未经及时恰当的治疗，少数部分患者可并发急性鼻窦炎、中耳炎、气管－支气管炎。以咽炎为主要表现的上呼吸道感染中，部分患者可继发溶血性链球菌感染引起的风湿热、肾小球肾炎，少数患者可并发病毒性心肌炎等，应予以警惕。

12. ABDE【解析】流感嗜血杆菌肺炎治疗首选氨苄西林，还可选择新型大环内酯类抗生素如阿奇霉素、克拉霉素或第二代、第三代头孢菌素。阿司匹林不是抗生素，不能用于细菌感染的治疗。

13. CDE【解析】慢性支气管炎咳嗽一般晨间咳嗽为主，睡眠时有阵咳或排痰。咳痰一般为白色黏液和浆液泡沫痰，偶见痰中带血。清晨排痰较多，起床或体位变动可刺激排痰。

14. ABCE【解析】慢性支气管炎术前禁食4小时。

15. ABCD【解析】与慢性支气管炎发病有关的因素有香烟、烟雾、粉尘、刺激性气体。病毒、支原体、细菌等感染是慢性支气管炎发生发展的重要原因之一。免疫、年龄和气候等因素均与慢性支气管炎有关。老年人肾上腺皮质功能减退，细胞免疫功能下降，溶菌酶活性降低，容易造成呼吸道反复感染。

16. ACE【解析】慢性支气管炎急性发作期治疗：选择合适的抗生素控制感染，一般情况多口服，病情严重时静脉给药；如能培养出致病菌，可按药敏试验选用抗生素。选择化痰祛痰药物以改善、消除症状，干咳为主者可用镇咳药物。有气喘者可加用解痉平喘药解除气道痉挛。雾化吸入使气道湿化利于排痰。

17. ABCE【解析】体位引流是利用重力作用，促使气道和肺内分泌物排出体外，适用于支气管扩张症和肺脓肿等有大量痰液而排出不畅时。禁用于呼吸衰竭、有明显呼吸困难和发绀者、近1~2周内曾有大咯血史、严重心血管疾病或年老体弱不能耐受者。

18. ABDE【解析】体位的选择原则上是使患侧处于高处，引流支气管开口向下，使病变处于有效的引流位置。首先引流上叶，然后再引流下叶后基底段。

19. ABCE【解析】发绀是指血液中还原血红蛋白增多使皮肤和黏膜呈青紫色改变的一种表现。多见于严重心、肺疾病和各种原因引起的休克、中毒以及高铁血红蛋白血症。影响因素除了还原血红蛋白增加还包括红细胞增多、皮肤色素和心功能状态。

20. BCDE【解析】慢性阻塞性肺疾病患者视诊呈桶状胸，呼吸活动减弱；触诊语颤减弱或消失；叩诊呈过清音、心浊音界缩小、肝浊音界下移；听诊呼吸音减弱、呼气延长、心音遥远等。晚期可有口唇发绀、右侧心力衰竭体征。

21. ABE【解析】慢性肺源性心脏病患者应注意保持气道通畅，适当增加吸氧浓度。慎用镇静药，避免抑制呼吸。

22. ACDE【解析】通气/血流比例失调通常仅导致低氧血症，而无二氧化碳潴留。

23. ACDE【解析】慢性肺源性心脏病患者，因长期动脉血二氧化碳分压增高，呼吸中枢对二氧化碳刺激的敏感性降低，主要依靠缺氧刺激主动脉体和颈动脉窦的化学感受器，通过反射维持呼吸。此时如果给患者大流量氧气吸入，使血氧分压骤然增高，而缺氧解除，通过颈动脉体反射性刺激呼吸的作用减弱或消失，致使呼吸暂停或变浅，反而加重二氧化碳潴留和呼吸性酸中毒，所以要持续低流量给氧。

24. BCDE【解析】参见 A1 型题第 37 题解析。

25. BCDE【解析】肺源性心脏病并发呼吸衰竭患者慎用镇静药，避免抑制呼吸。

26. BC【解析】吗啡可引起呼吸抑制。随着呼吸道丢失的水分有可能会增加，或者有一些患者不能及时饮水或者进食，有可能会导致临床脱水的情况。应保证患者机体能摄入充足的水分。

27. CD【解析】哮喘发作时应卧床，取半卧位。平时适当参加体育活动，有助于提高机体抵抗力。应鼓励患者饮水 2500~3000ml/d，防止痰栓阻塞小支气管。

28. BCE【解析】长期氧疗一般是经鼻导管吸入氧气，氧流量要控制在 1~2L/min，每天吸氧时间 >15 小时。

29. ABCE【解析】参见 X 型题第 27 题解析。

30. BCDE【解析】糖皮质激素主要作用机制是抑制炎症细胞的迁移和活化，抑制细胞因子的生成；抑制炎症介质的释放；增强平滑肌细胞 β_2 受体的反应性。

31. BCDE【解析】哮喘的发病机制不完全清楚。变态反应、气道炎症、气道反应性增高及神经调节等因素及其相互作用被认为与哮喘的发病关系密切。其中，气道炎症是哮喘发病的本质，而气道高反应性是哮喘的重要特征。

32. ACDE【解析】接种疫苗不一定能产生抗体，所以接种卡介苗疫苗不一定能预防结核分枝杆菌感染。

33. BCDE【解析】治疗哮喘的药物可分为控制药物和缓解药物两大类。通过治疗气道慢性炎症，使哮喘维持临床控制，需要长期每天使用。首选吸入性糖皮质激素，还包括白细胞三烯调节药、长效 β_2 受体激动药（需与糖皮质激素联合应用）、茶碱缓释片、色甘酸钠等。

34. ABCDE【解析】支气管哮喘简称哮喘，是常见的慢性呼吸道疾病，由多种细胞（如嗜酸性粒细胞、肥大细胞、T 淋巴细胞、中性粒细胞、气道上皮细胞等）和细胞组分参与的气道慢性炎性疾病。这种慢性炎症与气道高反应性相关，通常出现广泛多变的可逆性气流受限，并引起反复发作性喘息、气急、胸闷或咳嗽等症状，常在夜间和/或清晨发作、加剧，多数患者可自行缓解或经治疗缓解。

35. DE【解析】每次引流 15~30 分钟，每日 2~4 次，一般可安排在餐前 1 小时，饭后或鼻饲后1~3小时进行。引流期间鼓励患者咳嗽，间歇做深呼吸后用力咳痰。依病变部位而采取合适的体位。

36. ABDE【解析】肺炎链球菌是革兰阳性球菌，并在上呼吸道寄居的正常菌群，其毒力大小与具有多糖荚膜有关，当机体免疫功能降低或受损时，有毒力的肺炎链球菌进入下呼吸道致病。

37. ABCE【解析】阵发性刺激性呛咳，咳黏液痰不是肺炎临床表现。

38. BCDE【解析】革兰阴性杆菌肺炎发病可有以下方式：①吸入口咽部的定植菌或胃内容物。②吸入外源性的含有病原菌的气溶胶。③经其他感染灶通过血源性播散至呼吸道。多见于年老体弱者或原有慢性支气管－肺疾患者，80%患者有基础病，并发症较多见，预后较差。

39. ABCD【解析】肺炎支原体肺炎发病一般缓慢，潜伏期较长，发病时可有头痛，咳嗽，少量咳痰，一般无大量咳黏痰的临床表现，咳嗽症状可持续到热退后，累及胸膜者可有胸膜摩擦音及胸腔积液体征。

40. DE【解析】避免过冷或过热的食物诱发咯血，故食物以温凉为宜，少食多餐，提供高热量、高蛋白、富含维生素等饮食，以补充机体消耗及增强修复能力，大量盗汗者注意补充水分。大咯血时应禁食。

41. BD【解析】结核菌素反应硬结＜5mm为阴性（－），5~9mm为弱阳性（+），10~19mm为阳性（++），≥20mm或虽＜20mm但局部皮肤有水疱、淋巴管炎或坏死，为强阳性（+++）。约在48~72小时内，局部出现红肿硬节的阳性反应。若受试者未感染过结核分枝杆菌，则注射局部无变态反应发生。

42. ABCD【解析】异烟肼和利福平为全杀菌药，链霉素和吡嗪酰胺为半杀菌药。对氨基水杨酸为抑菌药。

43. ABDE【解析】肺结核患者有痰结核分枝杆菌阳性，补种卡介苗和做结核菌素试验已经没有意义。

44. ABDE【解析】结核药物主要对肝功能有损害，其中对肝功能影响比较大的药物有利福平、异烟肼、吡嗪酰胺、丙硫异烟胺、对氨基水杨酸。建议抗结核治疗同时加用保肝药物，并定期复查肝功能。链霉素为广谱氨基苷类抗生素，对结核分枝杆菌有杀菌作用，对肝脏损害小，能干扰结核分枝杆菌的酶活性，阻碍蛋白合成。

45. ABDE【解析】结核分枝杆菌被吸入肺后，最先在通气较好的上叶下部或下叶上部靠近胸膜处形成直径1cm左右的灰白色实变病灶（原发灶），右肺常较多见。一般只有一处。大多数原发灶中央发生干酪样坏死，周围有渗出性病变。结核分枝杆菌很快从原发灶侵入淋巴管，随着淋巴液播散到肺门淋巴结，引起结核性淋巴管炎和淋巴结炎（淋巴结结核），表现为肺门淋巴结肿大和干酪样坏死。

46. ABDE【解析】骨关节病综合征可以发生在肺癌患者，但是其发生与肺癌的内分泌功能有关，是癌作用于其他系统的肺外器官的表现，不是晚期肺癌压迫侵犯邻近器官、组织或发生远处转移时引起的症状，与题干不符合。

47. ABCE【解析】原发性支气管肺癌是最常见的肺部原发性恶性肿瘤，起源于支气管黏膜或者腺体，常有区域性淋巴转移和血行转移。初期以刺激性咳嗽和痰中带血等呼吸道症状常见，且病情进展速度与细胞生物学特征有关。

48. ABCE【解析】镇痛药给药时应遵循世界卫生组织（WHO）推荐的原则：使用镇痛药必须从弱到强，先以非阿片类药物为主，当其不能控制疼痛时依次加用弱阿片类及强阿片类镇痛药，并配以辅助用药，采取复合用药的方式达到镇痛效果。

49. ABDE【解析】提供舒适、安静的休养环境。如果胸腔内气体量少，一般无明显呼吸困难，可不用吸氧，应限制活动，以卧床休息为主。如有明显的呼吸困难，应给予半坐卧位，并给予吸氧，必要时排气治疗。应给予蔬菜和水果及含粗纤维的食物，以保持排便通畅，减少排便用力引起胸膜腔内压力升高，延误胸膜裂口愈合。对于剧烈咳嗽者应给予镇咳药。

50. ABCD【解析】检查引流系统有无漏气，是否密闭，保持长玻璃管在液面下3~4cm。随时观察水柱波动情况及气泡的多少。水柱上下波动，表明导管通畅；若水柱波动不明显，请患者做深呼吸或咳嗽再行观察。

51. ABCD【解析】气胸的典型X线表现：肺向肺门萎陷，呈外凸弧线形阴影，气体带聚集于胸腔外侧或肺尖，局部透亮度增加，无肺纹理。大量积气时，肺被压向肺门，呈球形高密度影，纵隔和心脏向健侧移位；合并积液或积血时，可见气液平面。

52. BCDE【解析】自发性气胸的临床表现：①症状，突然患侧胸痛、干咳和呼吸困难是典型症状，可有刺激性干咳。张力性气胸患者烦躁不安，因呼吸困难被迫坐起，有发绀、冷汗、脉速、心律失常、意识不清等呼吸循环障碍的表现。血气胸患者如失血过多会出现血压下降，甚至休克。②体征，患侧气胸可使肝浊音界下降；有液气胸时可闻及胸内震水音；并发纵隔气肿可闻及与心搏一致的嚼骨音（Hamman征）；皮下气肿时有皮下握雪感；体温升高提示有感染。

53. CDE【解析】气管切开的患者失去湿化功能，容易产生气道阻塞、肺不张和继发性感染。间歇湿化，生理盐水500ml加庆大霉素12万U，每次吸痰后缓慢注入气管2~5ml，每日总量约200ml，也可间断使用蒸汽吸入器、雾化器做湿化。持续湿化，以输液方式将湿化液通过头皮针缓慢滴入气管内，滴速控制在4~6滴/分，每昼夜不少于200ml，湿化液中可根据需要加入抗生素或其他药物。手术之初患者一般采取侧卧位，以利于气管内分泌物排出。但要经常转动体位，防止压疮，并使肺各部呼吸运动不致停滞。

54. ABDE【解析】慢性呼吸衰竭时多有支气管痉挛，患者痰多黏稠难以咳出，形成阻塞性通气功能障碍，造成呼吸衰竭。治疗时往往只注重氧疗本身，忽略了保持气道的通畅，从而影响了氧疗效果。若不注意呼吸道的湿化与吸痰、体位引流等，通过氧疗虽可暂时提高

PaO_2，但二氧化碳潴留更加严重，达不到有效的氧疗效果，使呼吸衰竭加重。应用高频通气吸氧可迅速提高 PaO_2，但如不注意使用呼吸兴奋药和保持呼吸道通畅，可使 $PaCO_2$ 急剧升高。大剂量利尿药应用亦可使痰液黏稠，气道阻力增加，故用药过程中应给予雾化等。

55. ACDE【解析】地西泮有镇静的作用，其对呼吸中枢是有抑制作用，因此，对于呼吸衰竭的患者，不能静脉注射地西泮。

56. ABCE【解析】急性呼吸衰竭的临床表现主要是低氧血症所致的呼吸困难和多器官功能障碍。呼吸困难，表现为呼吸频率增快；发绀，急性缺氧可出现精神错乱、躁狂、昏迷、抽搐等症状。如合并急性二氧化碳潴留，可出现嗜睡、淡漠、扑翼样震颤，以致呼吸骤停。多数患者有心动过速；严重低氧血症、酸中毒可引起心肌损害，亦可引起周围循环衰竭、血压下降、心律失常、心搏停止。严重者还可出现肝肾功能损害、上消化道出血。当周围循环衰竭即休克时，皮肤湿冷。

57. BCDE【解析】Ⅰ型呼吸衰竭患者可给予较高浓度（35%）吸氧。

58. BE【解析】在海平面、静息状态、呼吸空气条件下，动脉 $PaO_2 < 60mmHg$，伴或不伴 $PaCO_2 > 50mmHg$，并排除心内血液分流和原发于心排血量降低等因素所致的低氧血症，即可诊断为呼吸衰竭。

59. ACDE【解析】急性呼吸窘迫综合征一般需要用面罩进行高浓度（>50%）给氧，使 $PaO_2 \geq 60mmHg$ 或 $SaO_2 \geq 90\%$。

60. ABCE【解析】拔除气管插管后即刻引起的并发症有声带损伤、呛咳、胃内容物反流、喉痉挛等，延迟并发症是气管狭窄。

61. ABCDE【解析】纤维支气管镜检查术是利用纤维支气管镜插入支气管，对支气管、肺部病变进行诊断和治疗的一项技术。纤维支气管镜可经口腔、鼻腔、气管导管或气管切开套管插入段、亚段支气管，甚至更细的支气管，可在直视下行活检或刷检、钳取异物、吸引或清除阻塞物，并可作支气管肺泡灌洗，行细胞学或液体成分的分析。另外，利用支气管镜可注入药物，或切除气管内腔的良性肿瘤等。纤维支气管镜检查已成为支气管、肺和胸腔疾病诊断及治疗不可缺少的手段。

62. BCDE【解析】纤维支气管镜检查的适应证：①原因不明的咯血需明确病因及出血部位，或需局部止血治疗者。②胸部 X 线占位改变或阴影而致肺不张、阻塞性肺炎、支气管狭窄或阻塞，刺激性咳嗽，经抗生素治疗不缓解，疑为异物或肿瘤的患者。③用于清除黏稠的分泌物、黏液栓或异物。④原因不明的喉返神经麻痹、膈神经麻痹或上腔静脉阻塞。⑤行支气管肺泡灌洗及用药等治疗。⑥引导气管导管，进行经鼻气管插管。

63. ABDE【解析】纤维支气管镜检查的禁忌证：①肺功能严重损害，重度低氧血症，不能耐受检查者。②严重心功能不全、高血压或心律失常者。③严重肝、肾功能不全，全身状态极度衰竭者。④出血、凝血机制严重障碍者。⑤哮喘发作或大咯血者，近期上呼吸道感染或高热者。⑥有主动脉瘤破裂危险者。⑦对麻醉药物过敏，不能用其他药物代替者。

64. ABCE【解析】胸腔穿刺的适应证：①胸腔积液性质不明者，抽取积液检查，协助病因诊断。②胸腔内大量积液或气胸者，排除积液或积气，以缓解压迫症状，避免胸膜粘连增厚。③脓胸抽脓灌洗治疗，或恶性胸腔积液需胸腔内注入药物者。

65. ACDE【解析】胸腔穿刺的术后护理：①观察患者对注入药物的反应。应嘱患者卧床2~4小时，并反复转动体位，以便药液在胸腔内均匀涂布。②观察穿刺处有无渗血或渗液。③嘱患者平卧或半卧位休息。④记录抽出液体的色、质、量，及时送检标本。

六、案例分析题

1. BE【解析】参见X型题第11题解析。

2. ABCDE【解析】急性上呼吸道感染预防指导：生活规律、劳逸结合、坚持规律且适当的体育活动，以增强体质，提高抗寒能力和机体的抵抗力。保持室内空气流通，避免受凉、过度疲劳等感染的诱发因素。在高发季节少去人群密集的公共场所。

3. ABDE【解析】慢性肺源性心脏病肺、心功能失代偿期氧疗应维持呼吸道通畅，采取低流量低浓度持续吸氧，改善通气功能，积极纠正缺氧和二氧化碳的潴留。

4. D【解析】球结膜水肿是二氧化碳潴留、肺性脑病的特征性表现。

5. E【解析】呼吸过缓或间停呼吸属于异常，不是判断该患者氧疗有效的表现。

6. B【解析】从患者的临床表现及查体“于受淋雨后，突发寒战、高热、胸痛、咳嗽、气急、咳铁锈色痰，查体左下肺有实变体征及可闻及湿啰音”可诊断为肺炎链球菌肺炎。

7. C【解析】肺炎链球菌肺炎治疗首选青霉素。

8. ABDE【解析】肺炎链球菌肺炎治疗关键是抗感染，肺炎链球菌肺炎高热患者降温以逐渐降温为宜，防止虚脱，不宜用退热药，以免大汗、脱水和干扰热型观察。

9. C【解析】经飞沫传播是肺结核最重要的传播途径，主要通过患者咳嗽、打喷嚏等将含有结核分枝杆菌的微滴排到空气中而传播。因此应呼吸道隔离。

10. B【解析】各型继发性肺结核的鉴别诊断，浸润性肺结核和慢性纤维空洞性肺结核均属于继发性肺结核，都可出现低热、盗汗、乏力等结核中毒症状，肺实变征和红细胞沉降率增快，痰结核分枝杆菌检查可为阴性或阳性，因此以上均不能鉴别浸润性肺结核和慢性纤维空洞性肺结核。两者的区别主要表现在X线胸片上，浸润性肺结核病灶多在锁骨上下，X线显示为片状或絮状阴影，边缘模糊；慢性纤维空洞性肺结核X线检查示一个或多个厚壁空洞，多伴有支气管播散灶和明显的胸膜肥厚。

11. ABCD【解析】经飞沫传播是肺结核最重要的传播途径，主要通过患者咳嗽、打喷嚏等把含有结核分枝杆菌的微滴排到空气中而传播。因此，护士在病房里不密切接触患者时，也依然要戴口罩。

12. E【解析】肺结核中等或大量咯血时应严格卧床休息，取患侧卧位。咯血窒息是致死的主要原因，因此首要关键是保证气道通畅，清除血块，注意防止窒息，并配血备用。大量咯血患者可用垂体后叶素，静脉缓慢推注（15~20分钟）或静脉滴注。必要时可经支气管镜局部止血，或插入球囊导管，压迫止血。

13. C【解析】按医嘱规则服药，强调早期、联合、适量、规律、全程治疗的意义。随意改变药量和疗程都对治疗效果有影响。

14. A【解析】痰中找到结核分枝杆菌是诊断肺结核最可靠的依据。可用痰直接涂片法或培养法找结核分枝杆菌。

15. ABCD【解析】肺结核患者症状明显时易疲劳，应适当休息。

16. C【解析】考核肺结核化疗效果的主要指标是采用鼻黏液、痰等呼吸道分泌物进行结核分枝杆菌的发现和培养。如果结果为阴性，说明抗结核药物具有良好的疗效。结果表明，患者体内无结核分枝杆菌排泄，不属于炎症反应活跃期，不具有传染性。

17. B【解析】吸烟是肺癌的重要危险因素和肺癌死亡率增加的首要因素。烟雾中的苯并芘、尼古丁和亚硝胺等均有致癌作用。

18. A【解析】咳嗽为早期症状，表现为无痰或少痰的刺激性干咳。

19. D【解析】患者已确诊原发性支气管肺癌，采集该患者的痰标本做细胞学检查，目的是确定痰中是否有癌细胞，以核实确诊。

20. ACDE【解析】肺癌患者需做好术前教导，使患者掌握有效的咳嗽，练习在床上排尿，进行适当活动，以增强心肺功能。

21. D【解析】肺癌患者一般术后需平卧6小时，待生命体征平稳后改半坐卧位。

22. E【解析】避免引流管受压或曲折，经常挤压，防止引流管被血块或纤维素堵塞。

23. C【解析】术后第4天，胸腔引流瓶中水柱停止波动，最可能是肺已重新扩张。

24. ABCE【解析】急性呼吸窘迫综合征病理生理改变以肺容积减少、肺顺应性降低和严重通气/血流比例失调为主。

25. ABCE【解析】若间歇正压通气仍不能使 PaO_2 维持在50mmHg以上时，则应采用呼气末正压通气（PEEP）。

26. ABCE【解析】急性呼吸窘迫综合征患者氧疗：一般需要高浓度给氧，或面罩给氧，使 PaO_2 迅速提高至60~80mmHg或 SaO_2 >90%。

心绞痛 1

第二章　循环系统疾病患者的护理

心绞痛 2

一 A1 型题

1. 循环系统的功能一般不包括
   A. 内分泌功能
   B. 运输血液
   C. 保持新陈代谢正常进行
   D. 维持和调节血压
   E. 调节酸碱平衡
2. 心源性呼吸困难最早出现的临床表现是
   A. 劳力性呼吸困难
   B. 乏力、食欲减退、恶心、表情淡漠、嗜睡
   C. 乏力、腹胀、心悸、心电图出现 U 波增高
   D. 食欲缺乏、颈静脉怒张、肝大、双下肢凹陷性水肿
   E. 暂时广泛脑组织缺血缺氧引起急性短暂可逆性意识丧失
3. 由于心排血量突然下降出现的晕厥称为
   A. 心搏骤停
   B. 脑卒中
   C. 低血糖综合征
   D. 急性心肌梗死
   E. 阿–斯综合征
4. 不属于循环系统疾病常见症状的是
   A. 呼吸困难
   B. 发热
   C. 心悸
   D. 下肢水肿
   E. 心前区疼痛
5. 与心源性水肿的特征不符合的一项是
   A. 多见于右心衰竭
   B. 早期局限于身体低垂部位
   C. 常在活动后加重
   D. 严重患者有胸腔积液、腹水
   E. 浆膜腔积液为渗出液
6. 心源性呼吸困难的病因是
   A. 血液病
   B. 呼吸系统疾病
   C. 心脏病
   D. 肾脏病
   E. 代谢病

7. 阵发性室性心动过速最常见于
A. 急性心肌梗死
B. 心肌病
C. 心肌炎
D. 洋地黄中毒
E. 电解质紊乱

8. 心力衰竭患者健康教育不正确的是
A. 食谱选择不受限制，以促进食欲
B. 遵医嘱按时服药，定期门诊复查
C. 低盐、少量多餐，以减轻心脏负荷
D. 适量运动，以不出现心悸、气短为度
E. 积极防治风湿热，避免心力衰竭诱因特别是肺部感染，做好防寒保暖

9. 慢性左心衰竭患者，护士协助其肢体被动活动是为了防止
A. 关节僵硬
B. 肌肉萎缩
C. 肌肉强直
D. 下腔静脉血栓形成
E. 下肢深静脉血栓形成

10. 慢性心力衰竭患者应用硝普钠的护理注意事项不包括
A. 避光滴注
B. 注意防止低血压反应
C. 监测地高辛浓度，预防洋地黄中毒
D. 药物现用现配，每4小时重新配制1次
E. 用药过程中监测血压变化，注意输液速度

11. 慢性心力衰竭的病因不包括
A. 心室舒张充盈受限
B. 有效循环血量不足
C. 长期心脏容量负荷过重
D. 长期心脏压力负荷过重
E. 各种原发的心血管疾病导致心肌收缩力减退

12. 长期卧床的心力衰竭患者，其水肿最易出现的部位是
A. 胫前
B. 踝部
C. 腹部
D. 腰骶部
E. 眼睑

13. 慢性心力衰竭患者易发生压疮的原因不包括
A. 水肿区组织营养不良
B. 水肿区组织抵抗力下降
C. 水肿区组织感觉迟钝
D. 卧床使受压部位循环障碍
E. 皮肤潮湿

14. 心力衰竭患者应用下列哪种药物时，最需密切观察血压变化
A. 利多卡因
B. 奎尼丁

C. 洋地黄
D. 多巴酚丁胺
E. 哌唑嗪

15. 心力衰竭患者饮食低盐是因为
A. 有助心肌收缩
B. 减轻肾脏负担
C. 避免肝脏受损
D. 减轻心脏负担
E. 减轻脑水肿

16. 心力衰竭的基本病因之一是
A. 大量饮酒
B. 长期吸烟
C. 长期卧床休息
D. 长期情绪紧张
E. 心脏长期负荷过重

17. 心力衰竭患者给予利尿药的目的是
A. 保护肾脏
B. 排出过多的体液
C. 排出多余的血钾
D. 增强心肌收缩力
E. 增加消化功能

18. 心力衰竭患者多吃粗纤维食物的目的是
A. 增进食欲
B. 增强心肌收缩
C. 减少食物热量
D. 减少便秘
E. 避免低血钾

19. 从左心衰竭发展到全心衰竭时，可减轻
A. 发绀
B. 呼吸困难
C. 颈静脉怒张
D. 下肢水肿
E. 肝大

20. 不属于左心衰竭的临床表现的是
A. 呼吸困难
B. 恶心、呕吐
C. 疲乏无力
D. 咳嗽、咳痰
E. 咯血

21. 阵发性室上性心动过速治疗首选是
A. 氨茶碱静脉注射
B. 美西律静脉注射
C. 普萘洛尔静脉注射
D. 维拉帕米静脉注射
E. 利多卡因静脉注射

22. 心室颤动患者心排血量突然下降可出现
A. 中心性发绀
B. 周围性发绀
C. 混合性发绀
D. 血管性晕厥
E. 阿–斯综合征

23. 室性期前收缩的心电图表现，错误的是
A. 异位起搏点在房室交界区　　B. QRS 波前无 P 波
C. QRS 波形态异常　　D. T 波与主波方向相反
E. 有完全性代偿间歇
24. 下列哪项不是严重心律失常先兆
A. 室性期前收缩出现在前一搏动的 T 波上
B. 频发性室性期前收缩 >5 次/分
C. 多源性室性期前收缩
D. 室性期前收缩呈二联律
E. 窦性心动过速
25. 成人窦性心率超过多少为窦性心动过速
A. 120 次/分　　B. 100 次/分
C. 80 次/分　　D. 160 次/分
E. 180 次/分
26. 心电监护发现以下情况需准备急救处理，除外
A. 永久性心房颤动　　B. 反复短阵性室性心动过速
C. 三度房室传导阻滞　　D. 多源性室性期前收缩呈二联律
E. 室性期前收缩 R on T 现象
27. 心房颤动发生后易引起哪种并发症
A. 严重心力衰竭　　B. 心源性休克
C. 体循环动脉栓塞　　D. 意识模糊、抽搐
E. 肺内感染
28. 下列不属洋地黄中毒表现的是
A. 心动过速　　B. 心动过缓
C. 心律不齐　　D. 视物模糊
E. 震颤抽搐
29. 关于室性期前收缩的心电图表现，错误的是
A. 有提前出现的宽大畸形的 QRS 波
B. T 波方向与 QRS 波群主波方向相反
C. QRS 波群前、后可出现逆行的 P 波
D. 代偿间歇完全
E. 室性融合波
30. 不符合心房颤动的心电图特征是
A. 出现形态大小不一的 f 波　　B. RR 间隔不相等

C. QRS 波群形态正常
D. 窦性 P 波消失
E. 心室率 350~600 次/分

31. 确诊心律失常最好的方法是
A. 心室晚电位
B. 心脏磁共振成像（MRI）
C. 心向量图
D. 心电图检查
E. 超声心动图检查

32. 关于心房颤动的说法，正确的是
A. 多见于器质性心脏病
B. 心房率多为 350~600 次/分
C. 心室率快而不规则
D. 脉率大于心率
E. 极易发生心源性晕厥

33. 最危急的心律失常是
A. 阵发性室上性心动过速
B. 窦性心动过速
C. 心房颤动
D. 心室颤动
E. 房室传导阻滞

34. 药物治疗无效的心房扑动，治疗方法中合适的是
A. 镇静
B. 心前区捶击
C. 同步电复律
D. 非同步电复律
E. 安装心脏起搏器

35. 心房颤动最易发生于
A. 冠状动脉粥样硬化性心脏病
B. 风湿性二尖瓣狭窄
C. 高血压性心脏病
D. 甲状腺功能亢进症
E. 扩张型心肌病

36. 心律失常患者尽量避免哪种卧位以防不适感
A. 右侧卧位
B. 左侧卧位
C. 高枕卧位
D. 半卧位
E. 坐位

37. 以下哪种心律失常患者听诊时心律绝对规则
A. 阵发性室上性心动过速
B. 心房颤动
C. 心房扑动
D. 期前收缩
E. 二度 I 型房室传导阻滞

38. 引起快速型心律失常最常见的机制是
A. 自律性增高
B. 折返
C. 触发活动
D. 阻滞及干扰
E. 冲动形成异常

39. 诊断心绞痛最为可靠的方法是
A. 心电图检查
B. 运动试验
C. 查血心肌酶
D. 查血肌钙蛋白
E. 选择性冠状动脉造影术

40. 下列急性心肌梗死患者的处理原则，不妥的是
A. 心电监护
B. 扩容升压
C. 抗凝治疗
D. 减轻疼痛
E. 消除恶性心律失常

41. 急性心肌梗死患者溶栓的护理措施中，不妥的是
A. 观察有无过敏
B. 询问有无溶栓禁忌证
C. 观察患者有无发生出血
D. 准确迅速地配制溶栓药物
E. 患者溶栓后出现心律失常，说明溶栓失败，及时通知医师

42. 对冠状动脉粥样硬化性心脏病具有确诊价值的检查是
A. 心电图
B. 动态心电图
C. 超声心动图
D. 冠状动脉造影
E. 心电图运动负荷试验

43. 心绞痛的首要处理措施是
A. 高流量吸氧
B. 绝对卧床休息
C. 限制钠盐的摄入
D. 使用硝酸甘油制剂
E. 降低颅内压、制止抽搐

44. 冠状动脉粥样硬化性心脏病的饮食指导正确的是
A. 低盐、低脂肪、高蛋白、高糖
B. 低胆固醇、高维生素、低盐、少饮酒
C. 高糖、低脂肪、低蛋白、高维生素
D. 高糖、高脂肪、高维生素、适量蛋白质
E. 低动物脂肪、低胆固醇、少糖少盐、适量蛋白

45. 心肌梗死的特征性表现是
A. 水冲脉
B. 病理性Q波
C. 正弦波图形
D. 二尖瓣型P波
E. 心电图ST段普遍弓背向下型抬高

46. 下列急性心肌梗死发生心律失常的处理，不正确的是
A. 室性期前收缩——利多卡因
B. 心室颤动——非同步直流电除颤
C. 阵发性室性心动过速——洋地黄
D. 窦性心动过缓——阿托品
E. 三度房室传导阻滞——安装心脏起搏器

47. 鉴别心绞痛和心肌梗死最有意义的是
A. 疼痛的轻重
B. 疼痛时间的长短

C. 有无诱因　　D. 心电图有无病理性 Q 波

E. 心电图有无 T 波倒置

48. 心绞痛发作时不出现的心电图改变是

A. ST 段降低 >0.05mV　　B. T 波平坦、双相或倒置

C. ST 段降低，伴 T 波倒置　　D. QRS 波时限 >0.12 秒

E. ST 段抬高，伴 T 波倒置

49. 控制心绞痛发作的首选药物是

A. 地西泮　　B. 双嘧达莫

C. 硝酸甘油　　D. 复方丹参

E. 阿司匹林

50. 最早能提示心肌梗死的心电图表现是

A. PR 间期延长　　B. 异常深而宽的 Q 波

C. ST 段弓背向上抬高　　D. T 波倒置

E. QT 间期延长

51. 心肌梗死症状中最先出现的是

A. 发热　　B. 恶心

C. 疼痛　　D. 呼吸困难

E. 晕厥

52. 心绞痛发作的典型部位是

A. 心前区向左上臂放射　　B. 心尖区

C. 胸骨后中上段　　D. 胸骨后下段

E. 剑突下

53. 在器质性心脏病引起的心搏骤停中，最常见的病因是

A. 急性心肌炎　　B. 冠心病

C. 风湿性心脏病　　D. 心肌病

E. 先天性心脏病

54. 原发性高血压患者的健康教育不正确的是

A. 戒烟　　B. 适量运动

C. 控制高血压　　D. 保持情绪稳定

E. 高热量、高糖饮食

55. 原发性高血压患者服用降压药物指导不正确的是

A. 应遵医嘱用药，不可自行增减　　B. 降压药需长期服用，不可停药

C. 服药期间出现头晕应立即平卧　　D. 服药期间可以不采用非药物治疗

E. 使用两种或以上药物即联合用药可增加疗效，减少不良反应

56. 引起原发性高血压的主要病因是
A. 盐摄入量过多
B. 精神过于紧张
C. 钙离子代谢紊乱
D. 多因素相关
E. 肾脏有病变

57. 不属于高血压急症的是
A. 急性心力衰竭
B. 高血压脑病
C. 高血压危象
D. 肺水肿
E. 2 级高血压

58. 关于高血压治疗中生活方式干预的叙述，正确的是
A. 仅适用于轻度高血压患者
B. 仅适用于轻、中度高血压患者
C. 适用于所有高血压患者
D. 轻度、中度高血压患者的生活方式干预可使血压降至正常
E. 已经应用药物治疗的患者可以不采取生活方式干预

59. 原发性高血压与下列哪项因素无关
A. 病毒感染
B. 肥胖
C. 摄盐过多
D. 精神应激
E. 遗传

60. 在高血压的非药物治疗中，每天钠盐摄入量应限制在
A. 12g 以下
B. 10g 以下
C. 8g 以下
D. 6g 以下
E. 2g 以下

61. 风湿性心脏病最常见的并发症是
A. 贫血
B. 心源性休克
C. 室性心律失常
D. 下肢静脉血栓
E. 充血性心力衰竭

62. 风湿性心脏病合并二尖瓣关闭不全患者临床最主要的体征是
A. 二尖瓣面容
B. 第一心音减弱
C. 心尖搏动向左下移位
D. 肺动脉瓣区第二心音亢进
E. 心尖区全收缩期粗糙吹风样杂音

63. 风湿性心脏病患者预防链球菌感染最重要的指导措施是
A. 减少运动，多休息
B. 坚持限制钠盐饮食
C. 坚持锻炼，防止呼吸道感染
D. 减轻心理压力，增强康复信心
E. 定期复查，必要时做细菌培养

64. 二尖瓣狭窄患者左心房失代偿期最严重的表现是
A. 咯血　B. 端坐呼吸
C. 急性肺水肿　D. 快速心房颤动
E. 周围器官栓塞
65. 二尖瓣狭窄患者可出现的并发症，不常见的是
A. 心房颤动　B. 右心衰竭
C. 肺部感染　D. 急性肺水肿
E. 感染性心内膜炎
66. 二尖瓣狭窄的临床表现是
A. 面色晦暗，口唇青紫　B. 面颊紫红，口唇轻度发绀
C. 面色苍白，出冷汗，四肢厥冷　D. 双颊绀红，口唇呈樱桃红色
E. 意识丧失，严重发绀，心搏、呼吸骤停
67. 风湿性心脏病患者的健康教育内容不包括
A. 合理饮食　B. 注意休息，适量活动
C. 坚持治疗，预防风湿热复发　D. 间断剧烈运动，以保持心功能
E. 做好自我保健，如防寒保暖、加强锻炼等
68. 二尖瓣狭窄早期大咯血的原因是
A. 肺毛细血管破裂　B. 肺水肿
C. 支气管静脉破裂　D. 合并肺炎
E. 肺栓塞
69. 确诊二尖瓣狭窄的最可靠的辅助检查是
A. 心电图　B. X 线胸片
C. 超声心动图　D. 心音图
E. CT
70. 二尖瓣狭窄的特征性表现是
A. 肺动脉瓣区舒张期杂音　B. 心尖区收缩期杂音
C. 心尖区舒张期杂音　D. 主动脉瓣区舒张期杂音
E. 主动脉瓣区收缩期杂音
71. 主动脉瓣关闭不全可致
A. 下肢水肿　B. 心包炎
C. 脉压增大　D. 腹膜炎
E. 右心衰竭
72. 主动脉瓣关闭不全患者发生心绞痛是由于
A. 冠状动脉供血不足　B. 收缩期血压过高

C. 舒张期血压过低　　D. 冠状动脉堵塞
E. 心包疾病

73. 关于心脏电复律患者的处理及护理配合，下列哪项是错误的
A. 做好心理护理，解除患者的思想顾虑
B. 提前 1~2 天给予洋地黄类药物
C. 复律后继续服用抗心律失常药物
D. 严密监测患者有无栓塞征象发生
E. 监测生命体征变化

74. 可引起左心室前负荷增加的疾病是
A. 高血压　　B. 主动脉瓣狭窄
C. 主动脉瓣关闭不全　　D. 肺动脉高压
E. 肺动脉瓣狭窄

75. 在我国，成人二尖瓣狭窄最常见的病因是
A. 先天性心脏病　　B. 风湿热
C. 创伤　　D. 腱索过长
E. 左心衰竭

76. 急性感染性心内膜炎最常见的病原菌是
A. 肠球菌　　B. 表皮葡萄球菌
C. 甲型溶血性链球菌　　D. 乙型溶血性链球菌
E. 金黄色葡萄球菌

77. 感染性心内膜炎应用抗生素的原则不包括
A. 疗程 4 周　　B. 早期应用
C. 大剂量应用　　D. 静脉给药方式为主
E. 根据药物敏感性试验选择

78. 确诊感染性心内膜炎的主要依据是
A. 全身感染表现　　B. 栓塞征象
C. 血培养　　D. 超声心动图检查
E. 心脏杂音

79. 病毒性心肌炎急性期应
A. 卧床休息 1 周　　B. 卧床休息 2 周
C. 卧床休息 1 个月　　D. 卧床休息 2 个月
E. 卧床休息 3 个月

80. 对病毒性心肌炎早期诊断有提示意义的检查是
A. 超声心动图　　B. 生化检查

C. 心电图　　D. 心音图

E. X 线胸片

81. 急性病毒性心肌炎患者最重要的护理措施是

A. 给予易消化的饮食　　B. 保证患者绝对卧床休息

C. 保证蛋白质的供给　　D. 给予多种维生素

E. 记出入液量

82. 病毒性心肌炎的病原学诊断最有价值的确诊依据是

A. 患者血液中分离到病毒

B. 患者粪便中分离到病毒

C. 从患者鼻咽冲洗物中分离到病毒

D. 恢复期血清抗体效价比急性期增高 4 倍以上

E. 从患者的心包穿刺液中分离到病毒

83. 肥厚型心肌病临床表现不包括

A. 多有心悸，心前区疼痛

B. 多数患者有劳力性呼吸困难

C. 晚期发生左右心功能不全的表现

D. 伴流出道梗阻者可发生晕厥甚至猝死

E. 可发生各种心律失常、脑血栓、肺栓塞

84. 扩张型心肌病的临床表现不包括

A. 起病缓慢　　B. 早期可有心脏扩大

C. 有些患者可能发生猝死　　D. 严重者可有心脏压塞征

E. 逐渐出现心力衰竭的症状和体征

85. 关于扩张型心肌病超声心动图的改变，错误的是

A. 左心室扩张　　B. 二尖瓣反流

C. 左心室运动减缩　　D. 左心室流出道扩大

E. 室间隔肥厚

86. 对肥厚型心肌病最有诊断价值的辅助检查是

A. 心电图　　B. 动态心电图

C. X 线胸片　　D. 超声心动图

E. 运动试验

87. 导致扩张型心肌病最主要的可能原因是

A. 病毒感染　　B. 遗传

C. 中毒　　D. 代谢异常

E. 药物作用

88. 目前彻底治疗扩张型心肌病的方法是

A. 控制心力衰竭
B. 控制心律失常
C. 控制诱因
D. 心脏移植
E. 长期服用β受体阻断药

89. 扩张型心肌病患者，突然发作心动过速，心电图示室上性心动过速，首选治疗是

A. 颈动脉窦按压
B. 静脉注射毛花苷C
C. 静脉注射维拉帕米
D. 静脉注射利多卡因
E. 非同步直流电复律

90. 扩张型心肌病最主要特点是

A. 以心肌肥厚为主
B. 以心腔扩大为主
C. 心力衰竭控制后，心腔可缩小
D. 心力衰竭纠正后杂音明显增强
E. 心尖区舒张期隆隆样杂音

91. 急性心包炎排除胸膜炎最主要的依据是

A. 咳嗽
B. 肺部啰音
C. 呼吸音减弱
D. 呼吸困难
E. 嘱患者屏息后摩擦音消失

92. 心包炎的护理诊断活动无耐力与什么有关

A. 与心包纤维蛋白性炎症有关
B. 与肺淤血及肺、支气管受压迫有关
C. 与心排血量下降有关
D. 与心包炎症有关
E. 与体循环淤血有关

93. 下列检查中对发现缩窄性心包炎的诊断意义重大的是

A. 心脏超声示心包膜回声增强
B. 心脏超声示心包膜增厚
C. 心电图示ST段下移、T波低平
D. X线胸片示心脏外形怪异
E. CT示心包有蛋壳样钙化

94. 急性渗出性心包炎患者最常见的症状是

A. 心前区疼痛
B. 呼吸困难
C. 吞咽困难
D. 血压升高
E. 脉搏短绌

95. Kussmaul征常见于

A. 心力衰竭
B. 心肌梗死
C. 高血压
D. 缩窄性心包炎
E. 感染性心内膜炎

96. 冠状动脉造影术术前护理措施不正确的是

A. 备皮
B. 心理护理

C. 术前练习床上排尿　　D. 术前练习连续咳嗽动作
E. 术前 6 小时禁食、水及药物

97. 电击复律前正确的准备措施是
A. 停服洋地黄 1~2 天　　B. 禁食 4 小时，排空大小便
C. 褥垫保证松软无硬物　　D. 暂时拔除吸氧导管
E. 忌用镇静药

98. 电复律的绝对适应证是
A. 阵发性室性心动过速　　B. 心房颤动
C. 心房扑动　　D. 心室颤动
E. 预激综合征伴快速心房颤动

99. 下列适宜植入人工心脏起搏器的是
A. 心室颤动　　B. 窦性心律失常
C. 心房颤动　　D. 三度房室传导阻滞
E. 快速心律失常

100. 患者安装人工心脏起搏器，术前准备不正确的是
A. 手术野常规备皮　　B. 术前禁食禁饮 6 小时
C. 按医嘱注射镇静药　　D. 开放静脉通道
E. 胃管减压

101. 采取非同步电复律的治疗措施时，为求争取抢救时间一次除颤成功，最合适的电流是
A. 10J　　B. 50J
C. 100J　　D. 200~300J
E. 500J

102. 下面的护理项目中不适合电复律治疗术后护理的是
A. 持续 24 小时心电监护　　B. 按时服用抗心律失常药
C. 常规低流量吸氧　　D. 禁食至清醒后 2 小时
E. 术后即允许患者离床活动

二　A2 型题

1. 患者，女性，65 岁。因呼吸困难入院。鉴别其是否为心源性呼吸困难最有价值的实验诊断指标是
A. 肌酸激酶同工酶（CK-MB）　　B. 国际标准化比率（INR）
C. 乳酸脱氢酶（LDH）　　D. 血浆 B 型利钠肽（BNP）
E. 血培养

2. 患者，女性，63岁。既往有慢性左心衰竭5年。可作为慢性左心衰竭严重程度观察项目的是

A. 情绪状态
B. 发绀的程度
C. 持续低流量吸氧时间
D. 咳嗽、咳痰的频率和量
E. 患者采取的坐位的高低

3. 患者，男性，65岁。冠心病，重度体力活动时，有心悸、气短，可诊断为

A. 心功能Ⅰ级
B. 心功能Ⅱ级
C. 心功能Ⅲ级
D. 心功能Ⅳ级
E. 以上都不是

4. 患者，女性，38岁，患风湿性心脏病二尖瓣狭窄，休息时出现呼吸急促，不能平卧位，心率120次/分，两肺底部闻及湿啰音。应判断为

A. 心功能Ⅰ级
B. 心功能Ⅱ级
C. 心功能Ⅲ级
D. 心功能Ⅳ级
E. 急性左心衰竭

5. 患者，男性，72岁。输液过程中突起胸闷、气促、烦躁不安。呼吸30次/分，脉率140次/分，两侧肺底有细湿啰音。最可能的诊断是

A. 左心衰竭
B. 右心衰竭
C. 全心衰竭
D. 药物过敏
E. 急性肺炎

6. 一位长期接受治疗的心力衰竭患者，再次出现乏力、腹胀、心悸等症状。心率120次/分，心电图见明显U波。正确的处理措施是

A. 加大洋地黄用量
B. 立即静脉推注呋塞米
C. 静脉滴注碳酸氢钠
D. 补充氯化钾
E. 肌内注射硫酸镁

7. 患者，女性，44岁。因“胸闷、心悸1个月余”来诊，心电图显示心律不规则，某些心动周期无P波，QRS波提早出现且宽大畸形。诊断为

A. 室性期前收缩
B. 房性期前收缩
C. 房室传导阻滞
D. 窦性心律不齐
E. 交界性期前收缩

8. 患者，男性，28岁。自诉突然心悸、胸闷。查体：HR 200次/分，心律齐，血压正常。最可能的诊断是

A. 心室颤动
B. 心房颤动
C. 室性心动过速
D. 窦性心动过速
E. 室上性心动过速

9. 患者，男性，28岁。高度近视，自诉突然感到心悸。查体：心率200次/分，心律匀齐，

强弱均等；血压尚正常。考虑患者最可能发生的是

A. 窦性心动过速　　B. 室上性心动过速

C. 室性心动过速　　D. 心房颤动

E. 心室颤动

10. 易发生房室传导阻滞的心肌梗死是

A. 前壁心肌梗死　　B. 前间壁心肌梗死

C. 广泛前壁心肌梗死　　D. 下壁心肌梗死

E. 侧壁心肌梗死

11. 患者，女性，55 岁。有风湿性心脏病病史。自诉心慌，心电图示：P 波消失，代之以间距、振幅不等的畸形波，QRS 波正常，心率 120 次/分，RR 间距绝对不等。该患者的心电图诊断为

A. 室上性心动过速　　B. 室性心动过速

C. 房性心动过速　　D. 心房扑动

E. 心房颤动

12. 患者，男性，35 岁。自诉心悸，查心电图示提前出现 P 波，其形态与窦性 P 波不同，QRS 波形态正常，其后有不完全代偿间歇。该患者的心电图诊断为

A. 房性期前收缩　　B. 室性期前收缩

C. 心房扑动　　D. 心房颤动

E. 房室传导阻滞

13. 患者，男性，41 岁。因“发作性心悸 5 个月”入院。1 小时前突感心悸、胸闷，心电图示阵发性室上性心动过速，心率 160 次/分。以下处理措施错误的是

A. 诱导患者恶心　　B. 指导患者面部浸于冰水中

C. 双侧颈动脉窦同时按摩　　D. 指导患者做 Valsalva 动作

E. 给氧

14. 患者，女性，67 岁。2 小时前晚餐后突感胸骨后剧烈压榨样疼痛，伴大汗、呕吐及濒死感，急诊入院。查体：HR 130 次/分，律不齐，BP 165/100mmHg，心电图示 V_1~V_5导联 ST 段呈弓背向上抬高，TNI 3. 5ng/ml。最可能的诊断是

A. 肺梗死　　B. 高血压危象

C. 高血压脑病　　D. 急性心肌梗死

E. 心脏神经官能症

15. 患者，女性，61 岁。肥胖，有高血压病史，BP 180/100mmHg，近日心前区发生疼痛。胸痛的原因可能是

A. 心包炎　　B. 带状疱疹

C. 心脏神经官能症　　D. 炎症累及壁层胸膜

E. 冠状动脉狭窄所致心肌缺血缺氧

16. 患者，女性，59 岁。因突发剧烈压榨样胸痛、呕吐伴窒息感 3 小时入院。查体：HR 86 次/分，律不齐，BP 85/60mmHg，心电图示 V_1~V_4 导联 ST 段呈弓背向上抬高。最可能的诊断为

A. 肺源性心脏病　　B. 心律失常

C. 心源性休克　　D. 急性心肌梗死

E. 病毒性心肌炎

17. 患者，男性，58 岁。患高血压 7 年，间断服用降压药物，BP（140~160）/（90~100）mmHg。患者未予重视，头晕、头痛明显时服药，症状消失停药，15 年吸烟史，身体肥胖。近 3 天工作劳累，1 天来头痛、头晕加剧，恶心但未吐，BP 200/120mmHg，家人送入院，诊断为原发性高血压，治疗 5 天症状消失，BP 140/90mmHg。患者出院前护士做健康教育中不妥的是

A. 坚持遵医嘱服药，不可随意停药

B. 进行运动，运动量适中，心理平衡

C. 可用热水沐浴，有助于扩张血管

D. 低盐、低脂、低热量饮食，以减轻体重

E. 学会观察血压变化，定期测血压，有变化及时就诊

18. 患者，男性，51 岁。诊断为原发性高血压，吸烟史 30 年，超重，目前血压 140/90mmHg。下列健康教育措施错误的是

A. 保持情绪稳定　　B. 适量运动

C. 麦淀粉饮食　　D. 戒烟

E. 继续服降压药

19. 患者，女性，38 岁。近半年来，每于感染或劳累后出现劳力性呼吸困难，并逐渐加重，休息后也不易缓解，1 周前受凉后出现呼吸困难，伴咳嗽，咳大量泡沫样痰，夜间不能平卧，以“慢性心功能不全，二尖瓣狭窄”收入院。患者既往曾有反复链球菌性咽炎史。该患者心脏瓣膜病最可能的病因是

A. 风湿热　　B. 退行性改变

C. 先天性畸形　　D. 缺血性坏死

E. 黏液样变性

20. 患者，男性，28 岁。查体时发现心尖部舒张期隆隆样杂音，心界不大。最可能的诊断是

A. 二尖瓣狭窄　　B. 主动脉瓣狭窄

C. 二尖瓣关闭不全　　D. 主动脉瓣关闭不全

E. 二尖瓣狭窄并二尖瓣关闭不全

21. 患者，男性，46 岁。确诊风湿性心脏病、二尖瓣病变 5 年，9 个月来出现心房颤动，要求电复律治疗。首选做超声心动图检查，旨在了解

A. 有无左心室大　　B. 有无右心室大

C. 有无附壁血栓　　D. 有无肺动脉高压
E. 有无主动脉瓣病变

22. 患者，女性，46 岁。风湿性心脏病病史 20 年，半月前因龋齿拔牙，而后出现发热、寒战、盗汗，伴四肢关节肌肉酸痛。2 天前突然偏瘫失语。查体：T 38.2℃，口腔黏膜及眼结合膜有出血点及瘀点，视网膜中心可见 Roth 斑，手掌可见 Janeway 损害，心脏听诊有心杂音性质的改变，腹软，脾肋下未及，右侧肢体肌力 0 级，左侧正常。最可能的诊断是
A. 牙周炎　　B. 风湿热
C. 关节炎　　D. 脑血管病变
E. 感染性心内膜炎并发脑栓塞

23. 患者，女性，20 岁。诊断为病毒性心肌炎。其出院指导内容最恰当的是
A. 保持卧床休息，减少心肌耗氧，利于心功能的恢复
B. 高蛋白，高脂肪，富含维生素饮食
C. 遵医嘱长期应用抗病毒药，防感染
D. 避免生冷食物
E. 注意防寒保暖，预防感冒，1 年内避免剧烈运动或重体力劳动

24. 患者，女性，28 岁。因呼吸困难、胸痛、发热就诊，心电图检查提示 ST 段呈弓背向下抬高，诊断为急性心包炎。对患者的护理体检不出现的是
A. 发绀　　B. 心音减弱
C. 心包叩击音　　D. 胸膜摩擦感
E. 心浊音界增大

25. 患者，女性，28 岁。低热、盗汗、乏力半年余，心悸、胸闷、呼吸急促 10 天。查体：T 37.6℃，P 100 次/分，R 25 次/分，BP 110/70mmHg，高枕卧位，颈静脉怒张，两肺呼吸音稍粗，HR 100 次/分，心音低而遥远，下肢水肿。胸部 X 线检查显示心影呈三角形。最可能的诊断是
A. 肺结核　　B. 右心衰竭
C. 扩张型心肌病　　D. 渗出性心包炎
E. 风湿性心脏病

三 A3/A4 型题

（1~2 题共用题干）

患者，女性，69 岁。高血压病史 20 年，半年来，血压控制较差，反复于活动后出现心悸、气短。2 天来，受凉后出现发热、咳嗽、咳痰，活动耐力下降，如厕及床边活动即可引起心悸、气短。

1. 目前该患者的心功能属于
   A. Ⅰ级
   B. Ⅱ级
   C. Ⅲ级
   D. Ⅳ级
   E. Ⅴ级
2. 心功能Ⅱ级的判断标准是
   A. 体力活动不受限。日常活动不引起乏力、心悸、呼吸困难或心绞痛等症状
   B. 体力活动明显受限。休息时无症状，轻微的活动即可引起乏力、心悸、呼吸困难或心绞痛等症状
   C. 以卧床休息为主，不允许患者下床进行排尿、排便等活动
   D. 体力活动轻度受限，休息时无症状，一般日常活动即可出现心悸、气短、乏力、心绞痛
   E. 不能从事任何体力活动。休息时亦有症状，体力活动后加重

（3~5 题共用题干）

患者，男性，20 岁。诊断为慢性心力衰竭。

3. 其最早出现的临床表现应为
   A. 端坐呼吸
   B. 劳力性呼吸困难
   C. 呼气性呼吸困难
   D. 吸气性呼吸困难
   E. 阵发性夜间呼吸困难
4. 慢性心力衰竭最常见的诱因是
   A. 妊娠
   B. 感染
   C. 过度劳累
   D. 服用洋地黄类药物
   E. 水、电解质平衡紊乱
5. 慢性心力衰竭治疗中最常用的药物是
   A. 利尿药
   B. β 受体阻断药
   C. 洋地黄类药物
   D. 醛固酮拮抗药
   E. 血管紧张素转换酶抑制药

（6~7 题共用题干）

患者，男性，65 岁。主因“呼吸困难 1 周，加重 1 天”入院。1 周前出现活动后喘憋，伴咳嗽，咳白色泡沫样痰，有夜间阵发性呼吸困难。1 天前出现呼吸困难加重、端坐呼吸，伴大汗，急诊室测血压 215/145mmHg，心率 114 次/分。患者高血压病史 10 年，血压 180/120mmHg 左右。

6. 降压首选的药物是
   A. 氯沙坦
   B. 依那普利

C. 硝苯地平　　D. 呋塞米
E. 硝普钠

7. 降压药物使用时应注意
A. 选择中等剂量　　B. 从中等剂量开始而后逐渐增加
C. 从大剂量开始而后逐渐减少　　D. 初始阶段就将血压降至正常值
E. 应进行控制性降压

（8～9 题共用题干）

患者，女性，突发心悸 2 小时。心脏听诊：HR 168 次/分，节律规则；心电图诊断为阵发性室上性心动过速。

8. 阵发性室上性心动过速的特点是
A. 发作很难终止，发作间隙长短不一
B. 大多有生命危险
C. 必须药物终止，部分可呈反复发作，发作间隙大于 1 个月
D. 大多突发突止，部分可呈反复发作，发作间隙长短不一
E. 发作很难终止，可呈反复发作，发作间隙大于 1 个月

9. 护理措施不正确的是
A. 心电监护　　B. 卧床休息
C. 低流量吸氧　　D. 指导进行跑步活动
E. 给予抗心律失常药物

（10～11 题共用题干）

患者，男性，73 岁。突然意识丧失，血压测不清，颈动脉搏动消失。住院心电图监测为心室颤动。

10. 心室颤动的脉搏特征是
A. 快而规则　　B. 慢而规则
C. 快而不规则　　D. 慢而不规则
E. 消失摸不到

11. 此时应采用最有效的治疗是
A. 人工呼吸　　B. 心脏按压
C. 非同步直流电复律　　D. 静脉注射利多卡因
E. 心腔内注射肾上腺素

（12～14 题共用题干）

患者，女性，62 岁。肥胖，有高血脂及高血压，BP 180/100mmHg，近日心前区发生疼

痛。诊断为心绞痛。

12. 胸痛性质应是

A. 刀割样痛　　B. 隐痛持续整天

C. 锻炼后可减轻　　D. 阵发针刺样痛

E. 压迫、发闷或紧缩感

13. 心绞痛发作时疼痛持续时间一般为

A. 3~5 分钟　　B. 5~10 分钟

C. 10~15 分钟　　D. 15~20 分钟

E. 20~30 分钟

14. 心绞痛发作时应立即

A. 吸氧　　B. 肌内注射吗啡

C. 指导患者采用放松术　　D. 陪伴患者给予心理安慰

E. 安静坐位或半卧，舌下含服硝酸甘油

（15~19 题共用题干）

患者，女性，67 岁。既往有冠心病病史。3 天前饱餐后出现乏力、胸部不适，未重视。3 小时前上楼时突发胸骨后剧烈疼痛，伴濒死感，自行含服硝酸甘油不能缓解，急诊拟为“急性心肌梗死”收入院。

15. 诊断急性心肌梗死最有意义的心电图特征是

A. Q 波宽而深　　B. ST 段下移

C. P 波消失　　D. T 波高尖

E. 出现 U 波

16. 诊断急性心肌梗死特异性最高的血清心肌坏死标志物是

A. 肌酸激酶　　B. 肌酸激酶同工酶

C. 天门冬氨酸氨基转移酶　　D. 乳酸脱氢酶

E. 心肌肌钙蛋白

17. 医嘱予以尿激酶溶栓治疗，护士应在多长时间内将药物静脉滴注完

A. 30 分钟内　　B. 60 分钟内

C. 90 分钟内　　D. 120 分钟内

E. 180 分钟内

18. 护士在病情观察过程中观察到下列哪项表现为溶栓成功的指征之一

A. 胸痛 12 小时内基本消失　　B. 心电图 ST 段于 2 小时内回降 >50%

C. 4 小时内出现心律失常　　D. 血清 LDH 高峰提前出现（14 小时以内）

E. cTnI 或 cTnT 峰值提前至发病后 24 小时内

19. 患者在接受溶栓治疗后 8 小时突然出现明显呼吸困难，两肺满布干湿啰音，心率

100 次/分，律齐。此时应首先考虑该患者并发了

A. 肺部感染　　B. 肺栓塞

C. 急性左心衰竭　　D. 心脏破裂

E. 低血压休克

（20~21 题共用题干）

患者，男性，58 岁。原发性高血压。

20. 原发性高血压病的主要病理生理是

A. 肾素分泌过多　　B. 心排血量升高

C. 周围血管阻力增加　　D. 交感神经兴奋性增加

E. 血管内皮细胞分泌的内皮素过多

21. 为其测量血压时正确的做法是

A. 缓慢放气，速度 4mmHg/s

B. 若采取立位测量，手臂应平第 6 肋间

C. 听到变音时汞柱所指刻度即为舒张压

D. 听到舒张压后保持放气速度，直到汞柱回到零位

E. 放气时听到最强音时汞柱所指刻度即为收缩压

（22~23 题共用题干）

患者，男性，44 岁。近日出现明显头痛、烦躁、心悸、多汗、呕吐、面色苍白、视物模糊，诊断为高血压危象。

22. 高血压危象时，血压可达

A. 收缩压达 231mmHg，舒张压≥113mmHg

B. 收缩压达 231mmHg，舒张压≥117mmHg

C. 收缩压达 231mmHg，舒张压≤117mmHg

D. 收缩压达 254mmHg，舒张压≤117mmHg

E. 收缩压达 254mmHg，舒张压≥117mmHg

23. 高血压危险度分层，最主要的依据是

A. 症状轻重　　B. 病程长短

C. 血压增高程度　　D. 血压能否降至正常

E. 心、脑、肾功能损害及代偿情况

（24~26 题共用题干）

患者，女性，52 岁。有风湿性心脏病二尖瓣狭窄、心力衰竭，进行强心、利尿、扩血

管治疗。用药期间要注意有无洋地黄中毒表现，观察心电图变化、X线胸片检查表现。

24. 洋地黄中毒引起的心电图改变是
A. ST段压低
B. ST段抬高
C. T波倒置
D. 出现Q波
E. ST段出现鱼钩样改变

25. 风湿性心脏病二尖瓣狭窄X线检查常见表现是
A. 左心房、左心室大
B. 右心房、左心室大
C. 右心房、右心室大
D. 左心房、右心室大
E. 左右心房大、右心室大

26. 风湿性心脏病二尖瓣狭窄的典型体征是
A. 心房颤动
B. 周围血管征
C. 心尖区第一心音亢进
D. 心尖区舒张期隆隆样杂音
E. 肺动脉瓣区第二心音亢进

（27~31题共用题干）

患者，男性，36岁。有风湿性心脏病、二尖瓣狭窄伴关闭不全病史。因受凉后出现发热、咳嗽、咳黄痰和明显心悸、气促，不能平卧而入院。遵医嘱给予抗感染、纠正心力衰竭等治疗。

27. 为了明确和量化该患者二尖瓣病变的诊断，目前可选择的可靠方法是
A. 超声心动图
B. 心电图
C. X线检查
D. B超
E. 血气分析

28. 在听诊该患者的心脏杂音时应着重听诊的部位是
A. 胸骨左缘第2肋间
B. 胸骨右缘第2肋间
C. 心尖部
D. 胸骨左缘第3、第4肋间
E. 胸骨右缘第3、第4肋间

29. 住院期间出现疲乏、腹胀、心悸，心电图U波增高，提示此患者可能出现了
A. 高钾血症
B. 低钾血症
C. 高钠血症
D. 低钠血症
E. 酸中毒

30. 该患者最彻底的治疗手段是
A. 二尖瓣球囊扩张术
B. 二尖瓣修补术
C. 人工瓣膜置换术
D. 抗风湿治疗
E. 抗心力衰竭治疗

31. 医嘱给予苄星青霉素，此药的给药方法较恰当的是
A. 静脉滴注　　B. 静脉注射
C. 缓慢肌内注射　　D. 快速肌内注射
E. 皮下注射

（32~36 题共用题干）

患者，女性，30 岁。因受凉后出现发热、乏力、心悸、气促、心前区隐痛，诊断为病毒性心肌炎。

32. 患者对疾病很害怕，多次问护士患病因由，目前此患者最主要的护理问题是
A. 疼痛　　B. 体温高
C. 知识缺乏　　D. 活动无耐力
E. 气体交换障碍

33. 对病毒性心肌炎最有诊断价值的检查是
A. X 线胸片　　B. 心音图
C. 心电图　　D. 超声心动图
E. 血清病毒中和抗体效价

34. 引起病毒性心肌炎最常见的致病菌是
A. HAV　　B. HBV
C. 疱疹病毒　　D. 轮状病毒
E. 柯萨奇病毒 B

35. 病毒性心肌炎患者急性期最重要的护理措施是
A. 给予多种维生素　　B. 给予易消化的饮食
C. 保证蛋白质的供给　　D. 严格记录每日出入液量
E. 保证患者充分休息和营养

36. 不支持病毒性心肌炎诊断的是
A. 血清酶可增高　　B. 病毒中和抗体效价增高
C. 可见与发热程度不平衡的心动过速　　D. 严重者可出现阿−斯综合征
E. 感冒的同时出现心悸、胸痛、呼吸困难

（37~39 题共用题干）

患者，女性，55 岁。诊断为扩张型心肌病，心力衰竭。自诉休息时无症状，穿衣、洗漱、进食、行走等日常活动后出现胸闷、呼吸困难等症状。

37. 患者出现呼吸困难的原因是
A. 肺淤血　　B. 体循环淤血

C. 肺部感染　　D. 呼吸衰竭
E. 胸腔积液

38. 目前该患者的心功能状态是
A. 心功能Ⅰ级　　B. 心功能Ⅱ级
C. 心功能Ⅲ级　　D. 心功能Ⅳ级
E. 心功能Ⅴ级

39. 该患者的活动原则是
A. 不限制一般体力活动，但应避免剧烈运动
B. 适当限制体力活动，增加午睡时间，不影响轻体力劳动
C. 可以完全生活自理，适当参与家务劳动
D. 以卧床休息为主，可在协助下完成基本的日常生活活动
E. 严格卧床休息，日常生活由他人照顾

（40~43 题共用题干）

患者，男性，53 岁。阵发性心悸半年，时有胸闷，上二楼觉得气急 3 个月，下肢水肿 3 天来院门诊。心电图示窦性心律，心率 64 次/分，PR 间期 0.24 秒伴完全性右束支传导阻滞，诊断为扩张型心肌病、心功能不全。入院后予以洋地黄、利尿药和扩血管药物治疗。第 4 天突然神志不清、抽搐，听诊心音消失，血压为 0。经救治以后神志清醒，心搏恢复，心率 45 次/分，并有频发期前收缩。

40. 患者神志不清、抽搐应考虑为
A. 心源性休克　　B. 阿–斯综合征
C. 脑栓塞　　D. 一过性脑血管痉挛
E. 重度心力衰竭

41. 心电图示三度房室传导阻滞、频发室性期前收缩。其原因考虑与下列哪项有关
A. 洋地黄　　B. 心力衰竭加重
C. 利尿药　　D. 疾病的进展
E. 扩血管药物

42. 此时应给予的处理是
A. 临床心脏起搏下静脉滴注利多卡因　　B. 静脉注射普罗帕酮
C. 静脉滴注利多卡因　　D. 多巴酚丁胺静脉滴注
E. 停用所有药物观察

43. 如果患者神志不清发作时，护士在观察病情时发现下列哪种情况应准备做电复律治疗
A. 频发室性期前收缩　　B. 短阵成串室性心动过速
C. 心房颤动　　D. 心房扑动
E. 心室扑动或心室颤动

四 B型题

（1~4题共用备选答案）

A. 避免重体力劳动

B. 绝对卧床休息

C. 充分休息，可增加午睡时间及夜间睡眠时间

D. 限制活动，多卧床休息

E. 以卧床休息为主，但允许患者慢慢下床进行排尿、排便等活动

1. 心功能Ⅰ级者应
2. 心功能Ⅱ级者应
3. 心功能Ⅲ级者应
4. 心功能Ⅳ级者应

（5~6题共用备选答案）

A. 常规给氧　　B. 降温、脱水

C. 高压氧舱治疗　　D. 纠正酸中毒

E. 纠正低血压、强心

5. 心肺复苏后脑缺氧应
6. 心肺复苏后循环功能不足应

（7~9题共用备选答案）

A. 心律不齐，有心音脱漏现象　　B. 心率30~40次/分，常有晕厥

C. 心率50~60次/分，自觉无不适　　D. 心率100~140次/分，律齐

E. 心率160~220次/分，律齐，突发突止

7. 窦性心动过缓
8. 窦性心动过速
9. 阵发性室上性心动过速

（10~12题共用备选答案）

A. 低胆固醇、高维生素、低盐、少饮酒

B. 低糖、低脂肪、低蛋白、高维生素

C. 低盐、低脂肪、高蛋白、高糖

D. 易消化、富含蛋白质和维生素

E. 低动物脂肪、低胆固醇、少糖少盐、适量蛋白

10. 冠心病患者的饮食

11. 高血压病患者的饮食
12. 病毒性心肌炎患者的饮食

（13～15 题共用备选答案）

A. 抑制血小板聚集
B. 改善心肌营养与代谢
C. 扩张冠状动脉及外周血管，减轻心脏负担
D. 减慢心率，降低心肌收缩力
E. 扩张静脉及周围血管

13. 异山梨酯治疗心绞痛的作用原理是
14. β 受体阻断药治疗心绞痛的作用原理是
15. 阿司匹林用于心绞痛缓解期治疗的作用原理是

（16～17 题共用备选答案）

A. 绝对卧床休息　　B. 高流量吸氧
C. 限制钠盐的摄入　　D. 降低颅内压、制止抽搐
E. 使用硝酸甘油制剂

16. 高血压危象和高血压脑病紧急处理中最关键的是
17. 心绞痛的首要处理措施是

五 X 型题

1. 关于心脏传导系统的说法，正确的是
A. 房室结具有自律性
B. 正常人由窦房结发放冲动
C. 心脏的正常起搏点是窦房结
D. 传导系统的主要功能为生产并传导冲动，维持心脏的正常节律
E. 心脏的传导系统由窦房结、结间束、房室结、左右束支和浦肯野纤维组成
2. 交感神经对血液循环的调节正确的是
A. 交感神经兴奋时血压升高　　B. 交感神经兴奋时心率加快
C. 交感神经兴奋时心肌收缩力增强　　D. 交感神经兴奋 α、β 受体调节血液循环
E. 交感神经兴奋时通过乙酰胆碱受体产生与副交感神经相反的作用
3. 关于心悸的描述正确的是
A. 各种器质性心血管病可致心悸　　B. 心律失常可致心悸
C. 情绪激动可致心悸　　D. 心悸的严重程度和病情成正比
E. 心悸一般无危险性

4. 对心源性水肿患者实施的护理措施要点中，正确的是
   A. 保持患者身心休息，减轻心脏负荷　B. 限制钠盐的摄入
   C. 老年患者输液速度不可太快　D. 保持皮肤清洁、干燥，防止破损和感染
   E. 应用强效排钾利尿药期间，注意监测血钠水平的变化
5. 心力衰竭患者应用洋地黄类药物有关护理正确的是
   A. 观察毒性反应
   B. 给药因个体差异随时调整
   C. 给药时应观察患者有无恶心、呕吐、乏力、色视等
   D. 定期测血中地高辛浓度
   E. 可与奎尼丁、维拉帕米合用
6. 下列心力衰竭患者的护理措施中，不正确的是
   A. 低蛋白、高维生素饮食
   B. 限制总热量的摄入、少量多餐
   C. 服用地高辛的患者若 1 次漏服，应嘱患者下次补服
   D. 患者每日液体入量无须限制
   E. 若患者心率 >100 次/分，不能服用地高辛
7. 心力衰竭患者的饮食指导，正确的是
   A. 低盐　B. 高热量
   C. 少量，多餐　D. 适量纤维素
   E. 富含维生素
8. 有关左心衰竭的描述，正确的是
   A. 肺循环淤血　B. 咳白色泡沫样痰
   C. 劳力性呼吸困难出现较晚　D. 左心室增大，心界向左扩大
   E. 发生急性肺水肿时咳大量粉红色泡沫痰
9. 下列关于心-肺运动试验的说法正确的是
   A. 更能说明心脏的功能状态
   B. 心功能正常时 $VO_{2\,max}$ >20ml/(min · kg)
   C. 本试验适用于所有慢性心力衰竭患者
   D. 是在运动状态下测定患者对运动的耐受量
   E. 心功能正常时无氧阈值 >14ml/(min · kg)
10. 慢性心力衰竭患者的病情观察，包括
   A. 每日测量体重　B. 皮肤黏膜发绀情况
   C. 颈静脉怒张和肺部啰音　D. 身体下垂部位有无水肿
   E. 关节活动范围和肢体活动能力

11. 压迫眼球法治疗阵发性室上性心动过速，正确的是
A. 患者平卧
B. 闭眼并眼球向下
C. 每次10秒
D. 用拇指在一侧眶下压迫眼球
E. 高度近视者也可用此法

12. 符合房性期前收缩心电图特点的是
A. 期前收缩后多有一完全代偿间歇
B. 提前发生的P波，PR间期大于0.12秒
C. 提前的P波后继以形态正常的QRS波
D. P波提前发生，形态与窦性P波不同
E. 伴室内差异性传导时QRS波可宽大畸形

13. 以下关于心绞痛症状描述不正确的是
A. 疼痛常发生在安静时
B. 疼痛部位主要位于心前区
C. 发作时常伴有血压下降，心率下降
D. 舌下含服硝酸甘油3~5分钟可缓解
E. 一般体力活动轻度受限的，心功能为Ⅲ级

14. 心绞痛发病诱因描述正确的是
A. 饱餐时
B. 天气炎热时
C. 情绪激动时
D. 心动过速时
E. 体力劳动时

15. 急性心肌梗死不正确护理措施是
A. 绝对卧床休息
B. 不必减少或停止探视
C. 高蛋白、高脂肪饮食
D. 预防压疮，每2小时翻身1次
E. 出现心前区疼痛可以不处理

16. 对急性心肌梗死描述正确的是
A. 常有先兆症状
B. 多发生于清晨安静时
C. 疼痛时间不超过24小时
D. 体温可升高至38℃左右
E. 可伴有恶心、呕吐、上腹胀痛和肠胀气

17. 冠心病心绞痛发作常见诱因正确的是
A. 受寒当时
B. 饱餐当时
C. 劳累当时
D. 情绪激动当时
E. 发生在劳累1天之后

18. 稳定型心绞痛发作的特点包括
A. 劳累后发生
B. 持续30分钟以上
C. 心前区部位疼痛
D. 压迫、发闷或紧缩性
E. 舌下含服硝酸甘油数分钟缓解

19. 关于心绞痛发作时的处理方法，正确的是
A. 立即就地休息
B. 立即舌下含服硝酸甘油
C. 最多含服 3 次硝酸甘油
D. 疼痛不缓解可以每 30 分钟重复服用硝酸甘油 1 次
E. 连续含服硝酸甘油后胸痛不缓解，应立即叫救护车送医院救治

20. 对心肌梗死后患者活动的指导正确的是
A. 病后前 3 天绝对卧床休息，可进行腹式呼吸、擦脸、关节被动运动等活动
B. 病后第 4 天起可进行关节主动运动，坐位洗漱、进餐，床上静坐，床边使用坐便器
C. 病后第 2 周可坐于椅子上就餐、洗漱，于病室内行走，于室外走廊散步等
D. 病后第 3 周可在他人帮助下洗澡、如厕，试着上下一层楼梯
E. 若运动时心率增加超过 10 次/分，则应退回到前一运动水平

21. 引起冠状动脉粥样硬化性心脏病的危险因素有
A. 血脂异常　　B. 家族史
C. 吸烟　　D. 缺少活动
E. 肥胖

22. 下列属于原发性高血压病因的是
A. 肥胖　　B. 饮酒
C. 遗传　　D. 高钾饮食
E. 长期噪声环境

23. 下列因素中，参与原发性高血压发病机制的是
A. 胰岛素抵抗　　B. 自身免疫缺陷
C. 血管内皮功能异常　　D. 精神长期过度紧张
E. 肾素-血管紧张素系统

24. 二尖瓣狭窄伴心房颤动的治疗原则正确的是
A. 控制心室率　　B. 预防血栓栓塞
C. 静脉输入血管扩张药　　D. 争取恢复和保持窦性心律
E. 慢性者应用介入或手术治疗狭窄

25. 感染性心内膜炎采集血培养标本时注意事项不包括
A. 采集标本需选在患者体温降低或寒战时
B. 应用抗生素的患者应停药 2~7 天后再采集
C. 每次采血 10~20ml 做需氧和厌氧培养，至少应培养 3 周
D. 急性患者应在入院后每隔 1 小时采血 1 次，共取 3 次血标本后开始治疗
E. 应试用某种抗生素，如无效后采集，以利于医师选择其他的抗生素

26. 下列属于病毒性心肌炎的临床表现的是

A. 胸痛 B. 呼吸困难

C. 室性期前收缩 D. 病理性第三心音

E. 与体温升高相对应的心率加快

27. 病毒性心肌炎会出现下列哪种检查异常

A. 红细胞沉降率异常 B. 血常规异常

C. 心电图异常 D. 血清酶学异常

E. 超声心动图异常

28. 下列哪项体征可能由心肌炎引起

A. 心动过缓 B. 心动过速

C. 心脏扩大 D. 第一心音增强

E. 心尖区收缩期杂音

29. 下列有关电复律的护理措施中，正确的是

A. 电复律前禁食2小时 B. 术后卧床休息1~2天

C. 注意观察神志、面色、肢体活动 D. 观察有无皮肤灼伤

E. 预防并发症

30. 心脏起搏器植入术后护理措施正确的是

A. 卧床3~5天 B. 取平卧位或半卧位

C. 伤口部位1周换药1次 D. 持续心电监护24小时

E. 随身携带“心脏起搏器卡”

31. 冠状动脉造影术适应证是

A. 频发心绞痛 B. 造影剂过敏

C. 稳定型心绞痛 D. 不稳定型心绞痛

E. 严重心动过缓有临时性心脏起搏器保护

32. 患者人工心脏起搏器植入术后即将出院，对其指导正确的是

A. 避免做MR检查 B. 术侧上肢可提重物

C. 教会患者自数脉率 D. 避免手术部位进行电复律

E. 脉率比设定频率降低10%应及时更换电池

33. 冠状动脉造影术后护理措施正确的是

A. 心理护理 B. 术侧肢体制动24小时

C. 术后观察足背动脉搏动情况 D. 术后严密监测心率、血压变化

E. 术后动脉穿刺处沙袋压迫6小时

34. 下列哪些情况不适合进行电复律的治疗

A. 心房颤动 B. 心室颤动

C. 病态窦房结综合征　　D. 室性心动过速
E. 窦性心动过速

35. 临时心脏起搏器使用的禁忌证有
A. 心外科手术　　B. 电解质紊乱
C. 急性心肌梗死　　D. 阿-斯综合征发作
E. 心脏起搏传导功能不全者在实施大手术前

36. 冠状动脉介入治疗后患者出现迷走神经反射的症状不包括
A. 腹痛　　B. 头痛
C. 短暂意识不清　　D. 胸闷、出汗、呕吐
E. 心率缓慢、血压低

六 案例分析题

(1~3 题共用题干)

患者，女性，58 岁。高血压 10 余年，间歇发作胸闷、胸痛 1 年，医师确诊为原发性高血压、冠心病。此次上厕所后，突然出现胸闷、气短，咳粉红色泡沫痰。查体：端坐体位，心率 110 次/分，双肺可闻及水泡音，双下肢无水肿。

1. 该患者目前最可能的诊断是
A. 全心衰竭　　B. 急性支气管炎
C. 急性左心衰竭　　D. 劳累性心绞痛
E. 急性心肌梗死

2. 该患者此次发病的诱因可能是
A. 情绪激动　　B. 心动过速
C. 急性呼吸道感染　　D. 电解质紊乱
E. 心肌耗氧量增加

3. 护士对该患者的护理措施，正确的是
A. 心电监护　　B. 取平卧位，头偏向一侧
C. 给予鼻导管吸氧　　D. 注意保暖，避免受凉
E. 记录 24 小时尿量

(4~6 题共用题干)

患者，女性，48 岁。慢性左心衰竭，经休息、限盐、利尿、扩血管和使用洋地黄制剂后出现恶心、食欲减退、视物模糊、神情淡漠等表现。辅助检查：心率 46 次/分，呈二联律。

4. 出现以上表现最可能的原因是
A. 洋地黄中毒　　B. 慢性脑部缺氧

C. 心力衰竭加重　　D. 消化不良

E. 电解质紊乱

5. 下列处理不妥的是

A. 加用抗心律失常药　　B. 停用洋地黄及利尿药

C. 减少洋地黄及利尿药用量　　D. 停用洋地黄，继续用利尿药

E. 停用利尿药，继续用洋地黄

6. 洋地黄中毒引起的心律失常中，最常见的是

A. 心房颤动　　B. 房性期前收缩

C. 非阵发性交界性心动过速　　D. 室性期前收缩

E. 房室传导阻滞

（7~9 题共用题干）

患者，男性，43 岁。心脏病史 10 年。急性胃肠炎输液后出现气促、咳嗽、咳白色泡沫痰。查体：心率 120 次/分，两肺底湿啰音，诊断为左心衰竭，心功能Ⅲ级。

7. 该患者静脉输液最适宜的速度是

A. 20~30 滴/分　　B. 30~35 滴/分

C. 35~40 滴/分　　D. 40~45 滴/分

E. >50 滴/分

8. 该患者此时最适宜的体位是

A. 侧卧位　　B. 俯卧位

C. 平卧位　　D. 半坐位

E. 头低脚高位

9. 对该患者的护理措施，正确的是

A. 注意保暖　　B. 保持排便通畅

C. 给氧吸入　　D. 给予高热量饮食

E. 记录出入水量

（10~12 题共用题干）

患者，男性，60 岁。高血压 10 年，因广泛前壁急性心肌梗死 3 小时入院。

10. 下列哪种情况提示患者能应用溶栓药物

A. 伴室性期前收缩　　B. BP 140/90mmHg

C. 伴急性左心衰竭　　D. 半年前因脑出血左侧肢体轻偏瘫

E. 年龄大于 70 岁

11. 对患者进行溶栓，指征包括

A. 持续胸痛，超过 30 分钟，硝酸甘油不能缓解

B. 心肌酶谱升高

C. 相邻2个导联ST段抬高

D. 相邻3个导联ST段提高

E. 不能除去主动脉夹层动脉瘤

12. 此患者心肌梗死急性期的护理措施包括

A. 绝对卧床休息　　B. 给予氧气吸入

C. 保持排便通畅　　D. 镇痛治疗的护理

E. 心理护理

(13~16题共用题干)

患者，女性，25岁。因“发热1周”来诊。2个月以来工作紧张，近1周发热、寒战，最高体温39℃，伴头痛、背痛、肌肉关节痛和全身不适、乏力、食欲减退。5年前患风湿热，2年前超声心动图发现左房室瓣狭窄。查体：T 38.6℃，P 90次/分，R 26次/分，BP 105/60mmHg。医师初步诊断为感染性心内膜炎。

13. 诊断感染性心内膜炎最有价值的方法是

A. 血常规　　B. 尿常规

C. 心电图　　D. 血培养

E. 心导管检查

14. 患者接受治疗前进行血细菌培养的方法包括

A. 第1天间隔1小时采血1次，共3次

B. 未见细菌生长，次日重复采血3次

C. 血细菌培养3周

D. 每次取静脉血10~20ml

E. 要做需氧环境和厌氧环境培养

15. 血细菌培养结果符合亚急性感染性心内膜炎常见病原体，这种病原体多是

A. 金黄色葡萄球菌　　B. 甲型溶血性链球菌

C. A族链球菌　　D. 流感嗜血杆菌

E. 肺炎链球菌

16. 对该病原体最有效的抗生素是

A. 青霉素　　B. 氨苄西林

C. 庆大霉素　　D. 万古霉素

E. 链霉素

(17~20题共用题干)

患者，女性，21岁。因“胸闷、心悸、心前区隐痛1周”来诊。2个月以来工作紧张，

2 周前发热，体温最高达 38℃，伴咳嗽、咳痰、乏力。近 1 周疲乏加重，出现胸闷、心悸、心前区隐痛。查体：T 36.6℃，P 105 次/分，R 20 次/分，BP 105/60mmHg；第一心音低钝，心尖区可闻及舒张期奔马律，交替脉。

17. 为明确诊断应检查的项目包括
    A. 红细胞沉降率　　B. 血常规
    C. 尿常规　　D. 心肌酶谱
    E. 心电图

18. 临床诊断考虑是（　　）（提示实验室检查：血清肌酸激酶增高，肌钙蛋白增高；白细胞计数增多，ESR 增快，C 反应蛋白增高。心电图：ST-T 段改变）
    A. 心肌病　　B. 心绞痛
    C. 心律失常　　D. 风湿性心脏病
    E. 病毒性心肌炎

19. 其治疗原则包括
    A. 卧床休息　　B. 对症治疗
    C. 应用改善心肌营养与代谢的药物　　D. 加强运动，增加心脏耐力
    E. 注意补充蛋白质、维生素等营养食物

20. 出院前护士对患者进行的健康教育内容包括
    A. 注意休息　　B. 1 年内避免重体力劳动
    C. 坚持药物治疗　　D. 避免呼吸道感染
    E. 预防性应用抗心律失常药物

（21~23 题共用题干）

患者，男性，33 岁。患者反复活动后心悸、气促伴胸痛 3 年，近日因突发晕厥 2 次入院。身体评估：心尖部有喷射性收缩期杂音。心电图示左室肥大，有 ST-T 改变，超声心电图显示室间隔非对称性肥厚，拟“肥厚型心肌病”入院。

21. 该疾病的主要病因是
    A. 遗传　　B. 代谢异常
    C. 动脉硬化　　D. 饮食因素
    E. 病毒感染

22. 该患者目前最主要的护理问题是
    A. 气体交换受损　　B. 疼痛
    C. 有受伤的危险　　D. 活动无耐力
    E. 心力衰竭

23. 护士对患者的健康指导正确的是
    A. 避免情绪激动、劳累　　B. 避免屏气、剧烈运动

C. 避免独自外出活动　　　　　　　　D. 胸痛发作时舌下含服硝酸甘油

E. 高蛋白、高维生素、富含纤维素饮食

参考答案与解析

一、A1 型题

1. E【解析】循环系统由心脏、血管和调节血液循环的神经体液组成。其主要功能是为全身各器官组织运输血液，通过血液将氧、营养物质和激素等供给组织，并将组织产生的代谢废物运走，以保证人体新陈代谢的正常进行，维持生命活动。此外，循环系统还具有内分泌功能。

2. A【解析】劳力性呼吸困难最早出现，也是最轻的呼吸困难，在体力活动时回心血量增加，加重肺淤血，呼吸困难随即发生或加重，休息便随之缓解。

3. E【解析】一般脑血流中断 2~4 秒产生黑矇；脑血流中断 5~10 秒可出现意识丧失；超过 10 秒除意识丧失外，还可出现抽搐。这类由于心排血量突然降低引发的晕厥，称为阿-斯综合征，持续时间短，先兆不明显。

4. B【解析】循环系统疾病常见症状有心源性呼吸困难、心前区疼痛、心源性水肿、心悸和心源性晕厥。发热是呼吸系统疾病常见症状。

5. E【解析】心源性水肿因各种原因引起的右心衰竭或全心衰竭而形成。特点是早期出现在身体低垂及组织疏松的部位，常在下午出现或加重，休息一夜后减轻或消失。患者常有手、足肿，尿量减少，体重增加等症状，卧床患者的水肿常发生在背、骶尾、会阴部及胫前、足踝部，逐渐延及全身。用指端按压水肿部位，局部出现凹陷，称之为凹陷性水肿。重者可有胸腔积液、腹水，甚至可出现水、电解质紊乱。

6. C【解析】心源性水肿最常见的病因是各种原因引起的右心衰竭或全心衰竭，也可见于渗液性心包炎、缩窄性心包炎。

7. A【解析】室性心动过速常发生于各种器质性心脏病患者，最常见为冠心病，尤其是心肌梗死者，其次是心肌病、心力衰竭、二尖瓣脱垂、心瓣膜病等。

8. A【解析】心力衰竭患者应少量多餐，进食清淡、易消化的食物以免加重消化道水肿。告诉患者及家属低盐饮食的重要性。

9. E【解析】护士应指导慢性左心衰竭患者，卧床患者每 2 小时进行肢体活动，防止下肢深静脉血栓形成，必要时协助肢体被动运动。

10. C【解析】慢性心力衰竭患者应用硝普钠注意事项：用药过程中监测血压变化，根据血压情况调节输液速度；注意防止低血压反应；药物现用现配，每 4 小时重新配制一次，输注时应避光滴注。

11. B【解析】慢性心力衰竭的病因包括原发性心肌损害、压力负荷过重、容量负荷过重。此外，伴有全身血容量增多或循环血量增多的疾病如慢性贫血、甲状腺功能亢进症等。

12. D【解析】心源性水肿易发生在身体下垂部位，如足背、足踝等，卧位时腰骶部水肿。

13. A【解析】营养不良易发生在昏迷、瘫痪及恶病质的患者。

14. D【解析】多巴酚丁胺可引起血压升高。心力衰竭患者应用多巴酚丁胺时，应认真观察患者的血压变化情况，及时调整输液速度。

15. D【解析】心力衰竭患者饮食宜低盐。因为心力衰竭可导致机体潴留过多的钠盐，从而引起水潴留，增加心脏的负担，引起相关的症状，如踝部、四肢水肿，气急和体重增加。

16. E【解析】心力衰竭的病因有原发性心肌损害、压力负荷过重、容量负荷过重等。

17. B【解析】利尿药是心力衰竭治疗的常用药物。心力衰竭患者给予利尿药的目的是排出体内潴留的体液，减轻心脏负担。

18. D【解析】心力衰竭患者饮食要清淡、易消化、富营养，避免饮食过饱，少食多餐。戒烟、酒，多食蔬菜、水果、粗纤维食物，防止便秘。

19. B【解析】从左心衰竭发展到全心衰竭时，呼吸困难减轻。因为右心衰竭，向肺部射血减少了，一定程度上减轻了左心衰竭导致的肺水肿，使得呼吸困难减轻。全心衰竭时，颈静脉怒张、下肢水肿、肝大会加重，发绀则不会轻易出现。

20. B【解析】左心衰竭的临床表现：呼吸困难；咳嗽、咳痰和咯血；乏力、头晕、心悸、尿少及肾功能损害等。

21. D【解析】维拉帕米是钙通道阻滞药，主要用于阵发性室上性心动过速的转复，以及心房扑动或心房颤动心室率的暂时控制。对心脏的抑制作用最强，可引起负性频率和负性传导作用，使房室传导减慢，对激活态和失活态的 L-型钙通道均有抑制作用，对钾通道也有抑制作用，因此为阵发性室上性心动过速的首选药。

22. E【解析】心室扑动、心室颤动见于各种器质性心脏病、使用抗心律失常药物过程中、预激征合并心房颤动者、严重电解质紊乱、触电、雷击等，为极重型心律失常。两者对血流动力学影响均等于心室停搏。一旦出现，患者迅速出现阿-斯综合征。

23. A【解析】室性期前收缩源于心室的异位起搏点规律地自行发放冲动，并能防止窦房结冲动入侵。其心电图表现：①异位室性搏动与窦性搏动的配对间期不恒定。②长的两个异位搏动之间距，是最短的两个异位搏动间期的整倍数。③当主导心律的冲动下传与心室异位起搏点的冲动几乎同时抵达心室，可产生室性融合波，其形态介于以上两种 QRS 波形态之间。

24. E【解析】健康人可在吸烟、饮茶或咖啡、饮酒、体力活动或情绪激动等情况下发生窦性心动过速，因此窦性心动过速不是严重心律失常先兆。

25. B【解析】成人窦性心律的频率超过100次/分，称为窦性心动过速。窦性心动过速通常逐渐开始与终止，其频率大多在100~150次/分，偶有高达200次/分。

26. A【解析】心房颤动（房颤）是临床上最常见的心律失常之一，正常人在情绪激动、运动或急性乙醇中毒时亦可发生房颤。房颤分为首诊房颤、阵发性房颤、持续性房颤、长久持续性房颤和永久性房颤。永久性房颤持续时间大于1年，不能终止或终止后又复发，不属于急救处理的情况。

27. C【解析】心房扑动或心房颤动发生后还易引起房内血栓形成，部分血栓脱落可引起体循环动脉栓塞，临床上以脑栓塞最为常见，常导致死亡或病残。

28. E【解析】洋地黄中毒会出现心血管系统表现，如心率过慢、心律失常等；消化系统表现，如恶心呕吐、食欲减退等；中枢神经系统表现，如视物模糊、嗜睡、头晕等。

29. C【解析】室性期前收缩的心电图表现：提前发生的QRS波群，时限通常超过0.12秒，宽大畸形，ST段随T波移位，T波的方向与QRS波群主波方向相反。室性期前收缩与其前面的窦性搏动之间期（称为配对间期）恒定。室性期前收缩后出现完全性代偿间歇。

30. E【解析】心房颤动的心电图特征：①P波消失，代之以大小不等、形态不一、间隔不匀的颤动波，称f波，频率350~600次/分。②RR间隔极不规则，心室率通常在100~160次/分。③QRS波群形态一般正常，当心室率过快，伴有室内差异性传导时QRS波群增宽变形。

31. D【解析】确诊心律失常最好的方法是心电图检查。

32. ABC【解析】心房颤动常发生于原有心血管疾病者，如冠心病、高血压性心脏病、风湿性心脏病、甲状腺功能亢进性心脏病、缩窄性心包炎、心肌病、感染性心内膜炎及慢性肺源性心脏病等。心房异位起搏点的频率>350次/分，且不规则。

33. D【解析】心室颤动是指心室肌呈蠕动状态，各部分心肌发生更快而不协调地颤动，完全丧失心脏整体收缩功能的严重心律失常。可导致心脏无排血，心音和脉搏消失，心、脑等器官和周围组织血液灌注停止，阿-斯综合征发作和心脏性猝死，心室颤动是最危急的心律失常类型，一旦出现应立即抢救。

34. C【解析】心房扑动患者如心室率极快，药物控制不理想者需及时体外同步心脏电复律。非同步电复律仅适用于心室扑动、心室颤动和血流动力学不稳定的室性心动过速。

35. B【解析】心房颤动常发生于原有心血管疾病者，常见于风湿性心脏病、冠心病、高血压性心脏病、甲状腺功能亢进、缩窄性心包炎、心肌病、感染性心内膜炎以及慢性肺源性心脏病。尤其以风湿性心脏病二尖瓣狭窄最为常见。

36. B【解析】心律失常不能左侧卧位因为心脏在左侧，左侧卧位会压迫心脏。

37. A【解析】阵发性室上性心动过速临床特征是突然发作与突然终止，心率常在160~250次/分，心律绝对规则。刺激迷走神经的机械方法和药物可终止发作或使心率减慢。

38. B【解析】折返是快速型心律失常的最常见发生机制。

39. E【解析】冠状动脉造影可使左、右冠状动脉及主要分支得到清晰的显示，从而发现冠状动脉系统病变的范围和程度，因此具有确诊价值。

40. B【解析】心肌梗死的治疗原则：保护和维持心脏功能，改善心肌血液供应，挽救濒死心肌，缩小心肌梗死范围及处理并发症，防止猝死。扩容升压会加重心脏负担。

41. E【解析】急性心肌梗死患者溶栓的护理：①建立并保持静脉通路通畅。②仔细询问患者有无活动性出血和出血倾向、消化性溃疡、严重而未控制的高血压、脑血管病史、近期大手术或外伤史等溶栓禁忌证。③检查血常规、出凝血时间和血型。④注意观察患者有无寒战、皮疹、发热等变态反应，有无低血压（收缩压低于90mmHg），有无皮肤黏膜出血、血尿、便血、咯血和颅内出血等出血症状。⑤溶栓后定时记录心电图，检查心肌酶谱，观察胸痛有无缓解。

42. D【解析】参见A1型题第39题解析。当管腔直径缩小70%~75%以上时，将严重影响心肌供血。

43. D【解析】心绞痛发作期治疗：即刻休息，硝酸酯类药物是最有效、作用最快终止心绞痛发作的药物。

44. E【解析】冠状动脉粥样硬化性心脏病是最常见的一种心脏病。主要由于给心脏供血的冠状动脉发生了狭窄或闭塞，引起心肌缺血、缺氧，或者心肌梗死，从而产生一些相应的症状。一般患者平日需要少吃动物内脏、蛋黄、奶油等高脂、高胆固醇的食物，少吃盐。

45. B【解析】心肌梗死急性期心电图特征性改变可见深而宽的Q波（反映心肌坏死），ST段呈弓背向上明显抬高（反映心肌损伤）及T波倒置（反映心肌缺血）。

46. C【解析】急性心肌梗死发生室上性心动过速或心房颤动，如心动过速发作时伴随低血压或心绞痛，应给予直流电复律治疗；如不伴低血压或心绞痛，可首选药物治疗，常用药物有β受体阻断药、非二氢吡啶类钙通道阻滞药、胺碘酮等。

47. D【解析】心肌梗死心电图的特征性改变是在面向透壁心肌梗死区的导联上出现病理性Q波，而心绞痛发作时心电图上可有ST段抬高（如变异型心绞痛）、ST段压低或T波改变，但不会出现异常Q波。

48. D【解析】心绞痛发作时心电图出现ST段水平型或下斜型压低≥0.1mV，T波低平或倒置，变异型心绞痛可出现ST段抬高。运动负荷试验及24小时动态心电图可显著提高缺血性心电图的检出率。

49. C【解析】硝酸酯类药物是最有效、作用最快终止心绞痛发作的药物。

50. D【解析】急性心肌梗死发病数分钟后，首先出现短暂的心内膜下心肌缺血，心电图上产生高大的T波，以后迅速出现ST段上斜型或弓背向上型抬高。

51. C【解析】心肌梗死时，最先出现疼痛，其性质和部位与心绞痛相似，但程度更剧烈，多伴有大汗、烦躁不安、恐惧及濒死感，持续时间可达数小时或数天，休息或含服硝酸甘油不能缓解。

52. C【解析】心绞痛疼痛部位：胸骨体中上段、胸骨后可波及心前区，甚至整个前胸，边界表达不清。可放射至左肩、左臂内侧，甚至可达左手环指和小指，也可向上放射至颈、咽部和下颌部，也可放射至上腹部甚至下腹部。

53. B【解析】绝大多数心脏性猝死发生在有器质性心脏病的患者，最主要是冠心病及其并发症引起。35 岁前心脏性猝死主要是各种心肌病所致。

54. E【解析】原发性高血压患者应坚持低盐、低脂、低胆固醇饮食，多吃新鲜蔬菜水果。

55. D【解析】原发性高血压用药指导：告知患者所用药物的名称、剂量、用法及副作用，指导患者坚持按医嘱服药，不随意增减或撤换药物，学会观察药效及不良反应。

56. D【解析】原发性高血压是一种多因疾病，体重超重、腹型肥胖、饮酒、高盐膳食、年龄与性别、遗传、职业、吸烟、长期精神紧张、焦虑、长期的噪声影响等均与高血压的发生有一定关系。

57. E【解析】高血压急症：高血压进展缓慢，是一个慢性进行性的过程。但有些患者在某些情况下会出现短期内血压急剧增高的情况，并伴有进行性心、脑、肾等重要靶器官功能不全的表现，称为高血压急症，包括恶性高血压、高血压危象、高血压脑病、颅内出血、脑梗死、急性心力衰竭等。

58. C【解析】高血压治疗中生活方式干预适用于所有高血压患者。轻度高血压可通过调整生活节奏、保证休息和睡眠而恢复正常。高血压患者应增强运动如跑步、行走、游泳等。运动量指标为收缩压升高、心率增快，但舒张压不升高，一段时间后，血压下降，心率增加的幅度下降。

59. A【解析】参见 A1 型题第 56 题解析。与病毒感染无关。

60. D【解析】在高血压的非药物治疗中，每天钠盐摄入量应限制在 6g 以下。

61. E【解析】风湿性心脏病可发生以下并发症：①充血性心力衰竭，有 50% 的风湿性心脏病患者容易引起充血性心力衰竭。②心律失常，最常见的心律失常为心房颤动。③亚急性感染性心内膜炎。④肺部感染。⑤其他，严重的二尖瓣狭窄患者，可以因为巨大的左心房压迫喉返神经，引起声音嘶哑。

62. E【解析】心尖搏动增强并向左下移位，心尖部闻及全收缩期吹风样杂音是重要体征，第一心音减弱，肺动脉瓣区第二心音亢进。

63. C【解析】风湿性心脏病患者预防链球菌感染最重要的指导措施是坚持锻炼，防止呼吸道感染。

64. C【解析】二尖瓣狭窄早期可以有左心房代偿性扩张，当瓣口进一步狭窄，左心房失代偿，可引起肺淤血，严重时可发生急性肺水肿等表现，甚至可以使右心室肥大，导致全心衰竭。

65. D【解析】二尖瓣狭窄患者可出现的并发症有心房颤动、右心衰竭、急性肺水肿、血栓栓塞、肺部感染、感染性心内膜炎等。其中急性肺水肿为重度二尖瓣狭窄的严重并发症，不常见，救治不及时可能致死。

66. B【解析】二尖瓣狭窄重度者常出现面部两颧部发绀，口唇发绀，称为二尖瓣面容。

67. D【解析】患者应避免增加心脏负荷的因素，如过劳，用力排便，剧烈运动，肥胖，输液过多过快，高钠饮食，过量饮酒、浓茶、咖啡，激动，重体力劳动，妊娠，分娩，贫血，用药不当，大量失血，严重缺氧等。

68. C【解析】严重二尖瓣狭窄可有突然大咯血，大咯血可为首发症状。二尖瓣狭窄早期出现大咯血的原因见于以下4类情况：①支气管静脉同时回流入体循环静脉和肺静脉，当肺静脉压突然升高时，黏膜下的淤血扩张而壁薄的支气管静脉破裂引起大出血。②阵发性夜间呼吸困难或咳嗽时血性痰或者痰中带有血丝。③急性左心衰竭出现急性肺水肿时咳出大量粉红色泡沫样痰。④合并肺梗死，肺梗死也可以出现咯血，这是本病晚期伴有心力衰竭时少见的并发症。

69. C【解析】超声心动图是诊断二尖瓣狭窄最敏感可靠的方法。M型超声提示二尖瓣活动呈“城墙样”改变。二维超声可显示二尖瓣的形态和活动度，测绘二尖瓣口面积。

70. C【解析】二尖瓣狭窄最重要的特征性体征是心尖部闻及舒张期隆隆样杂音，心尖部可触及舒张期震颤。

71. C【解析】主动脉瓣关闭不全因脉压增大，可出现周围血管征，包括水冲脉、随心脏搏动的点头征、毛细血管搏动征、股动脉枪击音等。

72. A【解析】重度主动脉瓣关闭不全时，由于舒张压低，冠状动脉灌注量减少和左心室高度肥厚，耗氧量增加，可造成心肌供血不足，引发心绞痛。

73. B【解析】复律前1~2天停用洋地黄类药物，口服奎尼丁、胺碘酮等抗心律失常药物，防止转复后复发，并观察心率、心律、血压及服用抗心律失常药物后的反应。

74. C【解析】主动脉瓣反流引起左心室舒张末容量增加，使每搏量增加和主动脉收缩压增加，而有效每搏量降低。左心室扩张，不至于因容量负荷过度而明显增加左心室舒张末压。左心室心肌重量增加使心肌氧耗增多，主动脉舒张压降低使冠状动脉血流减少，两者引起心肌缺血、缺氧，促使左心室心肌收缩功能降低，直至发生左心衰竭。

75. B【解析】二尖瓣狭窄最常见的病因是风湿热，多见于急性风湿热后，约半数患者无急性风湿热史，但多有反复链球菌感染所致的上呼吸道感染史。

76. E【解析】链球菌和葡萄球菌是引起感染性心内膜炎的主要病原微生物。急性者，主要由金黄色葡萄球菌引起；亚急性者，甲型溶血性链球菌最常见。亚急性至少占2/3的病例。

77. A【解析】感染性心内膜炎用药原则：抗菌药物治疗是本病最根本、最重要的治疗措施。①早期应用，关键在于早期诊断和早期治疗。②充分用药，选用杀菌性抗生素，大剂量、长疗程运用。③静脉用药为主，以保持高且稳定的血药浓度。④病原微生物不明时，急性者选用针对金黄色葡萄球菌、链球菌和革兰阴性杆菌均有效的广谱抗生素，亚急性者选用针对大多数链球菌的抗生素。⑤已分离出病原微生物时，应根据致病微生物对药物的敏感程度选择微生物药物。

78. C【解析】血培养是感染性心内膜炎最重要最有价值的诊断方法，药物敏感试验还可为治疗提供依据。近期未接受过抗生素治疗的患者血培养阳性率可高达95%以上。

79. C【解析】无并发症者急性期应卧床休息1个月，重症者应卧床3个月以上，直至患者症状消失，血清心肌酶、心电图等恢复正常，方可逐渐增加活动量。恢复期仍应适当限制活动3~6个月。

80. B【解析】病毒性心肌炎的生化检查：①磷酸激酶（CPR）在早期多升高，以心肌同工酶（CK-MB）为主。②乳酸脱氢酶同工酶增高，对心肌炎的早期诊断有提示意义。③心肌肌钙蛋白的变化对心肌炎有特异性诊断意义。

81. B【解析】病毒性心肌炎急性期卧床休息可减轻心脏负荷，减少心肌耗氧，有利于心功能的恢复，防止病情加重或转为慢性病程。参见A1型题第79题解析。

82. E【解析】病毒性心肌炎的病原学诊断确诊指标：心内膜、心肌、心包（活检、病理）或心包穿刺液检查发现以下之一者可确诊：①分离到病毒。②用病毒核酸探针查到病毒核酸。③特异性病毒抗体阳性。

83. E【解析】肥厚型心肌病临床表现：①症状，部分患者可无自觉症状，因猝死或在体检中被发现。多数患者可有劳力性呼吸困难，部分患者有胸痛、心悸、心律失常，流出道梗阻的患者可在起立或运动时出现眩晕，甚至晕厥。室性心律失常、室壁过厚、左心室流出道压差大等常是引起猝死的主要危险因素。②体征，心脏可轻度增大，流出道梗阻的患者在胸骨左缘3~4肋间可闻及粗糙的喷射性收缩期杂音，为本病的重要体征。

84. D【解析】扩张型心肌病的临床表现：①症状，起病缓慢，早期患者多无明显症状。逐渐出现活动后气急、心悸、胸闷、乏力，甚至端坐呼吸、水肿、肝大等心力衰竭的症状和体征，部分患者可发生心、脑、肾等脏器的栓塞、心律失常或猝死。②体征，心脏扩大为主要体征。常可听到第三或第四心音，常合并各种心律失常，发生心力衰竭时出现肺循环和体循环淤血的表现。

85. E【解析】扩张型心肌病超声心动图：早期即可有心腔轻度扩大，以左心室扩大显著；后期各心腔均扩大，室壁运动普遍减弱，提示心肌收缩力下降。

86. D【解析】超声心动图检查是肥厚型心肌病主要诊断手段，可显示室间隔非对称肥厚，舒张期室间隔的厚度与左心室后壁厚度之比≥1.3，间隔运动低下。

87. A【解析】扩张型心肌病的病因目前尚不明确。除特发性、家族遗传性外，近年来认为发病与持续病毒感染和自身免疫反应有关，尤其与柯萨奇B组病毒感染最为密切。此外，围生期、酒精中毒、抗肿瘤药物、心肌能量代谢紊乱和神经激素受体异常也可引起本病。

88. D【解析】彻底治疗扩张型心肌病的方法有两种：一是基因治疗。这种方法只限于实验室的实验阶段，从没有从书本上走下来，真正应用于临床是一种美好的理想。二是心脏移植。目前是彻底治疗扩张型心肌病最有效的方法。对于内科药物治疗无效的患者，可考虑进行心脏移植。不过临床上囿于供体的匮乏，经济条件的制约，以及手术本身的风险等，只有极少数人有幸成为这种治疗的获益者。

89. B【解析】静脉注射毛花苷C，临床用于急性和慢性心力衰竭、心房颤动和阵发性室上性心动过速。

90. B【解析】扩张型心肌病以心脏扩大为主要体征，常可听到第三或第四心音，常合并各种心律失常，发生心力衰竭时可出现肺循环和体循环淤血的表现。

91. E【解析】心包摩擦音是心包炎的典型体征。

92. C【解析】心包炎的护理诊断：①疼痛（心前区疼痛），与心包纤维蛋白性炎症有关。②气体交换受损，与肺淤血及肺、支气管受压迫有关。③活动无耐力，与心排血量下降有关。④体液过多，与体循环淤血有关。⑤体温过高，与心包炎症有关。⑥潜在并发症：心脏压塞。

93. E【解析】CT示心包有蛋壳样钙化对缩窄性心包炎的诊断有意义。

94. B【解析】呼吸困难是心包积液时最突出的症状，可能与支气管、肺受压及肺淤血有关。呼吸困难严重时，患者呈端坐呼吸，身躯前倾、呼吸浅速、面色苍白，可见发绀。也可因压迫气管、食管而产生干咳、声音嘶哑及吞咽困难。

95. D【解析】吸气时周围静脉回流增多而已缩窄的心包使心室失去适应性扩张能力，致静脉压增高，吸气时颈静脉更明显扩张，称Kussmaul征。可见于缩窄性心包炎。

96. E【解析】术前禁食、禁饮4~6小时。进行床上排尿、排便的训练，避免术后因卧位不习惯而引起排便困难。术前口服抗血小板聚集药物，如阿司匹林（300mg）和氯吡格雷（300mg），并做药物过敏试验如碘试验等。对于拟行桡动脉穿刺者，术前行Allen试验，即同时按压桡动脉、尺动脉，嘱患者反复握拳至掌面苍白时松开尺侧，如10秒内掌面颜色恢复正常，提示尺动脉功能好，可行桡动脉穿刺治疗。应避免在术侧上肢留置静脉套管针。

97. A【解析】心脏电复律的操作前准备：①患者准备，对择期进行电复律的患者，向其解释，取得患者的合作。术前当日晨空腹，排空大小便。复律前1~2天停用洋地黄类药物，口服奎尼丁、胺碘酮等抗心律失常药物，防止转复后复发，并观察心率、心律、血压及服用抗心律失常药物后的反应。心房颤动有栓塞史或左心房血栓者，术前应进行抗凝治疗2周。同时应做好术前各项检查。②用物准备，检查电复律所需用物是否准备齐全。用物包括：心脏电复律器（除颤仪）；配件，导联线、电极片、导电糊或盐水纱布；麻醉药、地西泮、心电和血压监护仪，以及心肺复苏所需的抢救设备和药品。

98. D【解析】心脏电复律的适应证：①心室颤动和扑动是心脏电复律的绝对指征。②心房颤动和扑动伴血流动力学障碍者。③药物及其他方法治疗无效或有严重血流动力学障碍的阵发性室上性心动过速、室性心动过速、预激综合征伴快速心律失常者。

99. D【解析】伴有临床症状的完全或高度房室传导阻滞适宜植入人工心脏起搏器。

100. E【解析】安装人工心脏起搏器前不需留置胃管。

101. D【解析】迅速恢复有效的心律是复苏成功至关重要的一步。非同步电复律时应立即用200J能量进行除颤，一次不成功，可将能量增大至300J或360J。

102. E【解析】复律后的护理：①卧床休息1天，清醒后2小时内避免进食，以防恶心、呕吐。②持续心电监护24小时，注意心律、心率变化，密切观察病情变化。③遵医嘱服药，继续服用抗心律失常药以维持窦性心律。

二、A2型题

1. D【解析】血浆B型利钠肽（BNP）和氨基末端B型利钠肽前体（NT-proBNP）测定的价值近年来已经被广泛接受，成为心力衰竭患者的重要检查之一，有助于心力衰竭的诊断与鉴别诊断，判断心力衰竭严重程度、疗效及预后。

2. E【解析】呼吸困难是左心衰竭的主要症状。肺淤血的程度不同，引起呼吸困难的程度也不同，有以下几种表现形式：①劳力性呼吸困难，特点为体力活动时出现呼吸困难，休息后缓解。系因体力活动使回心血量增加，左心房压力升高，加重了肺淤血。②夜间阵发性呼吸困难，特点为在夜间睡眠过程中突然感到憋气、气急而惊醒，并被迫坐起，呼吸深快，重者可有哮鸣音，称为心源性哮喘。大多数于端坐位休息后逐渐缓解。其原因为夜间平卧使回心血量增加致肺淤血加重，夜间迷走神经张力增高致小支气管收缩，膈肌抬高致肺活量减少。③端坐呼吸，特点为患者在静息状态下仍感觉呼吸困难，不能平卧，患者被迫采取高枕卧位、半坐卧位、端坐位，甚至还需双腿下垂。因平卧时肺淤血更加严重，且平卧时膈肌上抬使呼吸更为困难所致。

3. A【解析】心功能Ⅰ级的特点：体力活动不受限，日常活动不出现心悸、气短、乏力、心绞痛。

4. D【解析】心功能Ⅳ级的特点：不能从事任何体力活动，休息时也有症状，活动后明显加重。

5. A【解析】根据患者的症状及体征可考虑诊断为左心衰竭。

6. D【解析】根据患者症状应补充氯化钾，同时进行心电图监测，以避免出现高血钾。

7. A【解析】根据患者症状及心电图检查结果可考虑诊断为室性期前收缩。室性期前收缩最常见的症状是心悸、心脏“停搏”感，也有无症状者。心电图提前发生的 QRS 波群，时限通常超过 0.12 秒，宽大畸形，ST 段随 T 波移位，T 波的方向与 QRS 波群主波方向相反。

8. E【解析】根据患者症状及体征可考虑诊断为室上性心动过速。

9. B【解析】室上性心动过速的起始和终止常较突然，发作在无器质性心脏病的年轻患者，频率 <200 次/分，且持续时间较短的，大多仅有突然心悸感，有时伴恐惧、不安和多尿；在有器质性心脏病基础的患者，频率 >200 次/分，且持续时间较久的，可引起心脑等器官供血不足，导致血压下降、头晕、黑矇、心绞痛、心力衰竭等。脉搏细弱，听诊可闻及快速、规则而匀整的心律，颈静脉搏动与心率一致。根据患者的临床表现“突然感到心悸，听诊心率 200 次/分，心律匀齐，强弱均等，血压尚正常”可诊断为室上性心动过速。

10. D【解析】心律失常是急性心肌梗死早期死亡的重要原因之一。可将其分为快速性心律失常和缓慢性心律失常两类。快速性心律失常中以室性心律失常最多，尤其是室性期前收缩，如室性期前收缩频发（每分钟 5 次以上），成对出现或呈短阵室性心动过速；多源性或落在前一心搏的易损期时（R 在 T 波上），常为心室颤动先兆。缓慢性心律失常包括窦性心动过缓、窦房阻滞、房室传导阻滞，多伴发于急性下壁心肌梗死，并伴有迷走神经张力增高的表现如恶心、呕吐、低血压，经一般处理，数日常可恢复。这种房室传导阻滞部位常在希氏束以上，常为可逆的。10%~20% 的急性心肌梗死患者合并束支传导阻滞，严重时亦可引起三度房室传导阻滞，阻滞部位常位于希氏束以下，常为广泛前壁心肌梗死引起，多为不可逆的，可进展发生猝死。总之，前壁心梗常易引起快速性心律失常，下壁心梗易引起缓慢性心律失常。

11. E【解析】患者有风湿性心脏病病史，有心房颤动病因，根据患者心电图表现可诊断为心房颤动。

12. A【解析】房性期前收缩心电图表现：①提前出现的房性异位 P 波，其形态与窦性 P 波不同。②PR 间期在正常范围（>0.10 秒）或有干扰性 PR 间期延长。③异位 P 波之后的 QRS 波与窦性 QRS 波相同，如发生差异性传导，则 QRS 波形态有变异，如异位 P 波发生过早，房室交界区尚处于绝对不应期，则 P 波之后无 QRS 波，称为未下传的房性期前收缩。④代偿间歇多为不完全性。根据患者心电图表现可诊断为房性期前收缩。

13. C【解析】阵发性室上性心动过速刺激迷走神经末梢的方法，此法多适用于青年人，老年人不用。①请患者屏气后用力呼气。②刺激咽部引起恶心。③指压或按摩颈动脉窦，先试右侧 10 秒，如无效再试左侧 10 秒，切勿两侧同时加压，以免引起大脑缺血。此方法必须由医师操作。④指压眼球，也是先右后左，每次不超过 10 秒，不能用力过猛，否则有引起视网膜剥离的危险。

14. D【解析】本题考查了急性心肌梗死的诊断。患者临床表现、心电图的特征性表现及肌钙蛋白（TNI）超过 1ng/ml，可以判断发生了急性心肌梗死。

15. E【解析】阵发性胸痛或心前区不适是典型心绞痛的特点。有暂时血压升高，因此该患者应是心绞痛，冠状动脉粥样硬化导致冠状动脉管腔狭窄或部分阻塞，冠状动脉扩张能力减弱，血流量减少，对心肌的供血处于相对固定的状态。当心脏负荷突然增加时，冠状动脉不能相应扩张以满足心肌需血量，或是各种原因引起冠状动脉痉挛致血流减少，不能满足心肌需血量，心肌在缺血、缺氧情况下产生的代谢产物（乳酸、磷酸等）刺激心脏的神经末梢而产生心绞痛。

16. D【解析】急性心肌梗死典型临床表现有突然发作剧烈而持久的胸骨后或心前区压榨性疼痛。胃肠道表现有恶心、呕吐、腹胀等，下壁心肌梗死患者更常见。急性心肌梗死时由于剧烈疼痛、恶心、呕吐、出汗、血容量不足、心律失常等可引起低血压，大面积心肌梗死（梗死面积大于 40%）时心排血量急剧减少，可引起心源性休克，收缩压 <80mmHg，面色苍白，皮肤湿冷，烦躁不安或神志淡漠，心率增快，尿量减少（<20ml/h）。

17. C【解析】应指导原发性高血压患者避免诱因：控制情绪，避免寒冷，注意保暖，避免蒸汽浴和过热的水洗浴，保持排便通畅，避免剧烈运动和用力，避免突然改变体位和禁止长时间站立。

18. C【解析】原发性高血压患者应改变不良生活方式，戒烟限酒，劳逸结合，保证充足睡眠；坚持低盐、低脂、低胆固醇饮食，多吃新鲜蔬菜水果；控制体重；根据病情选择适当的有氧运动，保持乐观情绪。

19. A【解析】心脏瓣膜病的病因分为非风湿性和风湿性两大类。由风湿性病因引起的是风湿性心脏病，简称风心病。风心病与 A 族乙型溶血性链球菌感染引起的风湿热有关。链球菌感染后引发机体产生免疫反应，使心脏结缔组织发生炎症性病变。在炎症的发生及修复过程中，心脏瓣膜增厚、粘连、变硬、挛缩、弹性降低，甚至瓣膜破裂，导致瓣膜开放受限和/或不能完全关闭，称为瓣膜狭窄和关闭不全。

20. A【解析】参见 A1 型题第 70 题解析。

21. C【解析】超声心动图是诊断二尖瓣狭窄最敏感可靠的方法。为了解有无附壁血栓，可做超声心动图检查。

22. E【解析】发热是感染性心内膜炎最常见的症状。急性者呈暴发性败血症过程，有高热、寒战。80%~85% 的患者可闻及心脏杂音，可由基础心脏病和/或心内膜炎导致瓣膜损害所致。急性者要比亚急性者更易出现杂音强度和性质的变化，或出现新的杂音。周围体征：①瘀点，可出现于任何部位，以锁骨以上皮肤、口腔黏膜和睑结膜常见，病程长者较多见。②指和趾甲下线状出血。③Roth 斑，为视网膜的卵圆形出血斑，其中心呈白色，多见于亚急性感染。④Osler 结节，为指和趾垫出现的豌豆大的红或紫色痛性结节，较常见于亚急性者。⑤Janeway 损害，为手掌和足底处直径 1～4mm 无痛性出血红斑，主要见于急性患者。引起这些周围体征的原因可能是微血管炎或微栓塞。从患者的临床表现、查体可诊断为感染性心内膜炎并发脑栓塞。

23. E【解析】病毒性心肌炎患者应进食高蛋白、高维生素、清淡易消化饮食，尤其是补充富含维生素 C 的食物，如新鲜蔬菜、水果，以促进心肌代谢与修复。戒烟酒及刺激性食物。患者出院后需继续休息 3～6 个月，无并发症者可考虑恢复学习或轻体力工作。适当锻炼身体，增强机体抵抗力，6 个月至 1 年内避免剧烈运动或重体力劳动、妊娠等。注意防寒保暖，预防病毒性感冒。

24. D【解析】胸膜摩擦感一般见于胸膜炎、肺炎等疾病。

25. D【解析】渗出性心包炎的临床表现：①症状，呼吸困难是心包积液时最突出的症状，可能与支气管、肺受压及肺淤血有关。呼吸困难严重时，患者呈端坐呼吸，身躯前倾、呼吸浅速、面色苍白，可看发绀。也可因压迫气管、食管而产生干咳、声音嘶哑及吞咽困难。②体征，心脏叩诊浊音界向两侧增大，皆为绝对浊音区；心尖冲动弱，位于心浊音界左缘的内侧或不能扪及；心音低而遥远；在有大量积液时可在左肩胛骨下出现浊音及左肺受压所引起的支气管呼吸音。大量渗液可使收缩压降低，而舒张压变化不大，故脉压变小。按积液时心脏压塞程度，脉搏可正常、减弱或出现奇脉。

三、A3/A4 型题

1～2 B、D【解析】心功能Ⅱ级的特点：体力活动轻度受限，休息时无症状，一般日常活动即可出现心悸、气短、乏力、心绞痛。

3. B【解析】慢性心力衰竭最早出现的临床表现应是劳力性呼吸困难，特点为体力活动时出现呼吸困难，休息后缓解。系因体力活动使回心血量增加，左心房压力升高，加重了肺淤血。

4. B【解析】慢性心力衰竭诱发因素包括感染、心律失常、生理或心理压力过大、过度疲劳、情绪激动、精神过于紧张、妊娠和分娩、血容量增加；其他原因有疾病治疗不当，如风湿性心脏病出现了风湿活动、合并甲状腺功能亢进或贫血、不恰当停用洋地黄类药物。其中最常见的是感染。

5. A【解析】利尿药是慢性心力衰竭治疗的常用药物。常用的排钾利尿药有氢氯噻嗪和呋塞米，保钾利尿药有螺内酯、氨苯蝶啶、阿米洛利。一般口服给药，重度心力衰竭患者可用呋塞米静脉给药。

6. E【解析】患者高血压急症的表现为急性左心衰竭。高血压急症的抢救是高血压治疗当中应该掌握的一个重点。抢救的原则：迅速使血压下降，同时也应对靶器官的损害和功能障碍予以处理。快速降压，首选硝普钠静脉滴注。

7. E【解析】降压过程应是控制性降压，在初始治疗阶段平均动脉压的降低幅度不超过治疗前的25%；在其后的2~6小时将血压降到安全水平，一般为160/100mmHg。如果临床稳定，在其后的24~48小时逐步将血压降到正常水平。

8. D【解析】阵发性室上性心动过速临床特征是突然发作与突然终止，心率常在160~250次/分，心律绝对规则，刺激迷走神经的机械方法和药物可终止发作或使心率减慢。

9. D【解析】症状轻微者应注意劳逸结合，避免劳累及感染，可维持正常工作和生活；根据情况适当参加运动，改善自主神经功能。影响心脏排血功能、症状明显的心律失常患者应卧床休息，协助完成日常生活。

10. E【解析】心室颤动触诊大动脉搏动消失、听诊心音消失、血压无法测到。

11. C【解析】非同步触发装置可在任何时间放电，用于转复心室颤动，称为非同步电复律。仅用于心室颤动，此时患者神志多已丧失。立即将电极板涂布导电糊或垫以生理盐水浸湿的纱布分置于胸骨右缘第2~3肋间和左背或胸前部心尖区，按充电钮充电到功率达300J左右，将电极板导线接在电复律器的输出端，按非同步放电按钮放电，此时患者身躯和四肢抽动一下，通过心电示波器观察患者的心律是否转为窦性。

12. E【解析】心绞痛疼痛性质：常为压迫感、发闷、紧缩感，也可为烧灼感，偶可伴有濒死、恐惧感。患者可因疼痛而被迫停止原来的活动，直至症状缓解。

13. A【解析】心绞痛疼痛持续时间：1~5分钟，一般不超过15分钟。

14. E【解析】心绞痛发作期治疗：即刻休息，硝酸酯类药物是最有效、作用最快终止心绞痛发作的药物。

15. A【解析】急性心肌梗死心电图表现：宽而深的异常Q波（病理性Q波），ST段弓背向上抬高，T波倒置，或R波增高，ST段压低，T波直立并增高。

16. E【解析】血清心肌坏死标志物是诊断心肌梗死的敏感指标，包括心肌肌钙蛋白I（cTnI）或肌钙蛋白T（cTnT）、肌酸激酶同工酶（CK-MB）、心肌肌红蛋白。

17. A【解析】急性心肌梗死溶栓治疗时，尿激酶（UK）在30分钟内静脉滴注150万~200万U；链激酶（SK）、重组链激酶（rSK）在1小时内静脉滴注150万U，应用链激酶须注意有无变态反应，如寒战、发热等。

18. B【解析】急性心肌梗死后溶栓疗法是否成功，可根据冠状动脉造影直接判断，或根据：①心电图抬高的ST段2小时内回降<50%。②胸痛2小时内基本消失。③2小时内出现再灌注性心律失常。④血清CK-MB峰值提前出现。

19. C【解析】此题属于识记类考题，比较简单。心肌梗死可出现心力衰竭表现，以急性左心衰竭为主。表现为呼吸困难、咳嗽、发绀、烦躁等症状，重者可发生肺水肿。

20. C【解析】高血压的血流动力学特征主要是外周阻力增高，因此导致外周阻力增高的机制也是高血压发病的主要机制。

21. A【解析】测量血压时，应根据患者的体位调节测量手臂的位置，立位时，手臂应平第5肋间，卧位时应平腋中线；放气时听到第一声响时汞柱所指刻度为收缩压；声响消失或者变音时汞柱所指刻度为舒张压；放气速度不宜过快，应为4mmHg/s；听到舒张压后即可迅速放气。

22. E【解析】高血压危象时，收缩压可达254mmHg（33.8kPa），舒张压≥117mmHg（15.6kPa）。

23. E【解析】高血压的分级：根据血压高低可分为1、2、3级。高血压可引起心、脑、肾等重要脏器的结构与功能损害，最终导致这些脏器功能衰竭。高血压危险度分层：根据靶器官的损害和血压水平可分为低危、中危、高危和极高危。

24. E【解析】洋地黄效应时心电图表现：ST段改变，这是洋地黄作用后最先出现的改变。在以R波为主的导联中，ST段呈下垂型下移，与负正双相的T波融合形成具有特征性的鱼钩状的ST样改变。以Ⅰ、Ⅲ、aVF及左胸导联最为明显。以S波为主的导联，ST段呈向上抬高及T波直立。

25. D【解析】风湿性心脏病二尖瓣狭窄X线检查常见表现：轻度时可无异常；中度、重度狭窄时，左心房增大，肺动脉段突出，心影呈梨形，肺部可见肺淤血。晚期右心室增大。

26. D【解析】风湿性心脏病二尖瓣狭窄的典型体征是心尖部闻及舒张期隆隆样杂音，心尖部可触及舒张期震颤。若心尖部第一心音亢进及二尖瓣开放拍击音，提示瓣膜弹性尚好。肺动脉瓣区第二心音亢进、分裂，提示肺动脉高压。重度者常出现两颧部发绀，口唇发绀，称为“二尖瓣面容”。伴右心衰竭时可出现水肿、肝大、颈静脉怒张、肝颈静脉回流征阳性等相应体征。

27. A【解析】超声心动图是诊断二尖瓣狭窄最敏感可靠的方法。M型超声提示二尖瓣活动呈“城墙样”改变。二维超声可显示二尖瓣的形态和活动度，测绘二尖瓣口面积。

28. C【解析】参见A3/A4型题第26题解析。因此，应着重听诊心尖部。

29. B【解析】患者出现疲乏、腹胀、心悸，心电图U波增高，符合低血钾表现。

30. C【解析】手术治疗是治疗本病的根本方法，主要有人工瓣膜置换术和二尖瓣分离术。

31. D【解析】苄星青霉素是一种长效青霉素，主要预防风湿热复发，只可肌内注射不可静点，采用两快一慢注射法。

32. C【解析】患者对疾病很害怕，多次问护士患病因由，是缺乏病毒性心肌炎配合治疗等方面的知识。

33. E【解析】发病后3周内相隔2周的两次血清CVB中和抗体效价呈4倍或以上增高，或1次高达1∶640，为可能的病因诊断指标。

34. E【解析】很多种病毒都可能引起心肌炎，其中以柯萨奇病毒、孤儿（ECHO）病毒、脊髓灰质炎病毒较常见，尤其是柯萨奇 B 组病毒感染占 30%~50%。此外，流感、风疹、单纯疱疹、肝炎病毒，HIV 等也能引起心肌炎。

35. E【解析】急性期卧床休息可减轻心脏负荷，减少心肌耗氧，有利于心功能的恢复，防止病情加重或转为慢性病程。无并发症者急性期应卧床休息 1 个月，重症者应卧床 3 个月以上，直至患者症状消失，血清心肌酶、心电图等恢复正常，方可逐渐增加活动量。恢复期仍应适当限制活动 3~6 个月。

36. E【解析】病毒性心肌炎临床表现常取决于病变的广泛程度，可完全没有症状，也可以猝死。约 50% 的患者于发病前 1~3 周有病毒感染前驱症状，如发热、全身倦怠感，即“感冒”样症状或恶心、呕吐等消化道症状。然后出现心悸、胸痛、呼吸困难、水肿。

37. A【解析】扩张型心肌病呼吸困难很常见，随着心脏泵血功能的下降，肺淤血程度加重，呼吸困难逐渐明显。有些患者仅在运动时出现呼吸困难，而有些严重患者也可出现端坐呼吸。

38. C【解析】心功能Ⅲ级表现：体力活动明显受限，小于日常活动即可出现心悸、气短、乏力、心绞痛症状。

39. D【解析】心肌病患者应限制体力活动。无明显症状的早期患者可从事轻工作，避免紧张劳累。心力衰竭者经药物治疗症状缓解后可轻微活动，护士应根据病情协助患者安排有益的活动，但应避免剧烈运动。合并严重心力衰竭、心律失常及阵发性晕厥者应绝对卧床休息，以减轻心脏负荷及心肌耗氧量。协助做好生活护理，对长期卧床及水肿者应注意皮肤清洁干燥，注意翻身和防止压疮。肥厚型心肌病患者体力活动后有晕厥和猝死的危险，应避免持重、屏气及剧烈运动；有晕厥史的患者应避免独自外出，以免发生意外。

40. B【解析】由于突然心排血量降低而发生的晕厥，称为阿–斯综合征，持续时间短，先兆不明显。

41. A【解析】扩张型心肌病用洋地黄者因其耐受性差，故尤应警惕发生中毒。心电图出现传导阻滞，以房室传导阻滞最为多见，可以是完全性也可以是不完全性。

42. A【解析】洋地黄中毒引起的快速性心律失常用利多卡因，缓慢性心律失常用阿托品。

43. E【解析】心脏电复律是用电能来治疗异位快速心律失常，使之转复为窦性心律的方法。心室颤动、心室扑动首选电复律治疗。

四、B 型题

1~4 A、C 、E、B【解析】休息的方式和时间应根据患者心功能情况安排。心功能Ⅰ级者应避免重体力劳动；Ⅱ级者休息应充分，可增加午睡时间及夜间睡眠时间；Ⅲ级者以卧床休息为主，但允许患者慢慢下床进行排尿、排便等活动；Ⅳ级者则需绝对卧床休息。对于长期卧床的患者应鼓励其经常变换体位，进行深呼吸和四肢主动、被动活动以防止并发症。帮助患者采取舒适体位，多数患者愿意坐位或半坐位以缓解呼吸困难。心力衰竭病情好转后逐渐增加活动量。

5~6 B、E【解析】心肺复苏后脑缺氧应降温、脱水，降低脑的耗氧量；心肺复苏后循环功能不足应纠正低血压、强心。

7. C【解析】成人窦性心律的频率低于 60 次/分，称为窦性心动过缓。多无自觉症状，当心率过缓出现心排血量不足，患者可有胸闷、头晕，甚至晕厥等症状。窦性心动过缓常同时伴发窦性心律不齐，频率 <60 次/分，一般不低于 40 次/分。

8. D【解析】成人窦性心律的频率超过 100 次/分，称为窦性心动过速。窦性心动过速通常逐渐开始与终止，其频率大多在 100~150 次/分，偶有高达 200 次/分。

9. E【解析】阵发性室上性心动过速临床症状是心动过速发作突然开始与终止，持续时间长短不一。心率快，多在 160~220 次/分钟，节律规则。

10. E【解析】冠心病患者的饮食：合理饮食，低热量、低脂、低胆固醇，总热量不宜过高，以维持正常体重为度。

11. A【解析】高血压病患者的饮食：以低盐、低脂、低热量，少甜、少酒、少饮茶，即“三低三少”为原则，还应高维生素、高纤维素、高钙。

12. D【解析】病毒性心肌炎患者应进食高蛋白、高维生素、清淡易消化饮食，尤其是补充富含维生素 C 的食物，如新鲜蔬菜、水果，以促进心肌代谢与恢复；避免刺激性食物，戒烟酒。

13. C【解析】硝酸异山梨酯属于硝酸酯类药物，其治疗心绞痛作用原理是扩张冠脉及外周血管，减轻心脏负担。

14. D【解析】β 受体阻断药通过拮抗 β 受体使心肌收缩力减弱、心肌纤维缩短速度减慢、心率减慢及血压降低，可明显减少心肌耗氧量。但它抑制心肌收缩力可增加心室容积，延长心室射血时间，导致心肌耗氧增加，但总效应仍是减少心肌耗氧量。

15. A【解析】阿司匹林用于心绞痛缓解期治疗的作用原理是抗血小板聚集，防止血栓形成。

16. D【解析】高血压危重症的治疗措施是快速降压、降低颅内压，以减轻脑水肿，制止抽搐。

17. E【解析】心绞痛时应选用作用快、疗效高的硝酸酯制剂，扩张冠状动脉。

五、X 型题

1. ABCD【解析】心脏传导系统由负责正常冲动形成与冲动传导的特殊心肌细胞组成。包括窦房结、结间束、房室结、希氏束、左右束支及其分支和浦肯野纤维网。心脏传导系统能节律地发放冲动，并将冲动迅速传到普通心肌使之兴奋而收缩，其中窦房结具有最高的自律性。

2. ABCD【解析】调节循环系统的神经有两组，一组是交感神经，兴奋时通过肾上腺素的 α 和 β 受体使心率加快、心肌收缩力增强和周围血管收缩、血压升高；另一组是副交感神经，兴奋时通过乙酰胆碱受体使心率减慢、心肌收缩力减弱和周围血管扩张、血压降低。

3. ABCE【解析】心悸严重程度不一定与病情成正比，初发者、敏感性较强者、注意力集中或夜深人静时心悸明显。

4. ABCD【解析】本题考查心源性水肿患者使用排钾利尿药的护理措施。因为使用排钾利尿药后会导致血钾降低，加上患者往往会使用洋地黄类强心药物，故应监测血钾。

5. ABCD【解析】洋地黄类药物不宜与奎尼丁、维拉帕米、硝苯地平合用，以免增加毒性。

6. ACDE【解析】心力衰竭患者应改善不良生活方式，降低心脏发生新的损害的危险，如戒烟、酒，减轻体重，限制总热量的摄入、少量多餐低盐低脂饮食，饮水注意出入动态平衡，每日适量运动。根据体重变化及早发现液体潴留。没有要求要低蛋白。心力衰竭患者使用洋地黄类药物时要预防洋地黄中毒，洋地黄中毒最重要的反应就是各类心律失常，所以给药前要数脉率，当脉率 <60 次/分应停药。

7. ACDE【解析】心力衰竭患者的饮食要求：清淡、易消化、富营养，避免饮食过饱，少食多餐，戒烟、酒，多食蔬菜、水果，防止便秘。

8. ABDE【解析】劳力性呼吸困难是左心衰竭早期的临床表现。

9. ABDE【解析】心-肺运动试验：在运动状态下测定患者对运动的耐受量，仅适用于慢性稳定性心力衰竭患者。可测定最大耗氧量，即运动量虽继续增加，耗氧量已达峰值不再增加时的值，表明此时心排血量已不能按需要继续增加。心功能正常时此值应 >20ml/(min·kg)。无氧阈值即患者呼气中 CO_2 的增长超过了氧耗量增长时氧耗量的值，标志着无氧代谢的出现，此值越低说明心功能越差。

10. ABCD【解析】心力衰竭患者应注意监测水肿的情况，观察身体下垂部位有无水肿，并每日测量体重以了解水肿的消涨情况，同时观察缺氧所致的皮肤黏膜发绀情况以及颈静脉怒张和肺部啰音。由于患者没有关节的损害，故不需要观察关节活动范围和肢体活动能力。

11. ABCD【解析】如无专业人员指导不建议行颈动脉窦按摩和压迫眼球。压迫眼球，患者仰卧，闭眼向下看，家人用拇指压迫一侧眼球上方，逐渐增加压力，每次 10 秒，轮流压迫两侧眼球。压迫时间不可太长，用力不应太大，当室上速速度变慢时立刻停止压迫。青光眼和高度近视者禁用此法。

12. BCDE【解析】参见 A2 型题第 12 题解析。

13. ABCE【解析】心绞痛以发作性胸痛为主要临床表现，疼痛发生在体力劳动或激动时；部位主要位于胸骨体上段或中段之后，可波及心前区；发作时常表现为血压升高、心率增快，面色苍白等。根据加拿大心血管学会对心绞痛的严重度分级，一般体力活动轻度受限的，心功能为Ⅱ级。心绞痛发作后舌下含服硝酸甘油 3~5 分钟可缓解，因硝酸酯类药物可扩张冠状动脉，增加冠状动脉循环血量；还可扩张周围血管，减少静脉回心血量，减低心室内容量及心室腔内压力，降低心排血量和血压，从而减轻心脏前、后负荷和心肌耗氧量，缓解心绞痛。

14. ACDE【解析】情绪激动、劳累、饱餐、受凉等为心绞痛发作诱因。

15. BCDE【解析】急性心肌梗死急性期一般应绝对卧床休息 12 小时，以降低心肌耗氧量和交感神经兴奋性，利于缓解疼痛，缩小梗死范围。应尽量避免搬动患者，避免引起疼痛的诱因；同时保持环境安静舒适，减少探视，保证睡眠。若病情稳定，无并发症发生，24 小时后可在床上活动四肢、坐床边椅，鼓励在活动耐力允许的情况下进行部分生活自理活动；以后可逐渐增加活动量，5~7 天后可在病室内走动、室外走廊上散步、做医疗体操等。饮食原则为低脂、低胆固醇、清淡易消化；提倡少量多餐，避免过饱；多食新鲜蔬菜水果，避免浓茶、咖啡等刺激性食物，禁烟酒。

16. ABDE【解析】急性心肌梗死疼痛性质和部位与心绞痛相似，但程度更剧烈，多伴有大汗、烦躁不安、恐惧及濒死感，持续时间可达数小时或数天，休息或含服硝酸甘油不能缓解。部分患者可放射至上腹部，可被误诊为急腹症，或疼痛放射至下颌、颈部、背部上方而被误诊为其他疾病；少数患者症状不典型，甚至无疼痛，一开始即表现为休克或急性心力衰竭。

17. ABCD【解析】参见 X 型题第 14 题。

18. ACDE【解析】典型稳定型心绞痛发作的特点：①会出现胸闷、胸部疼痛的症状，并伴有呼吸困难。②多数是在晨起和夜间发作，如果典型稳定型心绞痛发作频繁，要及时到正规医院做心电图及心肌酶检查。

19. ABCE【解析】心绞痛发作时应即刻休息，立即舌下含服硝酸甘油，最多含服 3 次硝酸甘油，连续含服硝酸甘油后胸痛不缓解，应立即叫救护车送医院救治。

20. ABCD【解析】运动应以不引起任何不适为度，心率增加 10~20 次/分为正常反应，运动时心率增加小于 10 次/分，可加大运动量，进入高一阶段的训练。若运动时心率增加超过 20 次/分，收缩压降低超过 15mmHg，出现心律失常，或心电图 ST 段缺血型下降 0.1mV 或上升 0.2mV，则应退回到前一运动水平，若仍不能纠正，应停止活动。

21. ABCDE【解析】引起冠状动脉粥样硬化性心脏病的主要危险因素：年龄和性别、血脂异常、高血压、糖尿病、吸烟。

22. ABCE【解析】参见 A1 型题第 56 题解析。

23. ACDE【解析】原发性高血压发病机制：①肾素-血管紧张素系统。②精神长期过度紧张。③血管内皮功能异常。④胰岛素抵抗。

24. ABDE【解析】二尖瓣狭窄伴心房颤动时治疗以控制心室率、争取恢复和保持窦性心律、预防血栓栓塞为目的。临床治疗一般急性发作应用药物及电复律，慢性者应用介入或手术治疗狭窄。

25. AE【解析】血培养标本，应在抗菌药物应用前采血，如已经用抗菌药物者应在停药2~7天后采血；采血时间应选在寒战或体温正在升高时；每隔1小时采血1次，共取3次血标本，每次采血10~20ml。同时做需氧和厌氧培养。

26. ABCD【解析】病毒性心肌炎的临床表现：①症状，临床表现常取决于病变的广泛程度，可完全没有症状，也可以猝死。约50%的患者于发病前1~3周有病毒感染前驱症状，如发热、全身倦怠感，即“感冒”样症状或恶心、呕吐等消化道症状。然后出现心悸、胸痛、呼吸困难、水肿。②体征，体格检查可见与发热程度不平行的心动过速，各种心律失常，可听到第三心音或杂音；或有颈静脉怒张、肺部啰音、肝大等心力衰竭体征。重症可出现心源性休克。

27. ACDE【解析】病毒性心肌炎辅助检查：①胸部X线检查可见心影扩大。②心电图常见ST改变。③超声心动图检查可正常，也可显示左心室增大、室壁运动减低等。④心脏磁共振典型表现为钆延迟增强扫描可见心肌片状强化。⑤心肌损伤标志物检查可见心肌肌酸激酶（CK-MB）及肌钙蛋白（T或I）增高。⑥非特异性炎症指标检测可有红细胞沉降率加快，C反应蛋白升高。

28. ABCE【解析】参见X型题第26题解析。

29. BCDE【解析】电复律术前当日晨空腹，排空大小便。

30. ABDE【解析】植入起搏器者伤口局部以沙袋加压6小时，且每间隔2小时解除压迫5分钟。保持切口处皮肤清洁干燥，严格无菌换药，术后24小时换药1次，伤口无异常可2~3天换药1次。

31. ACDE【解析】冠状动脉造影术禁忌证：①严重心功能不全。②外周动脉血栓性脉管炎。③造影剂过敏。④严重心动过缓者应在临时起搏器保护下手术。

32. ACDE【解析】运动指导避免剧烈运动，装有起搏器的一侧上肢应避免做用力过度或幅度过大的动作（如打网球、举重物等），以免影响起搏器功能或使电极脱落。

33. ACDE【解析】穿刺肢体护理：对于行桡动脉穿刺的患者，抬高上肢，制动腕部，防止上肢肿胀。观察桡动脉的搏动、手指皮肤的温度及色泽，观察局部有无出血、渗血等。对于行肱动脉穿刺者，穿刺部位加压6小时，病情稳定后可下床活动。对于行股动脉穿刺者，穿刺部位进行加压包扎，沙袋压迫6~8小时，术侧下肢应保持伸直位制动24小时，咳嗽及用力排便时压紧穿刺点，注意局部情况。

34. CE【解析】心脏电复律的禁忌证：①病史多年，心脏（尤其是左心房）明显增大及心房内有新鲜血栓形成或近3个月有栓塞史。②伴高度或完全性房室传导阻滞的心房颤动或扑动。③伴病态窦房结综合征的异位性快速心律失常。④有洋地黄中毒、低钾血症时，暂不宜电复律。

35. ABC【解析】临时心脏起搏器使用的禁忌证：①心外科手术。②电解质紊乱。③急性心脏活动性病变，如心肌缺血、急性心肌炎、心肌梗死。④合并全身急性感染性疾病。

36. AB【解析】心血管病介入性检查治疗引起的反射性低血压、心率减慢状态是一种发生迅速、后果极为严重的并发症。该并发症的发生，目前认为是血管迷走性抑制晕厥，即过度迷走神经反射。患者表现为面色苍白、血压下降、出冷汗、恶心呕吐、视物模糊。

六、案例分析题

1. C【解析】患者有高血压、冠心病病史，其临床表现符合急性心力衰竭的表现：突发严重呼吸困难，呼吸频率可达30~40次/分，端坐呼吸，频频咳嗽，咳粉红色泡沫痰，有窒息感而极度烦躁不安、恐惧。

2. E【解析】急性心肌损害包括急性心肌梗死、急性心肌炎导致的心肌收缩力下降、心排血量急剧降低。严重的心律失常，包括室性心动过速、心室颤动、显著的心动过缓，都有可能会导致急性左心衰竭。

3. ACDE【解析】立刻安置患者于两腿下垂坐位，以减少静脉回流，减轻心脏负荷。必要时轮流结扎四肢。

4. A【解析】恶心、食欲下降、视物模糊、神情淡漠等表现为洋地黄中毒的表现。

5. ACDE【解析】洋地黄中毒后，应停用洋地黄及利尿药。

6. D【解析】洋地黄中毒最重要的表现是各类心律失常，最常见者为室性期前收缩，多呈二联律，其他包括房性期前收缩、心房颤动、非阵发性交界性心动过速、房室传导阻滞等。

7. A【解析】该患者静脉输液最适宜的速度是20~30滴/分。

8. D【解析】减少静脉回流，置患者于两腿下垂坐位或半坐位。

9. ABCE【解析】左心衰竭患者应注意保暖、保持排便通畅、给氧吸入、记录出入水量。

10. ABCE【解析】患者能应用溶栓药物的情况有伴室性期前收缩、BP 140/90mmHg、伴急性左心衰竭、年龄大于70岁。

11. ABCD【解析】急性心肌梗死溶栓的指征：①两个或两个以上相邻导联ST段持续抬高，或病史提示急性心肌梗死合并左束支传导阻滞，起病时间<12个小时，患者年龄<75岁。②ST段显著抬高的急性心肌梗死患者，年龄>75岁，经权衡利弊后仍可以考虑溶栓。③ST段抬高型心肌梗死发病时间虽然已达12~24小时，但是如果患者有持续进行性缺血性胸痛，仍然可以考虑药物溶栓。

12. ABCDE【解析】急性期一般应绝对卧床休息12小时，以降低心肌耗氧量和交感神经兴奋性，利于缓解疼痛，缩小梗死范围。保持排便通畅，用力排便易导致心脏负荷加重，引发意外情况。及早采取有效的镇痛措施，遵医嘱使用哌替啶或吗啡镇痛，注意有无呼吸抑制等不良反应。给予吸氧，根据血氧饱和度监测调整氧流量。疼痛发作时应专人陪伴，给予心理支持。

13. D【解析】血培养是感染性心内膜炎最重要最有价值的诊断方法，药物敏感试验还可为治疗提供依据。近期未接受过抗生素治疗的患者血培养阳性率可高达95%以上。

14. ABCDE【解析】感染性心内膜炎患者正确留取合格的血培养标本，对于本病的诊断、治疗十分重要，而采血方法、培养技术及应用抗生素的时间，都可影响血培养阳性率。告诉患者暂时停用抗生素和反复多次抽取血的必要性，以取得患者的理解和配合。留取血培养标本方法：对于未开始治疗的亚急性感染性心内膜炎患者应在第1日每间隔1小时采血1次，共3次。如次日未见细菌生长，重复采血3次后，开始抗生素治疗。已用过抗生素的患者，应停药2~7天后采血。急性感染性心内膜炎患者应在入院后3小时内，每隔1小时取1次血标本，共取3个血标本后开始治疗。每次取静脉血10~20ml，做需氧和厌氧培养，至少应培养3周，并周期性做革兰染色涂片和次代培养。必要时培养基需补充特殊营养或采用特殊培养技术。

15. B【解析】亚急性感染性心内膜炎的病原体通常是毒性较弱的细菌，最常见的是甲型溶血性链球菌（约占75%）。此菌为口腔、咽部的正常菌丛。在拔牙、扁桃体摘除术时可有一时性菌血症，细菌也可从感染灶侵入血流。

16. A【解析】治疗链球菌感染最有效的抗生素是青霉素。

17. ABDE【解析】据患者症状及查体可考虑诊断为病毒性心肌炎，为明确诊断应检查的项目包括红细胞沉降率、血常规、心肌酶谱、心电图。

18. E【解析】病毒性心肌炎实验室检查：血清学检查CK、AST、LDH增高，白细胞计数增多，红细胞沉降率加快，C反应蛋白增加。血清病毒中和抗体、血凝抑制抗体或补体结合抗体需反复测定，发病后3周间的2次血清抗体效价呈4倍增高。病毒性心肌炎心电图多有ST-T改变，R波降低，病理性Q波以及各种心律失常，特别是房室传导阻滞、室性期前收缩。根据患者症状及查体、实验室检查，可考虑诊断是病毒性心肌炎。

19. ABCE【解析】急性期卧床休息可减轻心脏负荷，减少心肌耗氧，有利于心功能的恢复，防止病情加重或转为慢性病程。无并发症者急性期应卧床休息1个月，重症者应卧床3个月以上，直至患者症状消失，血清心肌酶、心电图等恢复正常，方可逐渐增加活动量。恢复期仍应适当限制活动3~6个月。

20. ABCDE【解析】出院前护士对患者进行的健康教育内容：①注意休息。②1年内避免重体力劳动。③坚持药物治疗。④避免呼吸道感染。⑤预防性应用抗心律失常药物。

21. A【解析】肥厚型心肌病常有明显的家族史，目前认为是常染色体显性遗传性疾病。

22. C【解析】该患者目前最主要的护理问题是有受伤的危险：与梗阻性肥厚型心肌病

所致头晕及晕厥有关。

23. ABCE【解析】护士对患者的健康指导：①疾病知识指导，症状轻者可参加轻体力工作，但要避免劳累。保持室内空气流畅、阳光充足，防寒保暖、预防上呼吸道感染。肥厚型心肌病患者应避免情绪激动、持重或屏气用力、激烈运动如球类比赛等，减少晕厥和猝死的危险。有晕厥病史或猝死家族史者应避免独自外出活动，以免因发作时无人在场而发生意外。②饮食指导：给予高蛋白、高维生素、富含纤维素的清淡饮食，以促进心肌代谢，增强机体抵抗力。心力衰竭时低盐饮食，限制含钠量高的食物。③用药指导与病情监测：坚持服用抗心力衰竭、抗心律失常的药物或 β 受体阻断药、钙通道阻滞药等，以提高存活年限。说明药物的名称、剂量、用法，教会患者及家属观察药物疗效及不良反应。嘱患者定期门诊随访，症状加重时立即就诊，防止病情进展、恶化。

消化性溃疡1

上消化道出血1

第三章　消化系统疾病患者的护理

消化性溃疡2

上消化道出血2

一 A1 型题

1. 关于消化系统症状的护理措施，不正确的是
   A. 呕吐停止后给予漱口
   B. 上消化道出血者应给予去枕平卧位
   C. 严重呕血者应暂禁食
   D. 急性腹泻者给予低纤维素饮食
   E. 阻塞性黄疸者给予高脂肪饮食
2. 腹泻时的护理措施不包括
   A. 可给予腹部热敷
   B. 常规给予禁食禁饮
   C. 注意肛周皮肤的护理
   D. 严重时应卧床休息
   E. 饮食时应给予少渣食物
3. 腹泻患者的饮食宜
   A. 高热量、高蛋白、高脂肪
   B. 低脂肪、易消化、少纤维素
   C. 高脂肪、高维生素、多纤维素
   D. 低热量、低脂肪、低盐
   E. 禁食
4. 确诊消化性溃疡的首选检查方法是
   A. 胃镜检查及胃黏膜活组织检查
   B. X 线钡剂造影检查
   C. 幽门螺杆菌（Hp）检查
   D. 胃液分析
   E. CT 检查
5. 急性胃炎发生大量出血者的正确饮食护理措施是
   A. 进无渣、过凉的半流质食物
   B. 给予流质饮食以中和胃酸
   C. 多给予脂肪食物
   D. 禁食
   E. 将食物完全煮熟后食用
6. 诊断慢性胃炎的主要方法是
   A. 胃液分析
   B. 胃肠 X 线钡餐检查
   C. 血清学检查
   D. 血清抗体和内因子抗体测定
   E. 胃镜及活组织检查
7. 伴有恶性贫血的慢性胃炎是
   A. 非萎缩性胃炎
   B. 自身免疫性胃炎

C. 多灶萎缩性胃炎　D. 急性胃炎
E. 感染性胃炎

8. 属于急性胃炎表现的是
A. 进行性吞咽困难
B. 上腹痛呈慢性、周期性、节律性
C. 大量呕吐隔夜食物
D. 进食污染食物后急性呕吐，上腹部不适伴腹痛
E. 右下腹痛常在进食后诱发，排便后缓解

9. 最近认为慢性胃炎的发病可能与哪种细菌感染有关
A. 大肠埃希菌　B. 沙门菌
C. 幽门螺杆菌　D. 空肠弯曲菌
E. 嗜盐杆菌

10. 下列不是急性胃炎的发病因素的是
A. 手术应激　B. 胃黏膜营养因子缺乏
C. 胃切除术后胆汁反流　D. 幽门螺杆菌
E. 使用阿司匹林

11. 慢性胃炎最常见的临床表现是
A. 上腹饱胀不适、疼痛　B. 无症状
C. 饥饿痛、夜间痛　D. 呕吐咖啡色液体
E. 反复黑便

12. 紧急胃镜检查应在上消化道出血后
A. <24 小时　B. 24~48 小时
C. 48~72 小时　D. >72 小时
E. 出血停止

13. 急性胃炎的预防原则不妥的是
A. 保证足够的休息和睡眠　B. 注意饮食卫生
C. 常规应用抗生素　D. 戒烟、戒酒
E. 避免饮用刺激性药物和食物

14. 对急性胃炎具有确诊价值的检查是
A. 胃液分析　B. 胃镜检查
C. 血清学检查　D. 活组织检查
E. 胃脱落细胞检查

15. 胃溃疡疼痛出现的时间多为
A. 餐后 30 分钟　B. 餐后 1~2 小时

C. 睡前　　D. 半夜

E. 餐前 30 分钟

16. 消化性溃疡伴幽门梗阻患者纤维胃镜检查前需做的准备是

A. 洗胃　　B. 向胃内注空气

C. 行胃肠减压　　D. 手术切除梗阻部位

E. 肌内注射阿托品

17. 消化性溃疡患者术后护理不正确的是

A. 术后 3 小时内每 30 分钟测量血压　　B. 观察胃管、伤口引流液的性质和量

C. 注意口腔护理　　D. 禁食期间静脉补液

E. 术后拔除胃管后当日可进软食

18. 治疗消化性溃疡，应用下列何种药物抑制胃酸和胃蛋白酶分泌最有效

A. 西咪替丁　　B. 阿托品

C. 硫糖铝　　D. 前列腺素 E_2（PGE_2）

E. 氢氧化铝凝胶

19. 抑制胃酸药作用最强的药效是

A. H_2受体阻断药　　B. 抗胆碱药物

C. 丙谷胺　　D. 奥美拉唑

E. 前列腺素

20. 诊断肠结核最有意义的病理改变是

A. 干酪样坏死　　B. 肠黏膜溃疡

C. 肠黏膜炎症　　D. 非干酪性肉芽肿

E. 结肠变形缩短，结肠袋消失

21. 肠结核患者的常见症状和体征不包括

A. 腹痛　　B. 便秘

C. 腹泻　　D. 脓血便，里急后重感

E. 腹部包块

22. 溃疡性结肠炎患者护理措施不正确的是

A. 指导患者合理休息与活动，注意劳逸结合

B. 给予患者富含营养、高纤维素的食物

C. 密切观察病情，了解病情进展情况

D. 嘱患者便后用肥皂与温水清洗肛门及周围皮肤

E. 遵医嘱给予柳氮磺吡啶或糖皮质激素

23. 溃疡性结肠炎的好发部位是

A. 回盲部　　B. 回肠末端和邻近结肠

C. 空肠　　D. 直肠、乙状结肠
E. 降结肠

24. 溃疡性结肠炎患者的主要症状是
A. 恶心、呕吐　　B. 腹痛
C. 腹泻　　D. 呕血与黑便
E. 黄疸

25. 属于胃镜检查的术前准备的是
A. 术前清洁肠道，给予20%甘露醇250ml顿服
B. 术前禁食、禁药，给予哌替啶肌内注射达到镇痛目的
C. 术前只需禁食、禁药
D. 术前晚上服用导泻药，给予番泻叶以清洁肠道
E. 术前无须禁食、禁药、禁水

26. 溃疡性结肠炎的发病机制可能与哪些因素无关
A. 免疫因素　　B. 遗传因素
C. 感染因素　　D. 饮食因素
E. 环境因素

27. 对溃疡性结肠炎腹泻患者的护理措施不包括
A. 指导患者便后使用柔软的手纸　　B. 便后进行温水坐浴
C. 必要时留取粪便标本送检　　D. 注意补充水、电解质
E. 给予高纤维素饮食

28. 轻度、中度溃疡性结肠炎治疗首选药物是
A. 肾上腺皮质激素　　B. 柳氮磺吡啶
C. 抗生素　　D. 手术治疗
E. 免疫抑制药

29. 肝硬化患者出血的最主要的原因是
A. 肝脏合成凝血因子减少　　B. 脾功能亢进
C. 毛细血管脆性增加　　D. 血小板缺乏
E. 血小板功能障碍

30. 门静脉高压并发上消化道大出血时，首先应采用的止血方法是
A. 脾切除术　　B. 三腔二囊管压迫法
C. 输新鲜血　　D. 断流术
E. 胃底静脉缝扎术

31. 肝硬化内分泌失调引起的表现为
A. 营养障碍　　B. 出血

C. 皮肤色素沉着　　D. 贫血

E. 腹泻、舌炎

32. 门静脉性肝硬化的最可靠诊断指标是

A. 腹水　　B. 脾大

C. 肝掌、蜘蛛痣　　D. 白蛋白与球蛋白比值倒置

E. 肝穿刺活检有假小叶形成

33. 腹水的护理，错误的是

A. 安排舒适半卧位

B. 臀部下肢有水肿时用海棉垫托起

C. 长期用利尿药应注意水、电解质平衡失调

D. 准确记录每日出入液量

E. 每天食盐 5g 以上

34. 肝硬化腹水患者的腹水性质是

A. 渗出液　　B. 漏出液

C. 血性液　　D. 脓性液

E. 乳糜液

35. 肝硬化大量腹水患者的护理，不妥的是

A. 半卧位　　B. 低盐饮食

C. 尽量补液　　D. 皮肤护理

E. 定期测腹围

36. 下列哪项对诊断肝硬化最具参考价值

A. 脾大　　B. 蜘蛛痣与肝掌

C. 蛋白电泳 γ 球蛋白明显增高　　D. 肝大且质地坚硬

E. X 线钡餐显示虫蚀样或蚯蚓状充盈缺损

37. 肝硬化患者内分泌紊乱的表现，少见的是

A. 男性乳房发育　　B. 肝掌、蜘蛛痣

C. 月经失调　　D. 阳痿、性欲减退

E. 手足抽搐、周期性

38. 肝硬化患者内分泌功能异常主要是

A. 雄激素增多　　B. 雌激素增多

C. 肾上腺皮质激素增多　　D. 雌激素减少

E. 甲状腺激素减少

39. 肝硬化患者顽固性腹水形成的主要原因是

A. 门静脉高压　　B. 肝小叶内血液受阻

C. 血浆白蛋白减少
D. 醛固酮及抗利尿激素分泌增多
E. 肾小管重吸收水和钠增加

40. 肝硬化患者出现肝性脑病最常见的诱发因素是
A. 精神紧张
B. 暴饮暴食
C. 上消化道出血
D. 休息欠佳
E. 腹泻

41. 为清除肝硬化患者肠道内的积血，首选的灌肠液是
A. 温开水
B. 稀醋溶液
C. 生理盐水
D. 碳酸氢钠溶液
E. 肥皂水

42. 长期酗酒引起肝硬化的机制是
A. 可直接损伤肝细胞
B. 乙醇的产物乙醛损害肝脏
C. 乙醇可扩张门静脉
D. 多饮酒少蛋白不能保护肝脏
E. 乙醇可刺激肝脏产生大量结缔组织

43. 肝硬化患者发生意识障碍可能是因为
A. 过度疲劳
B. 肝性脑病
C. 饮酒过多
D. 脑缺血
E. 酸中毒

44. 肝硬化腹水患者发生呼吸困难是因为
A. 合并肺淤血
B. 腹水抬高膈肌
C. 引起右心衰竭
D. 腹水压迫支气管
E. 合并肺水肿

45. 肝硬化患者出现全血细胞减少，最主要的原因是
A. 功能性肾衰竭
B. 营养吸收障碍
C. 上消化道大量出血
D. 脾功能亢进
E. 凝血因子合成减少

46. 晚期肝硬化发生酸碱平衡紊乱中，最常见的是
A. 呼吸性碱中毒
B. 代谢性碱中毒
C. 代谢性酸中毒
D. 呼吸性酸中毒
E. 呼吸性碱中毒，代谢性酸中毒

47. 对上消化道出血的患者处置错误的是
A. 积极补充血容量
B. 立即行 X 线钡餐检查
C. 急诊胃镜检查
D. 药物治疗止血
E. 必要时行手术治疗

48. 下列哪项检查最有助于诊断原发性肝癌

A. X 线胸片
B. CT
C. γ 谷氨酰转肽酶
D. 甲胎蛋白阳性
E. 癌胚抗原阴性

49. 目前根治原发性肝癌的最好方法是

A. 手术治疗
B. 化学治疗
C. 放射治疗
D. 免疫治疗
E. 镇痛治疗

50. 原发性肝癌最早、最常见的转移方式是

A. 淋巴转移
B. 肝内血行转移
C. 肝外血行转移
D. 种植转移
E. 直接蔓延

51. 原发性肝癌的发生与下列哪种肝病有一定的联系

A. 甲型肝炎
B. 乙型肝炎
C. 肝脓肿
D. 肝囊肿
E. 肝血管瘤

52. 原发性肝癌患者腹水可呈

A. 脓性
B. 乳糜性
C. 囊性
D. 胆固醇性
E. 血性

53. 原发性肝癌的晚期症状是

A. 乏力
B. 肝痛
C. 肝大
D. 食欲缺乏
E. 黄疸

54. 原发性肝癌患者最突出的体征是

A. 黄疸
B. 脾大
C. 腹壁静脉曲张
D. 肝脏进行性增大
E. 血性腹水

55. 预防原发性肝癌最重要的措施是

A. 防止饮水污染
B. 不吃腌制食品
C. 防治病毒性肝炎、肝硬化
D. 戒烟、忌酒
E. 防治寄生虫感染

56. 肝穿刺活体检查术后患者应卧床

A. 8 小时
B. 12 小时

C. 24 小时　　D. 36 小时
E. 48 小时

57. 乳果糖在治疗肝性脑病中的机制是
A. 抑制肠内细菌生长，促进乳酸杆菌繁殖
B. 与游离氨结合，从而降低血氨
C. 与氨合成尿素和鸟氨酸，从而降低血氨
D. 被细菌分解成乳酸和醋酸，使肠腔内呈酸性
E. 纠正氨基酸代谢不平衡，抑制假神经递质形成

58. 肝性脑病的表现是
A. 食管-胃底静脉曲张
B. 肝臭
C. 血性腹水
D. 中上腹部刀割样疼痛，向腰背部呈带状放射
E. 上腹部“夜间痛”

59. 肝性脑病患者应选择的饮食是
A. 高蛋白饮食　　B. 限制蛋白饮食
C. 刺激性粗硬食物　　D. 低盐饮食
E. 高盐饮食

60. 肝性脑病患者应当
A. 供给足量的热能与蛋白质　　B. 给予足量脂肪以提供热能
C. 供给足量的糖和钠盐　　D. 每天给水不少于 2500ml
E. 给予足量的碳水化合物

61. 肝性脑病发生代谢性碱中毒时可用
A. 谷氨酸钠　　B. 谷氨酸钾
C. 乙酸谷氨酸胺　　D. 精氨酸
E. 不处理

62. 肝性脑病患者为减少肠道氨的吸收，不宜采用的措施是
A. 生理盐水清洁灌肠　　B. 肥皂水清洁灌肠
C. 硫酸镁导泻　　D. 白醋加生理盐水灌肠
E. 番泻叶液口服

63. 下列哪种药物能诱发肝性脑病
A. 吗啡　　B. 奥美拉唑
C. 西咪替丁　　D. 氟马西尼
E. 阿托品

64. 三腔二囊管压迫止血适用于

A. 食管-胃底静脉曲张破裂出血
B. 急性出血性糜烂性胃炎
C. 胃癌引起的上消化道出血
D. 消化性溃疡并发出血
E. 食管癌溃烂所致出血

65. 急性胰腺炎的疼痛特点为

A. 餐后 0.5~2.0 小时上腹痛，下次餐前缓解
B. 餐后立即脐周及右下腹痛，排便缓解
C. 饱餐后立即上腹痛，剧烈持续
D. 空腹夜间上腹痛，进餐缓解
E. 进餐后立即上腹痛，逐渐缓解

66. 急性胰腺炎出现休克，最主要的治疗措施是

A. 补充血容量
B. 应用升压药
C. 应用肝素
D. 使用抑肽酶
E. 使用肾上腺皮质激素

67. 急性胰腺炎产生的休克主要类型是

A. 低血容量性休克
B. 心源性休克
C. 疼痛引起神经性休克
D. 失血性休克
E. 过敏性休克

68. 急性胰腺炎患者禁食的目的是

A. 控制饮食
B. 避免胃扩张
C. 减少胃液分泌
D. 减少胰液分泌
E. 解除胰管痉挛

69. 下列有关急性胰腺炎的叙述正确的是

A. 男性多于女性
B. 可用哌替啶镇痛
C. 间断性腹痛
D. 严重性与淀粉酶的升高程度成正比
E. 可用吗啡镇痛

70. 下列哪项不是引起急性胰腺炎的有关因素

A. 胆管疾病
B. 酗酒
C. 暴饮暴食
D. 内镜逆行胆胰造影术（ERCP）
E. 甲状腺功能亢进症

71. 急性胰腺炎不会引起的并发症是

A. 腹膜炎
B. 胰腺脓肿
C. 胰腺癌
D. 胰腺假性囊肿
E. 糖尿病

72. 急性胰腺炎患者体温一旦超过多少度，且持续不退，常提示有并发症的可能
A. 37℃
B. 38℃
C. 39℃
D. 40℃
E. 41℃

73. 急性胰腺炎患者禁食时每天应补液
A. 500ml
B. 1000ml
C. 1500ml
D. 1800ml
E. 3000ml

74. 结核性腹膜炎腹水性质常为
A. 腹水比重大于1.016，蛋白含量大于30g/L
B. 腹水比重小于1.016，蛋白含量小于30g/L
C. 腹水细胞总数升高，分类以中性粒细胞为主
D. 乳糜性腹水
E. 腹水细胞总数增多，分类以单核细胞为主

75. 下列有关结核性腹膜炎的叙述不正确的是
A. 以低热及中等热为主
B. 疼痛多位于右下腹
C. 多有腹胀、腹泻
D. 多数症状轻微
E. 可并发肠梗阻

76. 结核性腹膜炎最多见的病理分型是
A. 粘连型
B. 渗出型
C. 干酪型
D. 混合型
E. 坏死型

77. 腹部揉面感见于
A. 结核性腹膜炎
B. 溃疡性结肠炎
C. 急性胰腺炎
D. 化脓性腹膜炎
E. 胃穿孔

78. 结核性腹膜炎的病理分型不包括
A. 溃疡型
B. 渗出型
C. 粘连型
D. 干酪型
E. 复合型

79. 上消化道出血后内镜检查的最佳时间是
A. 12 小时以内
B. 12~24 小时
C. 24~48 小时
D. 3~5 天
E. 5~7 天

80. 上消化道出血患者有胃镜检查禁忌证时首选
A. 胃镜检查及胃黏膜活组织检查
B. X 线钡剂造影检查
C. 幽门螺杆菌检查
D. 胃液分析
E. CT 检查

81. 生长抑素治疗上消化道出血的作用机制是
A. 抑制胃酸分泌，提高胃液 pH
B. 促进凝血因子的作用
C. 明显减少腹腔内脏血流量
D. 减少内脏血流，降低门静脉压
E. 保护胃黏膜

82. 上消化道出血的病因不包括
A. 胃溃疡
B. 胃癌
C. 肝硬化
D. 结肠癌
E. 肝动脉瘤破裂胆道出血

83. 三腔管放置 24 小时后，食管气囊应放气
A. 5~10 分钟
B. 10~15 分钟
C. 15~30 分钟
D. 30~45 分钟
E. 45~60 分钟

84. 急性上消化道大出血，能反映血容量变化的观察项目是
A. 神志
B. 瞳孔
C. 脉搏
D. 呼吸
E. 面色

85. 上消化道大量出血时，紧急处理首选
A. 冰盐水洗胃
B. 静脉滴注垂体后叶素
C. 快速输血输液，补充血容量
D. 口服去甲肾上腺素
E. 手术治疗

86. 上消化道大出血病情判断早期最有价值的标准是
A. 血容量减少所致周围循环衰竭的临床表现
B. 呕血量
C. 黑便的颜色和量
D. 血细胞比容测定
E. 血红蛋白的测定

87. 上消化道出血伴休克时，患者去枕平卧的意义是
A. 有利于止血
B. 升高血压
C. 防止误吸
D. 增加回心血量
E. 改善脑供血

88. 上消化道大量出血后多数患者会出现发热，其原因是
A. 肠道内积血
B. 循环血量减少，导致体温调节中枢功能障碍
C. 感染
D. 血尿素氮升高
E. 机体抵抗力减弱

89. 下列提示上消化道出血已减少的是
A. 黑便变成暗红色
B. 血红蛋白量下降
C. 血压波动
D. 尿素氮持续升高
E. 粪便隐血试验转阴性

90. 不属于门静脉高压的侧支循环是
A. 食管下段静脉曲张
B. 脐周静脉曲张
C. 腹壁静脉曲张
D. 痔静脉曲张
E. 下肢静脉曲张

91. 肝硬化门静脉高压症的三大临床表现是
A. 脾大、腹水、侧支循环建立和开放
B. 腹水、肝大、贫血
C. 肝大、腹水、侧支循环建立和开放
D. 出血倾向和贫血、腹水、脾大
E. 侧支循环建立和开放、贫血、脾大

92. 肝硬化最常见的死亡原因是
A. 上消化道出血
B. 自发性腹膜炎
C. 肝性脑病
D. 原发性肝癌
E. 全身感染

二 A2 型题

1. 患者，女性，51 岁。近期因关节痛服用吲哚美辛，昨日起上腹部疼痛不适，夜间呕吐 1 次，呕吐物为胃内容物，颜色呈咖啡样，清晨排便时发现粪便发黑。既往健康，无消化道疾病史。最可能的临床诊断是
A. 急性糜烂出血性胃炎
B. 消化性溃疡
C. 急性腐蚀性胃炎
D. 慢性浅表性胃炎
E. 慢性萎缩性胃炎

2. 患者，男性，36 岁。上腹不适 5 年伴嗳气，胃镜检查见胃窦黏膜苍白，皱襞变细而平坦，

活检发现中度不典型增生。可能的诊断为

A. 胃癌
B. 慢性萎缩性胃炎
C. 胃溃疡
D. 十二指肠球部溃疡
E. 慢性胃炎

3. 患者，女性，43 岁。诊断为消化性溃疡 2 年，近日感上腹饱胀不适，疼痛于餐后加重，并有恶心、呕吐，大量呕吐后症状可以缓解，呕吐物含有发酵酸性宿食。该患者最可能发生的并发症是

A. 上消化道大量出血
B. 幽门梗阻
C. 溃疡穿孔
D. 溃疡癌变
E. 肝性脑病

4. 患者，男性，51 岁。上腹痛 2 年余，周期性发作，最近 1 周持续左上腹痛。钡餐视胃角部龛影，直径 1.0cm。胃酸分析正常偏低。最可能的诊断是

A. 胃癌
B. 十二指肠球部溃疡
C. 胃溃疡
D. 球后溃疡
E. 胃泌素瘤

5. 患者，男性，28 岁。自去年冬季以来每日发生空腹痛，进食后疼痛缓解。平时伴有恶心、呃逆、反酸，查体在剑突右侧有局限压痛，无反跳痛。该患者可能的诊断为

A. 急性胃炎
B. 慢性胃窦炎
C. 胃溃疡
D. 十二指肠溃疡
E. 食管憩室

6. 患者，男性，45 岁。有消化性溃疡史。原有疼痛节律消失，变为持续，上腹痛，伴频繁呕吐，呕吐物含发酵性宿食。该患者最可能发生的并发症是

A. 上消化道出血
B. 穿孔
C. 幽门梗阻
D. 癌变
E. 肝性脑病

7. 患者，男性，50 岁。既往体健，进行性食欲缺乏、消瘦、乏力，伴腹上区不适 5 个月。近 2 个月来，上述症状日见加重。检查：Hb 80g/L，尿常规正常，ALT 30U，ALB 30g/L，免疫球蛋白 20g/L，BSP（磺溴酞钠）潴留试验 45 分钟 $<5\%$，粪便隐血试验（+++）。最可能的诊断是

A. 门脉性肝硬化
B. 消化性溃疡
C. 慢性胰腺炎
D. 胃癌
E. 慢性迁延性肝炎

8. 患者，女性，47 岁。因肝硬化伴腹水入院治疗。近 2 天突然呕血约 1000ml，现出现嗜

睡、精神错乱、幻觉，伴扑翼样震颤，脑电图异常。给该患者灌肠时首选的灌肠液是

A. 生理盐水
B. 小苏打水
C. 液状石蜡
D. 稀释的食醋溶液
E. 新霉素液

9. 患者，男性，32岁。腹泻3~5次/日，稀便时带黏液及血，已2年余，时重时轻。近3个月来发热、腹泻，8~9次/日，时有便血，左下腹有压痛。曾用呋喃唑酮、氯霉素、甲硝唑治疗无效。可能诊断为

A. 结肠癌
B. 阿米巴痢疾
C. 细菌性痢疾
D. 小肠吸收不良综合征
E. 溃疡性结肠炎

10. 某肝硬化患者就医时医师嘱其进食时细嚼慢咽，不吃硬、粗糙、多纤维食物。该患者某日聚餐后突然大量呕血，因抢救不及时而死亡。其出血原因是

A. 慢性胃炎
B. 胃急性糜烂
C. 胃应激性溃疡
D. 食管破裂
E. 食管及胃底静脉破裂

11. 患者，男性，50岁。诊断为肝硬化，入院2天后突然出现呕血，提示胃内积血量为

A. 50~100ml
B. 100~150ml
C. 150~200ml
D. 200~250ml
E. 250~300ml

12. 患者，男性，50岁。2年前出现皮肤瘙痒和黄疸，诊断为原发性胆汁性肝硬化，近1周黄疸加深，出现大量腹水。下列护理措施中错误的是

A. 定期测量腹围
B. 按医嘱给予利尿药
C. 低盐饮食，限制每日食盐5g
D. 指导患者取半卧位以减轻呼吸困难
E. 进水量限制在1000ml/d左右，准确记录每日出入量

13. 患者，男性，40岁。肝硬化多年，近日因腹胀明显，给予腹腔穿刺放液。昨晚，患者突然出现睡眠障碍，意识模糊，言语不清；查脑电图有特征性异常。诊断该患者现属于肝性脑病的

A. 前驱期
B. 昏迷前期
C. 浅昏迷期
D. 深昏迷期
E. 昏睡期

14. 肝硬化患者，出现表情欣快，语无伦次，昼睡夜醒。考虑为肝性脑病昏睡期。护士对患者饮食指导不正确的是

A. 高糖饮食
B. 高蛋白质饮食
C. 高维生素饮食
D. 不能进食者可静脉滴注葡萄糖
E. 酌情限水、限钠

15. 患者，男性，46 岁。肝硬化腹水患者，近 2 周来腹胀、尿少加重，首选的利尿药是

A. 螺内酯　　B. 氢氯噻嗪

C. 呋塞米　　D. 甘露醇

E. 氯噻酮

16. 患者，男性，29 岁。既往身体健康。近半个月来感肝区疼痛，食欲缺乏，来医院就诊。查体：肋下二横指可触及肝下缘，有压痛。甲胎蛋白定量 >800μg/L，丙氨酸氨基转移酶持续升高。考虑该患者可能是

A. 肝性脑病昏迷期　　B. 肝硬化代偿期

C. 肝硬化失代偿期　　D. 原发性肝癌

E. 原发性肝癌并发结节破裂出血

17. 患者，女性，46 岁。肝硬化病史 7 年。午饭后突然呕吐褐色胃内容物，量约 500ml，急诊入院。出血部位最可能在

A. 食管中上段　　B. 食管下段及胃底

C. 直肠　　D. 胃体

E. 十二指肠

18. 患者，男性，33 岁。于大量饮酒和饱餐后突然出现中上腹持续性绞痛，伴有频繁呕吐，吐出食物和胆汁，呕吐后腹痛不减轻。查体：上腹压痛、反跳痛，肠鸣音减弱。测血清淀粉酶 1200U/L。诊断为急性胰腺炎。对该患者首选的处理措施为

A. 解痉镇痛

B. 静脉输液，补足血容量，维持水、电解质和酸碱平衡

C. 应用生长抑素抑制胰液分泌

D. 禁食、胃肠减压

E. 服用抗生素

19. 患者，女性，53 岁。因上消化道出血伴休克紧急入院抢救，欠妥的护理措施是

A. 头低足高卧位　　B. 暂禁食

C. 建立静脉通路　　D. 配血

E. 氧气吸入

20. 患者，女性，57 岁。慢性肝炎病史 15 年，患肝硬化 7 年，曾多次住院。护士对该患者进行保健指导，不妥的是

A. 多吃蔬菜、水果，防止便秘　　B. 注意保暖、预防感染

C. 戒烟酒　　D. 适量脂肪饮食，增进食欲

E. 保证充足休息，定期随访

21. 患者，男性，41 岁。有肝硬化史 11 年，近日来突感剧烈腹痛，有血性腹水与血便，继

之发热、休克，腹水迅速增多，脾大。应考虑发生了

A. 门静脉高压
B. 肝性脑病
C. 幽门梗阻
D. 自发性腹膜炎
E. 食管-胃底静脉曲张破裂出血

22. 患者，女性，37 岁。曾有乙型肝炎史，近 2 年来全身乏力、食欲减退，经常牙龈、鼻出血，月经紊乱。检查：脾大，全血细胞减少。分析造成出血倾向的主要原因除外

A. 毛细血管脆性增加
B. 肝脏合成凝血因子减少
C. 营养不良
D. 脾功能亢进
E. 白蛋白低

三 A3/A4 型题

（1~4 题共用题干）

患者，男性，40 岁。3 年前确诊为胃溃疡。近几日来，感上腹饱胀不适，尤以餐后为甚，并伴有恶心、呕吐，呕吐物为发酵性宿食。

1. 胃溃疡的疼痛节律为

A. 餐后即开始，持续 2 小时缓解
B. 餐前 30 分钟出现，进餐缓解
C. 餐后 2 小时出现，进餐缓解
D. 餐后 0.5~1.0 小时出现，至下餐前缓解
E. 餐后 3~4 小时出现，进餐缓解

2. 胃溃疡的好发部位是

A. 胃贲门部
B. 胃底部
C. 胃体大弯侧
D. 胃角和胃窦小弯
E. 胃幽门部

3. 下列最符合胃溃疡上腹痛特点的是

A. 病程较短
B. 疼痛部位常在上腹正中或偏右
C. 空腹痛、饥饿痛
D. 多与夏季天气炎热有关
E. 典型节律为进食—疼痛—缓解

4. 该患者最有可能出现的并发症为

A. 出血
B. 穿孔
C. 幽门梗阻
D. 癌变
E. 感染

（5~6 题共用题干）

患者，男性，62 岁。有胃溃疡史 8 年。近来中上腹有饱胀感，粪便隐血试验多次呈阳

性，有贫血体征。

5. 以下符合胃溃疡的特点的是

A. 发病年龄多见于老年人
B. 好发于胃大弯
C. 上腹压痛点常在上腹偏右
D. 疼痛多在饭后 3~4 小时发生
E. X 线钡餐检查胃小弯处有龛影

6. 该患者可能发生了

A. 出血
B. 穿孔
C. 癌变
D. 幽门梗阻
E. 胃动力障碍

（7~8 题共用题干）

患者，男性，48 岁。近一段时间常感上腹正中或偏右处疼痛不适，尤以夜间为甚，疼痛为饥饿痛，进食可缓解。

7. 可初步诊断为

A. 肝癌
B. 胃炎
C. 胃溃疡
D. 急性胰腺炎
E. 十二指肠溃疡

8. 十二指肠溃疡的好发部位是

A. 球部
B. 降部
C. 水平部
D. 升部
E. 降部和升部

（9~11 题共用题干）

患者，男性，50 岁。消化性溃疡多年，今晨突感全腹部剧烈而持续的疼痛，并两腿卷曲在床上，不愿移动体位。

9. 消化性溃疡患者出现全腹压痛、反跳痛及板样强直，表明有

A. 食管静脉破裂
B. 癌变
C. 穿孔
D. 幽门梗阻
E. 出血

10. 消化性溃疡患者应避免口服

A. 链霉素
B. 庆大霉素
C. 泼尼松
D. 多潘立酮
E. 甲氧氯普胺

11. 消化性溃疡最常见的并发症是
A. 上消化道出血
B. 急性穿孔
C. 慢性穿孔
D. 幽门梗阻
E. 癌变

（12~14 题共用题干）

患者，女性，32 岁。反复右下腹部疼痛、腹泻 3 个月，粪便呈糊状，无黏液及脓血，每天排便 2~4 次。X 线钡剂检查发现回盲部有跳跃征。诊断为肠结核。

12. 结核分枝杆菌侵犯肠道主要是
A. 血液传播
B. 经口感染
C. 呼吸道传播
D. 生殖道传播
E. 体液感染

13. 肠结核的发病部位多位于
A. 升结肠
B. 空肠
C. 横结肠
D. 回盲部
E. 降结肠

14. 肠结核的预防重点是
A. 防止便秘，保持排便通畅
B. 增强机体抵抗力
C. 加强宣传教育
D. 重视餐具消毒，讲究卫生
E. 加强肺结核的早期诊断和治疗

（15~16 题共用题干）

患者，女性，45 岁。诊断为溃疡性结肠炎收住院，每天腹泻 5~6 次，有少量脓血便。

15. 对此类患者饮食护理应注意
A. 给予易消化、富含纤维素饮食
B. 低蛋白饮食
C. 进食无渣流质或半流质饮食
D. 多进食新鲜水果
E. 多吃蔬菜

16. 溃疡性结肠炎患者首要的护理问题是
A. 腹痛
B. 腹泻
C. 体液不足
D. 营养失调
E. 感染

（17~20 题共用题干）

患者，男性，70 岁。有长期的酗酒史，因肝硬化多次住院，此次因腹水和黄疸再次入院。查体：T 36.1℃，P 92 次/分，R 26 次/分，BP 140/80mmHg。

17. 肝硬化腹水产生的机制为
    A. 脾功能亢进
    B. 血浆白蛋白增多
    C. 门静脉压力增高
    D. 醛固酮分泌减少
    E. 肾小球滤过增加
18. 肝硬化失代偿期患者可出现
    A. 雄激素增多
    B. 雌激素增多
    C. 糖皮质激素增多
    D. 合成凝血因子增多
    E. 血红蛋白增多
19. 肝硬化晚期发生肝肾综合征的主要原因是
    A. 泌尿系统感染
    B. 脾功能亢进
    C. 肾脏有效血容量不足
    D. 肾单位坏死
    E. 机体免疫力下降
20. 肝硬化内分泌失调引起的表现是
    A. 出血
    B. 贫血
    C. 腹水
    D. 营养障碍
    E. 皮肤色素沉着

（21~24 题共用题干）

患者，男生，60 岁。肝硬化多年，近日感腹胀、呼吸困难。B 超示大量腹水。

21. 对其护理措施不适宜的是
    A. 患者取平卧休息
    B. 遵医嘱严格限制水盐摄入
    C. 预防压疮
    D. 准确记录每日出入液量
    E. 协助腹腔放液或腹水浓缩回输
22. 肝硬化最突出的表现为
    A. 出血倾向和贫血
    B. 脾变大
    C. 侧支循环的建立与开放
    D. 腹水
    E. 电解质紊乱
23. 肝硬化腹水患者，每日进水量限制在
    A. 1500ml
    B. 1000ml
    C. 800ml
    D. 500ml
    E. 300ml
24. 治疗肝硬化腹水时，如利尿过快，尿量过多，最易诱发
    A. 上消化道出血
    B. 肝性脑病

C. 感染　　D. 急性肾衰竭

E. 酸碱失衡

（25～27题共用题干）

患者，男性，55岁。肝硬化病史5年，1年前胃镜检查显示食管-胃底静脉中度曲张，未行规律治疗。6小时前进食后出现呕血，伴大汗、心悸，急诊入院。查体：BP 80/45mmHg，P 124次/分，面色苍白，四肢冰冷，口唇发绀。

25. 若该患者出现恶心、欲吐时，应告知其头偏向一侧，意义在于

A. 减少出血　　B. 利于止血

C. 防止窒息　　D. 便于测血压

E. 减轻患者的心理压力

26. 该患者目前首要的治疗措施是

A. 胃镜下止血　　B. 开放静脉通路，补充血容量

C. 手术治疗　　D. 立即应用止血药物

E. 三腔二囊管压迫止血

27. 为预防该患者并发肝性脑病，正确的处理措施是

A. 给予缓泻药　　B. 用弱酸性溶液灌肠

C. 用开塞露通便　　D. 行全消化道灌洗

E. 用肥皂水灌肠

（28～30题共用题干）

患者，女性，50岁。患慢性迁延性肝炎20余年。近1个月来感全身明显乏力，食欲缺乏，腹胀，腹泻而入院。入院时查体，面色灰暗，体形消瘦，皮肤巩膜轻度黄染，腹部膨隆，叩诊有移动性浊音。

28. 患者腹部出现移动性浊音，提示

A. 肝脾大　　B. 卵巢囊肿

C. 肠梗阻　　D. 腹水＞1000ml

E. 腹水＜100ml

29. 经确诊该患者已处于肝硬化失代偿期。该患者腹水形成的主要原因是

A. 门静脉高压　　B. 血浆白蛋白升高

C. 肝淋巴液生成过少　　D. 肾小球滤过率增加

E. 抗利尿激素减少

30. 该患者饮食上应限制哪种离子的摄入

A. 钾　　B. 钠

C. 钙
D. 磷
E. 镁

（31～33 题共用题干）

患者，女性，60 岁。因“消瘦、腹胀、食欲缺乏 5 年”入院，病前曾有慢性肝病史。查体：皮肤、巩膜黄染，腹部膨隆，移动性浊音阳性，脾肋下可触及。

31. 该患者首先要考虑的诊断是
A. 原发性肝癌
B. 肝硬化伴腹水
C. 活动性肝病
D. 肝脓肿
E. 多囊肝

32. 医嘱给予以下药物静脉滴注，护士应首先输入
A. 代血浆
B. 葡萄糖氯化钠注射液
C. 10% 葡萄糖注射液
D. 精氨酸
E. 支链氨基酸

33. 如经三腔二囊管压迫止血 24 小时后未见继续出血，此时对三腔二囊管的处理应是
A. 三腔二囊管继续压迫 24 小时
B. 气囊放气后留置三腔二囊管观察 24 小时
C. 继续压迫至粪便隐血转阴后放气拔管
D. 放气拔管，继续内科治疗
E. 放气拔管，转外科手术治疗

（34～37 题共用题干）

患者，男性，61 岁。普查发现肝左叶占位病变约 3cm × 3cm，查体无阳性体征发现，肝肾功能正常。

34. 下列哪项检查最有助于诊断原发性肝癌
A. AFP（+）
B. X 线胸片
C. γ-GT
D. CT
E. CEA（-）

35. 诊断明确后的治疗原则是
A. 介入治疗
B. 放疗
C. 争取手术治疗
D. 肝动脉插管、化疗
E. 化疗

36. 对患者的疼痛护理不妥的是
A. 限制镇痛药的应用
B. 一般不限制镇痛药的应用

C. 听录音机转移患者的注意力　　D. 护理人员要给予心理支持
E. 创造舒适、安静的环境

37. 患者突然出现腹部剧痛及腹膜刺激征，应首先考虑
A. 急性胰腺炎　　B. 急性胆囊炎
C. 急性胃穿孔　　D. 肝癌腹膜转移
E. 肝癌结节破裂

（38~39 题共用题干）

患者，男性，56 岁。肝硬化 5 年，少量腹水，口服利尿药，近日为补充营养，口服蛋白粉。家属发现其表情淡漠，回答问题准确，但吐字不清，有双手扑翼样震颤，初步诊断为肝性脑病。

38. 其发病诱因为
A. 上消化道出血　　B. 高蛋白饮食
C. 感染　　D. 大量排钾利尿
E. 放腹水

39. 肝性脑病患者的护理措施中，最重要的环节是
A. 加强安全措施　　B. 去除和避免一切诱发因素
C. 注意休息　　D. 合理饮食
E. 密切观察病情变化

（40~41 题共用题干）

患者，男性，69 岁。有肝硬化病史，因呕血、黑便 2 天急诊入院。经补液治疗，病情稳定，患者既往多次发作肝性脑病。

40. 为预防肝性脑病的发生，应首先采取
A. 卧床休息　　B. 灌肠导泻，清除肠道积血
C. 预防性使用抗生素　　D. 严格限制蛋白质摄入
E. 输血、补液治疗

41. 肝性脑病可分为
A. 前驱期、昏迷前期、昏迷期
B. 昏迷前期、昏睡期、昏迷期
C. 前驱期、昏睡期、昏迷期
D. 潜伏期、前驱期、昏迷前期、昏睡期、昏迷期
E. 前驱期、昏迷前期、昏睡期

(42~43 题共用题干)

患者，肝硬化多年，近日因腹胀明显，给予腹腔穿刺放液。昨晚，患者突然出现睡眠障碍，意识模糊，言语不清；查脑电图有特征性异常。

42. 诊断该患者现属于肝性脑病的

A. 前驱期　　B. 昏迷前期

C. 昏睡期　　D. 浅昏迷期

E. 深昏迷期

43. 此期的突出表现是

A. 多语、兴奋　　B. 肝臭

C. 意识模糊，扑翼样震颤　　D. 性格及行为异常

E. 昏睡及精神错乱

(44~46 题共用题干)

患者，男性，53 岁。确诊为肝性脑病。

44. 给予乳果糖口服，目的是

A. 导泻　　B. 酸化肠道

C. 抑制肠菌生长　　D. 补充能量

E. 保护肝脏

45. 引起肝性脑病最常见的原因是

A. 门体分流手术　　B. 原发性肝癌

C. 妊娠急性脂肪肝　　D. 肝硬化

E. 严重胆管感染

46. 为肝性脑病患者灌肠时，应选用的溶液是

A. 温水　　B. 苏打水

C. 肥皂水　　D. 2% 碳酸氢钠溶液

E. 生理盐水或弱酸性溶液

(47~49 题共用题干)

患者，女性，50 岁。因肝硬化肝性脑病住院，患者淡漠少言，常衣冠不整，反应迟钝。

47. 对此期患者的饮食护理应注意

A. 禁止从胃肠道补充蛋白质　　B. 开始数天限制蛋白质每天在 20g 以内

C. 蛋白质应首选动物蛋白　　D. 应多饮水，增加食物吸收

E. 可适当增加高脂肪食物的摄入，补充营养

48. 在肝性脑病的治疗中，禁止使用的药物是
    A. 西咪替丁
    B. 地西泮
    C. 谷氨酸钾
    D. 精氨酸钾
    E. 硫酸镁

49. 氨中毒引起肝性脑病的主要机制是
    A. 氨促使氨基酸代谢不平衡
    B. 氨干扰大脑的供能代谢
    C. 氨使蛋白质代谢障碍
    D. 氨引起神经传导异常
    E. 氨取代正常神经递质

（50~52 题共用题干）

患者，女性，47 岁。中午饱餐后出现上腹部绞痛，同时向腰背部呈带状放射，已持续 6 小时，怀疑为急性胰腺炎。

50. 此时最具诊断意义的实验室检查为
    A. 白细胞计数
    B. 血清淀粉酶测定
    C. 尿液淀粉酶测定
    D. 血清脂肪酶测定
    E. 血清丙氨酸氨基转移酶测定

51. 如诊断为急性胰腺炎，患者血清淀粉酶开始升高的时间是发病后
    A. 2~4 小时
    B. 2~12 小时
    C. 12~14 小时
    D. 14~18 小时
    E. 18~24 小时

52. 如诊断为急性胰腺炎，处理中最重要的是
    A. 抗菌治疗
    B. 抑制胰液分泌
    C. 镇痛
    D. 维持有效血容量
    E. 手术治疗

（53~54 题共用题干）

患者，男性，48 岁。因上消化道出血使用三腔二囊管为其止血，压迫 3 天后出血停止，考虑拔管。

53. 此时需留管再观察的时间是
    A. 6 小时
    B. 8 小时
    C. 12 小时
    D. 24 小时
    E. 48 小时

54. 导致上消化道大量出血最常见的病因是
    A. 食管癌
    B. 胃癌

C. 急性胃炎　　D. 消化性溃疡
E. 肝硬化

（55~58 题共用题干）

患者，男性，47 岁。3 年前中上腹间歇性隐痛，常于餐前或餐后 4~5 小时发生，偶尔在睡眠时发生，进食后疼痛可好转，4 天前上腹疼痛加剧，服阿托品无效，进食后不缓解。查体：腹软，中上腹有轻度压痛，肝、脾未及，移动性浊音（-）。化验：WBC 5.0×10^9/L，Hb 100g/L。尿常规（-），粪便隐血（+++）。

55. 患者可能的诊断是
A. 上消化道出血　　B. 急性胃炎
C. 急性胰腺炎　　D. 胃癌
E. 溃疡性结肠炎

56. 该病最常见的临床表现是
A. 恶心、呕吐　　B. 呕血、黑便
C. 腹泻、便秘　　D. 反酸、嗳气
E. 上腹区不适

57. 黑便提示出血量
A. 5~10ml　　B. 10~50ml
C. 50~100ml　　D. 100~250ml
E. 250~300ml

58. 该患者最佳的治疗措施是
A. 少量多餐　　B. 加强锻炼
C. 抑制胃酸分泌　　D. 促进胃肠蠕动
E. 抗菌及保护胃黏膜

四 B 型题

（1~2 题共用备选答案）
A. 霉变食物　　B. 胆汁反流
C. 暴饮暴食　　D. 循环障碍
E. 急性重症肝炎

1. 与肝硬化的发病有关
2. 与消化性溃疡的发病有关

（3~4 题共用备选答案）
A. 高热量、高蛋白、高维生素、易消化饮食

B. 高热量、低脂肪、低盐、忌蛋白质饮食

C. 高热量、高维生素、高效价低蛋白饮食

D. 低盐、高维生素、低蛋白质饮食

E. 低动物脂肪、低胆固醇、少糖、少盐饮食

3. 代偿期肝硬化者选用

4. 肝性脑病者选用

（5~6 题共用备选答案）

A. <1cm　　B. 2~3cm

C. >3cm　　D. <3cm

E. 2cm

5. B 超检查能发现多大的肝癌

6. CT 检查能发现多大的肝癌

（7~8 题共用备选答案）

A. 节律性上腹疼痛　　B. 转移性疼痛

C. 上腹饱胀　　D. 压榨性疼痛

E. 上腹部疼痛伴窒息感

7. 胃十二指肠溃疡上腹部疼痛可表现为

8. 萎缩性胃炎上腹部不适感可表现为

（9~10 题共用备选答案）

A. 无一定规律　　B. 疼痛—进食—疼痛

C. 疼痛—进食—缓解　　D. 进食—疼痛—疼痛

E. 进食—疼痛—缓解

9. 十二指肠壶腹部溃疡的疼痛规律是

10. 胃溃疡的疼痛规律是

（11~13 题共用备选答案）

A. 手术　　B. 药物治疗

C. 消除病因　　D. 补充血容量

E. 随访

11. 急性糜烂性胃炎伴低血压时首选

12. 慢性胃炎胃黏膜活检示肠上皮化生时

13. 急性糜烂性出血性胃炎主要治疗措施

（14~15 题共用备选答案）

A. 柏油样便
B. 黏液脓血便
C. 呕大量鲜红色血液
D. 长期持续粪便隐血试验阳性
E. 长期反复解鲜红色血便

14. 十二指肠壶腹部溃疡并活动性出血最常见的症状为
15. 癌性溃疡出血最常见的症状为

（16~17 题共用备选答案）

A. 增加对氨的吸收
B. 降低血氨的代谢
C. 蛋白质分解，肠内产氨增多
D. 脑组织缺氧降低了对氨的耐受性
E. 引起代谢性碱中毒，促使氨通过血脑屏障

16. 上消化道出血诱发肝性脑病的原因是
17. 大量放腹水诱发肝性脑病的原因是

（18~19 题共用备选答案）

A. 肝性脑病前驱期
B. 肝性脑病昏迷前期
C. 肝性脑病昏睡期
D. 肝性脑病昏迷期
E. 亚临床肝性脑病

18. 以昏睡和精神错乱为主，大部分时间昏睡，但可被唤醒的是
19. 意识完全丧失，不能被唤醒，扑翼样震颤无法引出的是

（20~22 题共用备选答案）

A. 肝臭
B. 血性腹水
C. 食管-胃底静脉曲张
D. 中上腹部刀割样疼痛，向腰背部呈带状放射
E. 上腹部“夜间痛”

20. 肝性脑病的表现是
21. 肝癌的表现是
22. 急性胰腺炎的表现是

（23~25 题共用备选答案）

A. 出血
B. 穿孔

C. 感染
D. 肝性脑病
E. 肝肾综合征

23. 消化性溃疡最常见的并发症是
24. 肝硬化最常见的并发症是
25. 晚期肝硬化最严重的并发症是

（26~27题共用备选答案）

A. 吗啡
B. 血浆
C. 替硝唑
D. 哌替啶
E. 施他宁

26. 急性出血坏死型胰腺炎时，镇痛通常用
27. 急性出血坏死型胰腺炎时，抑制和减少胃肠分泌通常用

五 X型题

1. 下列属于上消化道的是
A. 食管
B. 结肠
C. 胃、十二指肠
D. 胃空肠吻合口
E. 胰腺、胆道

2. 严重呕血患者饮食护理不正确的是
A. 暂禁食
B. 温热的流食
C. 温凉的流食
D. 软食
E. 普食

3. 有关呕血与黑便的讨论，正确的是
A. 有黑便不一定有呕血
B. 有呕血常伴黑便
C. 呕血呈咖啡色是血液在胃内经胃酸作用形成亚铁血红素所致
D. 黑便呈柏油样是由于血红蛋白中铁与肠内硫化物作用形成硫化铁所致
E. 幽门以上出血表现为呕血，幽门以下出血表现为黑便

4. 呕吐患者的护理措施中不正确的是
A. 剧烈呕吐时需要暂时禁食
B. 口服补液应少次多量
C. 鼓励患者多进行浅快呼吸
D. 腹胀明显提示需要补钠
E. 可给予腹部热敷

5. 下列对慢性胃炎分型有意义的是
A. 血清促胃液素测定
B. 胃镜及活组织检查

C. 上消化道造影　　D. 血清壁细胞抗体测定

E. 胃液分析

6. 以下符合 B 型胃炎表现的是

A. 病变以胃窦部为主　　B. 血清促胃液素含量降低

C. 壁细胞抗体效价较低　　D. 由自身免疫引起

E. 大多由幽门螺杆菌引起

7. 急性胃炎的治疗原则包括

A. 积极治疗原发病

B. 停用损伤胃黏膜的药物，服用抑酸或抗酸药物

C. 出现消化道大出血应及时处理

D. 呕吐明显，不能进食者需静脉补充液体及营养，补充电解质

E. 如有恶性贫血可注射维生素 B_{12} 纠正贫血

8. 慢性胃炎治疗原则叙述正确的是

A. 幽门螺杆菌感染常采用二联疗法（枸橼酸铋钾与阿莫西林联合应用）

B. 胃酸缺乏者可用稀盐酸、胃蛋白酶合剂

C. 胃酸增高者可用抑酸或抗酸药

D. 胃肠蠕动减慢者应用胃肠动力药

E. 胆汁反流者可用考来烯胺或氢氧化铝凝胶吸附

9. 指导患者服用枸橼酸铋钾（CBS）时，正确的叙述是

A. 可有恶心、一时性血清转氨酶升高　　B. 可用吸管直接吸入

C. 可出现便秘和黑便　　D. 最好在餐后半小时服用

E. 极少数患者可出现急性肾衰竭

10. 属于消化性溃疡典型临床特点的是

A. 病程长　　B. 发作期和缓解期交替出现

C. 精神因素和过度劳累可诱发　　D. 全身症状较明显

E. 节律性疼痛

11. 关于胃溃疡的叙述正确的是

A. 可见于任何年龄，青少年居多　　B. 慢性病程

C. 同期性发作　　D. 节律性上腹痛

E. 春秋季节易发作，容易复发

12. 下列饮食中，与胃癌发生无关的是

A. 进食过烫　　B. 腌制食品

C. 粗糙食物　　D. 霉变食物

E. 烟熏食物

13. 肠结核患者的饮食护理，正确的是

A. 高热量　　B. 高蛋白

C. 高维生素　　D. 易于消化的食物

E. 富含脂肪和粗纤维的食物

14. 关于肠结核腹痛特点描述不正确的是

A. 多位于左下腹部，也可牵涉腹部或脐周

B. 疼痛的性质多为钝痛或隐痛

C. 进餐后腹痛可缓解

D. 排便后腹痛加重

E. 并发肠梗阻时有腹绞痛，常位于左下腹或脐周

15. 以下关于 X 线钡剂灌肠检查不正确的是

A. 检查前 2 天开始半流质多渣饮食

B. 检查前 1 天晚上服用导泻药

C. 检查当天早晨无须禁食，流质饮食即可

D. 向患者解释钡剂一般于灌肠第 2 天可排出，在此期间粪便呈黄白色

E. 检查后应观察患者排便情况，有便秘者可多饮水，禁用导泻药

16. 引起肝硬化的病因包括

A. 甲型肝炎　　B. 酒精中毒

C. 胆汁淤积　　D. 营养障碍

E. 血吸虫病

17. 肝硬化患者由于肝功能减退出现的症状包括

A. 全身症状　　B. 消化道症状

C. 出血倾向和贫血　　D. 意识障碍

E. 内分泌失调

18. 关于三腔二囊管的护理正确的是

A. 胃囊保持压力约 50mmHg　　B. 食管囊保持压力约 40mmHg

C. 气囊压迫以 3~4 天为限　　D. 拔管前口服液状石蜡

E. 出血停止后可立即拔管

19. 原发性肝癌患者适宜手术的指征是

A. 明显腹水、黄疸　　B. 无严重肝硬化

C. 肝功能代偿好　　D. 肿瘤未超过半肝

E. 肿瘤未侵犯第一肝门

20. 肝性脑病患者饮食护理不正确的是

A. 每天总热量以脂肪为主　　B. 病情好转后主要选择动物蛋白

C. 血氨偏高者限制蛋白质摄入　　D. 每天饮水量应大于 2000ml

E. 饮食中应控制维生素 C 的摄入

21. 关于肝性脑病的叙述，正确的是

A. 治疗时可静脉输注芳香族氨基酸

B. 肝硬化发生肝性脑病可达 70%

C. 根据原因可将肝性脑病分为两种类型

D. 血吸虫病性肝纤维化因有侧支循环，较易发生肝性脑病

E. 上消化道出血是门体分流性脑病的常见诱因

22. 急性胰腺炎腹痛呕吐消失后给予流质饮食，宜食用

A. 果汁　　B. 牛奶

C. 胡萝卜汁　　D. 米汤

E. 蜂蜜

23. 对急性胰腺炎患者应采取的护理措施不包括

A. 密切观察病情变化　　B. 协助患者采取屈膝侧卧位

C. 胃肠减压　　D. 用吗啡镇痛

E. 禁食期间不禁饮

24. 上消化道出血患者的饮食护理正确的是

A. 严重呕血者要暂时禁食 8~24 小时

B. 溃疡伴小量出血一般不需禁食

C. 食管静脉曲张破裂出血要禁食

D. 一般溃疡出血可进牛奶等流质

E. 粪便隐血试验持续阳性，应暂时禁食

25. 关于上消化道出血叙述正确的是

A. 均有呕血和黑便　　B. 有黑便不一定有呕血

C. 有呕血一定有黑便　　D. 呕血不会出现鲜红色

E. 可以出现鲜血便

26. 给上消化道出血患者进行指导时，包括

A. 教育患者养成良好的饮食习惯　　B. 禁食山楂等酸性食物

C. 帮助患者戒烟、戒酒　　D. 介绍常用药物的使用方法

E. 嘱患者定期进行门诊复查

27. 患者行胃镜检查后不正确的护理是

A. 检查后可进食

B. 检查后如患者咽痛，可用温水含漱或含咽片

C. 如腹胀不可进行腹部按摩

D. 流水清洗检查器械，避免交叉感染
E. 检查后有溃疡的患者严密观察病情变化

28. 关于胃镜检查术后患者饮食护理的描述，正确的是
A. 术后 30~60 分钟咽喉部无麻木感即可饮少量水
B. 术后 2 小时即可进温流食
C. 术后患者如无不适即可进温流食
D. 术后第一餐一般不给予普食
E. 术后如无特殊变化，第二餐可恢复正常饮食

29. 结肠镜检查的禁忌证包括
A. 严重心肺功能不全
B. 急性弥漫性腹膜炎
C. 急性重度结肠炎
D. 需做止血及结肠息肉摘除等治疗者
E. 腹腔脏器穿孔

六 案例分析题

（1~5 题共用题干）

患者，男性，52 岁。诊断为消化性溃疡。

1. 消化性溃疡的病因有
A. 幽门螺杆菌感染
B. 遗传因素
C. 心理因素
D. 非甾体抗炎药
E. 胆汁反流

2. 消化性溃疡患者宜少量多餐，其意义是
A. 中和胃酸
B. 减少胆汁反流
C. 促进胃液分泌
D. 减少对胃的刺激
E. 避免胃窦部过度扩张

3. 消化性溃疡活动期粪便隐血试验阳性提示出血量为
A. <1ml
B. 1~2ml
C. 2~3ml
D. 3~4ml
E. >5ml

4. 消化性溃疡并发急性穿孔行非手术治疗时，最重要的护理措施是
A. 禁饮食
B. 取半卧位
C. 有效的胃肠减压
D. 按医嘱及时使用抗生素
E. 输液维持体液平衡

5. 消化性溃疡伴小量出血无呕吐时采取的护理措施是
A. 静脉注射垂体后叶素
B. 少量温凉流质饮食

C. 冰水洗胃　　D. 随意饮食
E. 禁饮食

(6~8 题共用题干)

患者，女性，48 岁。诊断为消化性溃疡 2 年，近日感上腹饱胀不适，疼痛于餐后加重，并有恶心、呕吐，大量呕吐后症状可以缓解，呕吐物含有发酵酸性宿食。

6. 该患者最可能发生的并发症是
A. 上消化道大量出血　　B. 幽门梗阻
C. 溃疡穿孔　　D. 溃疡癌变
E. 肝性脑病

7. 以下护理措施正确的是
A. 禁食　　B. 限制液体的入量
C. 胃肠减压　　D. 观察呕吐物的量、性质和气味
E. 准确记录出入量

8. 此类患者可出现的典型体征为
A. 移动性浊音阳性　　B. 胃型及蠕动波
C. 蛙状腹　　D. 板状腹
E. 墨菲征阳性

(9~11 题共用题干)

患者，男性，53 岁。反复上腹痛 2 年，发作无规律，间断服用中成药治疗，症状控制不佳。近 2 个月来腹痛加剧伴黑便 1 次。平素工作繁忙，饮食欠规律。

9. 根据该患者的临床表现，不支持的诊断是
A. 胃溃疡　　B. 十二指肠溃疡
C. 胆囊炎　　D. 功能性消化不良
E. 慢性胃炎活动期

10. 为明确诊断，首选的检查应是
A. 上消化道钡餐造影　　B. 上腹部增强 CT
C. 上腹部 MR　　D. 常规胃镜检查 + 活检病理
E. DSA

11. 若患者诊断为胃十二指肠复合性溃疡，其正确处理包括
A. 检测 Hp 感染状态
B. PPI + 胃黏膜保护药（8 周）
C. 若 Hp 阳性：PPI + 阿莫西林 + 甲硝唑联合疗法（10 天）

D. 避免服用 NSAID

E. 三餐定时，规律起居

（12~14 题共用题干）

患者，男性，32 岁。昨日暴饮暴食后，突感上腹部剧烈而持续的疼痛，疼痛向腰背部呈带状放射。入院后查血清淀粉酶为 750U/L。

12. 该患者最重要的护理诊断

A. 焦虑

B. 知识缺乏

C. 疼痛

D. 恐惧

E. 体温异常（体温升高）

13. 以下护理措施中对于该患者是错误的有

A. 绝对卧床休息

B. 禁食

C. 胃肠减压

D. 维持水、电解质平衡

E. 经禁食 1~3 天，腹痛基本缓解后，可给患者恢复正常饮食

14. 经过 2 周的治疗，患者病情好转出院护士给予的出院指导正确的是

A. 强调禁食在治疗疾病过程中的重要性

B. 避免暴饮暴食和饱食

C. 可少量饮酒

D. 忌食刺激性食物

E. 出院初期避免劳累

（15~18 题共用题干）

患者，女性，46 岁。诊断原发性肝癌 5 个月余，肝区胀痛难忍。

15. 用下列方法中减轻患者疼痛效果较好的是

A. 舒适的环境和体位

B. 保持良好的心理状态

C. 教会患者放松的技巧，鼓励参与可转移注意力的活动

D. 在疼痛发生前给予镇痛药物

E. 采取化疗、放疗等综合措施

16. 原发性肝癌肝外血行转移最常见的部位是

A. 肺

B. 肾上腺

C. 骨

D. 肾

E. 脑

17. 原发性肝癌患者的疼痛牵涉到右肩提示

A. 癌块生长迅速　　B. 癌块压迫肝管

C. 肿瘤侵犯横膈　　D. 肿瘤液化、坏死

E. 肿瘤胸膜转移

18. 原发性肝癌的护理措施正确的是

A. 高脂饮食　　B. 自控镇痛

C. 减少探视　　D. 忌服损肝药

E. 缓解心理压力

（19~21 题共用题干）

患者，男性，48 岁。主因“食欲减退、恶心、呕吐、尿黄 1 周”入院。入院时嗜睡、烦躁不安，伴有牙龈出血、皮下瘀斑。

19. 入院后应紧急检查的项目包括（查体：T 36.5℃，P 78 次/分，R 20 次/分，BP 110/70mmHg。巩膜重度黄染，腹软，全腹无明显压痛、反跳痛，肠鸣音正常）

A. 血常规　　B. 肝功能

C. 凝血功能　　D. 血氨

E. 腹部 B 型超声

20. 该患者已经发生的并发症可能包括（入院后出现发热，体温 38℃，咳嗽，无痰，血常规示 WBC 16.8×10^9/L，N 0.89，Hb 104g/L，PLT 76×10^9/L）

A. 感染　　B. 消化道出血

C. 肝性脑病　　D. 肝肾综合征

E. 肝肺综合征

21. 此时应采取的治疗措施包括（入院后患者昏迷程度加深，由嗜睡、烦躁不安发展为浅昏迷）

A. 静脉补充芳香族氨基酸　　B. 保持排便通畅

C. 食醋保留灌肠　　D. 适量应用呋塞米

E. 静脉补充支链氨基酸

（22~26 题共用题干）

患者，男性，45 岁。以上腹部疼痛 6 小时为主诉入院，查血清淀粉酶 650U/L，诊断为急性胰腺炎。

22. 下列护理措施中对于该患者正确的是

A. 绝对卧床休息　　B. 胃肠减压

C. 解痉镇痛　　D. 心理护理
E. 出现高度腹胀或肠麻痹时，宜选用阿托品肌内注射

23. 急性胰腺炎患者首先升高的是
A. 血糖　　B. 血钙
C. 血清脂肪酶　　D. 血清淀粉酶
E. 尿淀粉酶

24. 急性胰腺炎的最常见病因是
A. 暴饮暴食　　B. 酗酒
C. 胰管梗阻　　D. 胆道疾病
E. 感染

25. 急性胰腺炎最基本的治疗方法
A. 禁食、补液　　B. 抗生素
C. 镇痛治疗　　D. 抑肽酶
E. 手术治疗

26. 急性胰腺炎行胃肠减压治疗的目的是
A. 解除胃痉挛
B. 解除胰管痉挛
C. 以免胃酸进入十二指肠刺激胰液分泌
D. 解除肠梗阻症状
E. 减轻弥漫性腹膜炎的症状

（27～30 题共用题干）

患者，女性，53 岁。有胆石症病史 15 年。上腹部剧痛 4 小时，呕吐 3 次，呕吐物中有胆汁。急诊入院，查白细胞 $2\times10^9/L$，中性粒细胞 0.80，怀疑为急性胰腺炎。

27. 护士应严密观察的项目包括
A. 生命体征　　B. 神志变化
C. 24 小时出入量　　D. 血、尿淀粉酶
E. 粪便隐血试验

28. 急性胰腺炎患者为减轻疼痛，护士可协助其采取的卧位是
A. 俯卧　　B. 去枕平卧
C. 头低脚高　　D. 屈膝侧卧
E. 半坐卧位

29. 急性胰腺炎患者禁食的目的是
A. 控制饮食　　B. 减少胃液分泌

C. 减少胰液分泌　　D. 防止呕吐

E. 避免胃扩张

30. 可确诊为急性胰腺炎的血清淀粉酶超过正常值的倍数是

A. 1 倍　　B. 2 倍

C. 3 倍　　D. 4 倍

E. 5 倍

(31~33 题共用题干)

患者，男性，61 岁。饮少量酒后出现上腹部剧痛 2 小时入院，既往高血压，胆石症病史，曾行胆囊切除。查体：BP 90/60mmHg，HR 102 次/分，律齐，双肺呼吸音清，腹略膨隆、软，中上腹压痛 (+)，无反跳痛及肌紧张，移动性浊音可疑阳性，肠鸣音减弱。

31. 为明确诊断应紧急检查的项目包括

A. 心电图　　B. 血常规

C. 血清淀粉酶　　D. 腹部 X 线平片

E. 腹部 B 超

32. 患者就诊后急诊应给予的治疗措施包括

A. 禁食　　B. 吸氧

C. 开放静脉　　D. 肌内注射山莨菪碱缓解疼痛

E. 预防性抗感染

33. 若患者血清淀粉酶正常，心电图下壁导联 ST 段略压低，B 超显示脂肪肝，因肠气干扰胰腺显示不清，肝内、外胆管不扩张，肝功能及胆红素正常，血常规示白细胞 18×10^9/L,血红蛋白 170g/L。则该患者最有可能的诊断是

A. 急性心肌梗死　　B. 急性胰腺炎

C. 急性化脓性胆管炎　　D. 腹主动脉夹层

E. 急性肺炎

参考答案与解析

一、A1 型题

1. E【解析】阻塞性黄疸者给予低蛋白质饮食，如不能进食者可鼻饲流质食物。

2. B【解析】急性腹泻应根据病情给予禁食、流质等。腹泻时进食以少渣、易消化食物为主，避免生冷、多纤维、味道浓烈的刺激性食物。

3. B【解析】腹泻患者的饮食应以低油脂、易消化、少纤维为主。若脂肪摄入过多会加

重胃肠道负担，刺激胃液分泌，而纤维多的食物能造成胃肠功能紊乱，都会导致腹泻加重。

4. A【解析】纤维胃镜检查是消化性溃疡的首选检查，对消化性溃疡有确诊价值，可直接观察溃疡部位、病变大小、性质，并可取活体组织做病理检查。

5. D【解析】急性胃炎进食应定时、有规律，避免暴饮暴食，避免辛辣刺激食物。一般进食少渣、温凉半流质饮食。如有少量出血，可给予牛奶、米汤等流质以中和胃酸。急性大出血或呕吐频繁时应禁食。

6. E【解析】胃镜及胃黏膜活组织检查是最可靠的诊断方法。通过胃镜在直视下观察黏膜病损，并可取活组织进行病理检查，明确病变类型，还可以检测幽门螺杆菌。

7. B【解析】自身免疫性胃炎因内因子缺乏，容易发生恶性贫血，患者可出现明显食欲缺乏、贫血和体重减轻。体征多不明显，有时可有上腹部轻压痛。

8. D【解析】急性胃炎的临床表现：多数患者症状不明显，或症状被原发病掩盖。有症状者主要表现为上腹部不适或隐痛。上消化道出血是该病突出的临床表现，突发呕血和黑便常为首发症状。大量出血可引起晕厥或休克，伴贫血。查体可有上腹部不同程度压痛。

9. C【解析】目前认为幽门螺杆菌感染是慢性非萎缩性胃炎及多灶萎缩性胃炎最主要的病因。幽门螺杆菌具有鞭毛，能在胃内穿过黏液层移向胃黏膜并在胃黏膜表面定植，引起细胞损害和炎症反应。

10. B【解析】急性胃炎的病因及发病机制：①药物，最常见的药物为非甾体抗炎药（NSAID），如阿司匹林、吲哚美辛等，其他还有某些抗肿瘤药、皮质类固醇、口服氯化钾或铁剂等。这些药物直接损伤胃黏膜上皮，NSAID 还可削弱胃黏膜屏障功能。②应激，严重创伤、大手术、大面积烧伤、颅内病变、败血症及其他严重脏器病变或多器官功能衰竭等应激因素都可影响胃黏膜的微循环，使黏膜缺血缺氧。应激性胃炎有时也可因精神刺激（亲属丧亡、天灾、事故等）引起。③乙醇，乙醇具有亲脂性和溶脂能力，高浓度乙醇可直接破坏胃黏膜屏障。

11. A【解析】慢性胃炎病程迁延，进展缓慢，缺乏特异性症状。70%~80% 的患者无任何症状，部分有上腹痛或不适、食欲减退、饱胀、嗳气、反酸、恶心和呕吐等非特异性消化不良表现，症状常与进食或食物种类有关。少数可有少量上消化道出血。

12. B【解析】紧急胃镜检查应在上消化道出血后 24~48 小时。

13. C【解析】急性胃炎的预防原则：①注意饮食卫生，不食不洁净的瓜果。②避免进食刺激性饮食，戒烟酒。③注意餐具卫生。④保证足够的休息和睡眠。⑤避免药物刺激。

14. B【解析】胃镜检查为确诊急性胃炎的方法。因胃黏膜修复能力很强，故胃镜检查应及时。胃镜下可见多发性糜烂、出血灶和浅表溃疡。

15. A【解析】胃溃疡疼痛的特点为进食—疼痛—缓解，即进食后 30 分钟至 1 小时出现，疼痛至下次餐前自动消失。

16. A【解析】消化性溃疡伴幽门梗阻患者纤维胃镜检查前应先抽尽胃内容物，必要时洗胃。

17. E【解析】消化性溃疡患者术后护理措施：①术后 3 小时内每 30 分钟测量血压。②观察胃管、伤口引流液的性质和量。③注意口腔护理。④禁食期间静脉补液。拔出胃管当日可少量饮水或米汤。术后短期内从胃管引流出大量鲜血，甚至出现呕血和黑便，无论血压是否下降，皆可判断为术后胃出血。早期活动可促进肠蠕动，预防肠粘连，减少术后并发症。

18. A【解析】在西咪替丁、阿托品、硫糖铝、前列腺素 E_2（PGE_2）和氢氧化铝凝胶中西咪替丁抑制胃酸和胃蛋白酶分泌最有效。西咪替丁属于 H_2受体阻断药，能明显抑制食物、组胺或五肽促胃液素等刺激引起的胃酸分泌，并使其酸度降低。本品对因化学刺激引起的腐蚀性胃炎有预防和保护作用，对应激性溃疡和上消化道出血也有明显疗效。

19. D【解析】质子泵抑制药（PPI）如奥美拉唑是抑制胃酸和胃蛋白酶分泌最有效的药物，几乎可完全抑制胃酸分泌。

20. A【解析】结肠镜检查可直接观察全结肠和回肠末段，内镜下病变肠黏膜充血、水肿、溃疡形成，可伴有大小及形态各异的炎性息肉、肠腔狭窄等。如果活检找到干酪样坏死性肉芽肿或结核分枝杆菌，则可以确诊肠结核。

21. D【解析】肠结核的症状和体征：①腹痛，多位于右下腹或脐周，间歇性发作，常为痉挛性发作伴腹鸣，于进餐后加重，排便或肛门排气后缓解。查体常有腹部压痛，常位于右下腹。当发生部分或完全性肠梗阻时，还可伴有其他肠梗阻症状。②腹泻与便秘，腹泻是溃疡性肠结核的主要临床表现之一。排便次数因病变的严重程度和范围不同而异，一般每日 2~4 次，重者每日达 10 余次。粪便呈糊状，一般不含黏液、脓血，无里急后重感。有时患者会出现腹泻与便秘交替。增生型肠结核以便秘为主要表现。③腹部肿块，常位于右下腹。一般比较固定，中等质地，伴有轻中度压痛。主要见于增生型肠结核。

22. B【解析】指导溃疡性结肠炎患者进食质软、易于消化、富含营养的少渣食物，以有利于吸收、减轻食物对肠黏膜的刺激并给予充足的热能，以维持机体代谢的需要。避免食用冷饮、多纤维素的蔬菜和水果以及其他刺激性食物，对乳制品以及其他不能耐受的食物，应避免摄入。急性发作期的患者，应进食流质或半流质。必要时遵医嘱予全要素饮食口服或管饲饮食，病情严重者应禁食，遵医嘱给予静脉营养。注意为患者提供良好的进餐环境，避免不良刺激，以增进患者的食欲。

23. D【解析】溃疡性结肠炎的好发部位是直肠、乙状结肠。

24. C【解析】腹泻和黏液脓血便，见于绝大多数溃疡性结肠炎患者。黏液脓血便是本病活动期的重要表现，排便次数及便血的程度反映病情轻重。

25. C【解析】胃镜检查术操作前准备：①患者准备。a. 术前向患者及家属说明检查的目的、意义、方法、如何配合及可能出现的不适，以消除紧张情绪；b. 了解有无麻醉药物过敏史；c. 检测乙型肝炎病毒、丙型肝炎病毒、梅毒、艾滋病标志物，对阳性者用专门胃镜检查；d. 检查前禁食 8 小时，有胃排空延缓者，需禁食更长时间，有幽门梗阻者应先抽尽胃内容物，必要时洗胃；e. 术前半小时遵医嘱肌内注射或静脉注射地西泮5~10mg，山莨菪碱10mg或阿托品0.5mg静脉注射，以镇静、减少胃蠕动和胃液分泌。②环境准备。检查室清洁、安静、温度适宜。③用物准备。胃镜检查用物、急救药品和器械、止血药物。

26. D【解析】溃疡性结肠炎的病因和发病机制尚未完全明确。可能导致溃疡性结肠炎发生的因素包括免疫因素、遗传因素、感染因素和环境因素。

27. E【解析】溃疡性结肠炎腹泻患者避免食用冷饮、多纤维素的蔬菜和水果以及其他刺激性食物，对乳制品以及其他不能耐受的食物，应避免摄入。

28. B【解析】氨基水杨酸制剂柳氮磺吡啶（SASP）是治疗本病的常用药，适用于轻、中度患者或重度经糖皮质激素治疗已有缓解者。

29. A【解析】肝硬化患者出血与肝脏合成凝血因子减少、胃肠失血、脾功能亢进有关。最主要的原因是肝脏合成凝血因子减少。

30. B【解析】门静脉高压症引起上消化道大出血，紧急有效的止血方法是三腔二囊管压迫止血。

31. C【解析】肝硬化时，肝脏对雌激素的灭活功能减退，体内雌激素增高，通过负反馈抑制腺垂体分泌促性腺激素及促肾上腺皮质激素的功能，致雄激素和肾上腺糖皮质激素减少。患者出现肝掌、蜘蛛痣、男性乳房发育，面部和其他暴露部位皮肤色素沉着等。出血、贫血是因为肝脏合成凝血因子减少以及脾功能亢进等引起；营养障碍是因食欲缺乏及消化吸收障碍引起。

32. E【解析】在B超引导下行肝穿刺活检具有肝硬化确诊价值，尤其适用于代偿期肝硬化的早期诊断。肝穿刺活检有假小叶形成是门静脉性肝硬化的最可靠诊断指标。

33. E【解析】有腹水者应限制水钠的摄入：限制钠的摄入（食盐1~2g/d），有稀释性低钠血症者应同时控制水的摄入（每日1000ml左右）。指导患者避免食用高钠食物，如各类腌制食品、罐头食品、酱油、含钠味精等。但是限制钠盐的摄入，常使患者感觉食物淡而无味，影响食欲。指导患者通过在食物中适量添加食醋、柠檬汁等改善食物口味，注意食物颜色的配搭，创造良好的就餐环境等方法来刺激食欲。

34. B【解析】肝硬化患者的腹水主要是由于门脉高压和低蛋白血症导致血浆中的大量液体进入组织间隙后，漏入腹腔所致。其性质为漏出液。

35. C【解析】肝硬化腹水的护理措施：①大量腹水的患者，应取半卧位。注意避免使腹内压力骤增，如剧烈的咳嗽、打喷嚏、用力排便等。②限制水、钠的摄入。③利尿药用药护理，使用利尿药时应特别注意维持水、电解质和酸碱平衡。利尿药不宜过快，每天体重减轻一般不超过0.5kg，有下肢水肿者每天体重减轻不超过1kg。长期服用利尿药者应定期监测血电解质的变化，及时纠正低血钾、低血钠等电解质紊乱。④腹腔穿刺放腹水的护理：a. 术前护理，术前向患者讲解注意事项，测量腹围及生命体征，指导患者排空膀胱以防术中误伤；b. 术中护理，术中应密切观察患者有无恶心、头晕、心悸、气短、出冷汗、面色苍白等不适，必要时测量生命体征，一旦出现异常应立即停止操作并对症处理。注意腹腔放液速度不宜过快，以防腹压骤然降低，内脏血管扩张而发生血压下降甚至休克等现象；c. 术后护理，术毕测量生命体征，用无菌敷料覆盖穿刺部位，保持穿刺部位的清洁干燥，如有渗液可用吸收性明胶海绵处理；记录抽出腹水的颜色、性状和量，腹水标本及时送检。大量抽腹水者，术后必要时可用腹带加压包扎，以免腹压骤降。⑤病情观察，准确记录出入液量，定期测量腹围、体重，观察腹水和下肢水肿的消长情况，教会患者正确的测量和记录方法。测量腹围时应注意于同一时间、同一体位、同一位置进行测量；测量体重时应注意在空腹、衣着相同、排空膀胱的情况下进行，避免其他因素的干扰，保证测量数据的准确性。

36. E【解析】X线钡餐显示虫蚀样或蚯蚓状充盈缺损是出现食管-胃底静脉曲张的体现。肝硬化会出现食管-胃底静脉曲张。其他选项并不是肝硬化所特有的，肝炎也可出现此类变化。

37~38 E、B【解析】肝硬化患者内分泌紊乱主要有雌激素增多、雄激素减少表现。男性表现为乳房发育、毛发脱落、性欲减退、睾丸萎缩等；女性患者有月经失调、闭经、不孕等。部分患者出现肝掌、蜘蛛痣。

39. A【解析】腹水是晚期肝硬化最突出的表现。轻者腹胀，大量腹水时腹部隆起，状如蛙腹，可引起呼吸困难、心悸和脐疝。腹水形成与下列因素有关：①门静脉高压。②血浆白蛋白降低。③肝淋巴液生成过多。④抗利尿激素及继发性醛固酮增多而引起水钠重吸收增多。⑤有效循环血容量不足致肾血流量减少，肾小球滤过率降低。其中顽固性腹水形成的主要原因是门静脉高压。

40. C【解析】肝硬化患者由于食管-胃底静脉曲张破裂，引起上消化道出血，肠道氨的产生和吸收增多，而诱发肝性脑病。

41. B【解析】灌肠或导泻，清除肠道内的积食、积血或其他含氮物质。可使用生理盐水或弱酸性溶液（如稀醋酸）灌肠，也可口服乳果糖或乳梨醇等缓泻药导泻。稀醋溶液可酸化肠道，减少肠道氨的吸收，预防肝性脑病。

42. B【解析】长期大量酗酒，乙醇、乙醛（乙醇中间代谢产物）的毒性作用引起酒精性肝炎，可逐渐发展为酒精性肝硬化。

43. B【解析】肝性脑病是指由严重肝病引起的、以代谢紊乱为基础的中枢神经系统功能失调综合征，其主要临床表现为意识障碍、行为失常和昏迷。

44. B【解析】腹腔内的大量腹水可向上压迫膈肌，使膈肌运动受限，吸气时肺部无法充分扩张，肺部舒缩空间变小，通气量不足，肺泡交换气体量明显降低，致使患者出现呼吸短促、呼吸困难的症状。

45. D【解析】肝硬化失代偿期会出现门静脉高压症的表现。其中脾因门脉压力增高肿大，常伴有脾功能亢进，从而加速血细胞破坏，并抑制血细胞的成熟，表现为白细胞、血小板和红细胞计数减少。

46. B【解析】晚期肝硬化时可促使或加重血钾和血氯降低；低钾低氯血症可导致代谢性碱中毒，并诱发肝性脑病等。晚期肝硬化酸碱平衡紊乱最常见代谢性碱中毒。

47. B【解析】上消化道大量出血为临床急症，应采取积极有效的抢救措施，迅速补充血容量，纠正休克，维持水电解质平衡，在给予止血措施的同时积极寻找出血原因并给予有效的治疗。必要时行手术治疗。

48. D【解析】甲胎蛋白（AFP）阳性最有助于原发性肝癌的诊断。甲胎蛋白现已广泛用于肝癌的普查、诊断、判断治疗效果和预测复发。

49. A【解析】手术切除是目前治疗原发性肝癌的最好方法。

50. B【解析】肝内血行转移发生最早、最常见，是肝癌切除术后早期复发的主要原因。肝癌容易侵犯门静脉而形成癌栓，脱落后在肝内引起多发性转移灶。肝外血行转移以肺最常见，因肝静脉中癌栓延至下腔静脉，经血液循环在肺内形成转移灶。尚可引起胸、肾上腺、肾及骨等部位转移灶。

51. B【解析】乙型肝炎与肝癌的发病有关。近年来发现，丙型肝炎亦与肝癌的发病有关。

52. C【解析】原发性肝癌患者腹水呈囊性。

53. E【解析】黄疸：原发性肝癌晚期可出现，因肝细胞损害、癌肿压迫或侵蚀肝门附近的胆管，或癌组织和血块脱落引起胆道梗阻所致。

54. D【解析】肝大为最常见的体征，肝呈进行性肿大。

55. C【解析】参见A1型题第51题解析。原发性肝癌合并肝硬化者占50%~90%，因此预防原发性肝癌重要的措施是防治病毒性肝炎、肝硬化。

56. C【解析】肝穿刺活体组织检查术后患者应卧床24小时。

57. D【解析】肝性脑病患者血氨升高。乳果糖是碱性的，口服后在结肠中被分解为乳糖和醋酸，使肠腔呈酸性，改变肠道菌群，使氨渗入细菌蛋白，乳果糖还有渗透性腹泻的作用。另外，它能润肠通便，能减少氨的吸收。对忌用新霉素或需长期治疗的患者，乳果糖或乳山梨醇为首选药物。

58. B【解析】肝性脑病是指严重肝病引起的、以代谢紊乱为基础的中枢神经系统功能失调的综合征。其主要临床表现是意识障碍、行为失常和昏迷。有急性与慢性脑病之分。肝臭是由于肝衰竭，机体内含硫氨基酸代谢中间产物（如甲硫醇、乙硫醇及二甲硫化物等）经肺呼出或经皮肤散发出的一种特征性气味。

59. B【解析】肝性脑病患者应限制蛋白质的摄入，保持机体的正氮平衡。食物中的蛋白质是患者肠道产氨的主要来源，故肝性脑病患者应该限制蛋白质的摄入。肝性脑病昏迷者应忌食蛋白质，可鼻饲或静脉补充葡萄糖供给热量，足量的葡萄糖除提供热量和减少组织蛋白分解产氨外，还有利于促进氨与谷氨酸结合形成谷氨酰胺而降低血氨。

60. E【解析】肝性脑病患者应给予充足热量饮食。保证每日的热量供应在5~6.7MJ

(1200~1600kcal)，且热量来源应以碳水化合物为主。碳水化合物为机体最直接的供能来源。当碳水化合物摄入不足时，机体通过分解蛋白质来获取能量，即出现负氮平衡，产氨增多，从而诱发或加重病情。

61. D【解析】当肝性脑病合并代谢性碱中毒时可以选用精氨酸纠正碱中毒，低钾碱中毒时适当补充10%氯化钾，可以选择螺内酯等保钾利尿药。此外饮食上一定要严格控制蛋白的摄入。

62. B【解析】可使用生理盐水或弱酸性溶液（如稀醋酸）灌肠，也可口服乳果糖或乳梨醇等缓泻药导泻。乳果糖除具有导泻作用外，经口服到达结肠后，可被肠道内细菌分解为酸性物质从而降低肠道的pH，可减少氨的生成和吸收。应注意的是，肝性脑病患者严禁用肥皂水等碱性溶液灌肠。

63. A【解析】以下药物可诱发肝性脑病：①镇痛药，吗啡、哌替啶。②镇静药，苯二氮䓬类药物。③含氨类药，尿素、氯化铵、某些氨基酸等。④利尿药，氢氯噻嗪、呋塞米。

64. A【解析】三腔二囊管压迫止血适应于食管-胃底静脉曲张破裂出血。

65. C【解析】腹痛为急性胰腺炎的主要症状和首发表现。常在饱餐或酗酒后突然发生，可为钝痛、钻痛、绞痛或刀割样痛，疼痛部位位于中上腹部，可向腰背部呈带状放射。疼痛持续而剧烈，不能被一般胃肠解痉药所缓解，进食后加剧，取前倾坐位或屈膝侧卧位时可稍缓解。

66. A【解析】轻症急性胰腺炎患者在禁食期间应给予静脉输液，补充血容量及机体所需的能量和营养。重症急性胰腺炎患者常有低血压、休克以及低蛋白血症，应给予快速建立静脉通路，迅速输液扩容抗休克，还需要输入白蛋白、新鲜血及血浆等胶体溶液，达到营养支持治疗的目的，并注意纠正水、电解质、酸碱平衡的紊乱。

67. A【解析】重症急性胰腺炎时由于血管通透性增加，血浆不断渗漏至腹腔及胰腺周围，许多炎症介质在腹腔聚集，引起腹膜炎及低血容量，从而导致血压下降，烦躁不安，皮肤苍白、湿冷，脉搏细数等休克的表现。有的患者休克可突然发生，甚至猝死。

68. D【解析】通过禁食可减少急性胰腺炎患者胃酸的分泌，进而减少胰液的分泌。对于呕吐频繁、腹胀明显的患者，应给予胃肠减压，将胃内容物及胃酸引出，避免刺激胰液的分泌，减轻腹胀。

69. B【解析】急性胰腺炎女性多于男性，持续性腹痛，可用哌替啶镇痛。有腹部剧烈疼痛的患者给予镇痛治疗，可用阿托品或哌替啶肌内注射。忌用吗啡镇痛，以免引起Oddi括约肌（胆总管末端和胰管末端的环形平滑肌与胆胰壶腹周围的环形平滑肌一起合称为Oddi括约肌，又称胆胰壶腹括约肌）的痉挛而加重病情。

70. E【解析】临床上常见的病因有胆石症、酗酒，占病因的80%，其他还有如创伤、暴饮暴食、代谢异常、感染、药物等。

71. C【解析】急性胰腺炎局部并发症：急性液体积聚、胰腺坏死、胰腺假囊肿、胰腺脓肿；全身并发症：低血压及休克、消化道出血、细菌及真菌感染、糖尿病、代谢异常、心肾呼吸功能不全或衰竭、胰性脑病等，通常见于重症急性胰腺炎。

72. C【解析】急性胰腺炎患者体温一旦超过39℃，且持续不退，常提示有并发症的可能。

73. E【解析】禁食患者每日液体入量常需在3000ml以上，必要时给予输注血浆、白蛋白等胶体溶液扩容及支持治疗。

74. A【解析】结核性腹膜炎腹水为草黄色渗出液，少数呈淡血性，偶见乳糜样；常规检查提示比重一般>1.016，蛋白含量>30g/L，白细胞计数$>500\times10^6$/L，以淋巴细胞为主。一般细菌培养结果为阴性，浓缩找结核分枝杆菌及结核分枝杆菌培养的阳性率均较低。

75. B【解析】早期腹痛不明显，以后出现持续性隐痛或钝痛，以脐周和下腹为主，有时可波及全腹。当并发不全性肠梗阻时，可有阵发性腹痛，偶可因腹腔内干酪样病灶溃破或肠结核急性穿孔而表现为急腹痛。

76. A【解析】结核性腹膜炎的病理改变可表现为3种基本的病理类型：渗出型、粘连型、干酪型，前两型多见，以粘连型为最多见。在本病的发展过程中，可有2种或3种类型的病变并存，称为混合型。

77. A【解析】腹壁柔韧感是腹膜遭受轻度刺激或有慢性炎症引起腹壁紧张度增加的一种表现，触之似揉面团一样，故又称揉面感，可见于结核性腹膜炎各型。

78. A【解析】参见A1型题第76题解析。

79. C【解析】内镜检查是上消化道出血定位、定性诊断的首选方法。一般在出血24~48小时内行急诊内镜检查，既可以找到出血部位、明确病因，必要时还可以做内镜下止血治疗。

80. B【解析】上消化道出血患者有胃镜检查禁忌证时首选X线钡剂造影检查。有助于明确出血原因，但急性期或外周血液循环不稳定时不宜进行。

81. C【解析】生长抑素及其类似物：通过减少内脏血流量、降低门静脉压力、抑制胃酸的分泌达到止血的目的，止血效果肯定，为近年来食管-胃底静脉曲张破裂出血的常用药物，对消化性溃疡及其他原因引起的上消化道出血亦有效。

82. D【解析】上消化道出血的原因很多，上消化道的局部病变以及全身性疾病（如血液病、尿毒症等）均可导致上消化道出血的发生。在临床上，以消化性溃疡、急性糜烂性胃炎、食管-胃底静脉曲张破裂及胃癌引起的出血多见。

83. C【解析】三腔管置管期间，每12~24小时应放松牵引，放气15~30分钟，避免长时间持续压迫，使得食管-胃底黏膜缺血缺氧而发生糜烂、坏死。若在放松牵引期间出现再次出血，则立即气囊注气继续压迫。

84. C【解析】急性上消化道大出血，能够反映血容量变化的观察项目主要是脉搏和血常规中的血红蛋白、血细胞比容等。

85. C【解析】上消化道大量出血为临床急症，应采取积极有效的抢救措施，迅速补充血容量，纠正休克，维持水电解质平衡，在给予止血措施的同时积极寻找出血原因并给予有效的治疗。

86. A【解析】急性大量失血由于循环血容量迅速减少而导致周围循环衰竭。一般表现为头晕、心悸、乏力，突然起立发生晕厥、肢体冷感、心率加快、血压偏低等，严重者呈休克状态。

87. E【解析】患者在休克时，意识是不清醒的，上消化道出血会经由食管、咽、口腔。如果有淤血没及时排除，阻塞呼吸道，会引起窒息。去枕平卧能有效改善脑供血。

88. B【解析】上消化道大量出血后，多数患者在 24 小时内出现低热，持续 3~5 天后降至正常。引起发热的原因尚不清楚，可能与周围循环衰竭，导致体温调节中枢的功能障碍等因素有关。

89. E【解析】粪便隐血试验转阴性提示上消化道出血已减少。

90. E【解析】肝硬化临床上重要的侧支循环包括：①食管下段和胃底静脉曲张。②腹壁和脐周静脉曲张。③痔静脉扩张。

91. A【解析】肝硬化门静脉高压症的三大表现：脾大、侧支循环的建立和开放（食管下段和胃底静脉曲张、腹壁和脐周静脉曲张、痔静脉扩张）、腹水。

92. C【解析】肝性脑病是晚期肝硬化最严重的并发症，亦是常见死亡原因。

二、A2 型题

1. A【解析】急性糜烂出血性胃炎发病前有服用非甾体抗炎药、酗酒及烧伤、大手术、颅脑外伤、重要脏器功能衰竭等应激状态病史。临床症状多为上腹部隐痛或剧痛，伴恶心、呕吐等症状，由药物所致者，也称药物性胃炎。患者近期因关节痛服用吲哚美辛，符合急性糜烂出血性胃炎表现。

2. B【解析】胃黏膜颜色变淡，黏膜皱襞细小、增生，支持慢性萎缩性胃炎的诊断。

3. B【解析】患者多有长期溃疡发作史。并发幽门梗阻后，上腹痛失去节律性，餐后加重，有时为绞痛或饱胀不适，反酸，呕吐最为突出。多于晚餐后明显，呕吐物量大，有酸臭味并含有发酵的隔夜宿食，吐后上腹疼痛缓解。体征有上腹膨胀、蠕动波及震水音等。

4. C【解析】胃溃疡患者胃肠钡餐检查征象可见龛影，对大多数患者具有确诊价值。

5. D【解析】患者为青年，疼痛规律为疼痛—进食—缓解，伴恶心、呃逆、反酸，结合查体所见，患者可能患十二指肠溃疡。

6. C【解析】参见 A2 型题第 3 题解析。

7. D【解析】上腹痛为胃癌最早出现的症状，常伴有食欲缺乏，体重下降。患者“进行性食欲缺乏、消瘦乏力，伴腹上区不适 5 个月”符合胃癌表现，粪便隐血试验呈持续阳性，有辅助诊断意义。

8. D【解析】患者出现嗜睡、精神错乱、幻觉，伴有扑翼样震颤、脑电图异常等表现，符合肝性脑病昏睡期的表现。稀释的食醋溶液为酸性，可促进肠道氨的排出，有利于减轻肝性脑病。

9. E【解析】溃疡性结肠炎临床表现为腹泻、黏液脓血便、腹痛。病情轻重不等，多呈反复发作的慢性病程。该患者符合溃疡性结肠炎临床表现。

10. E【解析】肝硬化患者易患食管下段和胃底静脉曲张，常因门静脉压力明显增高、粗糙坚硬食品机械损伤或剧烈咳嗽、呕吐致腹内压突然增高引起曲张静脉破裂而出现上消化道出血症状，如突发大量呕血、黑便，严重时可出现休克。

11. E【解析】患者如发生肝硬化出血，往往会出现呕血，常表现为大口地吐鲜血，常混有血块，提示出血量大，胃内积血量250~300ml。

12. C【解析】有腹水者应限制水钠的摄入：限制钠的摄入（食盐1~2g/d），有稀释性低钠血症者应同时控制水的摄入（每日1000ml左右）。指导患者避免食用高钠食品，如各类腌制食品、罐头食品、酱油、含钠味精等。但是限制钠盐的摄入，常使患者感觉食物淡而无味，影响食欲。指导患者通过在食物中适量添加食醋、柠檬汁等改善食物口味，注意食物颜色的配搭，创造良好的就餐环境等方法来刺激食欲。

13. B【解析】肝性脑病Ⅱ期（昏迷前期）：嗜睡、行为异常、言语不清、书写障碍及定向力障碍，不能完成简单的计算和智力构图。脑电图有特征性异常。该患者属于Ⅱ期（昏迷前期）。

14. B【解析】食物中的蛋白质是患者肠道产氨的主要来源，故肝性脑病患者应该限制蛋白质的摄入，昏迷患者可通过鼻饲或静脉营养的方式摄入葡萄糖。

15. A【解析】肝硬化腹水患者应首选的保钾类利尿药。螺内酯为保钾类利尿药，氢氯噻嗪、呋塞米和氯噻酮为排钾类利尿药，甘露醇为脱水药。

16. D【解析】肝区疼痛为原发性肝癌最常见的首发症状。肝细胞癌AFP升高者占70%~90%。AFP检查诊断肝细胞癌的标准：①AFP＞500μg/L，持续4周以上。②AFP由低浓度逐渐升高不降。③AFP＞200μg/L的中等水平持续8周以上。AFP异质体的检测有助于提高肝癌的诊断率，且不受AFP浓度、肿瘤大小和病期早晚的影响。该患者符合原发性肝癌的诊断。

17. B【解析】患者肝硬化失代偿期，食管下段和胃底静脉曲张，常因门脉压力明显增高、粗糙坚硬食品机械损伤或剧烈咳嗽、呕吐致腹内压突然增高引起曲张静脉破裂，发生呕血、黑便及休克症状。

18. D【解析】急性胰腺炎患者首选的处理措施为禁食及胃肠减压。通过禁食可减少胃酸的分泌，进而减少胰液的分泌。对于呕吐频繁、腹胀明显的患者，应给予胃肠减压，将胃内容物及胃酸引出，避免刺激胰液的分泌，减轻腹胀。

19. A【解析】休克患者的体位应为中凹卧位。

20. D【解析】肝硬化患者应给予高热量、高蛋白质、维生素丰富、易消化食物。肝功能损害显著或有肝性脑病先兆者，应限制或禁食蛋白质；腹水者应限制盐摄入；避免进食粗糙、坚硬食物，忌酒，禁用损害肝脏的药物。肝硬化患者不宜进食脂肪饮食。

21. A【解析】患者发生了门静脉高压。血性腹水与血便，腹水迅速增多，脾大是门静脉高压症的显著表现。

22. E【解析】该患者患有乙型肝炎史，乙型肝炎易引发肝硬化，而肝硬化患者常有程度不同的出血倾向。主要与肝合成凝血因子减少、脾功能亢进、肠道吸收障碍、营养不良、毛细血管脆性增加等因素有关。

三、A3/A4 型题

1. D【解析】胃溃疡疼痛的特点为进食—疼痛—缓解，即进食后 30 分钟至 1 小时出现，疼痛至下次餐前自动消失。

2. D【解析】十二指肠溃疡多发生于球部，前壁较常见；胃溃疡多在胃角和胃窦、胃体的小弯侧。

3. E【解析】参见 A3/A4 型题第 1 题解析。

4. C【解析】参见 A2 型题第 3 题解析。

5. E【解析】胃溃疡多在胃角和胃窦、胃体的小弯侧。X 线征象可见龛影。

6. C【解析】患者有胃溃疡史，上腹饱胀不适符合胃癌表现，加上粪便隐血持续阳性，有辅助诊断意义。

7. E【解析】十二指肠溃疡的疼痛多在上腹中部、偏右或偏左。空腹痛即餐后 2~4 小时及/或午夜痛，进食或服用抗酸药后缓解。

8. A【解析】十二指肠溃疡多发生于球部，前壁较常见。

9. C【解析】穿孔是消化性溃疡比较常见的并发症。最好发于十二指肠，表现为腹部剧痛和急性腹膜炎。

10. C【解析】消化性溃疡患者慎用或者不用致溃疡药物，如阿司匹林、咖啡因、泼尼松等。

11. A【解析】消化性溃疡致上消化道出血：10%~25% 的患者为首发症状，十二指肠溃疡比胃溃疡容易发生，是消化道出血最常见的原因。常因服用非甾体抗炎药而诱发。

12. B【解析】经口感染，为结核分枝杆菌侵犯肠道的主要途径。患者多有开放性肺结核或喉结核，因经常吞下含有结核分枝杆菌的痰液而引起本病。

13. D【解析】肠结核是结核分枝杆菌侵犯肠道引起的慢性特异性感染。肠结核好发于回盲部，根据病理可分为溃疡性肠结核、增生性肠结核和混合性肠结核 3 种类型。

14. E【解析】预防的重点是切断发病的源头，加强肺结核的早期诊断和治疗。

15. C【解析】活动期患者应注意休息，给予流质或半流质饮食。对于重症或暴发型患者应入院治疗，禁食，给予全胃肠外营养，纠正水电解质紊乱，贫血者给予输血、低蛋白血症者给予输血浆、白蛋白支持治疗。

16. B【解析】溃疡性结肠炎患者首要的护理问题是腹泻。腹泻与炎症导致肠黏膜对水钠吸收障碍及结肠运动功能失常有关。

17. C【解析】腹水形成与下列因素有关：①门静脉高压。②血浆白蛋白降低。③肝淋巴液生成过多。④抗利尿激素及继发性醛固酮增多而引起水钠重吸收增多。⑤有效循环血容量不足致肾血流量减少，肾小球滤过率降低。

18. B【解析】肝硬化失代偿期肝功能减退内分泌失调主要表现有雌激素增多，雄激素减少。

19. C【解析】肝肾综合征是严重肝病，尤其是肝硬化腹水患者病程后期出现的以少尿、血尿素氮和肌酐升高等为主要表现的功能性肾衰竭。为了减轻腹水症状而过度利尿、放腹水引起有效循环血容量不足致肾血流量减少，肾小球滤过率降低。

20. E【解析】肝硬化失代偿期肝功能减退，内分泌失调主要表现有雌激素增多，雄激素减少。男性表现为乳房发育、毛发脱落、性欲减退、睾丸萎缩等；女性患者有月经失调、闭经、不孕等。部分患者出现肝掌、蜘蛛痣。

21. A【解析】肝硬化大量腹水者，卧床时应取半卧位，可减少大量腹水对心、肺的压迫，使膈肌下降，有利于呼吸运动，减轻呼吸困难和心悸。下肢水肿者，可抬高下肢，促进下肢血液回流，减轻水肿。

22. D【解析】脾大、侧支循环的建立和开放、腹水是肝硬化门静脉高压的三大表现。其中腹水是肝硬化最突出的临床表现，75% 以上失代偿期患者有腹水。

23. B【解析】肝硬化腹水患者必须限制水的入量，以防止加重水潴留。部分患者通过钠、水摄入的限制，可产生自发性利尿，使腹水减少。一般无显著低钠血症者，每日进水量限制在 1000ml 左右。

24. B【解析】大量利尿，可导致有效循环血容量减少及大量蛋白质和水电解质丢失，尤其钾丢失过多，导致低血钾。尿排钾减少而氢离子排出增多，导致代谢性碱中毒，使血氨通过血脑屏障，诱发肝性脑病。

25. C【解析】头偏向一侧，防止呕吐物阻塞呼吸道。

26. B【解析】考虑该患者为消化道大出血，应立即开放静脉通路，补充血容量。

27. B【解析】为避免诱发肝性脑病，用弱酸性溶液灌肠。

28. D【解析】出现移动性浊音阳性提示腹水超过 1000ml。

29. A【解析】肝硬化腹水产生的主要原因是门静脉压力增高，使腹腔脏器毛细血管床静水压增高，组织间液回吸收减少而漏入腹腔。

30. B【解析】腹水患者应限制钠盐的摄入以减少水钠潴留。

31. B【解析】消瘦、腹胀、食欲减退，皮肤、巩膜黄染，脾肋下可触及提示可能出现肝硬化。腹部膨隆，移动性浊音阳性可能出现腹水。

32. A【解析】肝硬化伴腹水患者首先应输入代血浆纠正有效循环量不足。

33. B【解析】出血停止后，放出囊内气体，继续观察 24 小时，未再出血可考虑拔管。

34. A【解析】AFP 检查最有助于诊断原发性肝癌。AFP 现已广泛用于肝癌的普查、诊断、判断治疗效果和预测复发。

35. C【解析】手术切除是目前治疗原发性肝癌的最好方法。诊断明确者应及早手术，术中如发现肿瘤已不适合手术者，术中选择肝动脉插管进行局部化疗或肝血管阻断术，也可采用瘤内局部注射如无水乙醇、氩氦刀、射频、微波凝固等，手术结扎肝动脉和加插管局部化疗效果较好。

36. A【解析】原发性肝癌疼痛的护理措施：①观察患者有无疼痛，疼痛的性质及程度，及时发现和处理异常情况。②指导并协助患者减轻疼痛，教会患者一些放松和转移注意力的技巧，如做深呼吸、听音乐、与病友交谈等。③保持环境安静、舒适，减少对患者的不良刺激和心理压力，尊重患者，认真倾听患者述说，及时做出适当的回应。④按医嘱采取镇痛措施。

37. E【解析】原发性肝癌患者腹部疼痛常局限于右上腹部，呈持续性胀痛或钝痛，肝痛原因与肿瘤增长迅速使肝包膜被牵拉有关。患者突然出现腹部剧痛、腹膜刺激征，根据病史，应首先考虑肝癌结节破裂，并破入腹膜。

38. B【解析】患者摄入过多蛋白，可加重已经衰竭的肝脏负担，同时血氨增高和蛋白质代谢不全促进肝功能衰竭，诱发肝性脑病。

39. B【解析】为预防肝性脑病的发生，应消除各种诱因，减少有毒物质的生成和吸收。

40. B【解析】上消化道出血可使肠道产氨增多，从而使血氨增高诱发肝性脑病，故出血停止后也首先应给予灌肠和导泻，有利于清除肠内含氮物质。为预防肝性脑病的发生，应预防患者发生感染，可以预防性使用抗生素，但对该患者不是首要的措施。在未发生肝性脑病之前，不需要严格限制蛋白质摄入。

41～43 D、B、C【解析】见表 3-1。

表 3-1　肝性脑病临床分期

分期	临床表现及检测
0 期（潜伏期）	无行为、性格的异常，无神经系统病理征，脑电图正常，只在心理测试或智力测试时有轻微异常
1 期（前驱期）	轻度性格改变和精神异常，如焦虑、欣快激动、淡漠、睡眠倒错、健忘等，可有扑翼样震颤。脑电图多数正常。此期临床表现不明显，易被忽略

续表

分期	临床表现及检测
2期（昏迷前期）	嗜睡、行为异常（如衣冠不整或随地大小便）、言语不清、书写障碍及定向力障碍。有腱反射亢进、肌张力增高、踝阵挛及巴宾斯基征阳性等神经体征，有扑翼样震颤，脑电图有特征性异常
3期（昏睡期）	昏睡，但可唤醒，醒时尚能应答，常有神志不清或幻觉，各种神经体征持续或加重，有扑翼样震颤，肌张力高，腱反射亢进，锥体束征常阳性。脑电图有异常波形
4期（昏迷期）	昏迷，不能唤醒。患者不能合作而无法引出扑翼样震颤。浅昏迷时，腱反射和肌张力仍亢进；深昏迷时，各种反射消失，肌张力降低。脑电图明显异常

44. B【解析】乳果糖口服后在结肠中被分解为乳糖和醋酸，使肠腔呈酸性，改变肠道菌群，使氨渗入细菌蛋白，乳果糖还有渗透性腹泻的作用。另外，乳糖能润肠通便，能减少氨的吸收。

45. D【解析】各型肝硬化是引起肝性脑病最常见的原因。如果包括轻微肝性脑病在内，肝硬化发生肝性脑病者可达70%。

46. E【解析】灌肠或导泻，清除肠道内的积食、积血或其他含氮物质。可使用生理盐水或弱酸性溶液（如稀醋酸）灌肠，也可口服乳果糖或乳梨醇等缓泻药导泻，忌用碱性肥皂液灌肠。

47. B【解析】肝性脑病患者应限制蛋白质的摄入，保持机体的正氮平衡。食物中的蛋白质是患者肠道产氨的主要来源，故肝性脑病患者应该限制蛋白质的摄入。

48. B【解析】抑制大脑及呼吸中枢的药物，如苯二氮䓬类镇静催眠药（如地西泮、艾司唑仑等）、麻醉药、乙醇可诱发加重肝性脑病。

49. B【解析】氨干扰大脑的供能代谢。

50~51 B、B【解析】怀疑为急性胰腺炎（AP）时最具诊断意义的实验室检查为血清淀粉酶、血清脂肪酶测定。急性胰腺炎起病2~12小时后，血清淀粉酶超过500U/L，血清脂肪酶在AP早期就有升高，在诊断AP时，其敏感性和特异性均可达100%。

52. B【解析】急性胰腺炎的治疗原则为减轻腹痛、减少胰腺分泌、防治并发症。其中最重要的是抑制胰液分泌。

53. D【解析】出血停止后，放出囊内气体，继续观察24小时，未再出血可考虑拔管。

54. D【解析】上消化道出血的原因很多，临床上以消化性溃疡最常见。

55. A【解析】患者病情符合上消化道大出血的临床特点。

56. B【解析】呕血与黑便是上消化道出血的特征性表现。上消化道大量出血之后，均有黑便。出血部位在幽门以上者常伴有呕血。若出血量较少、速度慢亦可无呕血。反之，幽门以下出血如出血量大、速度快，可因血反流入胃引起恶心、呕吐而表现为呕血。

57. C【解析】成人每日消化道出血量大于5ml时，粪便隐血试验阳性；出血量达50ml时可产生黑便；胃内积血量达250~300ml时，可引起呕血。

58. E【解析】治疗消化性溃疡的药物可分为抑制胃酸分泌的药物和保护胃黏膜药物两大类，主要起缓解症状和促进溃疡愈合的作用，常与根除幽门螺杆菌治疗配合使用。

四、B型题

1. D【解析】肝硬化的病因及发病机制：①病毒性肝炎，通常由慢性病毒性肝炎逐渐发展而来，主要见于乙型、丙型和丁型肝炎病毒重叠感染。而甲型、戊型病毒性肝炎不演变为肝硬化。②酒精中毒，长期大量酗酒，乙醇、乙醛（乙醇中间代谢产物）的毒性作用引起酒精性肝炎，可逐渐发展为酒精性肝硬化。③血吸虫病，长期或反复感染血吸虫，虫卵沉积在汇管区，引起纤维组织增生，导致肝纤维化和肝门静脉高压症。④胆汁淤积，肝外胆管阻塞或肝内胆汁淤积持续存在时，可引起原发性或继发性胆汁性肝硬化。⑤循环障碍，慢性充血性心力衰竭、缩窄性心包炎等可致肝长期淤血，肝细胞缺氧、坏死和纤维组织增生，逐渐发展为肝硬化。⑥其他，患慢性炎症性肠病、长期营养不良可引起肝细胞脂肪变性和坏死。

2. B【解析】排空延缓和胆汁反流、胃肠肽的作用、遗传性因素、药物因素、环境因素和精神因素等，都和消化性溃疡的发生有一定的相关性。

3. A【解析】肝硬化患者的饮食应给予高热量、高蛋白质、维生素丰富、易消化食物。

4. B【解析】肝性脑病患者应限制蛋白质的摄入，保持机体的正氮平衡。食物中的蛋白质是患者肠道产氨的主要来源，故肝性脑病的患者应该限制蛋白质的摄入。

5. B【解析】B超检查是目前肝癌筛查的首选检查方法。B超检查能发现直径2~3cm的肝癌。AFP结合B超检查是早期诊断肝癌的主要方法。彩色多普勒超声有助于了解占位性病变的血供情况，以判断其性质。

6. A【解析】CT是肝癌诊断的重要手段，为临床疑诊肝癌者和确诊为肝癌拟行手术治疗者的常规检查。螺旋CT增强扫描使CT检查肝癌的敏感性进一步提高，甚至可以发现直径1cm以下的肿瘤。

7. A【解析】上腹痛为消化性溃疡的主要症状，性质多为灼痛，多位于中上腹，可偏右或偏左。一般为轻至中度持续性痛。疼痛常有典型的节律性。

8. C【解析】萎缩性胃炎上腹部不适、反酸、烧心、嗳气、腹胀、早饱、食欲减退、恶心、呕吐等。

9~10 C、E【解析】十二指肠溃疡疼痛规律为疼痛—进食—缓解。胃溃疡疼痛的特点为进食—疼痛—缓解。

11. D【解析】急性糜烂性胃炎伴低血压时应首选补充血容量。5%葡萄糖盐水静脉输入，必要时输血。

12. E【解析】胃黏膜的肠上皮化生或简称为肠化生，是一种比较常见的现象，特别是在高龄人更为多见。肠上皮化生常常合并于慢性胃炎，特别是慢性萎缩性胃炎。

13. C【解析】急性糜烂出血性胃炎的常见病因有药物（非甾体抗炎药）、应激（严重创伤、大手术、大面积烧伤、颅内病变、败血症及其他严重脏器病变或多器官功能衰竭等）和乙醇。消除病因是治疗关键，去除病因，卧床休息，禁食一切对胃有刺激的食物或药物，酌情禁食或给予流食，对有出血者，予以止血治疗。

14. A【解析】黑便是消化道出血典型症状。

15. D【解析】长期持续粪便隐血试验阳性支持癌变诊断。

16. C【解析】蛋白质是患者肠道产氨的主要来源，每100ml血液中约含蛋白质20g，上消化道出血后，流入肠道的血液增多，肠内蛋白质分解增多，产氨增多，诱发肝性脑病。

17. E【解析】腹水中含有白蛋白和电解质，大量放腹水后常导致有效循环血量减少及大量蛋白质和水电解质丢失，导致代谢性碱中毒，促使氨通过血-脑屏障，诱发肝性脑病。

18~19 C、D【解析】参见A3/A4型题第41~43题解析。

20. A【解析】肝性脑病的临床表现和临床过程因原有肝病、肝功能损害程度、诱因不同而表现各异，除了可能会出现黄疸、出血倾向、肝臭等原发肝病的表现外，主要表现为中枢神经系统功能紊乱以及运动和反射异常。

21. B【解析】肝癌晚期患者大部分均有腹水。

22. D【解析】腹痛为急性胰腺炎的主要症状和首发表现。常在饱餐或酗酒后突然发生，可为钝痛、钻痛、绞痛或刀割样痛，疼痛部位位于中上腹部，可向腰背部呈带状放射。疼痛持续而剧烈，不能被一般胃肠解痉药所缓解，进食后加剧，取前倾坐位或屈膝侧卧位时可稍缓解。

23. A【解析】消化性溃疡最常见的并发症是出血，十二指肠溃疡比胃溃疡容易发生。

24. A【解析】肝硬化最常见的并发症是出血。

25. D【解析】肝硬化发展到晚期，最严重的并发症是肝性脑病。

26. D【解析】急性出血坏死性胰腺炎有腹部剧烈疼痛的患者给予镇痛治疗，可用阿托品或哌替啶肌内注射。忌用吗啡镇痛，以免引起Oddi括约肌的痉挛而加重病情。

27. E【解析】生长抑素类药物，如施他宁等，具有抑制胰液和胰酶分泌，抑制胰酶合成的作用。常用于重症胰腺炎的治疗。

五、X型题

1. ACDE【解析】上消化道由口腔、咽、食管、胃、十二指肠组成。

2. BCDE【解析】严重呕血或者呕血伴有严重呕吐时，应暂禁食。

3. ABCD【解析】幽门以上上消化道出血，可以出现呕血、柏油便等；幽门以下出血表现为黑便。

4. BCDE【解析】口服补液时，应少量多次饮用，以免再次引起恶心呕吐。常用深呼吸、转移注意力等放松技术，减少呕吐的发生。

5. ABDE【解析】胃镜检查是可靠的确诊方法，可在直视下观察黏膜病损，确定慢性浅表性或慢性萎缩性胃炎。另外，自身免疫性胃炎时抗壁细胞抗体呈阳性，血清促胃液素水平明显升高，胃酸缺乏。通过血清促胃液素壁细胞抗体测定，胃液分析鉴别自身免疫性胃炎和多灶萎缩性胃炎。

6. ABCE【解析】B 型胃炎即多灶萎缩性胃炎，大多由幽门螺杆菌感染引起的慢性浅表性胃炎发展而来，非自身免疫引起。其病变位于胃窦部，胃黏膜遭到破坏，使幽门部 G 细胞分泌促胃液素降低，壁细胞抗体效价降低。

7. ABCD【解析】慢性胃炎中的自身免疫性胃炎常伴有贫血，甚至恶性贫血，治疗原则是注射维生素 B_{12}纠正贫血。

8. BCDE【解析】幽门螺杆菌感染目前多采用四联疗法，即一种质子泵抑制药和一种胶体铋剂加上 2 种抗生素（如阿莫西林、克拉霉素、呋喃唑酮、甲硝唑等选 2 种）。

9. ABCE【解析】枸橼酸铋钾（CBS）在酸性环境中方起作用，宜在餐前半小时服用。

10. ABCE【解析】上腹痛是消化性溃疡的主要症状，疼痛常有典型的节律性。部分患者无上述典型表现的疼痛，而仅表现为无规律性的上腹隐痛或不适。具或不具典型疼痛者均可伴有反酸、嗳气、上腹胀等症状。全身症状不明显。

11. BCDE【解析】胃溃疡一般可发生于任何年龄段，多见于中老人年。

12. AC【解析】长期食用熏烤、盐腌食品的人群中胃远端癌发病率高，与食品中亚硝酸盐、真菌毒素、多环芳烃化合物等致癌物或前致癌物含量高有关。

13. ABCD【解析】肠结核患者给予高热量、高蛋白、高维生素、易消化的食物。腹泻严重者应少食乳制品及富含脂肪和粗纤维的食物，以免加快肠蠕动。

14. ACDE【解析】肠结核腹痛多位于右下腹或脐周，间歇性发作，常为痉挛性发作伴腹鸣，于进餐后加重，排便或肛门排气后缓解。体检常有腹部压痛，常位于右下腹。当发生部分或完全性肠梗阻时，还可伴有其他肠梗阻症状。

15. ACDE【解析】X 线钡剂灌肠检查前 1 天晚上服用导泻药。

16. BCDE【解析】引起肝硬化的病因：①酒精中毒。②胆汁淤积。③循环障碍。④血吸虫病。⑤其他：患慢性炎症性肠病、长期营养不良可引起肝细胞脂肪变性和坏死。肝硬化通常由慢性病毒性肝炎逐渐发展而来，主要见于乙型、丙型和丁型肝炎病毒重叠感染。而甲型、戊型病毒性肝炎不演变为肝硬化。

17. ABCE【解析】肝硬化患者肝功能减退的临床表现：①全身症状，患者一般情况及营养状况差，消瘦、乏力，面色灰暗无光泽，精神不振，皮肤干而粗糙，有舌炎、口角炎，常有不规则低热及水肿。②消化道症状，食欲明显减退，甚至食欲缺乏，进食后感上腹饱胀不适、恶心、呕吐等。对脂肪和蛋白质含量高的食物耐受差，稍进油腻食物即可引起腹泻。患者可因胃肠胀气和腹水终日腹胀。上述症状的产生与门静脉高压引起胃肠道淤血水肿、消化吸收障碍和胃肠道菌群失调有关。半数以上患者有轻度黄疸，少数可有中或重度黄疸，提示肝细胞有进行性或广泛坏死。③出血倾向和贫血，可有鼻出血、牙龈出血、皮肤紫癜和胃肠出血倾向，系肝脏合成凝血因子减少、脾功能亢进和毛细血管脆性增加所致。患者常有不同程度的贫血，是由于肠道吸收障碍、营养不良、胃肠失血以及脾功能亢进等因素引起。④内分泌失调，肝脏对雌激素的灭活功能减退，使雌激素增加，通过负反馈抑制腺垂体的分泌功能，从而影响垂体-肾上腺轴或垂体-肾上腺皮质轴的功能，致雄激素和糖皮质激素减少，由于雌、雄激素平衡失调。男性患者常表现为性欲减退、睾丸萎缩、毛发脱落及乳房发育；女性患者有月经失调、闭经、不孕等。部分患者出现蜘蛛痣，主要分布在面颈部、上胸、肩背和上肢等上腔静脉引流区域；手掌大小鱼际和指端腹侧部位皮肤发红称为肝掌，肝掌和蜘蛛痣的形成与雌激素增多有关。肝功能减退时，肝脏对醛固酮及抗利尿激素灭活作用减弱，导致继发醛固酮及抗利尿激素增多，致水钠潴留、水肿，促进和加重腹水的形成。肾上腺皮质功能减退，表现为面部和其他暴露部位皮肤色素沉着。

18. ABCD【解析】出血停止后，放出囊内气体，继续观察 24 小时，未再出血可考虑拔管。

19. BCDE【解析】明显腹水、黄疸已属于原发性肝癌晚期患者，不适宜手术。

20. ABDE【解析】肝性脑病患者每天总热量应以糖类为主，糖类可促使氨转变为谷氨酰胺，从而有利于降低血氨；病情恢复后应首选植物蛋白，由于植物蛋白富含支链氨基酸和非吸收纤维，后者可促进肠蠕动，被细菌分解后能降低结肠 pH，加速毒物排出和减少氨的吸收；肝性脑病患者多有水潴留倾向，应限制水钠摄入；肝性脑病患者饮食应富含维生素；血氨偏高者应限制蛋白质摄入，以减少组织蛋白质分解产氨。

21. BE【解析】大部分肝性脑病是由各型肝硬化引起，也可由为改善门静脉高压的门体分流手术引起，包括如经颈静脉肝内门体分流术，如果将轻微肝性脑病也计算在内，则肝硬化发生肝性脑病者可达 70%。肝性脑病，特别是门体分流性脑病常有明显的诱因，常见的有上消化道出血、大量排钾利尿、放腹水、高蛋白饮食、镇静催眠药、麻醉药、便秘、尿毒症、外科手术后、感染等。

22. ACDE【解析】急性胰腺炎恢复期禁食浓鸡汤、浓鱼汤、肉汤、牛奶、豆浆、蛋黄等食物。

23. DE【解析】有腹部剧烈疼痛的患者给予镇痛治疗，可用阿托品或哌替啶肌内注射。忌用吗啡镇痛，以免引起 Oddi 括约肌的痉挛而加重病情。发病初期遵医嘱指导患者禁食禁饮，以减少胰液的分泌。

24. ABCD【解析】上消化道出血在休克状态下或有呕血时应禁食，粪便隐血试验阳性不需禁食。

25. ABCE【解析】呕血和黑便是上消化道出血的特征性表现。上消化道大量出血之后，均有黑便。出血部位在幽门以上者常伴有呕血。若出血量较少、速度慢亦可无呕血。反之，幽门以下出血如出血量大、速度快，可因血反流入胃引起恶心、呕吐而表现为呕血。呕血多为棕褐色呈咖啡渣样，如出血量大，未经胃酸充分混合即呕出，则为鲜红或有血块。

26. ACDE【解析】上消化道出血患者应注意饮食卫生和饮食规律；进食营养丰富、易消化的食物；避免过饥或暴饮暴食；避免粗糙、刺激性食物，或过冷、过热、产气多的食物、饮料；应戒烟、戒酒。生活起居有规律，劳逸结合，保持乐观情绪，保证身心休息。避免长期精神紧张，过度劳累。指导患者用药，介绍常用药物的使用方法，以免用药不当。嘱患者定期进行门诊复查。

27. ABCD【解析】胃镜检查后数天内应密切观察患者有无消化道穿孔、出血、感染等并发症，一旦发现及时协助医师进行对症处理。

28. ABDE【解析】胃镜检查术后患者饮食护理：术后 2 小时即可进食温流质饮食，术后 30~60 分钟咽喉部无麻木感即可饮少量水；术后如无特殊变化，第 2 餐可恢复正常饮食。

29. ABCE【解析】结肠镜检查的禁忌证：①严重心肺功能不全、休克及精神病患者。②急性弥漫性腹膜炎、腹腔脏器穿孔、多次腹腔手术、腹内广泛粘连及大量腹水者。③肛门、直肠严重狭窄者。④急性重度结肠炎，如急性细菌性痢疾、急性重度溃疡性结肠炎及憩室炎等。⑤月经期及妊娠妇女、极度虚弱者。

六、案例分析题

1. ABCDE【解析】消化性溃疡的病因有幽门螺杆菌感染、遗传因素、心理因素、非甾体抗炎药、胆汁反流。

2. E【解析】减轻胃肠道的负担，避免胃窦部过度扩张。

3. E【解析】消化性溃疡活动期粪便隐血试验阳性提示出血量为 >5ml。

4. C【解析】当发生急性穿孔和瘢痕性幽门梗阻时，应立即遵医嘱做好术前准备，行外科手术治疗。亚急性穿孔和慢性穿孔时，注意观察疼痛的性质，指导患者按时服药。急性幽门梗阻时，做好呕吐物的观察和处理，指导患者禁食水，行胃肠减压，保持口腔清洁，遵医嘱静脉补充液体，并做好解痉药和抗生素的用药护理。

5. B【解析】消化性溃疡患者，小量出血无呕吐，无须常规禁食和手术止血，可进少量温凉流质饮食。垂体后叶素具有强烈的血管收缩作用，患者常伴有头晕、心悸、血压升高、恶心、腹痛、腹泻、尿急等不良反应，少量呕血患者不宜使用；三腔二囊管压迫止血多用于食管-胃底静脉曲张破裂出血时。

6. B【解析】患者近日感上腹饱胀不适，疼痛于餐后加重，并有恶心、呕吐，大量呕吐后症状可以缓解，呕吐物含有发酵酸性宿食。考虑消化性溃疡并发幽门梗阻。

7. ACDE【解析】幽门梗阻严重呕吐可致失水和低氯低钾性碱中毒，患者常发生营养不良和体重减轻。故需补充液体，而不是限制液体的入量。

8. B【解析】消化性溃疡合并幽门梗阻的患者，腹部可见胃型、蠕动波，可闻及振水音。

9. CD【解析】急性胆囊炎表现是突发右上腹持续性剧烈疼痛伴阵发性加重，可向右肩胛部放射，常有恶心、呕吐、发热。慢性胆囊炎表现是持续性右上腹钝痛或不适感，或伴有右肩胛区疼痛。功能性消化不良有上腹痛、上腹胀、早饱、嗳气、食欲减退、恶心、呕吐等不适。患者的临床表现不支持胆囊炎和功能性消化不良诊断。

10. D【解析】纤维胃镜检查是消化性溃疡的首选检查，对消化性溃疡有确诊价值，可直接观察溃疡部位、病变大小、性质，并可取活体组织做病理检查。

11. ABCDE【解析】胃十二指肠复合性溃疡主要是着凉或者饮食不当，长期饮食不规律等导致的。治疗的目的在于消除病因、缓解症状、愈合溃疡、防止复发和防治并发症。首先检测幽门螺杆菌感染状态，幽门螺杆菌感染是消化性溃疡的主要原因，如果幽门螺杆菌阳性一般采用联合用药。NSAID可损害胃黏膜屏障。

12. C【解析】患者突感上腹部剧烈而持续的疼痛，疼痛向腰背部呈带状放射。因此该患者最重要的护理诊断是疼痛。

13. E【解析】轻症急性胰腺炎经过3~5天禁食和胃肠减压。当疼痛减轻、发热消退，白细胞计数和血清淀粉酶、尿淀粉酶降至正常后，即可给予少量无脂流质食物。

14. ABDE【解析】不可饮酒，饮酒不利于病情恢复。

15. D【解析】有的患者为了达到镇痛的目的过分依赖药物。对于这种情况，家人应耐心解释、安慰，分散患者的注意力，使其获得心理上的满足，同时家人应掌握患者疼痛发生的规律，及时提醒医师，在疼痛发作前1小时左右给药，减轻患者的痛苦。

16. A【解析】肝外血行转移以肺最常见，因肝静脉中癌栓延至下腔静脉，经血液循环在肺内形成转移灶。

17. C【解析】肝癌引起右肩部疼痛就是牵涉痛。这可能是肝癌压迫附件的膈肌或肺部以下的肌肉神经所引起的。

18. BCDE【解析】对于消极的患者要分析原因，做好心理安慰，及时调整患者的心态，做好生活指导。饮食以高蛋白、适当热量、多种维生素为宜。避免摄入高脂、高热量和刺激性食物，戒烟、酒，避免加重肝脏负担，减轻对肝损害。指导患者按医嘱服药，了解药物的主要不良反应；忌服有肝损害的药物。

19. ABCDE【解析】根据患者的临床表现及查体，应诊断为急性重型肝炎，应紧急检查血常规、肝功能、凝血功能、血氨、腹部B超。

20. AC【解析】患者血红蛋白104g/L，可能发生感染。结合临床表现和检查结果患者有并发肝性脑病的可能。

21. BCDE【解析】患者昏迷程度加深，由嗜睡、烦躁不安发展为浅昏迷，从肝性脑病昏迷前期发展为昏睡期，使用生理盐水或弱酸性溶液灌肠能减少肠内氨的生成和吸收，补充支链氨基酸有助于改善其氮平衡。肝性脑病时血液支链氨基酸减少，芳香族氨基酸增多，芳香族氨基酸与载体结合量增多，进入脑组织的量也多。静脉补充芳香族氨基酸只会加重病情。

22. ABCD【解析】急性胰腺炎，出现高度腹胀或肠麻痹时，忌用阿托品肌内注射。

23. D【解析】急性胰腺炎（AP）起病6小时后，血清淀粉酶超过 >500U/L。血清脂肪酶在AP早期就有升高，在诊断AP时，其敏感性和特异性均可达100%。

24. D【解析】急性胰腺炎的最常见病因是胆道疾病。

25. A【解析】急性胰腺炎最基本的治疗方法是禁食、补液。通过禁食可减少胃酸的分泌，进而减少胰液的分泌；静脉输液能补充血容量及机体所需的能量和营养。

26. C【解析】胃肠减压，将胃内容物及胃酸引出能避免刺激胰液的分泌，减轻腹胀。

27. ABCD【解析】粪便隐血试验是肝脏病变实验室检查项目，不是急性胰腺炎实验室检查项目。

28. D【解析】对于急性胰腺炎腹痛的患者，协助其取屈膝侧卧位或弯腰前倾位，以放松腹肌、减少对腹膜的刺激，从而缓解疼痛。

29. C【解析】急性胰腺炎通过禁食可减少胃酸的分泌，进而减少胰液的分泌。

30. C【解析】血清淀粉酶在起病后2~12小时开始升高，48小时开始下降，持续3~5天。血清淀粉酶超过正常值3倍可确诊急性胰腺炎。

31. ABCDE【解析】急性胰腺炎的辅助检查包括血清淀粉酶、血清脂肪酶测定，血常规，血钙，C反应蛋白（CRP），影像学检查（心电图、X线、B超、CT）等。

32. ABCE【解析】急性胰腺炎腹部剧烈疼痛的患者给予镇痛治疗，可用阿托品或哌替啶肌内注射。重症急性胰腺炎患者常有低血压、休克以及低蛋白血症，应给予快速建立静脉通路，迅速输液扩容抗休克，还需要输入白蛋白、新鲜血及血浆等胶体溶液，达到营养支持治疗的目的，并注意纠正水、电解质、酸碱平衡的紊乱。

33. B【解析】根据临床表现和检查结果可诊断为急性胰腺炎。

第四章　泌尿系统疾病患者的护理

肾盂肾炎

一　A1 型题

1. 肾脏结构和功能基本单位为肾单位，每个肾脏具有数量为
   A. 10 万以内肾单位　　B. 50 万以内肾单位
   C. 80 万以内肾单位　　D. 100 万以内肾单位
   E. 100 万以上肾单位
2. 肾脏结构和功能的基本单位是指
   A. 肾小球和肾小管　　B. 肾小管和肾小囊
   C. 肾小体和肾小球　　D. 肾小球和肾小囊
   E. 肾小管和肾小体
3. 凡是肾脏疾病都应当首先查
   A. 血压　　B. 粪常规
   C. 尿常规　　D. 心功能
   E. 肾功能
4. 多尿的定义是 24 小时尿量
   A. >1500ml　　B. >2000ml
   C. >2500ml　　D. >3000ml
   E. >5000ml
5. 无尿是指成人 24 小时尿量少于
   A. 400ml　　B. 200ml
   C. 100ml　　D. 50ml
   E. 10ml
6. 护理少尿与无尿患者，下列措施中最重要的是
   A. 卧床休息　　B. 预防感染
   C. 保证饮食总热量　　D. 严格控制水、钾摄入
   E. 限制蛋白质的摄入
7. 导致肾炎性水肿的主要机制是
   A. 肾小球滤过作用损害　　B. 大量蛋白尿的丢失

C. 急性高血压引起急性心功能不全　　D. 急性醛固酮增多引起水钠潴留
E. 血浆胶体渗透压下降

8. 下列哪种情况可诊断为镜下血尿
A. 新鲜尿离心沉渣每高倍镜视野红细胞 >2 个
B. 1 小时尿红细胞计数 >2 万
C. 1 小时尿红细胞计数 >5 万
D. 1 小时尿红细胞计数 >110 万
E. 12 小时尿红细胞计数 >10 万

9. 肾病性水肿的主要原因是
A. 淋巴液受阻　　B. 毛细血管通透性增强
C. 继发性醛固酮增加　　D. 水钠潴留
E. 血浆胶体渗透压降低

10. 肾性高血压最常见的原因是
A. 肾小球肾炎　　B. 肾动脉狭窄
C. 先天性多囊肾　　D. 肾结核
E. 肾盂肾炎

11. 护理尿路刺激征患者，错误的是
A. 多饮水，勤排尿　　B. 卧床休息
C. 随时清洁尿道口　　D. 避免应用阿托品类药物
E. 碱化尿液，减轻疼痛

12. 尿量过多超过正常易发生
A. 血钠低　　B. 血钾低
C. 血肌酐高　　D. 血尿素氮高
E. 血尿酸高

13. 尿路刺激征包括
A. 尿频　　B. 尿急
C. 尿痛　　D. 排尿不尽
E. 以上都是

14. 急性肾小球肾炎（急性肾炎）的肾功能异常表现是
A. 恶心、呕吐　　B. 膀胱刺激征
C. 氮质血症　　D. 无症状性菌尿
E. 失衡综合征

15. 急性肾炎的血尿特点不包括
A. 几乎见于所有患者　　B. 肉眼血尿少见

C. 镜下血尿持续时间较长
D. 常为首发症状
E. 可自愈

16. 急性肾炎的发病机制是
A. 抗基底膜抗体介导
B. 沉积的循环免疫复合物介导
C. 细胞免疫介导
D. 其他炎症介导
E. 以上都不是

17. 确定急性肾炎最主要的手段是
A. 肾活检
B. 尿液检查
C. B 超检查
D. 肾小球滤过功能检查
E. 以上都不是

18. 急性肾炎的临床表现，最常见和必不可少的是
A. 少尿
B. 水肿
C. 血尿
D. 高血压
E. 肾功能损害

19. 急性肾炎临床首发症状多为
A. 少尿、无尿
B. 高血压
C. 心力衰竭（全心衰竭）
D. 水肿、血尿
E. 高血压脑病症状

20. 对急性肾炎患者进行休息及饮食护理指导中，不妥的是
A. 卧床休息极重要
B. 卧床能改善肾血流量，促进肾炎恢复
C. 卧床至水肿消退可下床活动
D. 低盐饮食，一般食盐 2g/d
E. 高血压、水肿严重者应无盐饮食

21. 急性肾炎是
A. 链球菌感染后化脓性炎症
B. 病毒感染后非化脓性炎症
C. 先天免疫缺陷性疾病
D. 感染后免疫反应性炎症
E. 金黄色葡萄球菌感染后化脓性炎症

22. 慢性肾小球肾炎（慢性肾炎）患者 24 小时尿蛋白量多为
A. >150mg
B. 0.5~1.0g
C. <12g
D. 1~3g
E. >4g

23. 慢性肾炎有氮质血症的患者，饮食中蛋白质摄入量正确的是
A. 可以摄入，但应控制在 0.1~0.2g/(kg·d)
B. 可以摄入，但应控制在 0.2~0.5g/(kg·d)
C. 可以摄入，但应控制在 0.5~0.8g/(kg·d)

D. 应尽可能多地摄入优质蛋白，以增加抵抗力

E. 不能摄入蛋白质

24. 慢性肾炎患者应避免使用

A. 庆大霉素　　B. 诺氟沙星

C. 头孢拉定　　D. 头孢曲松

E. 氨苄西林

25. 慢性肾炎属于

A. 病毒性炎症　　B. 过敏性炎症

C. 细菌性炎症　　D. 免疫性炎症

E. 中毒性炎症

26. 下列哪项是慢性肾炎患者必有的改变

A. 水肿　　B. 高血压

C. 尿液改变　　D. 低蛋白血症

E. 肾功能减退

27. 导致容量依赖型高血压的主要因素是

A. 肾血流量下降　　B. 水钠潴留

C. 肾素分泌增多　　D. 醛固酮增多

E. 血浆白蛋白减少

28. 应用环磷酰胺治疗慢性肾炎，应特别注意

A. 胃肠道反应　　B. 肝功能损害

C. 肾功能影响　　D. 粒细胞减少

E. 出血性膀胱炎

29. 慢性肾炎的主要病变部位是

A. 单侧肾脏的肾小球　　B. 双侧肾脏的肾小球

C. 单侧肾脏的肾小球和肾小管　　D. 双侧肾脏的肾小球和肾小管

E. 双侧肾间质

30. 慢性肾炎的主要治疗目标是

A. 控制感染　　B. 防止腹水

C. 防止高血压脑病　　D. 防止心脑血管并发症

E. 防止或延缓肾功能的进行性减退

31. 慢性肾炎的饮食应选择

A. 优质低蛋白、低磷饮食　　B. 优质低蛋白、低钙饮食

C. 优质高蛋白、低钠饮食　　D. 优质高蛋白、高糖饮食

E. 优质高蛋白、高磷饮食

32. 慢性肾炎护理措施不包括

A. 消除疑虑，配合治疗
B. 减轻水肿，维持体液平衡
C. 让患者了解有关防治知识
D. 合理膳食，保证足够营养
E. 多饮水，保持尿量在 2500ml

33. 慢性肾炎最具特征性的尿异常是

A. 血尿
B. 脓尿
C. 蛋白尿
D. 乳糜尿
E. 管型尿

34. 容量依赖型高血压是指

A. 总血量过多
B. 血中钾过多
C. 血中水和钠过多
D. 血中钙过多
E. 血中磷过多

35. 慢性肾炎的首发症状是

A. 贫血
B. 肾功能减退
C. 水肿或高血压
D. 蛋白尿
E. 血尿

36. 血液透析常见的并发症不包括

A. 肠胀气
B. 低血压
C. 失衡综合征
D. 肌肉痉挛
E. 出血

37. 低蛋白饮食对慢性肾炎的好处有

A. 达到低糖
B. 达到低磷
C. 达到低脂
D. 达到低热量
E. 达到低钙

38. 慢性肾炎的基本表现，不包括

A. 水肿
B. 高血压
C. 感染
D. 蛋白尿
E. 血尿

39. 慢性肾炎患者仍参加强劳动可导致

A. 肾衰竭
B. 左心衰竭
C. 休克
D. 呼吸衰竭
E. 脑出血

40. 肾病综合征患者蛋白质摄入量是

A. 0.2~0.4g/(kg · d) 优质蛋白，并适量补充必需氨基酸

B. 0.5~0.8g/(kg·d)，其中60%以上为优质蛋白
C. 0.8~1.0g/(kg·d)，其中60%以上为优质蛋白
D. 1.0~1.2g/(kg·d)，其中50%以上为优质蛋白
E. 1.2~1.5g/(kg·d)，其中50%以上为优质蛋白

41. 肾病综合征水肿严重、高血压者应
A. 卧床休息　　B. 绝对卧床休息
C. 室内轻度活动　　D. 可以正常活动
E. 可以就近上学，避免体育活动

42. 肾病综合征的“三高一低”特征不包括
A. 高血压　　B. 高度水肿
C. 高脂血症　　D. 大量蛋白尿
E. 低蛋白血症

43. 肾病综合征分为原发性和继发性，属于原发性肾病综合征的是
A. 糖尿病肾病　　B. 过敏性紫癜肾
C. 慢性肾炎　　D. 狼疮性肾炎
E. 肾淀粉样变

44. 原发肾病综合征的主要并发症有
A. 血栓及栓塞　　B. 动脉粥样硬化
C. 肾功能不全　　D. 感染
E. 心绞痛、心肌梗死

45. 原发肾病综合征常可自发形成血栓的原因是
A. 血小板增多　　B. 血管内皮易受损
C. 组织因子易释放　　D. 血液多呈高凝状态
E. 红细胞增多

46. 下列哪项血栓形成可使肾病综合征症状加重
A. 下肢静脉　　B. 下肢动脉
C. 冠状动脉　　D. 髂静脉
E. 肾静脉

47. 急性肾盂肾炎出院健康指导关键的是
A. 避免便秘　　B. 多饮水
C. 禁止盆浴　　D. 避免劳累
E. 1年内避免妊娠

48. 肾盂肾炎最常见的致病菌是
A. 大肠埃希菌　　B. 副大肠埃希菌

C. 变形杆菌　　D. 葡萄球菌
E. 粪链球菌

49. 肾盂肾炎患者做尿培养时，清洁留尿后多长时间送培养合适
A. 3小时　　B. 2小时
C. 1小时　　D. 4小时
E. 6小时

50. 慢性肾盂肾炎最严重的并发症是
A. 败血症　　B. 肾周围脓肿
C. 肾性高血压　　D. 肾结石
E. 尿毒症

51. 下列除哪项外，均是急性肾盂肾炎临床表现
A. 腰痛　　B. 全身乏力
C. 高度水肿　　D. 寒战、高热
E. 尿频、尿急、尿痛

52. 急性肾盂肾炎护理措施中，错误的是
A. 卧床休息　　B. 限制水摄入量
C. 按急性病期护理　　D. 观察药物不良反应
E. 做尿培养时收集清晨第1次尿

53. 肾盂肾炎一般不出现
A. 脓尿　　B. 血尿
C. 菌尿　　D. 管型尿
E. 大量蛋白尿

54. 肾盂肾炎护理措施正确的是
A. 绝对卧床休息　　B. 立即应用抗菌治疗后留尿检查
C. 清淡富有营养的饮食且多饮水　　D. 高热量、高维生素饮食且少饮水
E. 高脂肪、高热量、高维生素饮食

55. 肾盂肾炎的健康指导，错误的是
A. 多饮水，勤排尿　　B. 避免劳累和感染
C. 注意妇婴会阴部卫生　　D. 定期复查尿常规及尿培养
E. 经常预防性服用抗菌药物

56. 肾盂肾炎治疗中，正确的是
A. 尿液检菌之前，青霉素为首选药　　B. 退热后即停用抗菌药物
C. 即使有尿频、尿急也应多饮水　　D. 用庆大霉素时加服维生素C
E. 尿频、尿急症状消失后即可停用抗生素

57. 肾盂肾炎最常见的感染途径是
A. 上行感染
B. 血行感染
C. 淋巴道感染
D. 直接感染
E. 以上都不是

58. 肾盂肾炎患者的护理诊断，不正确的是
A. 排尿异常
B. 体温过高
C. 知识缺乏
D. 潜在的慢性肾衰竭
E. 体液过多

59. 肾盂肾炎的病因是
A. 变态反应
B. 自身免疫
C. 免疫缺陷
D. 细菌感染
E. 病毒感染

60. 肾盂肾炎好发于
A. 少年
B. 老年人
C. 育龄期妇女
D. 婴儿
E. 久病卧床者

61. 慢性肾盂肾炎尿化验有何特点
A. 白细胞 >5 个/HP
B. 有畸形红细胞
C. 有颗粒管型
D. 有红细胞管型
E. 有蜡样管型

62. 预防肾盂肾炎最简单的措施是
A. 隔天 1 次抗生素口服
B. 保持外阴清洁
C. 多饮水，勤排尿
D. 每天尿道口消毒
E. 每天冲洗膀胱

63. 肾盂肾炎用药治疗成功与否的关键是
A. 正规应用，坚持疗程
B. 经常换药，避免耐药
C. 尿检无脓细胞可停药
D. 尿培养 1 次阴性即可停药
E. 症状消失即可停药

64. 急性肾炎前驱感染潜伏期为
A. 1 周
B. 1~2 周
C. 1~3 周
D. 3~4 周
E. 4~5 周

65. 对糖尿病肾病致慢性肾衰竭患者的饮食指导中，不妥的是
A. 低蛋白饮食，20~40g/d

B. 含钙磷丰富的饮食
C. 保证充足的热量供给
D. 每日液体入量应按前1天出液量加500~600ml来计算
E. 尿量在1000ml/d以上而又无水肿时，可不限制饮水

66. 慢性肾衰竭初期以哪些症状为主
A. 神经系统症状
B. 消化系统症状
C. 高度水肿
D. 寒战、高热
E. 尿频、尿急、尿痛

67. 腹膜透析患者最主要的并发症是
A. 感染
B. 低血压
C. 腹膜炎
D. 引流不畅
E. 心力衰竭

68. 慢性肾衰竭患者的热量供应，主要靠
A. 精肉
B. 糖类
C. 脂肪
D. 豆制品
E. 动物内脏、骨髓

69. 慢性肾衰竭导致贫血的原因不包括
A. 红细胞生成素减少
B. 出血及失血过多
C. 骨髓受到抑制
D. 电解质代谢紊乱
E. 代谢性酸中毒

70. 慢性肾衰竭时常有的水与电解质紊乱表现为
A. 代谢性酸中毒，低血磷和低钙血症
B. 代谢性碱中毒，低血钾和低氯血症
C. 代谢性酸中毒，高血磷和低钙血症
D. 代谢性酸中毒，高血钾和低镁血症
E. 代谢性酸中毒，失水和低钠、低钾血症

71. 慢性肾衰竭最常见的病因为
A. 慢性肾炎
B. 慢性肾盂肾炎
C. 慢性尿路梗阻
D. 肾结核
E. 高血压并肾动脉硬化

72. 慢性肾衰竭患者最早出现的症状是
A. 食欲缺乏、恶心、呕吐
B. 嗜睡、定向力障碍
C. 咳嗽、胸痛
D. 皮肤黏膜出血
E. 血压升高

73. 慢性肾衰竭尿毒症期不出现的表现是

A. 高钾血症　　B. 高钠血症

C. 高钙血症　　D. 高磷血症

E. 水潴留

74. 慢性肾衰竭患者的饮食原则，不妥的是

A. 高热量　　B. 优质低蛋白

C. 高钙　　D. 高磷

E. 高维生素

75. 慢性肾衰竭患者已发生高血钾，护理措施不妥的是

A. 忌输库存血　　B. 多吃橘子

C. 禁用螺内酯　　D. 采血部位结扎勿过紧

E. 采集标本时注射器要干燥

76. 慢性肾衰竭的护理措施中错误的是

A. 烦躁不安时专人护理　　B. 有呃逆者可肌内注射哌甲酯

C. 皮肤瘙痒时宜用肥皂温水擦洗　　D. 慎用镇静药

E. 有出血倾向者避免应用右旋糖酐

77. 慢性肾衰竭患者最常见的继发感染是

A. 口腔炎　　B. 皮肤感染

C. 原发性腹膜炎　　D. 肺部和泌尿道感染

E. 胃肠炎

78. 慢性肾衰竭最常见的死亡原因是

A. 严重感染　　B. 消化道大出血

C. 心血管并发症　　D. 代谢性碱中毒

E. 代谢性酸中毒

79. 慢性肾衰竭患者发生营养失调的相关因素一般不包括

A. 食欲缺乏　　B. 呕吐

C. 低蛋白饮食　　D. 代谢障碍

E. 尿蛋白丢失

80. 慢性肾衰竭患者需严格记录出入液量是因为患者有

A. 脱水　　B. 水肿

C. 脱水或水肿　　D. 低钾血症

E. 低钠血症

81. 观察慢性肾衰竭患者病情时，表示已进入尿毒症期的表现是

A. 贫血　　B. 夜尿多

C. 恶心、呕吐　　D. 腹泻

E. 代谢性酸中毒

82. 慢性肾衰竭最早和最突出的临床表现是

A. 代谢性酸中毒　　B. 精神神经系统表现

C. 心血管系统表现　　D. 呼吸系统表现

E. 胃肠道表现

83. 狼疮性肾炎最终可致

A. 尿路感染　　B. 肾盂肾炎

C. 慢性肾炎　　D. 肾病综合征

E. 慢性肾衰竭

二 A2 型题

1. 患者，女性，35 岁。主诉水肿就诊。尿液检查：蛋白（+），红细胞5~10 个/HP，白细胞2~3 个/HP，颗粒管型0~2 个/HP，拟诊断为慢性肾炎普通型。查体时最可能发现水肿的部位是

A. 眼睑和颜面　　B. 足背和踝部

C. 胸壁和腹壁　　D. 臀部和阴部

E. 手背和腕部

2. 患者，男性，48 岁。患 2 型糖尿病 10 年，近半个月来发现双下肢水肿，并逐渐加重，常感乏力、头晕，遂来医院就诊。查血浆白蛋白 25g/L，血清胆固醇及三酰甘油升高，血肌酐、尿素氮正常。查体：BP 170/110mmHg，双下肢重度凹陷性水肿。最可能的诊断为

A. 急性肾炎　　B. 慢性肾炎

C. 肾病综合征　　D. 肾盂肾炎

E. 慢性肾衰竭

3. 患者，男性，42 岁。眼睑及双下肢水肿 20 天，尿常规蛋白（++++），24 小时尿蛋白定量为 3. 8g，血浆白蛋白 22g，Scr 72μmol/L，高胆固醇血症。与患者病情最相符的诊断是

A. 急性肾小球肾炎　　B. 急进性肾小球肾炎

C. 肾病综合征　　D. 肾综合征出血热肾损害

E. 肝硬化

4. 患者，女性，28 岁。妊娠 6 个月余，今日晨起突发畏寒、发热，T 39. 5℃，伴疲乏无力、恶心、呕吐、下腹部不适，排尿时有烧灼感，门诊查血常规示白细胞计数增多，中性粒细胞计数增多，尿常规见白细胞管型。查体有肾区叩击痛（+）。患者可能的诊断为

A. 慢性肾炎　　B. 下尿路梗阻

C. 肾盂肾炎　　D. 肾小球肾炎

E. 肾病综合征

5. 患者，男性，43 岁。慢性肾盂肾炎 20 年，3 年前诊断为慢性肾功能不全。近 3 天出现尿少。血尿素氮 36mmol/L，血肌酐 792μmol/L。其最佳治疗为

A. 透析治疗　　B. 饮食治疗
C. 氨基酸疗法　　D. 氧化淀粉治疗
E. 强力利尿治疗

6. 患者，女性，30 岁。因急性肾盂肾炎住院，治愈出院时护士作健康指导，其中重要的是

A. 多饮水　　B. 避免劳累
C. 禁止盆浴　　D. 避免便秘
E. 1 年内避免妊娠

7. 患者，女性，32 岁。便秘多年，反复发作尿路感染。多次尿培养为大肠埃希菌生长，夜尿增多。尿蛋白（±）。白细胞 5~10 个/HP，红细胞 3~5 个/HP。诊断为慢性肾盂肾炎，已实施正规治疗，下列护理指导中对预防复发无意义的是

A. 多饮水　　B. 继续抗菌治疗
C. 禁用肾毒性抗生素　　D. 注意经期卫生
E. 保持排便通畅

8. 患者，男性，35 岁。患肾盂肾炎服药治疗症状消失后，又继续巩固治疗 3 天。3 周后患者因劳累受凉症状复现。如该患者确诊为肾盂肾炎，则一般不具有

A. 血尿　　B. 大量蛋白尿
C. 尿液混浊　　D. 尿频、尿急、尿痛
E. 全身不适、畏寒、发热、头痛乏力

9. 患者，男性，21 岁。实施脾切除术后第 2 天患者尿量 250ml，出现烦躁不安、恶心、呕吐、水肿。查体：T 38℃，R 22 次/分，BP 83/60mmHg，尿蛋白（+++），尿比重 1.010，血钠 135mmol/L，血钾 6mmol/L，BUN 22mmol/L。该患者可诊断为

A. 急性肾衰竭　　B. 慢性肾衰竭
C. 肾病综合征　　D. 肾盂肾炎
E. 以上都不是

10. 患者，男性，40 岁。上呼吸道感染后出现血尿、少尿、血压增高，肾活检发现 60% 的肾小球有新月体，诊断为

A. 慢性肾炎　　B. 肾衰竭晚期
C. 急性肾衰竭　　D. 急进性肾小球肾炎
E. 链球菌感染后急性肾炎

11. 患者，男性，24 岁。因“水肿、尿少 1 周”来诊。患者 2 周前发热，肌内注射青霉素治疗。实验室检查：Hb 95g/L；尿蛋白（+++），尿红细胞 10~20 个/HP；Scr 483μmol/L，BUN 28mmol/L。肾 B 超：双肾增大，未见肾盂积水。临床诊断为急性肾衰竭。为确定

病因，最有意义的检查是

A. 尿钠含量

B. 尿相对密度和渗透浓度

C. 肾、输尿管和膀胱（KUB）X线平片

D. 放射性核素肾图

E. 肾穿刺活检

12. 患者，男性，20岁。因严重创伤引起急性肾衰竭，少尿4天。实验室检查：Scr 683μmol/L，血钾6.8mmol/L。此时治疗高血钾最有效的方法是

A. 停止使用含钾药物

B. 限制饮食中钾摄入

C. 清除病灶及坏死组织

D. 控制感染

E. 透析治疗

13. 患者，女性，38岁。急性肾炎迁延不愈，发展为慢性肾炎，下肢水肿2周就诊。查体：BP 200/100mmHg，尿蛋白（+++），尿红细胞10~15个/HP，Scr 15μmol/L。最可能的诊断是

A. 急性肾衰竭

B. 慢性肾衰竭

C. 肾病综合征

D. 肾盂肾炎

E. 慢性肾炎

14. 患者，男性，70岁。因外伤致下肢粉碎性骨折行手术治疗，术后少尿4天，24小时尿量300ml。查体：BP 110/75mmHg；HR 125次/分。实验室检查：Scr 548μmol/L，BUN 38mmol/L，血钾6.8mmol/L。最有效的治疗措施是

A. 透析治疗

B. 补液试验

C. 静脉缓慢注射钙剂

D. 静脉滴注小剂量多巴胺

E. 静脉滴注5%碳酸氢钠溶液100~200ml

三 A3/A4型题

（1~3题共用题干）

患者，男性，34岁。因1周来水肿少尿，BP 120/80mmHg，尿镜检查无红细胞，血浆白蛋白28g/L，24小时尿蛋白定量为8g。

1. 最可能的诊断是

A. 急性肾炎综合征

B. 右心衰竭

C. 肝硬化

D. 营养不良

E. 肾病综合征

2. 符合肾病综合征的有关检查是

A. 尿蛋白>3.5g/d，血浆白蛋白<30g/L

B. 尿蛋白 >3.5g/d，血浆白蛋白 <60g/L

C. 尿蛋白 >3.5g/d，血脂升高

D. 肌酐清除率下降，三酰甘油升高

E. 血尿素氮升高，血脂升高

3. 肾病综合征患者最常见的临床表现是

A. 高血压　　B. 水肿

C. 面色苍白、乏力　　D. 低蛋白血症

E. 体位变动时易发生晕厥

(4~5 题共用题干)

患者，女性，32 岁。突然出现畏寒、高热，体温 40℃，伴下腹坠痛，排尿疼痛，尿常规示白细胞管型，诊为急性肾盂肾炎。

4. 治愈出院时护士给予保健指导，其中不妥的是

A. 多饮水，勤排尿　　B. 注意个人卫生，每天盆浴

C. 不穿紧身裤　　D. 避免过度劳累

E. 坚持体育运动，增强机体抵抗力

5. 急性肾盂肾炎正确的治疗措施是

A. 口服环丙沙星 3 天

B. 口服复方磺胺甲基异噁唑 7 天

C. 根据细菌药物敏感试验选用有效的抗生素治疗 2 周

D. 联合应用 2 种以上抗生素进行治疗

E. 应用中药治疗

(6~7 题共用题干)

患者，男性，36 岁。近半年来头晕、乏力、轻度水肿，BP 160/100mmHg，Hb 80g/L，尿比重 1.012，尿蛋白（+），颗粒管型 0~1 个/HP，血 BUN 20mmol/L。今日突发抽搐，意识丧失，血钾 6.8mmol/L。

6. 此患者现在紧急采取的治疗措施为

A. 呋塞米 200mg 静脉推注　　B. ACEI 类药物降压治疗

C. 血液透析　　D. 输血治疗

E. 呼吸中枢兴奋药治疗

7. 该患者经急救治疗后，抽搐症状消失。针对该患者长期护理措施，错误的是

A. 蛋白质摄入选择鸡蛋、牛奶等优质蛋白

B. 根据患者肾功能情况限制蛋白质摄入

C. 鼓励患者摄入花生、豆类及其制品

D. 为减轻患者烦渴想法，可用含冰块代替饮水

E. 限制钠盐摄入

四 B型题

（1~3题共用备选答案）

A. 剧烈头痛、呕吐　　B. 膀胱刺激症状

C. 寒战、高热　　D. 食欲缺乏、恶心、呕吐

E. 心率增快、夜间不能平卧

1. 慢性肾炎并发尿毒症的早期表现是
2. 慢性肾炎并发心力衰竭的表现是
3. 慢性肾炎并发高血压脑病的表现是

（4~5题共用备选答案）

A. 感染　　B. 肾功能不全

C. 血栓形成和栓塞　　D. 动脉粥样硬化

E. 酸中毒

4. 肾病综合征最常见的并发症是
5. 导致肾病综合征复发及疗效不佳的主要原因是

（6~7题共用备选答案）

A. 改善心肺功能　　B. 保持呼吸道通畅

C. 严格控制水、钾摄入　　D. 限制蛋白质摄入

E. 多饮水，卧床休息

6. 急性肾盂肾炎的护理措施是
7. 少尿与无尿患者的护理措施中最重要的是

（8~10题共用备选答案）

A. 尿细菌学检查　　B. 尿浓缩稀释试验

C. 内生肌酐清除率　　D. 血尿素氮和血肌酐测定

E. 尿 β_2 微球蛋白测定

8. 用来判断近端肾小管功能的是
9. 用来判断远端肾小管功能的是
10. 用来判断肾小球滤过功能最敏感的指标是

（11～12 题共用备选答案）

A. 肾静脉血栓
B. 肉眼血尿
C. 全身多器官受损
D. 无明显临床表现
E. 尿中可见大量白细胞管型

11. 急性肾盂肾炎可见
12. 肾病综合征可见

（13～15 题共用备选答案）

A. 大量白蛋白丢失
B. 继发性醛固酮增多
C. 继发性心功能不全
D. 肾小管重吸收增加
E. 肾小球滤过率降低

13. 原发性肾病综合征水肿的最主要原因是
14. 急性肾炎水肿的主要原因是
15. 原发性高血压水肿的可能原因是

（16～17 题共用备选答案）

A. 高钾血症
B. 瘦肉、蛋白
C. 使蛋白质的氮充分利用
D. 代谢性酸中毒
E. 钙及尿素刺激

16. 肾衰竭患者出现深大呼吸是因为
17. 肾衰竭无尿者易发生

（18～20 题共用备选答案）

A. 功能性蛋白尿
B. 混合性蛋白尿
C. 组织性蛋白尿
D. 肾小球性蛋白尿
E. 肾小管性蛋白尿

18. 肾间质损害的病变出现
19. 肾小球疾病的后期出现
20. 充血性心力衰竭出现

（21～23 题共用备选答案）

A. 低蛋白少盐饮食
B. 高蛋白饮食

C. 适量高生物效价蛋白质饮食 D. 充足热量高生物效价低蛋白无盐饮食
E. 充足热量高生物效价无盐饮食

21. 肾功能不全代偿期合并高血压者
22. 肾衰竭期（尿毒症期）
23. 大量蛋白尿肾功能正常者

（24~26 题共用备选答案）
A. 缺水、血容量减少 B. 药物中毒
C. 上呼吸道感染 D. 双侧输尿管结石
E. 严重挤压伤

24. 肾性急性肾衰竭的常见原因是
25. 肾小管坏死性肾衰竭的常见原因是
26. 肾后性急性肾衰竭的常见原因是

五 X 型题

1. 关于泌尿系疾病的症状描述正确的是
A. 肾性水肿一般先发生在眼睑及颜面部
B. 肾性高血压对心脑血管会造成不利影响，但对肾脏无损害
C. 夜尿量超过白天尿量称为夜尿增多
D. 尿路刺激征常为膀胱三角区及膀胱颈受刺激所致，多见于尿路感染
E. 肾区疼痛多由于肾包膜被牵拉所致
2. 下列关于肾性高血压的描述正确的是
A. 肾性高血压绝大多数是容量依赖性的
B. 限制水钠摄入可改善肾性高血压
C. 肾性高血压可加重肾功能损害
D. 肾性高血压具有原发性高血压的一般症状
E. 肾性高血压一般不会引起高血压脑病
3. 关于蛋白尿描述正确的是
A. 大、中、小分子均有的蛋白尿，见于肾炎
B. 微量白蛋白尿，见于早期糖尿病肾病
C. 溢出性蛋白尿，见于多发性骨髓瘤
D. 分泌性蛋白尿，见于肾小管-间质疾病
E. β_2-微球蛋白尿为微小病变型肾病的特征

4. 急性肾炎的饮食护理原则正确的是
   A. 控制水、盐摄入量，水肿及高血压者低盐饮食
   B. 每日水总摄入量 = 前一日尿量 + 不显性失水量
   C. 指导患者低蛋白饮食
   D. 鼓励食用富含钾食品
   E. 饮食清淡，不食刺激性食物
5. 急性肾炎的治疗措施中正确的是
   A. 1~2 年内避免重体力活动和劳累
   B. 有水肿及高血压者盐摄入量 2~3g/d
   C. 鼓励患者摄入优质蛋白，摄入量约为 1g/d
   D. 应用激素及免疫抑制药
   E. 可用中药辅助治疗
6. 诱发慢性肾炎肾功能恶化的因素包括
   A. 感冒
   B. 超负荷的蛋白饮食
   C. 肾毒性药物的使用
   D. 长期应用抗血小板药物
   E. 高血压
7. 有关慢性肾炎患者健康教育的描述正确的是
   A. 嘱患者少去人多的地方，尤其预防呼吸道感染
   B. 嘱患者进含磷量高的食物
   C. 嘱患者避免预防接种、妊娠
   D. 嘱患者加强休息，以延缓肾功能减退
   E. 嘱患者进食低盐、高热量食物
8. 关于慢性肾炎的病因和预后正确的是
   A. 绝大多数慢性肾炎的确切病因尚不明确
   B. 多数由急性肾炎迁延不愈发展而来
   C. 如血压控制不好，肾功能恶化较快，预后较差
   D. 最终发展为慢性肾衰竭
   E. 非免疫性因素在慢性肾炎的发生与发展中也可能起重要作用
9. 慢性肾炎治疗原则说法正确的是
   A. 容量依赖型高血压患者首选利尿药治疗
   B. 注意休息，避免剧烈运动，避免劳累
   C. 高磷饮食
   D. 有高血压、水肿者限制盐的摄入，小于 3g/d
   E. 小剂量阿司匹林，延缓肾衰竭

10. 慢性肾炎基本表现包括

A. 血尿　　B. 蛋白尿

C. 水肿　　D. 低血压

E. 食欲亢进

11. 慢性肾炎临床表现包括

A. 蛋白尿、血尿、高血压、水肿

B. 尿蛋白定量在6~7g/d

C. 早期患者可有乏力、食欲缺乏、腰部疼痛

D. 恶化出现贫血、血压增高

E. 尿蛋白（++++）

12. 原发性肾病综合征应用泼尼松治疗原则正确的是

A. 始量要足　　B. 减药慢稳

C. 维持用药半年至1年或更长　　D. 同时应用抗生素预防感染

E. 无效时改用泼尼松龙

13. 肾病综合征患者蛋白尿的特点不包括

A. 大量蛋白尿　　B. 多伴有血尿

C. 非选择性蛋白尿　　D. 蛋白尿出现较早

E. 尿蛋白以白蛋白为主

14. 肾病综合征蛋白质代谢紊乱可导致

A. 营养不良　　B. 微量元素缺乏

C. 血栓形成　　D. 诱发内分泌紊乱

E. 血浆药物结合蛋白减少

15. 对急性肾盂肾炎患者的护理措施中不正确的是

A. 安置于光线较暗的病室　　B. 高生物效价低蛋白饮食

C. 肾区疼痛时可适当散步以缓解疼痛　　D. 鼓励多饮水

E. 导尿留取尿培养标本

16. 肾盂肾炎患者健康教育内容正确的是

A. 尽量多休息，避免体育运动

B. 鼓励患者大量饮水，每日饮水量>2500ml

C. 女性平日要加强会阴部的卫生保健，定期清洗

D. 洗澡时不用盆浴或池浴，坚持淋浴

E. 内衣选择棉织品为主，避免化纤织品

17. 肾盂肾炎的护理措施正确的是

A. 给予患者清淡、营养丰富饮食

B. 指导患者若出现体温升高，腰痛加剧，需及时就诊
C. 嘱患者尽量少运动以防止疾病加重
D. 每天摄入足够水分，保证尿量
E. 嘱患者勿随意停药

18. 急性肾衰竭常见病因包括
A. 大面积烧伤　　B. 车祸后大量失血
C. 尿路结石　　D. 应用肾毒性药物
E. 下尿路感染

19. 影响肾小球滤过率因素的是
A. 肾小球毛细血管内压　　B. 囊内液胶体渗透压
C. 血浆胶体渗透压　　D. 肾小囊内压
E. 肾小球有效滤过压

20. 下列关于急性肾炎临床表现的叙述正确的是
A. 好发于儿童，男性多于女性
B. 血尿常为患者起病的首发症状和就诊的原因
C. 80% 以上的患者可出现水肿，多表现为晨起眼睑水肿
D. 约 80% 的患者出现严重的高血压
E. 肾功能于利尿后数日恢复正常，极少数出现急性肾衰竭

21. 急性肾衰竭少尿或无尿期饮食的处理中正确的是
A. 热量供应以蛋白为主　　B. 热量供应以糖为主
C. 可给予适量的脂肪乳剂　　D. 高维生素
E. 高热量

22. 急性肾衰竭患者的护理措施正确的是
A. 给予高生物效价的优质蛋白，摄入量限制为 0.8g/(kg · d)
B. 增加含钾高的食物摄入
C. 尽可能减少钠、氯的摄入量
D. 恢复期应增强体质，适当锻炼
E. 注意个人卫生，避免手术、外伤等

23. 关于急性肾衰竭患者多尿期的治疗原则，正确的是
A. 重点为维持水、电解质和酸碱平衡
B. 仍需继续注意控制氮质血症
C. 尿量一旦超过 2500ml/24h，即可停止透析治疗
D. 积极治疗原发症与并发症
E. 需持续监测血清电解质水平

24. 慢性肾衰竭患者治疗原则正确的是
A. 低钙血症患者，进餐时可口服补充钙剂如碳酸钙
B. 代谢性酸中毒患者可口服碳酸氢钠
C. 贫血患者首选输血纠正贫血
D. 限制蛋白质尤其是植物蛋白的摄入
E. 供给患者充足热量

25. 对慢性肾衰竭患者的饮食护理包括
A. 解释饮食的重要性
B. 了解原有饮食情况
C. 每日液体入量限制在2000ml以内
D. 让患者参与制订饮食计划
E. 定期测体重

26. 慢性肾衰竭患者了解的防治知识包括
A. 反复发作与感染、劳累有关
B. 治疗目的是消除蛋白尿和血尿
C. 避免氨基苷类药物使用
D. 病情未控制时，尿液泡沫增多
E. 合理治疗控制病情迁延的重要性

27. 血液透析的禁忌证包括
A. 恶性肿瘤晚期
B. 腹部手术后
C. 严重出血倾向或感染
D. 心力衰竭
E. 严重低血压或休克

28. 腹膜透析的禁忌证包括
A. 腹部手术后
B. 严重肺功能不全
C. 长期蛋白质摄入不足
D. 高分解代谢
E. 高钾血症

29. 血液透析患者护理措施正确的是
A. 透析前后测量患者生命体征、体重
B. 透析期间蛋白摄入量1.2~1.4g/(kg·d)，优质蛋白为主
C. 鼓励蘑菇、豆类、橘子等食物的摄入，以加强营养
D. 每日饮水量为前1天尿量加500ml左右为宜
E. 多补充维生素C、叶酸等营养素

30. 腹膜透析患者护理措施正确的是
A. 蛋白摄入量1.2~1.4g/(kg·d)
B. 若患者无明显高血压、水肿，可正常饮水
C. 若患者发生腹膜炎，则必须立即拔除透析管
D. 若患者发生腹痛，可控制透析液进出速度予以减轻症状
E. 若出现透析液引流不畅，可指导患者改变体位

六 案例分析题

（1～5 题共用题干）

患者，女性，32 岁。反复血尿、蛋白尿 3 年，5 天前感冒后出现眼睑、颜面水肿，确诊为慢性肾炎。

1. 对该患者应采取的健康教育是
   A. 嘱患者预防感冒　　B. 嘱患者可以妊娠
   C. 饮食无特殊要求　　D. 保持卫生，每日洗澡
   E. 每周测量血压 1 次
2. 各型慢性肾炎的肾功能损害均首先表现为
   A. 血肌酐升高　　B. 血尿素氮升高
   C. 肾脏 CT 异常　　D. 酚红排泄率降低
   E. 内生肌酐清除率降低
3. 慢性肾炎的病理机制是
   A. 链球菌感染引起的化脓性炎症　　B. 病毒感染引起的非化脓性炎症
   C. 多种原因引起的免疫性炎症　　D. 急性肾炎迁延不愈所致
   E. 先天遗传性疾病
4. 慢性肾炎发病的起始因素为
   A. 急性肾炎迁延不愈　　B. β 溶血性链球菌感染
   C. 病毒感染　　D. 免疫介导性炎症
   E. 遗传因素
5. 慢性肾炎可表现有
   A. 蛋白尿　　B. 血尿
   C. 脓尿　　D. 水肿
   E. 高血压

（6～8 题共用题干）

患者，男性，55 岁。慢性肾炎 8 年，近几日血尿明显，水肿加重，BP 180/105mmHg。

6. 根据该患者病情，其休息原则应该是
   A. 劳逸结合　　B. 适当休息
   C. 保证睡眠　　D. 卧床休息
   E. 活动不限
7. 肾病综合征引起的全身水肿是由于
   A. 胶体渗透压增高　　B. 胶体渗透压降低

C. 血钠过高　　D. 血钠过低

E. 体液过多

8. 关于肾病综合征伴明显水肿患者的休息指导，正确的是

A. 不需要卧床休息，但应该避免劳累

B. 绝对卧床休息

C. 卧床休息至尿蛋白消失

D. 卧床休息，并进行适度的床旁活动

E. 增加卧床休息时间至水肿消退

（9~11题共用题干）

患者，男性，18岁。全身水肿、乏力半个月。尿蛋白(++++)，定量4.0g/24h，镜检偶见沉渣细胞和透明管型。BP 120/80mmHg，血浆白蛋白29g/L，BUN 5mmol/L，Scr 98μmol/L，胆固醇、三酰甘油升高。

9. 该临床诊断是

A. 急性肾炎综合征　　B. 急进性肾炎综合征

C. 慢性肾炎综合征　　D. 肾病综合征

E. 肾病综合征并发急性肾炎综合征

10. 确诊肾病综合征所必备的诊断标准为

A. 尿蛋白超过3.5g/d　　B. 水肿

C. 血浆白蛋白低于30g/L　　D. 血脂升高

E. 氮质血症

11. 肾病综合征具有的共同临床表现是

A. 水肿　　B. 高脂血症

C. 低蛋白血症（血浆白蛋白<30g/L）　　D. 肾功能不全

E. 大量蛋白尿（尿蛋白定量>3.5g/d）

（12~16题共用题干）

患者，女性，29岁。妊娠7月余，今晨起突发畏寒、发热，测体温39.5℃，伴疲乏无力、恶心、呕吐，下腹部不适，排尿时有烧灼感，门诊查血常规示白细胞计数和中性粒细胞计数均增多，尿常规见白细胞管型。查体有肾区叩击痛（+）。

12. 该患者可能的诊断为

A. 肾盂肾炎　　B. 慢性肾炎

C. 急性肾炎　　D. 肾病综合征

E. 下尿路梗阻

13. 该患者发病的易感因素是
   A. 可能发生了尿路梗阻
   B. 感染使机体抵抗力降低
   C. 年龄因素
   D. 可能有泌尿系统局部的损伤
   E. 女性且处于妊娠期，使内分泌发生改变易发病
14. 要采集患者清洁中段尿标本，正确的是
   A. 嘱患者大量饮水
   B. 保证尿液在膀胱内保留 6~8 小时
   C. 在患者使用抗菌药物前收集尿标本
   D. 指导患者采取中间一段尿置于无菌容器内
   E. 取好尿标本后于 1 小时内送检
15. 取中段尿进行细菌培养有诊断意义的是细菌数
   A. $>10^2/ml$
   B. $>10^3/ml$
   C. $>10^4/ml$
   D. $<10^5/ml$
   E. $>10^5/ml$
16. 治愈出院时护士给予的保健指导，其中不妥的是
   A. 少饮水、少排尿以避免排尿时疼痛
   B. 注意个人卫生，每天淋浴并清洗会阴部
   C. 不穿紧身裤
   D. 避免过度劳累
   E. 坚持体育运动，增强机体抵抗力

（17~21 题共用题干）

患者，男性，35 岁。高热伴寒战，腰痛伴尿路刺激征，肾区叩击痛明显，膀胱区压痛。尿常规镜检可见大量白细胞和脓细胞，少量红细胞、尿蛋白等，尿培养为大肠埃希菌。

17. 该患者最可能的诊断为
   A. 肾结石
   B. 尿道炎
   C. 高热引起血尿
   D. 急性肾盂肾炎
   E. 急性肾炎
18. 该患者尿化验的特点是
   A. 颗粒管型(++)
   B. 蛋白(++)
   C. 大量红细胞
   D. 尿白细胞 5 个/HP
   E. 蜡样管型
19. 该患者的护理问题有
   A. 体温过高
   B. 知识缺乏
   C. 排尿异常
   D. 活动无耐力
   E. 潜在慢性肾功能不全

20. 对该患者的护理措施正确的有

A. 多饮水　　B. 控制体温

C. 鼓励多活动　　D. 易消化清淡饮食

E. 正规应用抗菌药物

21. 该患者口服磺胺类药物时，护士应嘱其注意该药的不良反应是

A. 骨髓抑制　　B. 听神经损害

C. 肠道菌群失调　　D. 泌尿道内结晶

E. 抑制造血功能

（22～27题共用题干）

患者，男性，50岁。4天前因胃胀，服用朱砂莲等中药治疗，于3天前突感恶心、呕吐，经门诊查尿蛋白（++++），尿糖（+++），隐血弱阳性。BUN 16.62mmol/L，Scr 406.6μmol/L，肾穿病理示急性肾小管坏死，诊断为急性肾衰竭。

22. 考虑病因应该是

A. 胃肠道丢失体液（恶心、呕吐）导致血容量不足

B. 中药朱砂莲导致急性肾小管坏死引起急性肾衰竭

C. 药物过敏引起急性肾间质病变

D. 急性肾炎

E. 肾病综合征

23. 急性肾衰竭血液透析指征为

A. 血尿素氮＞18.6mmol/L、肌酐＞409μmol/L、血钾＞5.0mmol/L

B. 血尿素氮＞20.6mmol/L、肌酐＞509μmol/L、血钾＞6.0mmol/L

C. 血尿素氮＞21.6mmol/L、肌酐＞609μmol/L、血钾＞6.0mmol/L

D. 血尿素氮＞28.6mmol/L、肌酐＞609μmol/L、血钾＞7.0mmol/L

E. 血尿素氮＞28.6mmol/L、肌酐＞709μmol/L、血钾＞6.0mmol/L

24. 急性肾衰竭患者少尿期最主要的死因为

A. 高钠血症　　B. 高钾血症

C. 消化道出血　　D. 肺部感染

E. 感染

25. 急性肾衰竭患者最常见的电解质、酸碱平衡紊乱类型为

A. 高钾血症，代谢性酸中毒　　B. 高钙血症，代谢性酸中毒

C. 高氯血症，代谢性酸中毒　　D. 高钾血症，代谢性碱中毒

E. 高钙血症，代谢性碱中毒

26. 急性肾衰竭患者每天应摄入的基本热量为

A. 20～25kcal/kg
B. 25～30kcal/kg
C. 30～35kcal/kg
D. 30～40kcal/kg
E. 45～50kcal/kg

27. 急性肾衰竭多尿期最主要的并发症是

A. 低钠血症
B. 消化道出血
C. 感染
D. 低钙血症
E. 低血压

参考答案与解析

一、A1 型题

1. E【解析】肾脏结构和功能基本单位为肾单位，每个肾脏具有数量为 100 万以上肾单位。

2. E【解析】肾单位由肾小体和肾小管组成，肾小体包括肾小球和肾小囊。肾小体分布在皮质内，由肾小球和包在它外面的肾小囊组成。肾小囊腔与肾小管相通，肾小管周围缠绕着大量的毛细血管。

3. C【解析】凡是肾脏疾病都应当首先查尿常规。

4. C【解析】正常成年人每日尿量为 1000～2000ml。每日尿量超过 2500ml 称为多尿。多尿分为肾性和非肾性两类。前者见于各种原因所致的肾小管功能不全；后者多见于糖尿病、尿崩症和溶质性利尿（如应用甘露醇）等。

5. C【解析】每日尿量少于 400ml 称为少尿，少于 100ml 称为无尿。

6. D【解析】少尿和无尿患者可引起高钾血症、低钠血症及代谢性酸中毒等，常伴有水肿和高血压。限制水、钠、钾盐的摄入，注意有无高血钾征象，如烦躁、无力、呼吸困难、心律失常等。

7. A【解析】肾炎性水肿，如急性肾小球肾炎（急性肾炎）、慢性肾小球肾炎（慢性肾炎）引起的水肿，主要是由于肾小球滤过功能下降，而肾小管重吸收功能相对正常，导致水钠潴留而产生水肿。

8. D【解析】新鲜尿沉渣每高倍视野的红细胞计数超过 3 个或 1 小时尿红细胞计数超过 10 万，称为镜下血尿。

9. E【解析】肾病性水肿，如肾病综合征引起的水肿，主要是由于长期大量蛋白尿导致低蛋白血症，血浆胶体渗透压降低，液体从血管内进入组织间隙，产生水肿。

10. A【解析】肾脏疾病常伴有高血压，称肾性高血压。按病因可分为肾血管性和肾实质性两类。肾实质性多见，主要由急性肾炎、慢性肾炎、慢性肾盂肾炎、慢性肾衰竭等肾实质性疾病所引起，终末期肾脏疾病伴高血压者超过80% 。

11. D【解析】尿路刺激征明显者，遵医嘱给予阿托品、溴丙胺太林（普鲁本辛）等胆碱受体阻断药。

12. B【解析】多尿可引起低钾血症、高钠血症及脱水等。

13. E【解析】尿路刺激征是指膀胱颈和膀胱三角区受炎症或机械刺激而引起的尿频、尿急及尿痛，可伴有排尿不尽感和下腹坠痛。

14. C【解析】急性肾炎肾功能异常时一部分患者起病早期因尿量减少可出现一过性轻度氮质血症。

15. B【解析】急性肾炎血尿常为首发症状，几乎全部患者均有血尿，尿色呈棕色或洗肉水样，一般无尿路刺激症状。

16. B【解析】急性肾炎发病机制是链球菌的胞壁成分或某些分泌蛋白刺激机体形成的抗体和循环免疫复合物沉积于肾小球，因免疫反应导致双侧肾弥漫性炎症。

17. A【解析】确诊肾炎的病理类型的可靠方法就是肾组织活检。

18~19. C、D【解析】参见A1型题第15题解析。水肿常为起病早期症状，约80%的患者有水肿。

20. C【解析】急性期患者2周内绝对卧床休息，以减轻心脏负荷，改善肾脏血流量。部分患者需卧床休息4~6周，待肉眼血尿消失、水肿消退、血压恢复正常后方可逐步活动。

21. D【解析】参见A1型题第16题解析。

22. D【解析】蛋白尿是慢性肾炎患者必有表现，尿蛋白定量常在1~3g/d。

23. C【解析】慢性肾炎有氮质血症的患者，应限制蛋白质的摄入量，饮食中蛋白质摄入量应控制在0.5~0.8g/(kg·d)。

24. A【解析】应选择对肾脏无损害作用的抗生素，如青霉素、红霉素、氯霉素、甲硝唑等，并观察药效及不良反应。庆大霉素、磺胺类药物等对肾脏有不良反应。

25. D【解析】慢性肾小球肾炎是慢性免疫性炎症所引起的肾脏疾病，简称慢性肾炎。

26. C【解析】尿异常几乎是慢性肾炎患者必有的现象，包括尿量变化和镜检的异常。

27. B【解析】容量依赖型高血压的主要因素是水钠潴留。

28. E【解析】环磷酰胺常见不良反应如下。①骨髓抑制，主要为白细胞减少。②泌尿道症状：出血性膀胱炎，如尿频、尿急、膀胱尿感强烈、血尿，甚至排尿困难。③消化系统症状：有恶心、呕吐及食欲缺乏。④脱发。⑤性腺损害。⑥偶可影响肝功能，出现黄疸及凝血酶原减少，肝功能不良者慎用。

29. B【解析】慢性肾炎是一组以血尿、蛋白尿、高血压和水肿为主要临床表现的肾小球疾病。主要病变部位在肾小球，是由多种病因、不同病理类型的原发性肾小球疾病发展而来。其病理类型多样，随着病变进展，各种病理类型均可转化为肾小球硬化，后期可有肾小管萎缩和肾间质纤维化。

30. E【解析】慢性肾炎的治疗应以防止或延缓肾功能进行性恶化，改善或缓解临床症状以及防治严重并发症为目标。

31. A【解析】一般情况下不必限制饮食，若肾功能减退应给予优质低蛋白、低磷饮食。限制食物中蛋白质及磷的摄入量，低蛋白及低磷饮食可减轻肾小球内高压力、高滤过状态，延缓肾小球的硬化。

32. E【解析】大多数慢性肾炎患者不需要限制饮水量。轻度水肿的患者应适当降低饮水量。出现明显水肿和高血压的慢性肾炎患者则必须严格限制水分的摄入，同时限制钠盐摄入。尿量减少的患者需要量入为出，根据24小时的尿量决定饮水的量，通常每日总入水量为前1日尿量+500ml。

33. C【解析】慢性肾炎血尿和蛋白尿出现较早，多为轻度蛋白尿和镜下血尿。最具特征性的尿异常是蛋白尿。

34. C【解析】肾实质损伤后，肾脏处理水和钠的能力减弱。当钠的摄入量超过身体的排泄能力时，就会发生水和钠的滞留。血管中的水和钠滞留会扩大血液体积并导致高血压。同时，水和钠的滞留可以增加血管平滑肌细胞中水和钠的含量，增厚血管壁，降低弹性，增加血管阻力和对儿茶酚胺的反应，这也可以升高血压。

35. C【解析】慢性肾炎的首发症状是水肿或高血压。大部分慢性肾炎患者可出现不同程度的水肿和高血压，伴有头胀、头痛、失眠、记忆力减退及注意力不集中等。

36. A【解析】血液透析常见的并发症包括低血压、失衡综合征、肌肉痉挛、透析器反应，还可能有心律失常、栓塞、溶血、出血、发热、透析器破膜、体外循环凝血等。

37. B【解析】低蛋白饮食可减少消化道症状，且有助于防治代谢性酸中毒、高钾血症和高磷血症。低蛋白饮食可以使机体在低蛋白供应时重新利用尿素的氨氮合成非必需氨基酸和蛋白质，以减轻或防止肾功能的恶化。低蛋白饮食可以减少肾小球高滤过和高代谢，延缓肾功能恶化。

38. C【解析】慢性肾炎基本临床表现为血尿、蛋白尿、高血压、水肿，亦可有不同程度肾功能减退，病情迁延、反复，渐进性发展为慢性肾衰竭。感染不属于基本表现。

39. A【解析】对轻症者亦应增加卧床时间，避免过劳、受凉，防止呼吸道感染。指导患者根据自身情况，适当地在室内进行活动，但应注意避免劳累。强劳动增加肾脏负担和感染风险可导致肾衰竭。

40. C【解析】肾病综合征患者蛋白质摄入量是0.8~1.0g/(kg·d)，其中60%以上为优质蛋白，其余为非优质蛋白。

41. B【解析】肾病综合征水肿严重、高血压者应绝对卧床休息并经常变换体位。

42. A【解析】肾病综合征的“三高一低”特征：①高度水肿。②高脂血症。③大量蛋白尿。④低蛋白血症。

43. C【解析】原发性肾病综合征指原发于肾脏本身的肾小球疾病，慢性肾炎属于原发性。

44. D【解析】感染为肾病综合征常见的并发症，也是导致本病复发和疗效不佳的主要原因。其发生与蛋白质营养不良、免疫功能紊乱及应用糖皮质激素治疗有关。感染部位以呼吸道、泌尿道、皮肤最多见。

45~46 D、E【解析】由于有效血容量减少，血液浓缩及高脂血症使血液黏稠度增加。此外，某些蛋白质自尿中丢失，肝脏代偿性合成蛋白质增加，引起机体凝血、抗凝和纤溶系统失衡，加之强效利尿药的应用进一步加重高凝状态，因此，易发生血管内血栓形成和栓塞，其中以肾静脉血栓最为多见。血栓形成和栓塞是直接影响肾病综合征治疗效果和预后的重要因素。

47. E【解析】告知患者出院后要注意个人卫生、避免诱发因素，包括劳累、感冒、不洁性生活等。要多饮水、勤排尿。女性患者急性期治愈后 1 年内应避免妊娠。教育患者避免反复发作尿道感染，防止急性肾盂肾炎迁延不愈发展为慢性肾盂肾炎，最终导致慢性肾衰竭。急性肾盂肾炎是妊娠期最常见而严重的并发症之一。妊娠期急性肾盂肾炎其危险性明显增加。妊娠期由于尿路的相对性梗阻引起尿液排空延迟及菌尿；其次孕妇尿中含有营养物质，葡萄糖尿及氨基酸尿利于病菌的繁殖。

48. A【解析】肾盂肾炎为细菌直接引起的感染性肾脏病变，致病菌以肠道细菌最多，大肠埃希菌占 60%~80% 。

49. C【解析】肾盂肾炎患者做尿培养时，清洁留尿后 1 小时内送检。

50. E【解析】慢性肾盂肾炎最严重的并发症是尿毒症。

51. C【解析】急性肾盂肾炎起病急，常有畏寒、高热、乏力、腰痛、全身不适等症状，伴尿频、尿急、尿痛等膀胱刺激征，尿混浊。

52. B【解析】急性肾盂肾炎尽量多饮水，每日入量在 2500ml 以上。

53. E【解析】肾盂肾炎一般不出现大量蛋白尿。

54. C【解析】肾盂肾炎轻症者进清淡、富营养饮食。发热、全身症状明显者，应予流质或半流质饮食。

55. E【解析】肾盂肾炎患者慎重用药，尤其注意抗菌药物、镇痛药的使用，尽量避免使用可能损害肾脏的药物。

56. C【解析】多饮水，勤排尿是最简便而有效的预防尿路感染的措施。

57. A【解析】肾盂肾炎感染途径：①上行感染，最常见。②血行感染，较少见。细菌由体内慢性感染病灶（如慢性扁桃体炎、鼻窦炎、龋齿、皮肤感染等）侵入血流，到达肾引起肾盂肾炎，称为血行感染。③淋巴管感染，更少见。④直接感染，外伤或肾周器官发生感染时，该处细菌偶可直接侵入引起感染。

58. E【解析】肾盂肾炎的护理诊断：①疼痛（腰痛），与肾脏炎症致肾被膜牵拉有关。②体温过高（发热），与细菌感染有关。③排尿异常（尿频、尿急、尿痛），与膀胱炎症刺激有关。④知识缺乏，缺乏疾病防治知识。⑤潜在的慢性肾衰竭。

59. D【解析】肾盂肾炎是尿路感染中的一种重要临床类型，是由细菌（极少数为真菌、病毒、原虫等）直接引起的肾盂、肾盏和肾实质的感染性炎症。

60. C【解析】肾盂肾炎好发于女性。

61. A【解析】脓尿（每高倍视野≥5 个白细胞）为其特征性改变，若平均每高倍视野中有 0~3 个白细胞，而个别视野中可见成堆白细胞，仍有诊断意义。

62. C【解析】急性肾盂肾炎痊愈后，应注意休息，避免劳累，清淡饮食，多饮水，勤排尿，不憋尿，保持会阴部清洁。其中多饮水、勤排尿是有效而又简便的预防措施。

63. A【解析】肾盂肾炎用药治疗成功与否的关键是正规应用坚持疗程，首次治疗彻底。

64. C【解析】急性肾炎通常于前驱感染后 1~3 周起病，病程平均为 10 天。

65. B【解析】糖尿病肾病致慢性肾衰竭是糖尿病患者的主要死亡原因。饮食应热量要充足，低优质蛋白饮食、高钙低磷饮食。

66. B【解析】慢性肾衰竭起病隐匿，早期常无明显临床表现。随着肾功能的逐渐丧失，体内各种代谢平衡被破坏，除引起水、电解质代谢紊乱和酸碱平衡失调外，还可导致多器官损伤及功能障碍。随着病情加重，消化系统各种表现陆续出现并逐渐加重，多数患者先有食欲减退、胃部不适等，后发展为恶心、呕吐、腹泻，舌和口腔黏膜溃烂，甚至出现消化道出血。

67. C【解析】腹膜炎是腹膜透析的主要并发症，大部分感染来自透析管道的皮肤出口处。

68. B【解析】慢性肾衰竭患者的热量供应，主要靠糖类。

69. D【解析】慢性肾衰竭导致贫血的原因包括肾脏促红细胞生成素生成减少、铁摄入不足、各种原因造成的急慢性失血、体内叶酸和蛋白质缺乏、血中存在抑制血细胞生成的物质以及红细胞寿命缩短等，不包括电解质代谢紊乱。

70. C【解析】慢性肾衰竭水、电解质和酸碱平衡失调可出现水肿、高钾血症、代谢性酸中毒、低钙血症、高磷血症、高镁血症等，其中代谢性酸中毒和水、钠代谢紊乱最为常见。

71. A【解析】慢性肾衰竭最常见的病因是慢性肾炎，如 IgA 肾病、系膜增生性肾小球肾炎等。

72. A【解析】慢性肾衰竭患者最早出现的症状是食欲缺乏、恶心、呕吐等消化系统症状。

73. C【解析】慢性肾衰竭尿毒症期的表现可为以恶心、呕吐、无食欲、反酸为主的消化道症状，也可以表现为口腔内尿味，皮肤尿素霜及尿毒症皮肤病改变，或以精神行为异常，胡言乱语及癫痫发作为主的神经精神症状，即尿毒症性脑病，也可以表现为重度水肿，呼吸困难，胸腔积液、腹水及心包积液等心力衰竭表现，多数伴有重度贫血、低钙高磷，化验检查示血肌酐异常升高，如合并重度高钾、酸中毒等。

74. D【解析】慢性肾衰竭饮食治疗：①摄入优质的蛋白质。②摄取足够的热量。③注意水分的控制。④注意盐分的控制。⑤提防钾离子过高。⑥维持钙磷的平衡，应高钙低磷。⑦必需氨基酸疗法。

75. B【解析】慢性肾衰竭患者饮食应以高热量、维生素、低蛋白饮食为宜，总热量必须满足机体需要，以免造成负氮平衡。除高血钾患者外，一般可以任意选用水果、蔬菜以促进食欲。肾衰竭伴有高血钾患者必须戒水果和其他高钾食物。

76. B【解析】慢性肾衰竭呃逆可用阿托品或针刺治疗。

77. D【解析】慢性肾衰竭以肺部及泌尿系统感染多见，且不易控制。

78. C【解析】慢性肾衰竭可出现高血压、心力衰竭、心包炎、动脉粥样硬化等心血管系统症状。心力衰竭是慢性肾衰竭最常见的致死原因。

79. D【解析】慢性肾衰竭发生营养失调，营养低于机体需要量，与消化功能紊乱、限制蛋白质摄入有关。

80. C【解析】慢性肾衰竭患者常有恶心、呕吐等消化道症状，易引起脱水。此外，慢性肾衰竭患者常出现水钠潴留而导致水肿，所以需严格记录出入液量。

81. E【解析】参见 A1 型题第 73 题解析。

82. E【解析】慢性肾衰竭最早和最突出的临床表现是消化系统表现。

83. E【解析】狼疮性肾炎如果控制不佳会导致慢性肾衰竭，最终会导致尿毒症。狼疮性肾炎是系统性红斑狼疮累及肾的表现，临床表现轻重不一，从单纯的尿液检查异常到典型的肾炎或肾病综合征，直到终末期肾衰竭。

二、A2 型题

1. A【解析】多数慢性肾炎患者均有不同程度的水肿。轻者眼睑及面部或下肢踝部出现水肿，以晨起眼睑水肿多见。

2~3 C、C【解析】肾病综合征的诊断标准：①大量蛋白尿（$>3.5g/d$）。②低蛋白血症（血浆白蛋白 $<30g/L$）。③高脂血症。④水肿。前 2 条必备，存在 3 条或 4 条时，诊断即成立。

4. C【解析】患者低热，镜检尿白细胞明显增多，见白细胞管型，符合肾盂肾炎诊断。

5. A【解析】慢性肾衰竭血液透析指征：①不能纠正的电解质及酸碱平衡异常。②有中枢或末梢神经损害和精神障碍者。③有全身水肿、肺水肿者。④血肌酐 >707.2μmol/L，或血尿素氮 >28.56mmol/L；或内生肌酐清除率（Ccr）≤10~15ml/min。⑤血钾 >6.5mmol/L。

6. E【解析】告知患者出院后要注意个人卫生、避免诱发因素，包括劳累、感冒、不洁性生活等。要多饮水、勤排尿。女性患者急性期治愈后 1 年内应避免妊娠。

7. C【解析】禁用肾毒性抗生素（无直接意义），慢性肾盂肾炎的复发主要与感染未彻底清除、排尿不畅、免疫力下降等因素相关，而非肾毒性药物。

8. B【解析】急性肾盂肾炎起病急，常有畏寒、高热、乏力、腰痛、全身不适等。有尿频、尿急、尿痛等膀胱刺激征，小便混浊。大量蛋白尿不是肾盂肾炎临床表现。

9. A【解析】患者有恶心、呕吐等急性肾衰竭临床表现，结合查体与实验室检查符合急性肾衰竭诊断。

10. C【解析】患者的表现符合急性肾衰竭的诊断。

11. E【解析】对原因不明的急性肾衰竭，肾活检是可靠的诊断手段，有助于诊断和评估预后。

12. E【解析】该例为横纹肌溶解所致的急性肾衰竭，有时每日血钾可上升 1.0~2.0mmol/L。现血钾已高达 6.8mmol/L，可危及生命，最有效的疗法为透析治疗，能有效地纠正水和电解质紊乱，使血钾迅速降低。若为高分解代谢状态，以血液透析为宜。其他选项仅是防止血钾进一步升高的措施。

13. B【解析】患者有急性肾炎迁延不愈，发展为慢性肾炎史，结合查体与实验室检查，符合慢性肾衰竭诊断。

14. A【解析】患者 Scr 548μmol/L，BUN 38mmol/L，血钾 6.8mmol/L，可危及生命，最有效的疗法为透析治疗，能有效地纠正水和电解质紊乱，使血钾迅速降低。

三、A3/A4 型题

1. E【解析】肾病综合征典型表现为大量蛋白尿（尿蛋白 >3.5g/d）、低白蛋白血症（血浆白蛋白 <30g/L）、高度水肿、高脂血症。该患者血浆白蛋白 28g/L，24 小时尿蛋白定量为 8g，符合肾病综合征诊断。

2. A【解析】肾病综合征是多种肾脏疾病引起的具有以下共同临床表现的一组综合征：①大量蛋白尿（尿蛋白定量 >3.5g/d）。②低蛋白血症（血浆白蛋白 <30g/L）。③水肿。④高脂血症。其中①②两项为诊断所必需。

3. B【解析】肾病综合征患者最常见的临床表现是水肿。肾病综合征时出现低白蛋白血症、血浆胶体渗透压下降，使水分从血管腔内进入组织间隙，是造成肾病综合征水肿的基本原因。

4. B【解析】肾盂肾炎健康指导：注意个人清洁卫生，淋浴，尤其注意会阴部及肛周皮肤的清洁，特别是女性月经期、产褥期及女婴尿布卫生。不穿紧身裤，避免受凉、感冒、劳累和剧烈活动。注意劳逸结合，坚持体育运动，增强机体的抵抗力。多饮水、勤排尿是最简便而有效的预防尿路感染的措施。

5. C【解析】在无药物敏感试验结果时，应选用对革兰阴性杆菌有效的抗生素，常用的是喹诺酮类或复方磺胺甲噁唑或氨基苷类药，有药敏时根据细菌药物敏感试验选用有效的抗生素治疗2周。

6. C【解析】根据患者轻度水肿、高血压（循环系统症状）、贫血、尿蛋白（+）且起病缓慢等特点判断为慢性肾炎，再根据其血尿素氮水平，得出处于慢性肾功能不全氮质血症期。血钾6.8mmol/L，说明目前发生了高钾血症，为预防高钾血症对心功能的影响，必须立即进行透析治疗，以降低患者血钾浓度。

7. C【解析】花生、豆类为植物蛋白，含非必需氨基酸较多，而慢性肾衰竭患者需进食必需氨基酸，主要为动物性蛋白质。

四、B型题

1. D【解析】食欲缺乏、呕吐、水肿、贫血、意识障碍为尿毒症典型症状。

2. E【解析】心率增快、夜间不能平卧是心力衰竭的表现。

3. A【解析】血压突然升高、剧烈头痛、呕吐、视物模糊等属于高血压脑病症状。

4. A【解析】肾病综合征的并发症有感染、血栓和栓塞、动脉粥样硬化和急性肾衰竭，其中感染是最常见的并发症，常发生呼吸道、泌尿道、皮肤感染，严重感染可威胁生命。感染与蛋白质营养不良、免疫功能紊乱、使用大量糖皮质激素等有关。

5. A【解析】感染是肾病综合征最常见且关键的诱因及并发症。

6. E【解析】急性肾盂肾炎患者尽量多饮水，每日入量在2500ml以上。急性发作期第1周应卧床休息，给患者提供安静、舒适的休息环境，尽量集中完成各项治疗、操作，避免过多干扰患者。

7. C【解析】少尿与无尿患者应严格控制水、钾摄入。

8. E【解析】尿 β_2 微球蛋白测定用于判断近端肾小管功能。

9. B【解析】日常饮食条件下，观察患者尿量及尿比重的变化，借以判断肾浓缩与稀释功能的方法，称浓缩-稀释试验，为判定远曲小管功能敏感的指标。

10. C【解析】临床反映肾小球滤过功能的敏感指标是肾小球滤过率的测定，常用指标为内生肌酐清除率。反映肾功能最灵敏的指标是内生肌酐消除率。

11. E【解析】急性肾盂肾炎镜检尿白细胞明显增多，见白细胞管型。

12. A【解析】肾病综合征以肾静脉血栓最为多见。血栓形成和栓塞是直接影响肾病综合征治疗效果和预后的重要因素。

13. A【解析】肾病综合征时出现低白蛋白血症、血浆胶体渗透压下降，使水分从血管腔内进入组织间隙，是造成肾病综合征水肿的基本原因，可见颜面及双下肢、足背、胫前水肿。

14. E【解析】急性肾炎水肿常为起病早期症状，约 80% 的患者有水肿。主要为肾小球滤过率下降导致水钠潴留所引起，典型表现为晨起眼睑水肿，可伴有下肢水肿，严重者可有全身性水肿、胸腔积液和腹水。

15. B【解析】原发性高血压水肿可能的原因是继发性醛固酮增多。

16. D【解析】肾衰竭患者的代谢性酸中毒逐渐发生，是经过机体的调节而出现的，早期临床表现仅有疲乏无力、食欲缺乏、恶心、呼吸加深等；严重时就可表现为呼吸深大、神志不清，甚至心肌收缩无力而死亡。

17. A【解析】急性肾衰竭少尿或无尿期易发生高钾血症。

18. E【解析】肾小管性蛋白尿可能是急性间质性肾炎或慢性间质性肾炎所导致。

19. B【解析】混合性蛋白尿为肾脏病变同时累及肾小球及肾小管时产生的蛋白尿，尿中所含的蛋白成分具有两种蛋白尿的特点，见于各种肾小球疾病的后期。

20. A【解析】功能性蛋白尿通常发生于运动后或发热时，也常见于高温作业、过度寒冷、情绪紧张、交感神经高度兴奋等应激状态。

21~23 A、D、B【解析】肾功能不全要求低蛋白质饮食，高血压要求少盐饮食。肾衰竭期（尿毒症期）患者宜选择低蛋白质少盐饮食。大量蛋白尿肾功能正常者宜选择高蛋白质饮食。

24. B【解析】肾性急性肾衰竭，是指肾实质存在某种原因病变，导致患者出现了肾功能急剧恶化。比较常见的是患者接触了某种药物或食物，引起间质性肾炎或造成肾小管坏死。

25. E【解析】内源性肾毒素、外源性肾毒素及生物性毒素可造成肾实质性损害。最常见的原因是挤压伤，肌红蛋白大量释放引起肾小管阻塞、坏死。

26. D【解析】肾后性肾衰竭的主要原因是尿路梗阻和尿液反流等。

五、X 型题

1. ACDE【解析】肾脏疾病常伴有高血压，称肾性高血压，按病因可分为肾血管性和肾实质性两类。前者少见，为单侧或双侧肾动脉狭窄所致，其高血压程度较重，易进展为急进性高血压。后者多见，主要为急性肾炎或慢性肾炎、慢性肾盂肾炎、慢性肾衰竭等肾实质性疾病所引起，终末期肾脏疾病伴高血压者超过 80%。高血压是肾脏疾病的常见症状。肾性高血压较顽固，不易控制，更是导致肾功能恶化的重要原因之一。

2. ABCD【解析】肾性高血压的表现与一般原发性高血压类似，多数为中等程度的高血压，也可以表现为重度高血压，导致高血压脑病的出现。

3. ABCD【解析】①肾小球肾炎常表现为非选择性蛋白尿，即尿中大、中、小分子的蛋白质无选择性的滤出。②肾小管性蛋白尿常为低分子量蛋白尿（如溶菌酶、β_2-微球蛋白、核糖核酸酶等），可见 β_2-微球蛋白尿不是微小病变型肾病的特征，微小病变型肾病时多为选择性蛋白尿。③溢出性蛋白尿为小分子蛋白尿，这些小分子蛋白质，可经肾小球滤出。当溢出量超过了肾小管的吸收能力时，可引起蛋白尿，如多发性骨髓瘤的凝溶蛋白、溶血时出现的血红蛋白等。④肾组织性蛋白尿指正常尿中含有极少量的可溶性组织分解代谢产物，属小分子肽。

4. ABCE【解析】急性期应严格控制钠的摄入，一般食盐量为1～3g/d。能量补充应以高碳水化合物为主，并辅以高维生素、适量优质蛋白质和不饱和植物脂肪酸，以提供足够的营养。应注意限制水和钾的摄入，尤其是尿量明显减少者。应根据肾功能调节蛋白质的摄入量，氮质血症时应适当减少蛋白质的摄入。

5. ABCE【解析】急性肾炎患者治疗主要原则：一般治疗、对症治疗、控制感染、中医药辅助治疗，而无须用免疫抑制药进行治疗。

6. ABCE【解析】上呼吸道感染（如感冒）、超负荷的蛋白饮食、肾毒性药物、高血压均可加重肾负担，使肾功能呈进行性损害或急剧恶化。而长期应用抗血小板药物可改善微循环，能延缓肾衰竭。

7. ACDE【解析】向患者解释优质低蛋白、低磷、低盐、高热量饮食的重要性，指导患者根据自己的病情选择合适的食物和量。

8. ACDE【解析】慢性肾炎的病因大多不明，仅少数患者为急性链球菌感染后迁延1年以上所致，大部分与急性肾炎无关。

9. ABDE【解析】限制食物中蛋白质及磷的摄入量，低蛋白质及低磷饮食可减轻肾小球内高压力、高滤过状态，延缓肾小球的硬化。

10. ABCE【解析】慢性肾炎基本临床表现为血尿、蛋白尿、高血压、水肿，亦可有不同程度肾功能减退，病情迁延、反复，渐进性发展为慢性肾衰竭。

11. ACDE【解析】慢性肾炎临床尿常规检查，多数尿蛋白+～+++，尿蛋白定量常为1～3g/d；尿沉渣镜检可见红细胞和红细胞管型。

12. ABCE【解析】糖皮质激素治疗原发性肾病综合征的原则和方案：①起始足量。②缓慢减药。③长期维持，以最小有效剂量作为维持量再服半年至1年或更长。水肿严重、有肝功能损害或泼尼松疗效不佳时可更换为泼尼松龙，长期应用激素时易出现感染，但无须使用抗生素预防。

13. BC【解析】肾病综合征患者蛋白尿很少伴有血尿，常见选择性蛋白尿。肾小球滤过膜对血浆中分子质量不同的各种蛋白质进行过滤，只有中、小分子蛋白从尿液中排出，而大分子蛋白则较少，这种蛋白尿叫作选择性白蛋白尿。

14. ABCDE【解析】长期低蛋白血症可导致营养不良；金属结合蛋白丢失可使微量元素缺乏；高脂血症增加血液黏稠度，促进血栓发生；内分泌激素结合蛋白不足可诱发内分泌紊乱；药物结合蛋白减少可能影响某些药物的药代动力学。

15. ABCE【解析】肾盂肾炎急性发作期第1周应卧床休息，给患者提供安静、舒适的休息环境。鼓励患者进食高热量、高维生素、适量优质蛋白质和脂肪的低盐饮食。多饮水、勤排尿是最简便而有效的预防尿路感染的措施。

16~17 BCDE、ABDE【解析】指导肾盂肾炎患者注意劳逸结合，坚持体育运动，增强机体的抵抗力。

18. ABCD【解析】大面积烧伤、大量失血会导致有效循环血容量不足，肾灌注量减少，从而诱发急性肾衰竭；尿路结石可导致尿液排出障碍，这种机械性梗阻也会导致急性肾衰竭；肾毒性药物对肾组织的损害也会导致急性肾衰竭；下尿路感染主要指膀胱炎，以膀胱刺激征为主，一般不引起急性肾衰竭。

19. ABCD【解析】有效滤过压 = 肾小球毛细血管内压 + 囊内液胶体渗透压 - 血浆胶体渗透压 - 肾小囊内压。

20. ABCE【解析】30%~80% 的患者可出现一过性高血压，与水钠潴留有关，经过利尿后可恢复正常。少数患者可发生严重的高血压，甚至发生高血压脑病。

21. BCDE【解析】急性肾衰竭在少尿期 3 天以内，不宜摄入蛋白质，少尿期 3~4 天之后，适当摄入少量蛋白质。热量供应以糖为主。

22. ACDE【解析】急性肾衰竭少尿期严格控制进食含钾丰富的水果、蔬菜，多尿期可给予富含钾和蛋白质的食物。

23. ABDE【解析】急性肾衰竭患者，在多尿期的开始阶段，即使尿量已超过 2500ml/d，但因肾小球滤过率尚未恢复，肾小管浓缩功能仍较差，血尿素氮仍可继续上升，故对于已进行透析者，应维持透析。当一般情况明显改善，可暂停透析加以观察。

24. ABDE【解析】慢性肾衰竭患者使用促红细胞生成素和铁剂纠正贫血。

25. ABCD【解析】定期测体重不是慢性肾衰竭患者饮食护理内容。

26. ACDE【解析】慢性肾衰竭病程迁延难治，常因感染、劳累而反复发作。尽量避免使用氨基苷类等引起肾损害的药物，慢性肾衰竭病情未及时控制时，尿液泡沫增多。慢性肾衰竭的治疗非常重要，除了要接受正规的治疗外，还应适当地进行慢性肾衰竭的护理，以便于促进病情的恢复。慢性肾衰竭患者肾功能已经不可逆转，并且可能有持续恶化的趋势。这个阶段最重要的目标是治疗各种并发症，以及减慢肾病的恶化速度，并且为今后的透析做准备。

27. ACDE【解析】血液透析的禁忌证：随着血液透析技术的改进，血液透析已无绝对禁忌证，只有相对禁忌证，包括休克或低血压（收缩压 < 80mmHg）、严重的心肌病变导致的肺水肿及心力衰竭、严重心律失常、有严重出血倾向或脑出血、晚期恶性肿瘤、精神病及不合作者或患者本人和家属拒绝透析者。腹部手术对于血液透析不会产生影响，因此可作为腹部手术后患者透析治疗的方式。

28. ABCD【解析】腹膜透析的禁忌证：腹膜炎、腹膜广泛粘连、腹部大手术不足 3 天、全身性血管疾病、腹腔巨大肿瘤、妊娠晚期、肠梗阻、肠麻痹及不合作者。透析治疗是减低高钾血症的主要方法，因此高钾血症是腹膜透析的适应证而非腹膜透析的禁忌证。

29. ABDE【解析】血液透析患者避免蘑菇、豆类、橘子等食物的摄入。

30. ABDE【解析】腹膜透析患者若发生腹膜炎，应先用腹腔冲洗等方法控制感染，若经过 2~4 周后感染仍无法控制，才考虑拔除透析管而非立即拔管。

六、案例分析题

1. A【解析】密切观察患者血压的变化，饮食应低蛋白、低磷、低盐、高热量。告知患者出院后要注意个人卫生、避免诱发因素，包括劳累、感冒、不洁性生活等。要多饮水，勤排尿。女性患者急性期治愈后 1 年内应避免妊娠。

2. E【解析】各型慢性肾炎的肾功能损害均首先表现为内生肌酐清除率降低。

3~4 C、D【解析】慢性肾炎的病理类型不同，病因及发病机制也不尽相同。一般认为本病的起始因素为免疫介导性炎症，但随疾病的进展，也有非免疫非炎症性因素参与，如肾小球内高压、高灌注、高滤过等，这些因素可促进肾小球硬化。

5. ABDE【解析】慢性肾炎基本临床表现为血尿、蛋白尿、高血压、水肿，亦可有不同程度肾功能减退，病情迁延、反复，渐进性发展为慢性肾衰竭。

6. D【解析】患者应卧床休息，以增加回心血量及肾血流量，有利于利尿消肿。

7. B【解析】参见 B 型题第 13 题解析。

8. DE【解析】肾病综合征伴水肿的患者应卧床休息，直至水肿消退。一般情况好转后可起床活动。眼睑水肿者枕头应稍高些，严重水肿者应经常改换体位，胸腔积液者宜半卧位，阴囊水肿者宜用托带将阴囊托起。

9. D【解析】肾病综合征尿液检查尿蛋白定性一般为 +++ ~ ++++，24 小时尿蛋白定量超过 3.5g，尿中可有管型、颗粒管型等。患者临床表现和检查结果符合肾病综合征。

10~11 AC、ABCE【解析】参见 A3/A4 型题第 2 题解析。

12. A【解析】结合题中临床表现、体征及实验室检查，考虑该患者出现急性肾盂肾炎。

13. E【解析】肾盂肾炎好发于女性，且患者处于妊娠期，内分泌发生改变，易于发病。

14. BCDE【解析】①在使用抗生素之前或停用抗生素 5 天后留取标本。②留取标本时严格无菌操作，充分清洁外阴（男性包皮），消毒尿道口。③留取清晨第 1 次的中段尿（尿液在膀胱 6~8 小时），在 1 小时内送做细菌培养或冷藏保存。④尿标本中勿混入消毒药液和/或患者的分泌物（如女性白带）等。

15. E【解析】尿含菌量 $\geqslant 10^5$/ml，即为有临床意义的细菌尿。膀胱穿刺尿定性培养有细菌生长也提示菌尿。

16. A【解析】尽量多饮水，每日入量在 2500ml 以上。多饮水，勤排尿是最简便而有效的预防尿路感染的措施。

17. D【解析】急性肾盂肾炎起病急，常有畏寒、高热、乏力、腰痛、全身不适等。有尿频、尿急、尿痛等膀胱刺激征，尿混浊。体检有上输尿管点、肋腰点压痛，肾区叩击痛。患者表现符合急性肾盂肾炎诊断。

18. D【解析】急性肾盂肾炎的典型尿液改变为脓尿，镜检可以见到大量白细胞，白细胞管型是急性肾盂肾炎的特征性改变，还可以见到红细胞。

19. ABCE【解析】肾盂肾炎护理问题：①疼痛——腰痛，与肾脏炎症致肾被膜牵拉有关。②体温过高——发热，与细菌感染有关。③排尿异常——尿频、尿急、尿痛，与膀胱炎症刺激有关。④知识缺乏，缺乏疾病防治知识。

20. ABDE【解析】急性发作期第1周应卧床休息，给患者提供安静、舒适的休息环境，尽量集中完成各项治疗、操作，避免过多干扰患者。加强生活护理，及时更换汗湿衣被。慢性肾盂肾炎一般不宜从事重体力活动。

21. D【解析】有些磺胺类药物在尿液中的溶解度很小，为了增加其溶解度，最好的办法是尽可能多饮水，通过增加尿量来降低尿中药物的浓度。否则药物容易在肾小管、肾盂、输尿管、膀胱等处出现结晶，最终可因其机械性刺激而引起腰痛、血尿、尿路阻塞、尿闭等副作用。

22. B【解析】患者有服用朱砂莲等中药史，朱砂莲具有肾损伤的不良反应，已经设定为处方药。应严格管理，防止肾衰竭事故发生。

23. E【解析】血液透析指征：①不能纠正的电解质及酸碱平衡异常。②有中枢或末梢神经损害和精神障碍者。③有全身水肿、肺水肿者。④血肌酐 $>707.2\mu mol/L$，或血尿素氮 $>28.56mmol/L$；或内生肌酐清除率（Ccr）$\leqslant 10\sim15ml/min$。⑤血钾 $>6.5mmol/L$。

24. B【解析】急性肾衰竭的少尿期，高钾血症和水中毒是主要死因。多尿期的主要死因是低血钾症和感染。

25. A【解析】因水、电解质、酸碱平衡紊乱，可出现代谢性酸中毒、高钾血症、低钠血症等。

26. D【解析】急性肾衰竭患者热量的摄取以每天每千克体重 30~40kcal，以免体重减轻过多。

27. ADE【解析】进入多尿期，最常见是电解质紊乱，一般持续12周，此期由于大量排尿，可出现脱水、低钠和低钙血症、低血压等。

再生障碍性贫血 1

第五章　血液系统疾病患者的护理

再生障碍性贫血 2

一 A1 型题

1. 正常成人的主要造血器官是
   A. 肝　　B. 脾
   C. 骨髓　　D. 淋巴结
   E. 胸腺
2. 关于贫血的概念，主要是指外周血液中单位容积内
   A. 红细胞数低于正常最低值　　B. 血红蛋白量低于正常最低值
   C. 血细胞比容低于正常最低值　　D. 网织红细胞计数低于正常最低值
   E. 骨髓造血细胞生成量少
3. 贫血患者的护理评估，其伴随身心状况除外
   A. 消化系统症状　　B. 低热
   C. 呼吸困难　　D. 注意力不集中
   E. 单位时间内心排血量减少
4. 血液病出血倾向的护理措施中，错误的是
   A. 保持衣服轻软　　B. 避免皮肤摩擦
   C. 可行局部冷敷　　D. 高维生素饮食
   E. 深部肌内注射
5. 关于口服铁剂的护理，不正确的是
   A. 应在餐后服用　　B. 禁饮浓茶
   C. 不能与氨基酸同服　　D. 避免与牛奶、咖啡同服
   E. 液体铁剂需用吸管服用
6. 对血液病患者出现颅内出血的护理措施中，不正确的是
   A. 平卧位、高流量　　B. 保持呼吸道通畅
   C. 头部置冰袋或冰帽　　D. 迅速建立静脉通路
   E. 禁用脱水药
7. 贫血的诊断中，最为重要的是
   A. 评估贫血的程度　　B. 评估贫血发生的速度

C. 评估贫血的身心状况
D. 查找贫血的致病因素
E. 确定贫血是否存在

8. 观察铁剂治疗效果的最早实验室检查指标是
A. 骨髓铁升高
B. 红细胞计数增多
C. 血清铁升高
D. 血红蛋白量升高
E. 网织红细胞计数增多

9. 关于注射铁剂的用药护理措施中，不正确的是
A. 使用时剂量要准确
B. 宜作浅部肌内注射
C. 观察有无严重的过敏性休克
D. 观察有无面部潮红、头痛、关节痛等副反应
E. 静脉注射时应避免药液外渗

10. 贫血最常见和最早出现的症状是
A. 头晕
B. 心悸
C. 食欲减退
D. 气短
E. 乏力

11. 评估贫血首选的实验室检查方法是
A. 红细胞计数及血红蛋白测定
B. 血涂片染色
C. 网织红细胞计数
D. 白细胞计数
E. 骨髓检查

12. 对血液病患者最应警惕发生的情况是
A. 皮肤、黏膜血肿
B. 呼吸道出血
C. 消化道出血
D. 泌尿生殖道出血
E. 颅内出血

13. 血液病患者最常见的出血部位在
A. 皮肤、黏膜
B. 呼吸道
C. 消化道
D. 泌尿生殖道
E. 颅脑

14. 在血液系统疾病的护理诊断中，“有损伤的危险：出血”与下列哪项有关
A. 血小板减少，凝血因子缺乏
B. 血小板减少，血管壁异常
C. 血小板减少，凝血因子缺乏，红细胞减少
D. 血小板减少，血管壁异常，白细胞减少
E. 血小板减少，凝血因子缺乏，血管壁异常

15. 缺铁性贫血是体内用来制造下列哪种成分的贮存铁缺乏
A. 红细胞
B. 白细胞
C. 血小板
D. 血红蛋白
E. 骨髓

16. 成年男性贫血是指外周血中血红蛋白
A. <100g/L
B. <110g/L
C. <120g/L
D. <130g/L
E. <140g/L

17. 成年女性贫血是指外周血中血红蛋白
A. <100g/L
B. <110g/L
C. <120g/L
D. <130g/L
E. <140g/L

18. 贫血最可靠的诊断依据是
A. 头痛、头晕
B. 心力衰竭
C. 血氧饱和度
D. 血红蛋白及红细胞检查
E. 白细胞计数

19. 各种贫血的护理诊断首先是
A. 营养失调，低于机体需要
B. 有感染的危险
C. 心排血量减少
D. 呼吸型态改变
E. 活动无耐力

20. 各种贫血首要的护理措施是
A. 高热量饮食
B. 高蛋白饮食
C. 补铁
D. 休息
E. 补叶酸

21. 各型贫血均需预防感染，这是因为
A. 缺白蛋白
B. 缺铁
C. 缺氧
D. 缺维生素
E. 缺钴

22. 轻度贫血可伴有哪些症状
A. 出汗
B. 烦躁
C. 意识模糊
D. 四肢厥冷
E. 脉搏及血压随体位而变

23. 中度贫血可伴有哪些症状
A. 苍白、乏力、畏寒
B. 四肢厥冷

C. 出汗　　D. 眩晕、心悸、尿少
E. 意识障碍

24. 重度贫血伴有哪些症状
A. 颜面苍白、畏寒乏力　　B. 脉搏、血压随体位改变
C. 意识障碍、出汗、四肢厥冷　　D. 眩晕、心悸、尿少
E. 焦虑、紧张

25. 有出血倾向的患者应多休息，避免过度活动，其用意
A. 防止外伤出血　　B. 减少氧需量
C. 减慢血液循环　　D. 缓解呼吸困难
E. 减轻肾负担

26. 出血倾向患者禁食过硬过粗糙食物，这是因为
A. 不易消化　　B. 防止消化道出血
C. 营养不佳　　D. 缺乏铁质
E. 缺乏蛋白质

27. 有关贫血，下列说法错误的是
A. 红细胞计数低于正常
B. 血细胞比容低于正常
C. 血红蛋白浓度低于正常
D. 红细胞、血红蛋白量和血细胞比容低于正常
E. 循环血量较正常者减少

28. 贫血按发病机制可分为
A. 红细胞生成减少及造血功能不良
B. 红细胞生成减少及红细胞破坏过多
C. 红细胞生成减少及红细胞破坏过多及失血三类
D. 红细胞生成减少、溶血及再生障碍性贫血
E. 缺铁性贫血

29. 贫血时患者皮肤及黏膜苍白，检查较为可靠的部位是
A. 面颊、皮肤及上腭黏膜　　B. 手背皮肤及鼻腔黏膜
C. 耳轮皮肤及口腔黏膜　　D. 颈部皮肤及舌面
E. 手掌皮肤、睑结膜、口唇及指甲

30. 按贫血的发病机制，下列哪项组合是错误的
A. 红细胞破坏过多——慢性感染性贫血
B. 红细胞生成减少——再生障碍性贫血
C. 红细胞慢性丢失过多——缺铁性贫血

D. 输血血型不合——免疫性溶血性贫血

E. 造血原料缺乏——巨幼细胞贫血

31. 临床上不出现发绀的疾病是

A. 急性肺炎
B. 右心衰竭
C. 严重贫血
D. 自发性气胸
E. 慢性阻塞性肺气肿

32. 根据血红蛋白下降程度，中度贫血是指 Hb

A. <30g/L
B. 30~60g/L
C. 60~90g/L
D. <150g/L
E. 男性 Hb<120g/L，女性 Hb<110g/L

33. Ph 染色体阳性对于下列哪种疾病的诊断有重要意义

A. 急性白血病
B. 过敏性紫癜
C. 再生障碍性贫血
D. 缺铁性贫血
E. 慢性髓系白血病

34. 关于贫血患者的临床表现，不正确的是

A. 轻度贫血多无任何症状
B. 重度贫血可有心悸、气短
C. 可有头晕、耳鸣、记忆力减退
D. 最突出的体征是肝脾大、淋巴结肿大
E. 最突出的体征是皮肤黏膜苍白

35. 引起缺铁性贫血的最常见原因是

A. 铁的摄入不足
B. 铁的吸收不良
C. 慢性失血
D. 铁的需要量增加
E. 骨髓造血功能不良

36. 缺铁性贫血最重要的治疗原则是

A. 铁剂治疗
B. 病因治疗
C. 少量输血
D. 增加营养
E. 补充维生素

37. 关于治疗缺铁性贫血，以下正确的是

A. 其目的是使血红蛋白恢复正常
B. 维生素 B_{12} 可增强疗效
C. 多饮茶水，以有利于铁吸收
D. 小剂量开始，血红蛋白正常后再用铁剂 3~6 个月
E. 禁用酸性药物

38. 为缺铁性贫血患者做健康指导时，不妥的是

A. 慢性失血是最常见病因
B. 治疗应首选对症治疗

C. 口服铁剂应定期复查

D. 多进含铁丰富的食物

E. 贫血纠正后，仍需继续用药 3~6 个月

39. 我国最常见的贫血为

A. 再生障碍性贫血

B. 溶血性贫血

C. 缺铁性贫血

D. 营养性巨幼细胞贫血

E. 恶性贫血

40. 铁的吸收主要在

A. 胃

B. 十二指肠球部

C. 十二指肠及空肠上段

D. 空肠下段

E. 回盲部

41. 下列关于铁的代谢，错误的是

A. 人体内的铁主要来源于普通食物

B. 人体能吸收的铁为三价铁

C. 血浆转铁蛋白能结合的铁为三价铁

D. 正常女性铁的丢失形式主要是月经、妊娠、哺乳等

E. 正常男性铁的丢失形式主要是经皮肤、胆汁和粪便等排出

42. 缺铁性贫血的特征性表现有

A. 皮肤、黏膜苍白

B. 头晕、耳鸣、视物模糊、记忆力减退、注意力不集中、嗜睡

C. 体力活动后心跳、气短

D. 皮肤干燥、皱缩，毛发干枯、易脱落，反甲，指（趾）甲薄脆易裂

E. 食欲缺乏、恶心、腹胀

43. 缺铁性贫血的细胞形态学表现为

A. 小细胞正常色素性贫血

B. 小细胞低色素性贫血

C. 正常细胞正常色素性贫血

D. 低色素性贫血

E. 大细胞性贫血

44. 治愈缺铁性贫血的关键措施是

A. 祛除病因

B. 给含铁丰富的食物

C. 口服铁剂

D. 使用激素

E. 输血

45. 有利于口服铁剂吸收的维生素是

A. 维生素 B_1

B. 维生素 B_{12}

C. 维生素 C

D. 维生素 A

E. 维生素 K

46. 缺铁性贫血是
A. 红细胞生成减少
B. 红细胞生成增加
C. 白细胞生成减少
D. 白细胞生成增多
E. 红细胞破坏过多

47. 缺铁性贫血最主要的是缺
A. 贮存铁
B. 血清铁
C. 蛋白质
D. 甲状腺素
E. 钴

48. 贮存铁的用途是
A. 合成胆红素
B. 合成消化酶
C. 合成红细胞
D. 合成血红蛋白
E. 合成白细胞

49. 铁先要由食物中游离出来依靠
A. 口腔咀嚼
B. 口腔的消化酶
C. 胃酸
D. 维生素 C
E. 叶酸

50. 红细胞平均体积英文简称
A. MCV
B. MCHC
C. MCH
D. MVC
E. MAH

51. 正常男性每天排泄铁量
A. 超过 1mg
B. 不超过 1mg
C. 不超过 1g
D. 超过 1g
E. 不超过 1.5mg

52. 缺铁性贫血哪项实验室检查可确诊
A. 骨髓细胞外铁消失
B. 骨髓细胞内铁消失
C. 血清铁减少
D. 铁蛋白减少
E. 总铁结合力减少

53. 缺铁性贫血骨髓象有何变化
A. 粒细胞增生
B. 巨核细胞增生
C. 大单核细胞增生
D. 中、晚幼红细胞增生为主
E. 杆状核白细胞增生

54. 缺铁性贫血患者护理诊断首先是
A. 活动无耐力
B. 营养失调

C. 知识缺乏　　D. 体液过多
E. 有感染的危险

55. 缺铁性贫血治疗药物主要是用
A. 山梨醇枸橼酸铁　　B. 右旋糖酐铁
C. 硫酸亚铁　　D. 枸橼酸铁胺
E. 阿胶

56. 萎缩性胃炎为何可致缺铁性贫血
A. 缺叶酸　　B. 缺胃酸
C. 缺维生素 B_{12}　　D. 缺铁
E. 缺钴

57. 缺铁性贫血有缺铁的特异表现是
A. 苍白　　B. 乏力
C. 心悸　　D. 反甲
E. 失眠

58. 以下不属于出血或出血倾向的辅助检查的是
A. 出血时间测定　　B. 凝血时间测定
C. 血小板计数　　D. 尿常规
E. 束臂试验

59. 缺铁性贫血患者喜吃泥土、生米等原因是
A. 缺乏含铁的消化酶　　B. 脑缺血
C. 习惯性　　D. 消化功能异常
E. 精神异常

60. 缺铁性贫血血细胞特点是
A. 粒细胞多　　B. 血小板多
C. 白细胞大　　D. 红细胞体积小、中央淡染区扩大
E. 巨核细胞少

61. 缺铁性贫血患者服铁剂停药时间原则为
A. 服至血红蛋白及红细胞接近正常
B. 服至血红蛋白及红细胞正常
C. 服至血红蛋白及红细胞正常后半个月
D. 服至血红蛋白及红细胞正常后 1 个月
E. 服至血红蛋白及红细胞正常后 3~6 个月

62. 缺铁性贫血铁剂治疗后最先提示有效的指标是
A. 出现头痛、头晕等症状　　B. 血清铁上升

C. 总铁结合力恢复正常　　D. 血红蛋白和红细胞量增加
E. 网织红细胞增多

63. 治疗缺铁性贫血的主要目的是
A. 血红蛋白恢复正常　　B. 血清铁水平恢复正常
C. 补充贮存铁　　D. 红细胞水平恢复正常
E. 血清铁和总铁结合力恢复正常

64. 重度缺铁性贫血的红细胞形态特点是
A. 小细胞正色素性贫血　　B. 小细胞低色素性贫血
C. 正细胞性贫血　　D. 大细胞性贫血
E. 以上都不是

65. 早期缺铁性贫血形态学改变为
A. 小细胞正色素性贫血　　B. 小细胞低色素性贫血
C. 正细胞正色素性贫血　　D. 大细胞性贫血
E. 以上全不是

66. 在缺铁性贫血的相应实验室检查中唯一数值增高的指标是
A. 胆红素　　B. 铁
C. 血红蛋白　　D. 蛋白质
E. 总铁结合力

67. 应用铁剂治疗缺铁性贫血时，症状消失后，应继续服用小剂量铁剂的时间是
A. 1~3 个月　　B. 3~6 个月
C. 6~8 个月　　D. 8~12 个月
E. 24 个月

68. 测定血清铁（ST）、血清铁蛋白（SF）、总铁结合力（TIBC）及转铁蛋白饱和度（TS）可了解机体铁代谢情况，缺铁性贫血时
A. ST↓，SF↓，TIBC↑，TS↓　　B. ST↑，SF↓，TIBC↑，TS↓
C. ST↓，SF↓，TIBC↓，TS↑　　D. ST↑，SF↑，TIBC↑，TS↑
E. ST↓，SF↓，TIBC↓，TS↑

69. 口服铁剂的不良反应是
A. 黄染　　B. 心悸
C. 腹泻　　D. 恶心呕吐
E. 手脚麻木

70. 下列可引起巨幼细胞贫血的是
A. 红细胞本身缺陷　　B. 慢性失血

C. 骨髓造血功能受损　　D. 缺乏叶酸、维生素 B_{12}

E. 脾功能亢进

71. 巨幼细胞贫血的细胞形态学表现为

A. 小细胞正常色素性贫血　　B. 小细胞低色素性贫血

C. 大细胞或正常细胞正常色素性贫血　　D. 低色素性贫血

E. 大细胞性贫血

72. 巨幼细胞贫血主要治疗药物是

A. 硫酸亚铁　　B. 肝素

C. 雄激素　　D. 叶酸、维生素 B_{12}

E. 糖皮质激素

73. 引起再生障碍性贫血最常见的药物是

A. 氯霉素　　B. 氯丙嗪

C. 磺胺甲基异噁唑　　D. 保泰松

E. 哌替啶

74. 再生障碍性贫血最主要的诊断依据是

A. 感染、出血、贫血　　B. 网织红细胞减低

C. 无肝脾大　　D. 全血细胞减少

E. 骨髓增生低下

75. 重型、非重型再生障碍性贫血的区别点，下列不妥的是

A. 起病方式　　B. 进展快慢

C. 病程长短　　D. 预后状况

E. 疾病原因

76. 非重型再生障碍性贫血患者的治疗应首选

A. 免疫抑制药　　B. 骨髓移植

C. 雄激素　　D. 支持治疗

E. 控制感染

77. 下列哪项疾病符合“全血细胞减少、骨髓三系增生低下”的实验室检查结果

A. 缺铁性贫血　　B. 再生障碍性贫血

C. 急性白血病　　D. 慢性白血病

E. 特发性血小板减少性紫癜

78. 非重型再生障碍性贫血的最主要表现是

A. 贫血　　B. 出血

C. 感染　　D. 肝脾大

E. 发热

79. 雄激素的最佳适应证是
A. 缺铁性贫血
B. 再生障碍性贫血
C. 溶血性贫血
D. 地中海贫血
E. 铁粒幼细胞性贫血

80. 再生障碍性贫血与急性白血病的主要区别为
A. 全血细胞减少
B. 有无肝脾大
C. 网织红细胞缺乏
D. 外周血中有无幼稚细胞
E. 骨髓象特点

81. 治疗再生障碍性贫血，下列错误的是
A. 部分患者可做脾切除
B. 注射雄激素
C. 做骨髓移植
D. 感染时可用氯霉素
E. 输新鲜血

82. 再生障碍性贫血一般不出现
A. 网织红细胞减少
B. 全血细胞减少
C. 血小板减少
D. 红细胞体积变化
E. 正常细胞性贫血

83. 再生障碍性贫血高热患者最适宜的降温措施是
A. 肌内注射退热药
B. 口服退热药
C. 75% 乙醇溶液擦浴
D. 静脉输液
E. 冰袋置头部及大血管处，或温水擦浴

84. 鉴别再生障碍性贫血和急性白血病的最主要的检查项目是
A. 血细胞计数
B. 骨髓象
C. 网织红细胞绝对值
D. 有无肝脾大、淋巴结肿大
E. 血涂片找幼稚细胞

85. 长期无保护地接触 X 线可造成何现象
A. 表皮灼伤
B. 骨脱钙
C. 肺结核
D. 骨髓受抑制
E. 营养不良

86. 重型再生障碍性贫血临床表现特点是
A. 贫血
B. 出血
C. 出血＋感染
D. 感染
E. 消瘦

87. 非重型再生障碍性贫血临床表现特点是
A. 严重感染
B. 严重出血

C. 极度消瘦　　D. 严重贫血
E. 出血 + 感染

88. 再生障碍性贫血为何发生感染
A. 缺乏血小板　　B. 缺乏成熟白细胞
C. 缺乏红细胞　　D. 缺乏蛋白质
E. 缺乏血红蛋白

89. 属于血液病常见的临床表现的是
A. 发热　　B. 头痛
C. 腹痛　　D. 胃痛
E. 四肢酸痛

90. 再生障碍性贫血患者体温增高是由于
A. 大量红细胞破坏　　B. 血小板减少
C. 白细胞减少　　D. 白细胞增加
E. 感染

91. 再生障碍性贫血发生感染说明
A. 血红蛋白缺乏　　B. 巨核细胞缺乏
C. 原始红细胞缺乏　　D. 中性粒细胞缺乏
E. 网织红细胞缺乏

92. 特发性血小板减少性紫癜最常见的出血部位为
A. 广泛的皮肤黏膜　　B. 消化道
C. 泌尿道　　D. 生殖道
E. 颅内

93. 重型再生障碍性贫血用药期间预防感染可用
A. 抗生素　　B. 支持疗法
C. 输白细胞　　D. 输血
E. 层流室隔离

94. 营养性缺铁性贫血的患儿最主要的特点是
A. 小细胞低色素性贫血　　B. 大细胞低色素性贫血
C. 正常细胞正色素性贫血　　D. 大细胞正色素性贫血
E. 小细胞正色素性贫血

95. 重型再生障碍性贫血患者治愈唯一希望最大的治疗方法为
A. 反复多次输血　　B. 雄激素
C. 糖皮质激素　　D. 骨髓移植
E. 免疫抑制药

96. 下列哪一组症状符合再生障碍性贫血

A. 贫血、出血、肝大、末梢血幼稚细胞为0.08

B. 贫血、出血、发热、全血细胞减少

C. 出血、轻度贫血、脾大、血小板计数 $20\times10^9/L$

D. 贫血、出血、黄疸、血红蛋白尿

E. 贫血、乏力、巨脾

97. 非重型再生障碍性贫血骨髓受累的顺序是

A. 胸骨—脊椎骨—髂骨

B. 脊椎骨—胸骨—髂骨

C. 髂骨—胸骨—脊椎骨

D. 髂骨—脊椎骨—胸骨

E. 胸骨—髂骨—脊椎骨

98. 急性白血病与慢性白血病最主要的区别是

A. 病程长短

B. 贫血程度

C. 出血程度

D. 白细胞数目的多少

E. 上述都不是

99. 下列急性特发性血小板减少性紫癜的表现不包括

A. 多见于儿童

B. 泌尿道出血

C. 脾大和贫血

D. 多有畏寒、发热

E. 全身的皮肤、黏膜出血

100. 再生障碍性贫血患者的贫血属于

A. 小细胞低色素性贫血

B. 小细胞正色素性贫血

C. 正细胞正色素性贫血

D. 大细胞性贫血

E. 以上都不是

101. 贫血患者的末梢血中出现幼稚细胞，最先排除的疾病是

A. 障碍性贫血

B. 溶血性贫血

C. 急性白血病

D. 骨髓增生异常综合征

E. 骨髓纤维化

102. 慢性髓系白血病最突出的临床表现是

A. 出血

B. 发热

C. 贫血

D. 脾大

E. 胸骨压痛

103. 下列哪种疾病发生的紫癜不伴有血小板减少

A. 特发性血小板减少性紫癜

B. 系统性红斑狼疮

C. 过敏性紫癜

D. 急性白血病

E. 感染性紫癜

104. 护理白血病患者时，应特别注意及时发现

A. 变态反应　　B. 脑出血

C. 视力障碍　　D. 口腔溃疡

E. 白细胞减少

105. 再生障碍性贫血最理想的治疗是

A. 雄激素　　B. 免疫抑制药

C. 同卵孪生兄弟骨髓移植　　D. 泼尼松

E. 脾切除

106. 再生障碍性贫血的发生机制是

A. 急性失血　　B. 红细胞破坏

C. 严重感染　　D. 造血原料缺乏

E. 骨髓造血功能低下

107. 慢性髓系白血病化疗时，首选药物为

A. 羟基脲　　B. 环磷酰胺

C. 白消安　　D. 氮芥

E. 甲氨蝶呤

108. 下列哪项不是再生障碍性贫血的常见临床表现

A. 贫血　　B. 多有出血、感染

C. 骨髓增生极度活跃　　D. 多无肝脾大、淋巴结肿大

E. 外周血全血细胞减少

109. 过敏性紫癜最常见的类型是

A. 单纯型（紫癜型）　　B. 腹型

C. 关节型　　D. 肾型

E. 混合型

110. 下列过敏性紫癜最严重的是哪一型

A. 紫癜型　　B. 腹型

C. 关节型　　D. 肾型

E. 紫癜型关节型并存

111. 关于过敏性紫癜的治疗，以下错误的是

A. 应寻找致病因素，去除病因

B. 可给予抗组胺药物，如苯海拉明、阿司咪唑

C. 可给予增加血管壁抗力的药物，如维生素 C、卡巴克洛

D. 糖皮质激素对腹型和关节型疗效较好

E. 激素治疗无效应做脾切除

112. 过敏性紫癜的病因不包括
A. 细菌、病毒、寄生虫等感染
B. 鱼、虾、乳类等异性蛋白食物过敏
C. 脾功能亢进
D. 药物过敏
E. 花粉、昆虫咬伤、寒冷、疫苗接种等

113. 能引起骨髓强烈抑制的药是
A. 复方磺胺甲噁唑
B. 环磷酰胺
C. 阿司匹林
D. 苯巴比妥
E. 保泰松

114. 急性白血病出血的主要原因是
A. 血小板减少
B. 白血病细胞浸润
C. 感染
D. 免疫力下降
E. 弥散性血管内凝血

115. 急性白血病贫血的主要原因为
A. 红细胞生成减少
B. 红细胞寿命缩短
C. 出血致细胞丢失过多
D. 促红细胞生成素减少
E. 铁摄入不足或吸收不良

116. 白血病的主要临床表现有
A. 贫血，发热，出血，肝脾大和淋巴结肿大
B. 贫血，出血，肝脾大和淋巴结肿大，肾衰竭
C. 贫血，发热，肝脾大和淋巴结肿大，蛋白尿
D. 发热，出血，肝脾大和淋巴结肿大
E. 贫血，乏力，出血，肾衰竭

117. 最常引起肝脾大、淋巴结肿大及中枢神经系统白血病的是
A. 急性髓系白血病
B. 急性淋巴细胞白血病
C. 急性粒-单核细胞白血病
D. 慢性髓系白血病
E. 慢性淋巴细胞白血病

118. 中枢神经系统白血病症状的出现，多见于
A. 潜伏期
B. 早期
C. 缓解期
D. 晚期
E. 中期

119. 急性白血病缓解后巩固维持治疗的主要目的是
A. 达到完全缓解
B. 消灭残存的白血病细胞
C. 防治并发症
D. 使血象恢复正常
E. 使骨髓象恢复正常

120. 护理白血病化疗患者的措施中，不妥的是
A. 药液必须新鲜配制　B. 呕吐后鼓励进食
C. 严密观察血象变化　D. 有明显脱发者应暂停化学治疗
E. 定期做肝功能检查
121. 对白血病患者加强心理疏导的具体措施不包括
A. 多接触患者，与其沟通　B. 对患者关心的问题予以耐心解释
C. 观察患者情绪反应，鼓励其配合　D. 指导患者多做运动
E. 鼓励患者家属参与护理过程
122. 致白血病感染的主要原因是
A. 贫血致抵抗力低下　B. 白血病细胞浸润
C. 选用抗生素不当　D. 成熟粒细胞缺如
E. 毒素
123. 中枢神经系统白血病预防性治疗鞘内常注射的药物是
A. 环磷酰胺　B. 柔红霉素
C. 甲氨蝶呤　D. 长春新碱
E. 泼尼松
124. 中枢神经系统白血病以哪型最多见
A. 急性单核细胞白血病　B. 急性髓系白血病
C. 慢性髓系白血病急变　D. 急性淋巴细胞白血病
E. 急性早幼粒细胞白血病
125. 关于白血病的护理措施，不妥的是
A. 加强营养，增强体质　B. 控制体温，预防感染
C. 加强皮肤护理，防止破损　D. 及时剥除鼻腔血痂
E. 高热不宜用乙醇擦浴
126. 白血病护理最重要的措施是预防和观察
A. 药物不良反应　B. 颅脑出血
C. 感染情况　D. 贫血情况
E. 口腔溃疡
127. 长春新碱的主要不良反应为
A. 心肌损害　B. 肝脏损害
C. 出血性膀胱炎　D. 消化道反应
E. 周围神经炎
128. 再生障碍性贫血预防院内感染的护理措施不包括
A. 注意观察药物反应　B. 定期室内消毒，限制探视

C. 严密监测血细胞计数　　D. 严密观察体温变化

E. 注意更换注射部位

129. 白血病患者的健康指导不正确的是

A. 指导患者加强营养　　B. 向患者说明坚持用药的重要性

C. 向患者解释化疗的不良反应　　D. 指导患者定期复查血象

E. 若化疗药物漏于皮下应立即用普鲁卡因局部封闭

130. 一般认为除下列哪项外，均和白血病发病有关

A. 病毒感染　　B. 电离辐射

C. 遗传因素　　D. 化学及某些药物因素

E. 免疫功能亢进

131. 诊断急性白血病最可靠的依据是

A. 骨髓象见原始白细胞超过30%　　B. 有肝脾大、淋巴结肿大

C. 血白细胞数剧增或剧减　　D. 骨髓象见较多中幼及晚幼白细胞

E. 有出血、贫血、感染三大症状

132. 急性白血病的临床表现为

A. 发热、贫血　　B. 出血、感染

C. 各器官浸润、出血　　D. 贫血、出血

E. 贫血、出血、发热和感染，以及各器官浸润

133. 关于慢性白血病的论述，错误的是

A. 大多由急性转化而来　　B. 约半数以上可急变

C. 国内以慢性髓系白血病多见　　D. 慢性急变患者大多预后不良

E. 慢性急变用原方案化学治疗无效

134. 关于过敏性紫癜的药物治疗，不正确的是

A. 有荨麻疹者可用抗组胺药

B. 腹痛的患者给予山莨菪碱解痉镇痛

C. 消化道出血者予雷米替丁治疗

D. 胃肠道血管炎和重型过敏性紫癜患者可口服泼尼松0.5~1.0mg/(kg·d)，总疗程2~3周

E. 肾型过敏性紫癜患者可用免疫抑制药硫唑嘌呤2~3mg/(kg·d) 或环磷酰胺2~3mg/(kg·d)，服用数周或数月

135. 过敏性紫癜的健康指导中预防过敏性紫癜的重要措施是

A. 减少外出或外出时应戴口罩

B. 过敏史患者忌食鸡蛋、牛奶、鱼、虾、蟹及其他海产品

C. 参加体育锻炼

D. 患者避免接触与发病有关的食物和药物
E. 避免上呼吸道感染

136. 急性白血病的首发临床表现往往是
A. 贫血 B. 发热
C. 出血 D. 胸骨疼痛
E. 关节疼痛

137. 慢性髓系白血病的临床特征是
A. 进行性贫血 B. 反复出血
C. 程度不等的发热 D. 广泛的淋巴结肿大
E. 显著脾大

138. 治愈白血病最有希望的手段是
A. 联合化疗 B. 中西医结合治疗
C. 支持治疗 D. 骨髓移植
E. 白细胞单采

139. 以下不属于淋巴瘤感染因素的是
A. EB 病毒 B. 人疱疹病毒（HHV）
C. 巨细胞病毒 D. 幽门螺杆菌
E. 人类免疫缺陷病毒（HIV）

140. 对白血病患者进行健康教育的内容中哪项错误
A. 注意保暖、预防感染 B. 坚持服药，了解不良反应
C. 化疗前后 2 小时内避免进食 D. 化疗期间每天尿量至少达 2000ml
E. 少食多餐

141. 急性白血病加强口腔护理的用意
A. 保证能进食 B. 避免感染
C. 避免出血 D. 避免黏膜坏损
E. 避免口腔异味

142. 慢性髓系白血病护理体检最突出的体征是
A. 巨大脾脏 B. 肝脏肿大
C. 浅表淋巴结肿大 D. 胸骨压痛
E. 皮肤瘀斑

143. 急慢性白血病是按下列哪种情况分类
A. 病程长短 B. 病情轻重
C. 周围幼稚细胞减少程度 D. 病程缓急和白血病细胞成熟的程度
E. 骨髓幼稚细胞的多少

144. 以下不属于霍奇金淋巴瘤症状的是
A. 无痛性淋巴结肿大
B. 贫血
C. 发热
D. 疲倦
E. 皮肤瘙痒

145. 慢性髓系白血病的化疗药物首选
A. 白消安
B. 苯丁酸氮芥
C. 羟基脲
D. 伊马替尼
E. 阿糖胞苷

146. 关于急性白血病，下列正确的是
A. 淋巴细胞性无脾大
B. 粒细胞性无淋巴结肿大
C. 早幼粒细胞性易出血
D. 单核细胞性不感染
E. 红白血病不易感染

147. 急性白血病化疗诱导缓解成功后应当
A. 不发热
B. 无出血
C. 无贫血
D. 无肝脾大、淋巴结肿大
E. 症状体征均正常

148. 急性白血病化疗诱导缓解后发生头痛、呕吐、视力障碍，甚至瘫痪，是因为
A. 脑出血
B. 脑血栓形成
C. 蛛网膜下腔出血
D. 中枢神经白血病
E. 脑膜炎

149. 确诊淋巴瘤病理类型的主要依据是
A. 血象
B. 骨髓象
C. 实验室检查
D. 影像学检查
E. 病理学检查

150. 急性白血病化疗期间多饮水是因为
A. 加强血液流动
B. 稀释血药浓度
C. 多尿可缓解对肾的损害
D. 防治尿酸性肾病
E. 减少对膀胱刺激

151. 治疗急性白血病时为何要保护静脉
A. 避免出血
B. 贫血血管不饱满
C. 以备长期有效静脉注射药物
D. 避免感染致败血症
E. 避免静脉炎

152. 急性白血病何时可做骨髓移植
A. 第1次完全缓解后
B. 发病初即可

C. 出血不严重时　　D. 贫血不严重时

E. 不发热时

153. 慢性白血病何时骨髓移植

A. 发病住院后　　B. 小发热时

C. 贫血不重时　　D. 第一次慢性期

E. 出血不重时

154. 目前淋巴瘤治疗的基本策略是

A. 化学治疗　　B. 放射治疗

C. 生物治疗　　D. 造血干细胞移植

E. 以化疗为主、化疗与放疗相结合，联合应用相关生物制剂的综合治疗

155. 白血病所特有的病理改变是

A. 渗出　　B. 坏死

C. 水肿　　D. 白细胞增生和浸润

E. 出血

156. 淋巴瘤的护理诊断中体温过高与什么有关

A. 与疾病本身或感染有关

B. 与持续高热或放射治疗、化学治疗有关

C. 与放射治疗引起局部皮肤损伤有关

D. 与放射治疗、化学治疗使机体免疫力低下有关

E. 与疾病反复发作、病程迁延或出现并发症有关

157. 以下关于淋巴瘤高热的护理措施，不恰当的是

A. 维持室温在 20~24℃、湿度 55%~60% 为宜

B. 经常开窗通风

C. 宜穿透气、棉质衣服

D. 若有寒战应给予保暖

E. 为维持水和电解质平衡，摄取水分每天应控制在 1000ml 以下

158. 淋巴瘤放射治疗后放射损伤皮肤的护理措施，不正确的是

A. 局部皮肤有发红、瘙痒时，无须处理

B. 皮肤为干反应，表现为局部皮肤灼痛，可给予 0.2% 薄荷淀粉或氢化可的松软膏外涂

C. 皮肤为湿反应，表现为局部皮肤刺痒、渗液、水疱，可用冰片蛋清、氢化可的松软膏外涂

D. 皮肤为湿反应，可用硼酸软膏外敷后加压包扎 1~2 天，渗液吸收后暴露局部

E. 局部皮肤有溃疡坏死，应全身抗感染治疗，局部外科清创、植皮

159. 不属于疾病骨髓穿刺术的适应证的是

A. 协助诊断各种贫血
B. 血小板或粒细胞减少症
C. 疟疾或黑热病
D. 血友病等出血性疾病
E. 造血系统肿瘤

160. 以下关于静脉输液港技术的叙述，不正确的是

A. 植入式静脉输液港（VPA）又称植入式中心静脉导管系统（CVPAS）
B. 植入式静脉输液港（VPA）又称埋藏式药物输注装置（DDS）
C. 一种半植入体内的闭合静脉输液系统
D. 输液港经手术安置于皮下
E. 输液港可长期留置，术后不影响患者的日常生活

161. 以下静脉输液港技术操作中消毒措施的叙述，不恰当的是

A. 穿刺前以注射座为圆心
B. 先酒精棉球后聚维酮碘
C. 消毒后皮肤充分待干铺上洞巾
D. 由外而内，顺时针、逆时针交替螺旋形消毒皮肤各 3 遍
E. 消毒范围大于敷料的大小（$>10cm\times12cm$）

162. 以下静脉输液港技术的健康指导，不正确的是

A. 伤口愈合后，可洗澡，日常生活如常
B. 埋藏输液港局部避免外力撞击
C. 每月来导管维护门诊冲洗导管 3 次
D. 静脉输液港局部皮肤出现红、肿、热、痛时应及时就医
E. 患者随身携带一张卡片，记录植入时间、位置、医师姓名和联系电话及注意事项

二 A2 型题

1. 患者，男性，30 岁。患重型再生障碍性贫血，突然出现头痛、头晕、视物模糊、呼吸急促，考虑该患者可能发生了

A. 高血压危象
B. 脑动脉痉挛
C. 脑梗死
D. 颅内出血
E. 高血压脑病

2. 患者，男性，30 岁。突发高热，血常规检查示白细胞计数明显增多，红细胞减少，需进行骨髓检查。至少应抽取骨髓液

A. 0. 1~0. 2ml
B. 0. 5~1. 0ml
C. 2. 0~2. 5ml
D. 5ml
E. 6ml

3. 患者，女性，40 岁。长期月经过多，临床表现为软弱无力、头晕、心悸、记忆力减退。最重要的提示贫血的体征是

A. 低热　　B. 呼吸急促

C. 脉搏加快　　D. 皮肤黏膜苍白

E. 心尖部收缩期杂音

4. 患者，女性，36 岁。常年月经量过多，近来出现头晕、乏力、面色苍白，经检查后诊断为贫血。该患者发生贫血最可能的原因是

A. 月经量过多　　B. 铁利用不足

C. 铁摄入不足　　D. 红细胞破坏过多

E. 红细胞生成减少

5. 患者，女性，24 岁。患缺铁性贫血，去除病因及经口服铁剂治疗后，血红蛋白已恢复正常。为补足体内贮存铁，需继续服用铁剂，不正确的疗程是

A. 1 个月　　B. 3 个月

C. 6 个月　　D. 3~6 个月

E. 先服 1 个月，到 6 个月时再服 1 个月

6. 患者，女性，24 岁。贫血 1 年。血红蛋白 80g/L，红细胞计数 3×10^{12}/L，网织红细胞 0.007，白细胞、血小板计数正常。经口服铁剂治疗 7 天后，血红蛋白不升，网织红细胞为 0.0143，最可能的诊断是

A. 溶血性贫血　　B. 再生障碍性贫血

C. 巨幼细胞贫血　　D. 缺铁性贫血

E. 脾功能亢进

7. 营养室为血液病患者制订的菜谱中，有动物内脏（心、肝、肾）、鸡蛋黄、豆类、麦芽、海带、番茄、菠菜。此菜谱最适合哪种血液病

A. 急性白血病　　B. 再生障碍性贫血

C. 肾性贫血　　D. 缺铁性贫血

E. 特发性血小板减少性紫癜

8. 患者，女性，35 岁。头晕、乏力、面色苍白 1 年余，体格检查除贫血貌外，无特殊发现。血常规示 Hb 75g/L，RBC 2.5×10^{12}/L，WBC 4.0×10^{9}/L，PLT 120×10^{9}/L，网织红细胞 0.06，肝肾功能正常，血清铁降低。追问病史，患者有月经过多，初步诊断为缺铁性贫血。下列不支持该诊断的是

A. 血清铁蛋白降低　　B. 骨髓缺乏可染铁

C. 血清总铁结合力下降　　D. 血象呈小细胞、低色素性贫血

E. 骨髓红系增生为主，以中晚幼红细胞增生为主，粒系、巨核细胞系增生正常

9. 患者，女性，32 岁。患缺铁性贫血，口服硫酸亚铁 0.3g，每日 3 次。护士在指导患者用

药时应采用哪种方法服药

A. 三餐前服药
B. 三餐后服药
C. 每隔8小时服药1次
D. 一天任何时间均可
E. 早晨10时，午后3时及睡前服药

10. 患者，女性，51岁。诊断为缺铁性贫血，口服硫酸亚铁3周。为观察疗效应做的检查是

A. 红细胞计数
B. 血红蛋白测定
C. 红细胞浓度测定
D. 血细胞比容测定
E. 网织红细胞计数测定

11. 患者，女性，36岁。有慢性萎缩性胃炎病史，长期偏食，以素食为主。近1年来，食欲缺乏，乏力，心悸，气短。体格检查发现有口角炎，舌质绛红呈“牛肉样舌”，肝脾轻度大。考虑该患者最可能的诊断是

A. 缺铁性贫血
B. 慢性白血病
C. 巨幼细胞贫血
D. 再生障碍性贫血
E. 慢性淋巴细胞白血病

12. 患者，女性，30岁。患非重型再生障碍性贫血3年，2周来乏力，牙龈出血加重，伴发热、咳嗽、食欲减退。其护理诊断及合作性问题应除外

A. 活动无耐力
B. 组织完整性受损
C. 营养失调低于机体需要量
D. 体液过多
E. 潜在并发症感染

13. 患者，男性，25岁。重型再生障碍性贫血患者，突然出现头痛、呕吐、视物模糊，采用的对症护理措施不正确的有

A. 患者平卧位
B. 吸氧
C. 头部置热毛巾
D. 保持呼吸道畅通
E. 按医嘱用药

14. 再生障碍性贫血患者在医师建议对其进行保护性隔离时，该患者粒细胞数量可能低于

A. $0.5\times10^9/L$
B. $1\times10^9/L$
C. $2\times10^9/L$
D. $4\times10^9/L$
E. $5\times10^9/L$

15. 患者，女性，29岁。RBC $2\times10^{12}/L$，WBC $2.5\times10^9/L$，PLT $20\times10^9/L$，被诊断为再生障碍性贫血。贫血产生的原因主要是

A. 造血原料缺乏
B. 红细胞丢失过多
C. 红细胞破坏过多
D. 幼红细胞代偿性增生
E. 骨髓造血功能低下

16. 患者，男性，40岁。发热38.5℃，全身有小出血点，头晕乏力。经医院查Hb 80g/L，

RBC 3×10^{12}/L, WBC 3×10^{9}/L, PLT 70×10^{9}/L，确诊为再生障碍性贫血。其发热的主要原因是

A. 缺氧
B. 出血
C. 营养不良
D. 新陈代谢旺盛
E. 缺乏成熟中性粒细胞

17. 患者，男性，29 岁。诊断为再生障碍性贫血，该患者最有可能发生感染的部位是

A. 颅内
B. 皮肤
C. 消化道
D. 泌尿系统
E. 呼吸系统

18. 患者，男性，45 岁。再生障碍性贫血患者，出现高热，伴抽搐，此时最合适的降温措施是

A. 温水擦浴
B. 冰水灌肠
C. 乙醇擦浴
D. 口服退热药
E. 头部及大血管处放置冰袋

19. 患者，女性，43 岁。诊断为再生障碍性贫血，患者突然出现头痛、头晕、视物模糊、呼吸急促。患者发生了

A. 脑梗死
B. 颅内出血
C. 脑动脉痉挛
D. 高血压脑病
E. 高血压危象

20. 患者，男性，34 岁。诊断为再生障碍性贫血。在预防该患者出血的护理措施中正确的是

A. 严禁静脉注射
B. 及时用手清除鼻腔内血痂
C. 室内空气湿度不高于 50%
D. 进低蛋白、易消化饮食
E. 保持皮肤清洁，减少摩擦

21. 患者，女性，32 岁。2 周前曾患上呼吸道感染，昨日起下肢及臀部皮肤突然出现大片瘀点、瘀斑，对称分布，经检查确诊为过敏性紫癜。下列关于检查结果的描述正确的是

A. 血小板减少
B. 出血时间延长
C. 凝血时间延长
D. 束臂试验阳性
E. 血小板寿命缩短

22. 患者，男性，41 岁。因慢性结肠炎多次使用氯霉素治疗，近来出现皮肤黏膜多处出血点，白细胞计数轻度增多，血小板计数正常，脾不大。应考虑

A. 缺铁性贫血
B. 过敏性紫癜
C. 急性白血病
D. 再生障碍性贫血
E. 特发性血小板减少性紫癜

23. 患者，女性，19 岁。近 3 天双下肢伸侧出现紫癜，分批出现，两侧对称，颜色鲜红，伴腹痛及关节痛。实验室检查：PLT 10×10^{9}/L，WBC 10×10^{9}/L，Hb 110g/L，凝血时间

正常。应首先考虑

A. 血友病　　B. 过敏性紫癜
C. 急性白血病　　D. 再生障碍性贫血
E. 特发性血小板减少性紫癜

24. 患者，男性，40 岁。患慢性髓系白血病 3 年，近日来出现原因不明的高热，胸骨疼痛难忍，脾迅速增大。此情况需考虑

A. 类白血病反应　　B. 脾功能亢进
C. 急性白血病　　D. 慢性髓系白血病急性变
E. 白血病细胞浸润

25. 患者，男性，35 岁。慢性髓系白血病患者，在化疗期间，采用的对症护理措施，错误的是

A. 多饮水并碱化尿液　　B. 对脱发者应说明化疗结束时可再生
C. 消化道反应呕吐者应暂禁食　　D. 皮疹者忌用肥皂水擦洗
E. 口炎者避免摄入刺激性食物

26. 急性白血病与重型再生障碍性贫血的不同点是

A. 食欲缺乏　　B. 发热
C. 贫血　　D. 出血
E. 肝脾大

27. 急性白血病卧床休息的益处是

A. 增加食欲　　B. 减少出血
C. 减少感染　　D. 减少体力消耗
E. 减少贫血

28. 患者，男性，45 岁。患白血病，在化疗期间出现严重的心律不齐症状，则其应用的化疗药物最可能是

A. 泼尼松　　B. 长春新碱
C. 甲氨蝶呤　　D. 环磷酰胺
E. 柔红霉素

29. 患者，男性，34 岁。突发急性白血病，临床主要表现为皮肤黏膜瘀点、呕血。出血的主要原因最可能为

A. 血小板减少　　B. 弥散性血管内凝血
C. 毛细血管通透性增高　　D. 血小板功能缺陷
E. 纤维蛋白溶解亢进

30. 患者，男性，40 岁。患急性白血病，化疗期间，WBC 由 $50\times10^9/L$ 降至 $0.8\times10^9/L$，血尿酸浓度明显增高。一旦发生尿酸性结石，护理人员可直接观察到的征象是

A. 乳糜尿　　B. 酱油色尿

C. 少尿或无尿　　D. 肉眼血尿
E. 大量混浊尿

31. 患者，女性，28 岁。确诊为慢性髓系白血病 3 年余。目前贫血、出血明显加重，脾迅速增大。护士为其提供的护理措施中，不妥的是
A. 尽量减少肌内注射
B. 预防各种创伤
C. 适当限制活动
D. 摄入高蛋白、高维生素、低渣、易消化饮食
E. 保持鼻黏膜湿润，消除鼻腔内血痂

32. 患者，男性，40 岁。发现腹部包块 3 年，实验室检查外周血细胞成分与骨髓相似。该患者可能患有
A. 单核细胞增多症　　B. 多发性骨髓瘤
C. 慢性髓系白血病　　D. 慢性淋巴细胞白血病
E. 急性早幼粒细胞白血病

33. 患儿，男，12 岁。因发热 1 个月余就诊，查血常规提示全血细胞减少，肝脾大，多处触及淋巴结。首先考虑
A. 急性白血病　　B. 脾功能亢进
C. 缺铁性贫血　　D. 再生障碍性贫血
E. 慢性髓系白血病

34. 患者，男性，32 岁。临床诊断为急性淋巴细胞白血病，化疗达到完全缓解后进行了异基因骨髓移植。移植术后护理措施最重要的是
A. 预防贫血　　B. 心理护理
C. 防止出血　　D. 用药的护理
E. 预防和控制感染

35. 患者，男性，43 岁。出现高热、出血、皮肤黏膜苍白 1 周，拟诊断为急性白血病。最有助于诊断的体征是
A. 胸骨压痛　　B. 皮肤结节
C. 四肢关节痛　　D. 黏膜增生肿胀
E. 肝、脾、淋巴结大

36. 患者，男性，30 岁。诊断为白血病，使用柔红霉素进行化疗。护理人员应观察的药物不良反应主要是
A. 口腔溃疡　　B. 心肌损害
C. 末梢神经炎　　D. 高尿酸血症
E. 出血性膀胱炎

37. 患者，女性，23 岁。感冒后持续高热、咳嗽、胸痛、鼻出血、面色苍白，抗生素治疗无

效。查体：胸骨压痛，右中肺叩诊浊音，闻及湿啰音，肝、脾肋下触及。实验室检查：全血细胞减少。X 线胸片显示右中肺片状渗出性改变。应高度怀疑患有

A. 肺炎　　B. 败血症
C. 淋巴瘤　　D. 急性白血病
E. 再生障碍性贫血

38. 患者，男性，42 岁。诊断为慢性髓系白血病，联合化疗过程中发现血尿。应停用的药物是

A. 长春新碱　　B. 泼尼松
C. 甲氨蝶呤　　D. 多柔比星
E. 环磷酰胺

39. 患者，男性，23 岁。发热 2 周，伴皮肤出血。查体：胸骨下段压痛（+），脾肋下 1.5cm。实验室检查：Hb 80g/L，WBC 2.0×10^9/L，PLT 35×10^9/L。最可能的诊断是

A. 急性白血病　　B. 缺铁性贫血
C. 再生障碍性贫血　　D. 脾功能亢进
E. 巨幼细胞贫血

40. 患者，男性，31 岁。突发高热，牙龈出血，胸骨压痛。血常规检查示白细胞计数明显增多，血小板减少，需进行骨髓检查。行腰椎棘突骨髓穿刺，一般应选择的体位是

A. 坐位　　B. 侧卧位
C. 仰卧位　　D. 中凹位
E. 头低足高位

三 A3/A4 型题

（1~3 题共用题干）

患者，女性，27 岁。常因胃溃疡出血出现头晕、乏力、苍白，经检查 Hb 90g/L，RBC 3.5×10^{12}/L，确诊为缺铁性贫血。

1. 此种贫血的发生机制是

A. 蛋白质太少　　B. 缺乏维生素 B_{12}
C. 缺乏胃酸　　D. 缺乏叶酸
E. 储存铁缺乏

2. 诊断缺铁性贫血可靠的辅助检查是

A. 血清铁测定　　B. 血红蛋白测定
C. 骨髓铁染色消失　　D. 血清蛋白定量
E. 总铁结合力测定

3. 应用硫酸亚铁治疗有效的早期表现是

A. 面色红润　　B. 心率变慢

C. 食欲好转　　D. 血压升高
E. 网织红细胞增多

(4~5 题共用题干)

患者，女性，39 岁。近半年来月经量过多，未予特殊诊治，近 1 周出现头晕、乏力、面色苍白。实验室检查：Hb 80g/L，RBC 3.1×10^{12}/L，PLT 128×10^{9}/L。确诊为缺铁性贫血。

4. 储存铁主要指的是
A. 血清铁　　B. 血红蛋白
C. 运铁蛋白　　D. 总铁结合力
E. 骨髓含铁血黄素

5. 该患者目前存在的主要护理问题是
A. 自理缺陷　　B. 活动无耐力
C. 潜在并发症：脑出血　　D. 气体交换受损
E. 睡眠型态紊乱

(6~8 题共用题干)

患者，男性，33 岁。消化性溃疡病史 10 余年，期间发生溃疡出血多次，入院后经检查 Hb 80g/L，RBC 3.2×10^{12}/L，诊断为缺铁性贫血。

6. 该患者贫血的主要原因是
A. 缺乏叶酸　　B. 慢性失血
C. 铁的摄入量太少　　D. 骨髓造血功能障碍
E. 胃酸不足，影响铁的吸收

7. 患者治疗时最重要的治疗原则是
A. 输血　　B. 铁剂治疗
C. 病因治疗　　D. 中医治疗
E. 补充营养

8. 患者遵医嘱服用铁剂治疗，但服用铁剂后出现黑便，可能的原因是
A. 应激性溃疡　　B. 肠黏膜破溃出血
C. 引起上消化道出血　　D. 胃肠道小血管破裂出血
E. 与肠道内硫化氢生成黑色硫化铁

(9~10 题共用题干)

患者，女性，35 岁。主因“乏力、头晕、心悸，伴注意力不集中、记忆力减退半年”就诊，考虑为缺铁性贫血。

9. 实验室检查结果应为

A. 骨髓增生低下
B. 血小板计数减少
C. 白细胞计数减少
D. 红细胞计数减少
E. 淋巴细胞计数增多

10. 口服铁剂治疗有效的早期指标是

A. 血清铁增加
B. 血红蛋白量增多
C. 网织红细胞数增加
D. 红细胞计数增多
E. 血细胞比容恢复正常

（11～13 题共用题干）

患者，女性，36 岁。实验室检查：全血细胞减少，骨髓有核细胞增生低下，粒系、红系低下，巨核细胞缺如。

11. 该患者最有可能的诊断是

A. 缺铁性贫血
B. 慢性白血病
C. 急性白血病
D. 再生障碍性贫血
E. 巨幼细胞贫血

12. 与该疾病无关的因素是

A. 氯霉素
B. X 线接触
C. 病毒感染
D. 饮食因素
E. 遗传倾向

13. 患者最重要的护理措施是

A. 合理的休息和活动
B. 饮食护理
C. 心理护理
D. 预防颅内出血
E. 观察药物的不良反应

（14～16 题共用题干）

患者，女性，23 岁。高热、鼻出血 1 周。查体：扁桃体肿大，表面脓苔覆盖，肝、脾不大。实验室检查：外周血全血细胞减少。患者情绪烦躁，经常在父母面前哭泣，诉说自己“近几日常做噩梦”。

14. 最可能的临床诊断是

A. 缺铁性贫血
B. 白血病
C. 血小板减少性紫癜
D. 再生障碍性贫血
E. 巨幼细胞贫血

15. 为确诊需进一步检查
   A. 血象　　B. 骨髓象
   C. 血涂片　　D. 凝血象
   E. 肝肾功能

16. 目前存在的主要心理问题是
   A. 焦虑　　B. 绝望
   C. 孤独　　D. 预感性悲哀
   E. 无能为力

（17～18 题共用题干）

患者，男性，28 岁。发热、鼻出血、面色苍白 1 周。初步诊断为白血病。

17. 诊断急性白血病最有力的证据是
   A. 肝脾大　　B. 贫血、出血
   C. 骨痛、四肢关节痛　　D. 发热、畏寒、出汗
   E. 骨髓中有大量原始细胞

18. 该患者经化疗获得完全缓解，下一治疗步骤应是
   A. 免疫治疗　　B. 维持治疗
   C. 骨髓移植　　D. 干扰素治疗
   E. 巩固强化治疗

（19～20 题共用题干）

患儿，女，13 岁。诊断为急性淋巴细胞白血病，查体：T 39℃，面色苍白，贫血貌，双下肢皮肤瘀斑。

19. 确诊白血病的主要依据是
   A. 骨髓穿刺检查　　B. 血常规检查
   C. 细胞化学检查　　D. 免疫学检查
   E. 基因检查

20. 急性淋巴细胞白血病的细胞浸润多发生在
   A. 皮肤　　B. 肾脏
   C. 肺　　D. 脑
   E. 肝、脾

四 B 型题

（1~2 题共用备选答案）

A. 忌与茶同服
B. 忌食蚕豆类食品
C. 多食动物肝脏、肾脏及海产品
D. 注意添加辅食
E. 禁食生硬粗糙食物

1. 缺铁性贫血患者应
2. 再生障碍性贫血患者应

（3~4 题共用备选答案）

A. 中性粒细胞碱性磷酸酶活性增高
B. 酸溶血试验阳性
C. 高半胱氨酸排泄量增多
D. 红细胞内游离原卟啉含量增多
E. 骨髓存在粒、红、巨三系病态造血

3. 巨幼细胞贫血时
4. 缺铁性贫血时

（5~7 题共用备选答案）

A. 全血细胞减少
B. 幼稚白细胞增多
C. 血小板减少
D. 白细胞减少
E. 红细胞与血红蛋白减少

5. 再生障碍性贫血血液检查显示
6. 巨幼细胞贫血血液检查显示
7. 急性白血病骨髓象显示

（8~10 题共用备选答案）

A. 大细胞性贫血
B. 溶血性贫血
C. 正常细胞性贫血
D. 小细胞低色素性贫血
E. 小细胞正色素性贫血

8. 再生障碍性贫血为
9. 缺铁性贫血为
10. 巨幼细胞贫血为

（11~13 题共用备选答案）

A. 骨髓巨核细胞数正常或增多

B. 全血细胞减少，骨髓增生低下
C. 骨髓增生明显活跃，分类以原始和早幼细胞为主
D. 红系增生活跃，粒系和巨核细胞系多正常
E. 骨髓增生明显活跃，分类以中、晚幼和杆状核细胞为主

11. 急性白血病的血象及骨髓象特点是
12. 慢性髓系白血病慢性期的血象及骨髓象特点是
13. 再生障碍性贫血的血象及骨髓象特点是

五 X 型题

1. 关于血液科患者高热护理错误的是
   A. 可给予乙醇擦浴
   B. 每天饮水不超过 1000ml
   C. 给予物理降温
   D. 维持室内湿度在 20%~30%
   E. 优先考虑抗生素治疗
2. 关于贫血的描述正确的是
   A. 贫血可由红细胞破坏过多引起
   B. 贫血症状的轻重与患者的年龄无关
   C. 贫血发生缓慢者，机体能逐渐适应
   D. 贫血可出现疲乏、困倦、心悸等表现
   E. 女性贫血患者可表现为月经失调
3. 血液病患者预防出血应
   A. 忌用牙签剔牙
   B. 勤剪指甲，避免搔抓皮肤
   C. 高热患者禁用乙醇或温水擦浴降温
   D. 忌用手挖鼻痂
   E. 静脉输液时，避免用力拍打及揉擦局部
4. 关于口腔、牙龈出血的护理措施正确的有
   A. 定时漱口
   B. 口腔内有陈旧血块会引起口臭，影响食欲，应该及时用牙刷或牙签清理干净
   C. 牙龈渗血可用 0.1% 肾上腺素棉球贴敷止血
   D. 可用明胶海绵贴敷牙龈或局部压迫止血
   E. 可用凝血酶止血
5. 导致血液病患者发热的原因主要有
   A. 贫血
   B. 骨髓抑制
   C. 白血病、淋巴瘤等引起细胞释放细胞因子
   D. 出血
   E. 骨关节痛

6. 贫血常见的临床表现为
A. 疲乏、困倦、软弱无力
B. 皮肤黏膜苍白
C. 头痛、头晕、耳鸣
D. 肢体麻木、感觉障碍
E. 活动后心悸、气短
7. 发热伴出血患者的护理，正确的是
A. 冰敷
B. 乙醇擦浴
C. 鼓励患者多喝水
D. 适当增加液体的输入量
E. 必要时遵医嘱药物降温
8. 关于血液系统疾病患者的发热，正确的有
A. 控制感染是彻底治愈的主要手段
B. 常可发展为高热，难以控制
C. 常由于成熟粒细胞减少导致感染所致
D. 物理降温为主，必要时可用药物降温
E. 多见于急性白血病、淋巴瘤、再生障碍性贫血等患者
9. 关于缺铁性贫血患者口服铁剂，以下表述错误的是
A. 宜餐前服用
B. 不宜同时服用稀盐酸
C. 可与牛奶同时服用
D. 可同时服用维生素 C
E. 一旦血象恢复正常即需停药
10. 引起缺铁性贫血的慢性失血包括
A. 消化道出血
B. 钩虫病
C. 慢性胃肠炎
D. 痔出血
E. 月经过多
11. 关于口服铁剂的护理措施，正确的是
A. 饭后或餐中服用可减轻胃肠道反应
B. 避免同时服用抗酸以及 H_2 受体阻断药
C. 可与维生素 C、乳酸或稀盐酸等酸性药物或食物同服
D. 避免与牛奶、茶、咖啡同服
E. 向患者解释服药后粪便会发黑
12. 导致成人缺铁性贫血最常见的原因包括
A. 食物中铁的摄入少
B. 痔疮出血
C. 消化性溃疡出血
D. 女性月经量过多
E. 肠息肉
13. 应用注射铁剂治疗时，正确的是
A. 注射铁剂应采用深部肌内注射法

B. 注射铁剂的不良反应主要有注射局部红肿、硬结形成，皮肤发黑和变态反应
C. 铁剂过敏常表现有面色潮红、头痛、肌肉关节痛和荨麻疹，严重者可发生过敏性休克
D. 为避免或减少局部疼痛及硬结形成，应经常更换注射部位
E. 为避免药液溢出可采用 Z 型注射法或留空气注射法

14. 再生障碍性贫血患者的护理问题包括
A. 活动无耐力　　B. 自发性出血
C. 潜在的感染　　D. 恐惧
E. 体液过多

15. 化疗药常见的不良反应包括
A. 引起静脉炎等局部反应　　B. 恶心、呕吐、食欲减退等消化道反应
C. 肝肾功能损害　　D. 末梢神经炎、手足麻木感
E. 骨髓抑制

16. 关于骨髓穿刺术的护理，正确的是
A. 穿刺部位为髂前上棘时，患者宜取侧卧位
B. 嘱患者术后当天不要沐浴，保持局部干燥，避免感染
C. 血友病、局部皮肤感染者禁忌
D. 操作过程中密切观察患者的面色、呼吸、脉搏、血压，告诉患者勿动，以防穿刺针折断
E. 拔针后局部加压，血小板减少者至少按压 3~5 分钟

六 案例分析题

（1~4 题共用题干）

患者，男性，32 岁。2 年前因胃溃疡做过胃切除术，近半年经常头晕、心悸、体力逐渐下降，诊断为缺铁性贫血。

1. 其贫血的原因最可能是
A. 铁摄入不足　　B. 铁需要量增加
C. 铁吸收不良　　D. 铁消耗过多
E. 铁不能利用

2. 其外周血红细胞形态主要为
A. 巨红细胞　　B. 正常红细胞正常血红蛋白
C. 小红细胞低血红蛋白　　D. 点彩红细胞
E. 球形红细胞

3. 贫血的护理诊断首先应该是

A. 活动无耐力　　B. 营养失调：低于机体需要量

C. 有感染的危险　　D. 呼吸型态改变

E. 水、电解质紊乱

4. 如给予口服铁剂治疗，饮食护理正确的是

A. 补充铁剂同时补充蛋白质　　B. 补充铁剂同时补充维生素 C

C. 每天饮食中必须有含铁丰富的食物　　D. 餐后饮浓茶可利于铁吸收

E. 从小剂量开始饭后服用

（5~8 题共用题干）

患者，女性，32 岁。头晕、心悸、牙龈出血、月经量过多半年余，曾服止血药治疗未愈。近 1 周因呼吸道感染伴发热、牙龈出血加重来门诊检查，诊断为再生障碍性贫血。

5. 鉴别再生障碍性贫血和急性白血病最主要的依据是

A. 临床表现　　B. 预后的观察

C. X 线胸片检查　　D. 骨髓象检查

E. 治疗效果

6. 患者入院后接受进一步的血象、骨髓象检查，下列描述正确的是

A. 小细胞低色素性贫血　　B. 血小板减少

C. 网织红细胞低于正常　　D. 骨髓增生低下

E. 粒细胞减少

7. 1 周后，该患者活动时突然出现头痛、呕吐、视物模糊、意识障碍。下列护理措施正确的是

A. 平卧位　　B. 吸氧

C. 头戴冰帽　　D. 迅速开放静脉

E. 头部略低，保证脑部供氧

8. 该患者经雄激素治疗后，首先升高的是

A. 红细胞数　　B. 白细胞数

C. 网织红细胞数　　D. 血清铁蛋白

E. 血小板计数

（9~12 题共用题干）

患者，女性，48 岁，技术员。多年来与苯密切接触，一年来全身乏力，近 3 个月加重。化验血象全血细胞减少，血小板计数 $24\times10^9/L$，网织红细胞低于正常，无肝脾大、淋巴结肿大。

9. 该患者诊断首先考虑

A. 溶血性贫血　　B. 血管内溶血

C. 再生障碍性贫血　　D. 巨幼细胞贫血

E. 缺铁性贫血

10. 此患者首选的治疗用药为

A. 叶酸　　B. 雄激素

C. 长春新碱　　D. 阿糖胞苷

E. 环磷酰胺

11. 为警惕眼底及颅内出血并发症，下列护理措施中不妥的是

A. 卧床与下地活动交替　　B. 避免用力揉搓眼睛

C. 遵医嘱应用脱水利尿药　　D. 保持情绪稳定

E. 发现患者剧烈头痛、恶心、呕吐应及时报告医师

12. 有关此患者护理诊断有

A. 活动无耐力：与贫血有关

B. 组织完整性受损：与血小板减少有关

C. 知识缺乏：缺乏再生障碍性贫血相关防治知识

D. 疼痛、腰背四肢酸痛：与急性溶血有关

E. 焦虑：与持续乏力不愈有关

(13~15 题共用题干)

患者，女性，36 岁。近日无明显诱因出现咳嗽、乏力、四肢关节酸痛，伴左侧小腿散在出血点，牙龈红肿出血，无发热、鼻出血、黑便、月经增多，无心悸、头晕、呼吸困难。血常规：Hb 34g/L，WBC $4.3\times10^9/L$，PLT $16\times10^9/L$。骨髓穿刺示骨髓增生活跃，原始白细胞 0.335。

13. 根据上述临床表现和检查结果，患者目前最可能的诊断是

A. 溶血性贫血　　B. 血友病

C. 急性白血病　　D. 再生障碍性贫血

E. 特发性血小板减少性紫癜

14. 假设诊断为白血病，下列叙述错误的是

A. 诱导缓解是指从化疗开始到完全缓解阶段

B. 诱导缓解的目的是迅速杀灭大量白血病细胞，使白血病的症状、体征消失，血常规、骨髓象达到基本正常

C. 化疗强调个性化

D. 为尽可能减少化疗药物的不良反应，最好选择单药进行化疗

E. 诱导缓解后应继续进行巩固强化治疗，目的是继续消灭体内残存的白血病细胞，防止复发

15. 根据患者目前的病情，医护人员应重点观察的内容包括

A. 颅内出血　　B. 内脏出血

C. 感染发热　　D. 重度贫血症状

E. 皮肤黏膜压疮

参考答案与解析

一、A1 型题

1. C【解析】造血器官和组织包括骨髓、脾、肝、淋巴结以及分布在全身各处的淋巴组织和单核-巨噬细胞系统。胚胎早期，肝、脾为机体主要的造血器官；胚胎后期至出生后，骨髓成为主要的造血器官。

2. B【解析】贫血是指单位容积外周血液中血红蛋白浓度（Hb）、红细胞计数（RBC）和血细胞比容（HCT）低于相同年龄、性别和地区正常值低限的一种常见的临床症状。贫血不是一种独立的疾病，各系统疾病均可引起贫血。贫血是血液病最常见的症状之一，常见于缺铁性贫血、再生障碍性贫血、溶血性贫血及各种恶性血液病等。

3. B【解析】贫血患者由于血红蛋白含量减少，血液携氧能力降低，引起全身各器官和组织缺氧与功能障碍。其临床表现与贫血发生发展的速度、贫血的严重程度、个体的代偿能力及其对缺氧的耐受性有关。贫血患者的护理评估，其伴随身心状况不包括低热。

4. E【解析】血液病出血倾向的患者应避免深部肌内注射。

5. C【解析】口服铁剂餐后服用可减轻胃肠道反应；服药后 2 小时内禁饮浓茶、咖啡；可与维生素 C、稀盐酸、橙汁同服，以促进铁剂的吸收；避免与牛奶、抗酸药、磷酸盐等同时服用，以免抑制铁剂吸收；向患者解释服药后粪便会发黑，解除焦虑。

6. E【解析】血液病患者出现颅内出血的护理措施：密切观察病情变化，发现颅内出血征兆时，如头痛、视物模糊等，应立即报告医师，做好抢救配合。立即去枕平卧，头偏向一侧；保持呼吸道通畅，吸氧；体温 39℃以上时，头部置冰袋或戴冰帽；迅速建立 2 条静脉通道，遵医嘱给予脱水药如 20% 甘露醇或 50% 葡萄糖等降低颅内压，同时进行成分输血；观察并记录生命体征、意识状态、瞳孔、尿量等变化。

7. E【解析】贫血的诊断中确定贫血是否存在最为重要。

8. E【解析】网织红细胞计数可反映骨髓红系增生情况和判断贫血的疗效。

9. B【解析】注射铁剂时应深部、交替注射，以免发生硬结。

10. E【解析】疲乏、困倦、软弱无力是最常见和最早出现的症状。皮肤黏膜苍白是贫血的主要体征，可见甲床、口腔黏膜、睑结膜苍白。

11. A【解析】血红蛋白及红细胞计数可以确定有无贫血及严重程度。

12. E【解析】血液病患者最应警惕颅内出血。

13. A【解析】血液病导致的出血可发生在全身各部，最常见的出血部位在皮肤、黏膜。

14. E【解析】出血或出血倾向的护理诊断中有受伤的危险（出血）与血小板减少、凝血因子缺乏、血管壁异常有关。

15. D【解析】缺铁性贫血（IDA）是体内贮存铁缺乏，导致血红蛋白合成减少而引起的一种小细胞低色素性贫血。

16~17 C、B【解析】根据血红蛋白含量分类。①轻度贫血：女性90~110g/L，男性90~120g/L。②中度贫血：60~90g/L。③重度贫血：30~60g/L。④极重度贫血：30g/L以下。

18. D【解析】血红蛋白及红细胞计数可以确定有无贫血及严重程度。

19. E【解析】各种贫血的护理诊断首先是活动无耐力。活动无耐力与贫血导致机体组织缺氧有关。

20. D【解析】各种贫血首要的护理措施是休息。限制患者活动以减轻组织耗氧量。轻度贫血患者可做适量的活动，重症贫血者必须绝对卧床并注意保暖。

21. C【解析】各型贫血均需预防感染是因为缺氧。

22. E【解析】轻度贫血可伴有脉搏及血压随体位而变。

23. A【解析】中度贫血的症状有脸色苍白、心悸、胸闷、气短、头晕、视物模糊、头痛、耳鸣、四肢乏力、精神不振、注意力不易集中、反应迟钝、手脚发麻、发冷、食欲减退、腹胀、便秘、记忆力减退等。

24. D【解析】重度贫血伴有眩晕、心悸、尿少症状。

25. A【解析】出血倾向的患者护理重点在于避免人为损伤而导致或加重出血。合理安排休息与活动，避免增加出血的危险或加重出血。

26. B【解析】鼓励患者进食高蛋白、高维生素、易消化的软食或半流质，禁食过硬、粗糙及辛辣等刺激性食物以免引起消化道出血。

27. E【解析】贫血是指单位容积外周血液中血红蛋白浓度（Hb）、红细胞计数（RBC）和血细胞比容（HCT）低于相同年龄、性别和地区正常值低限的一种常见的临床症状。贫血时，血液携氧能力不足，为了满足机体正常的需氧要求，只能通过加速血液灌流来达到这一目的，导致循环血量增加。

28. C【解析】贫血按发病机制可分为红细胞生成减少、红细胞破坏过多及失血三类。

29. E【解析】皮肤黏膜苍白是贫血的主要体征，可见甲床、口腔黏膜、睑结膜苍白。

30. A【解析】红细胞破坏过多：①红细胞内在缺陷，血卟啉病、阵发性睡眠性血红蛋白尿。②红细胞外因素，脾功能亢进，创伤性、心源性、血型不合输血、药物性。③失血，急慢性失血后贫血。

31. C【解析】贫血严重者可出现晕厥，活动后心悸、气短。

32. C【解析】贫血根据血红蛋白含量分类如下。①轻度贫血：女性 90~110g/L，男性 90~120g/L。②中度贫血：60~90g/L。③重度贫血：30~60g/L。④极重度贫血：30g/L 以下。

33. E【解析】90% 以上慢性髓系白血病患者血细胞中出现 Ph 染色体，其编码的蛋白质 P 可增强酪氨酸激酶的活性，干扰正常造血细胞的转化和增殖。

34. D【解析】皮肤黏膜苍白是贫血的主要体征，可见甲床、口腔黏膜、睑结膜苍白。

35. C【解析】慢性失血是成人缺铁性贫血最多见、最重要的原因。反复多次少量失血可使体内贮存铁逐渐耗竭，如消化道溃疡出血、肠息肉、肠道肿瘤、月经过多、痔出血等。

36. B【解析】缺铁性贫血治疗的要点在于明确病因、缓解症状、纠正贫血和防止复发。

37. D【解析】治疗缺铁性贫血宜补充足够铁，供合成血红蛋白所需，待血红蛋白正常后再以小剂量铁继续 3~6 个月以补足体内应贮存的铁。

38. B【解析】缺铁性贫血患者治疗关键是病因治疗。

39. C【解析】缺铁性贫血是机体铁缺乏症的最终表现，也是各类贫血中最常见的一种，是我国最常见的贫血，以生长发育期的儿童和育龄妇女发病率较高。

40~41 C、B【解析】食物中的铁以三价铁为主，在胃酸及还原剂的作用下还原成二价铁才易被吸收。铁的主要吸收部位在十二指肠及空肠上段。

42. D【解析】缺铁性贫血的临床表现：①症状，面色苍白、乏力、头晕、心悸、气急、耳鸣等。儿童、青少年发育迟缓，体力不足，易激惹、易动、兴奋、烦躁或不安，注意力不集中。缺铁原发病的表现，如消化性溃疡、肿瘤或痔疮导致的黑便、血便或腹部不适，妇女月经过多，肿瘤性疾病的消瘦，血管内溶血的血红蛋白尿等。②体征，皮肤干燥、无光泽和角化，毛发干枯易脱落，指（趾）甲扁平、脆薄易裂和呈勺状（反甲）。

43. B【解析】缺铁性贫血（IDA）是体内贮存铁缺乏，导致血红蛋白合成减少而引起的一种小细胞低色素性贫血。

44. A【解析】参见 A1 型题第 38 题解析。

45. C【解析】口服铁剂时可服用维生素 C、乳酸或稀盐酸等酸性药物或食物，利于铁吸收。

46~47 A、A【解析】缺铁性贫血是体内贮存铁缺乏，导致血红蛋白合成减少而引起的一种小细胞低色素性贫血。

48. D【解析】贮存铁的用途是合成血红蛋白。

49. C【解析】正常成人每天造血需 20~25mg 铁，主要来自体内衰老红细胞破坏后释放的铁，每天还需从食物中摄取铁 1~2mg。食物中的铁以三价铁为主，在胃酸及还原剂的作用下还原成二价铁才易被吸收。

50. A【解析】平均红细胞容积（MCV）。

51. B【解析】正常人每日排铁不超过 1mg，主要由粪便排泄。

52. A【解析】骨髓涂片用亚铁氰化钾染色（普鲁士蓝反应）后，在骨髓小粒中无深蓝色的含铁血黄素颗粒；幼红细胞内铁小粒减少或消失，铁粒幼红细胞少于 15%。骨髓铁染色反映单核-巨噬细胞系统中的贮存铁，因此可作为诊断缺铁的金指标。

53. D【解析】缺铁性贫血骨髓象：增生活跃或明显活跃；以红系增生为主，尤以中、晚幼红细胞为主，其体积小、核染色质致密、胞质少偏蓝色、边缘不整齐，血红蛋白形成不良，呈“核老质幼”现象。粒系、巨核系无明显异常。

54. B【解析】缺铁性贫血患者护理诊断首先是营养失调，低于机体需要量。

55. C【解析】缺铁性贫血治疗的要点在于明确病因、缓解症状、纠正贫血和防止复发。补充铁剂，包括含铁丰富的食物及药物。药物首选口服铁剂，硫酸亚铁每次 0.3g，每天 3 次。

56. B【解析】萎缩性胃炎导致缺铁性贫血的主要原因：①主细胞和壁细胞分泌胃蛋白酶和胃酸的功能受损，影响食物中铁的吸收。②萎缩性胃炎产生黏多糖减少，影响了无机铁在胃肠中的运送，减少了铁的吸收。③黏膜因各种原因破损所致的慢性失血。造血原料的缺乏加之慢性失血，极易造成缺铁性贫血。此外，慢性萎缩性胃炎患者，常因上腹疼痛，食欲减退致摄入量不足，亦是造成贫血的因素。

57. D【解析】缺铁性贫血有缺铁的特异表现是反甲。

58. D【解析】出血或出血倾向的辅助检查：出血时间测定、凝血时间测定、血小板计数及束臂试验等检查有助于病因诊断。

59. A【解析】缺铁性贫血患者有异食癖是因为缺乏含铁的消化酶。

60. D【解析】缺铁性贫血典型血象：小细胞低色素性贫血。红细胞体积较正常小，形态不一，大小不等，中心淡染区扩大。平均红细胞容积（MCV）、平均红细胞血红蛋白浓度（MCHC）值均降低。网织红细胞正常或轻度增多。白细胞、血小板计数多正常或减少。

61. E【解析】缺铁性贫血患者服铁剂停药时间原则为服至血红蛋白及红细胞正常后 3~6 个月。

62. E【解析】网织红细胞是骨髓造血的重要指标，网织红细胞增多时骨髓造血增加说明铁剂开始有效，所以最先提示有效的指标是网织红细胞增多；口服铁剂后 5~10 天网织红细胞开始上升，1~2 周后血红蛋白开始上升。

63. C【解析】缺铁性贫血（IDA）是体内贮存铁缺乏导致的，治疗目的是补充贮存铁。

64. B【解析】小细胞低色素性贫血是缺铁性贫血的红细胞形态学特征。

65. C【解析】缺铁性贫血是体内慢性渐进性缺铁的发展结果。大致分为3个阶段：缺铁早期仅表现为体内贮存铁减少或消失，贫血为正常细胞正色素性；继续缺铁则引起红细胞内铁缺乏，表现为小细胞正色素性贫血；如缺铁不能纠正则引起缺铁性贫血，是铁缺乏症的最终阶段，呈典型的小细胞低色素性贫血。

66. E【解析】缺铁性贫血的铁代谢生化检查表明血清铁（ST）减少、转铁蛋白饱和度下降（TS）、血清铁蛋白（SF）减少、总铁结合力（TIBC）增高。血红蛋白量一定是减少的。当体内贮铁减少到不足以补偿功能状态铁时，铁蛋白、含铁血黄素、血清铁和转铁蛋白饱和度减低、总铁结合力和未结合铁的转铁蛋白升高、组织缺铁、红细胞内缺铁。转铁蛋白受体表达于红系造血细胞膜表面，当红细胞内铁缺乏时，转铁蛋白受体脱落进入血液，血清可溶性转铁蛋白受体升高。

67. B【解析】应用铁剂治疗缺铁性贫血时，症状消失后，应继续服用小剂量铁剂3~6个月。

68. A【解析】参见A1型题第66题解析。缺铁性贫血时ST↓，SF↓，TIBC↑，TS↓。

69. D【解析】口服铁剂的常见不良反应有恶心、呕吐、胃部不适等胃肠道反应。餐后或餐中服用可减轻胃肠道反应，反应严重者宜减少剂量或从小剂量开始。

70. D【解析】巨幼细胞贫血（MA）指叶酸、维生素 B_{12} 缺乏或某些影响核苷酸代谢药物的作用，导致细胞核脱氧核糖核酸（DNA）合成障碍所引起的贫血。其中90%为叶酸、维生素 B_{12} 缺乏引起的营养性巨幼细胞贫血。

71. C【解析】巨幼细胞贫血的细胞形态学表现为大细胞或正常细胞正常色素性贫血。

72. D【解析】巨幼细胞贫血的主要治疗药物是叶酸、维生素 B_{12}。

73. A【解析】已知具有高度危险性的药物如抗癌药、氯霉素、合霉素、磺胺药、保泰松、苯巴比妥、阿司匹林、吲哚美辛、甲巯咪唑、抗癫痫药、卡比马唑、异烟肼等，其中以氯霉素最常见，是否引发再生障碍性贫血多数与用药的剂量和疗程无关。

74. E【解析】骨髓象为确诊再生障碍性贫血的主要依据。重型再生障碍性贫血多部位骨髓增生重度减低，红系、粒系及巨核细胞显著减少，淋巴细胞和非造血细胞比例明显升高；非重型再生障碍性贫血多部位骨髓增生减低，可见较多脂肪滴，粒系、红系及巨核细胞减少，淋巴细胞、浆细胞及网状细胞比例升高。

75. E【解析】①重型再生障碍性贫血（SAA）：起病急、进展迅速，早期表现为出血与感染，随病程的延长出现进行性贫血，伴乏力、头晕及心悸等。出血部位广泛，除皮肤、黏膜外，还常有深部出血，如便血、血尿、子宫出血或颅内出血，危及生命。皮肤感染、肺部感染多见，严重者可发生败血症，病情险恶，一般常用的对症治疗不易奏效，有1/3~1/2重型再生障碍性贫血患者在数月至1年内死亡，死亡原因为颅内出血和严重感染。②非重型再生障碍性贫血（NSAA）：此型较多见，起病及进展较缓慢。贫血往往是首发和主要表现。出血较轻，以皮肤、黏膜为主。除女性有子宫出血外，很少有内脏出血。感染以呼吸道多见，合并严重感染者少。少数病例病情恶化可演变为重型再生障碍性贫血，预后极差。

76. C【解析】非重型再生障碍性贫血一般以雄激素为主，辅以其他综合治疗，血小板长期处于较低水平，临床无出血表现，可恢复轻工作。

77. B【解析】再生障碍性贫血的辅助检查：①血象，呈全血细胞减少，属于正常细胞正色素性贫血。网织红细胞绝对值降低。②骨髓象，参见 A1 型题第 74 题解析。

78. A【解析】再生障碍性贫血的临床表现，主要表现为进行性贫血、出血、反复感染，但多无肝脾大、淋巴结肿大。

79. B【解析】非重型再生障碍性贫血治疗一般以雄激素为主，辅以其他综合治疗，血小板长期处于较低水平，临床无出血表现，可恢复轻的工作。

80. D【解析】再生障碍性贫血（AA）是多种原因导致造血干细胞数量减少和功能障碍所引起的一类贫血，又称骨髓造血功能衰竭症。临床主要表现为骨髓造血功能低下，进行性贫血、感染、出血和全血细胞减少。急性白血病（AL）也有贫血、发热、出血，AL 因早期无肝脾大、淋巴结肿大，有外周两系或三系血细胞减少，易与 AA 混淆。AL 常有胸骨下段局部压痛，发生骨髓坏死时，可引起骨骼剧痛。

81. D【解析】参见 A1 型题第 73 题解析。

82. D【解析】再生障碍性贫血一般不出现红细胞体积变化。

83. E【解析】再生障碍性贫血高热患者及其他有出血倾向疾病的患者最好采用物理降温，禁止乙醇擦浴，以免局部血管过度扩张，引发出血。

84. B【解析】参见 A1 型题第 74 题解析。多数急性白血病患者的骨髓象呈增生明显活跃或极度活跃，以有关系列的原始细胞、幼稚细胞为主，而较成熟中间阶段的细胞缺如，并残留少量的成熟细胞，形成所谓的“裂孔”现象。若原始细胞占全部骨髓有核细胞的 30% 以上，则可作出急性白血病的诊断。此外，正常的巨核细胞和幼红细胞减少。少数患者的骨髓呈增生低下。奥尔（Auer）小体仅见于急性非淋巴细胞白血病，有独立诊断的意义。

85. D【解析】长期接触 X 线、γ 射线等可干扰 DNA 复制，使造血干细胞数量减少，骨髓微环境受到损害。

86. C【解析】重型再生障碍性贫血起病急、进展迅速，早期表现为出血与感染，随病程的延长出现进行性贫血，伴乏力、头晕及心悸等。

87. D【解析】贫血往往是首发和主要表现。出血较轻，以皮肤、黏膜为主。

88. B【解析】再生障碍性贫血是造血系统衰竭，原本具有造血功能的红骨髓逐渐转化为不具备造血功能的黄骨髓，在正常的血细胞死亡后，身体不能及时充分的补充新细胞，于是出现了贫血、白细胞低下等症状。白细胞的减少会造成免疫力低下，导致感染后很难痊愈。

89. A【解析】发热是血液病常见的临床表现之一，多表现为中度热或高热。少数化疗药物可引起低热。

90~91 E、D【解析】人体的血细胞中有中性粒细胞，它起到抵抗外界感染的作用，再生障碍性贫血的患者缺少这种细胞，容易受到外界感染因素的侵犯，所以感染是再生障碍性贫血患者的一个常见的临床表现，而感染往往伴有发热的表现，即体温增高。大多数患者可因感染而有持续性高热，其中以咽部感染、肺炎、肛周感染、脓肿及由此导致的败血症为主。常以出血和感染发热为首发症状。

92. A【解析】特发性血小板减少性紫癜（ITP）出血的特点是皮肤黏膜广泛出血，多为散在针头大小的皮内或皮下出血点，形成瘀点或瘀斑，四肢较多，但也可为全身性出血斑或血肿。

93. E【解析】对粒细胞缺乏者宜保护性隔离，积极预防感染。

94. A【解析】贫血严重的时候，红细胞的体积减小，中央淡染区扩大（整个红细胞变小变浅），称小细胞低色素性贫血。主要见于重度缺铁性贫血，是由于体内储存铁不足，妨碍了血红蛋白的合成。

95. D【解析】骨髓移植是治疗干细胞缺陷引起再生障碍性贫血的最佳方法，且能达到根治的目的。一旦确诊重型或极重型再生障碍性贫血，尽早骨髓移植，移植后长期无病存活率可为60%~80%。

96. B【解析】贫血、出血、发热、全血细胞减少症状符合再生障碍性贫血。

97. D【解析】非重型再生障碍性贫血，骨髓受累的顺序是髂骨—脊椎骨—胸骨。非重型再生障碍性贫血的骨髓病变，一般累及髂骨，骨髓穿刺物中骨髓碎粒减少，脂肪滴增多，镜下红系、粒系细胞均显著减少或不存在。

98. E【解析】根据白血病细胞的分化成熟程度，可将白血病分为急性和慢性两大类。急性白血病的细胞分化停滞在较早阶段，多为原始细胞及早期幼稚细胞，病情发展迅速，病程短仅数月。慢性白血病（CL）的细胞分化停滞在较晚阶段，多为较成熟的幼稚细胞和成熟细胞，病情发展缓慢，病程长可达数年。

99. C【解析】急性特发性血小板减少性紫癜的表现：半数以上见于儿童；可出现畏寒、发热；全身的皮肤、黏膜出血；消化道及泌尿道出血也较常见；出血多时可有贫血，但无脾大。

100. C【解析】再生障碍性贫血血象呈全血细胞减少，属于正常细胞正色素性贫血。网织红细胞绝对值降低。

101. A【解析】贫血患者的末梢血中出现幼稚细胞，最先排除再生障碍性贫血。

102. D【解析】慢性髓系白血病最突出的临床表现是脾大。

103. C【解析】过敏性紫癜是一种常见的血管变态反应性出血性疾病。主要表现为非血小板减少性皮肤瘀点或紫癜，可伴有腹痛、便血、关节痛、血尿及血管神经性水肿和荨麻疹等过敏表现，多为自限性。

104. B【解析】护理白血病患者时，应特别注意及时发现脑出血。

105. C【解析】骨髓移植是治疗干细胞缺陷引起再生障碍性贫血的最佳方法，且能达到根治的目的。同卵孪生兄弟骨髓移植成功率最高且排异性低。

106. E【解析】再生障碍性贫血由于多种原因导致骨髓造血功能衰竭，以骨髓造血干细胞及造血微环境损伤、外周血全血细胞减少为特征。

107. A【解析】目前慢性髓系白血病的化疗首选羟基脲。羟基脲为细胞周期特异性抑制DNA合成的药物，起效快，持续时间短。用药2~3天白细胞即迅速下降，停药后又很快回升。此外，也可选用白消安、α-干扰素等。

108. C【解析】再生障碍性贫血主要表现为进行性贫血、出血、反复感染，外周血全血细胞减少、骨髓增生低下为主要特征，但多无肝脾大、淋巴结肿大。

109. A【解析】单纯型（紫癜型）为最常见的类型。主要表现为皮肤紫癜，局限于四肢，尤其是下肢及臀部，躯干极少累及。

110. D【解析】过敏性紫癜肾炎的病情最为严重。在皮肤紫癜的基础上，因肾小球毛细血管袢炎症反应而出现血尿、蛋白尿及管型尿，偶见水肿、高血压及肾衰竭等表现。

111. E【解析】过敏性紫癜经一般治疗、糖皮质激素、对症治疗效果不佳或近期内反复发作者，可酌情使用免疫抑制药、抗凝疗法、中药。

112. C【解析】过敏性紫癜病因不明，感染、食物、药物、花粉、虫咬等作为变应原，使过敏体质的机体发生变态反应，引起血管壁炎症反应。

113. B【解析】应用环磷酰胺时可能会引起骨髓抑制和出血性膀胱炎，指导患者多饮水，预防感染，观察尿液的颜色。

114. A【解析】急性白血病出血主要原因有血小板减少、凝血异常、白血病细胞浸润、感染细菌毒素对血管的损伤。

115. A【解析】急性白血病贫血主要原因是骨髓中白血病细胞极度增生与干扰，造成正常红细胞生成减少。

116. A【解析】白血病的主要临床表现有贫血，发热，出血，肝脾大和淋巴结肿大。

117. B【解析】急性淋巴细胞白血病最常引起肝脾大、淋巴结肿大及中枢神经系统白血病。

118. C【解析】中枢神经系统白血病症状的出现，多见于缓解期。

119. B【解析】急性白血病缓解后巩固维持治疗的主要目的是消灭残存的白血病细胞。

120. D【解析】对脱发者应说明化疗结束时可再生。

121. D【解析】病情轻或缓解期患者可适当休息；化疗及病情较重者，应绝对卧床休息；对实施保护性隔离的患者，加强生活照顾。

122. D【解析】白血病感染的主要原因有很多，首先是成熟粒细胞缺乏，其次是人体免疫力降低。常见有口腔炎、牙龈炎、咽峡炎、肺部感染及肛周炎、肛周脓肿。急性白血病常进展迅速，其特点是由造血干细胞恶变而形成的一个原始细胞克隆取代了正常骨髓，一定要去正规医院检查治疗。

123. C【解析】中枢神经系统白血病可以通过鞘内注射化疗药物来预防性治疗，通常都是用大剂量的甲氨蝶呤化疗，这种药物剂量比较大，可以渗透。

124. D【解析】中枢神经系统白血病（CNSL）以急性淋巴细胞白血病最常见，多见于儿童。

125. D【解析】嘱患者保持鼻腔黏膜湿润，不要用手挖鼻痂，以防诱发或加重鼻出血。

126. B【解析】白血病患者血小板极低，多有明显出血，严重时可发生颅内出血，颅内出血起病急、病情发展迅速，症状多在数分钟或数小时内达高峰，危及生命。

127. E【解析】长春新碱可引起末梢神经炎、手足麻木感，停药后可逐渐消失。

128. A【解析】注意观察药物反应不属于再生障碍性贫血预防院内感染的护理措施。

129. E【解析】如化疗药物不慎溢出应立即：①停止注药或输液，保留针头接注射器回抽后，注入解毒药再拔针。②皮下注射解毒药。③局部涂氢化可的松，冰敷1天。④报告医师并记录。如果因为长期静脉滴注引起静脉炎应停止滴注，用硫酸镁湿敷或理疗。

130. E【解析】白血病的病因尚未明了，实验与临床资料表明，白血病的发病与下列因素有关：①生物因素。②放射因素。③化学因素。④遗传因素。⑤其他血液病，某些血液病如骨髓增生异常综合征、淋巴瘤、多发性骨髓瘤等最终可能发展为白血病。

131. A【解析】骨髓穿刺检查是急性白血病的必查项目和确诊的主要依据，对临床分型、指导治疗和疗效判断、预后估计等意义重大。若原始细胞占全部骨髓有核细胞的30%以上，则可作出急性白血病的诊断。

132. E【解析】急性白血病的临床表现：①贫血，部分患者因病程短，可无贫血。半数患者就诊时已有重度贫血，常为首发症状。②出血，以出血为早期表现者近40%。③发热和感染，半数患者以发热为早期表现，伴有畏寒、出汗等。虽然白血病本身可以发热，但高热往往提示有继发感染。④器官和组织浸润。

133. A【解析】慢性淋巴细胞白血病（CLL）是由于单克隆性小淋巴细胞凋亡受阻、存活时间延长而大量积聚在骨髓、血液、淋巴结和其他器官，最终导致正常造血功能衰竭的低度恶性疾病。

134. C【解析】过敏性紫癜药物治疗：有荨麻疹者可用抗组胺药，腹痛的患者给予山莨菪碱解痉镇痛，消化道出血者予西咪替丁治疗。对胃肠道血管炎和重型过敏性紫癜者，糖皮质激素有一定疗效，可口服泼尼松0.5~1.0mg/(kg·d)，总疗程2~3周；免疫抑制药适用于肾型患者，如硫唑嘌呤 2~3mg/(kg·d) 或环磷酰胺 2~3mg/(kg·d)，服用数周或数月，密切观察血象及不良反应。

135. D【解析】过敏性紫癜的健康指导：①疾病知识指导，向患者介绍本病的有关知识，指导患者避免接触与发病有关的食物和药物，是预防过敏性紫癜的重要措施。花粉季节，过敏体质者宜减少外出，或外出时应戴口罩。对患者食用后曾发生过敏的食物，如鸡蛋、牛奶、鱼、虾、蟹及其他海产品等应绝对禁忌，过敏体质者应避免食用。指导患者参加体育锻炼，增强体质，避免上呼吸道感染。②病情监测指导，教会患者加强出血情况、伴随症状或体征的自我监测。发现新的出血病灶、明显腹痛、便血、关节疼痛、血尿等，多提示病情复发或加重，应及时就诊。

136. A【解析】参见 A1 型题第 132 题解析。

137. E【解析】巨脾为慢性髓系白血病慢性期最突出的体征，半数患者肝脏中度肿大，浅表淋巴结多无肿大。

138. D【解析】异基因骨髓移植是治愈白血病最有希望的手段。

139. C【解析】淋巴瘤的病因及发病机制，感染因素：常见的有 EB 病毒、人疱疹病毒（HHV）、人类免疫缺陷病毒（HIV）、幽门螺杆菌等。

140. D【解析】应保证含液量，鼓励患者多饮水，每天达 2000ml 以上，观察尿液的量和颜色。化疗期间，每日尿量至少达 1500ml。

141. A【解析】急性白血病患者使用的许多化疗药物可引起恶心、呕吐、食欲缺乏等反应。故化疗期间应加强口腔护理，避免不良刺激，保持口腔清洁，保证能进食。

142. D【解析】慢性髓系白血病起病缓慢，早期常无自觉症状，随病情发展可出现乏力、低热、多汗或盗汗及体重减轻等代谢亢进的表现。多数患者可有胸骨中下段压痛。巨脾为最突出的体征，半数患者肝脏中度肿大，浅表淋巴结多无肿大。此期可持续 1~4 年。

143. C【解析】白血病按起病的缓急可分为急性、慢性白血病。急性白血病细胞分化停滞在早期阶段，以原始及早幼细胞为主，疾病发展迅速，病程数月。慢性白血病细胞分化较好，以幼稚或成熟细胞为主，发展缓慢，病程数年。按病变细胞系列分类，包括髓系的粒系、单核系、红系、巨核系和淋巴系的 T 细胞系和 B 细胞系。临床上常将白血病分为急性淋巴细胞白血病（ALL）、急性髓系白血病（AML）、慢性髓系白血病、慢性淋巴细胞白血病等。选项 D 中的病程缓急虽然对，但是分型并不取决于白血病细胞成熟程度。

144. B【解析】霍奇金淋巴瘤症状：①无痛性淋巴结肿大，原发于颈部、腋下或腹部。②由于纵隔腔淋巴结肿大，压迫支气管，引致咳嗽和气喘。③发热、疲倦、皮肤瘙痒、夜间出汗和体重减轻。

145. D【解析】慢性髓系白血病明确诊断后，首选伊马替尼治疗，伊马替尼需终身服用，治疗目标为 18 个月内获得完全细胞遗传学反应（至少检查 20 个有丝分裂中期相，见不到 Ph 染色体）；异基因造血干细胞移植是唯一可治愈慢性髓系白血病的方法。氟达拉滨和苯丁酸氮芥是慢性淋巴细胞白血病常用的化疗药物。α-干扰素是分子靶向药物出现之前的首选药物，目前用于不适合第一代酪氨酸激酶抑制药（TKI）和异基因造血干细胞移植（alloHSCT）的患者。

146. C【解析】急性白血病早幼粒细胞性易出血。

147. E【解析】急性白血病化疗诱导缓解成功即达到完全缓解，也就是患者的症状和体征消失；外周血象的白细胞分类中无幼稚细胞；骨髓象中相关系列的原始细胞与幼稚细胞之和 <5%。本题主要考察对急性白血病化疗治疗的掌握。化疗分两个阶段，即诱导缓解和缓解后治疗，诱导缓解是急性白血病治疗的起始阶段，恢复机体正常造血，使患者尽可能在短时间内获得完全缓解。

148. D【解析】中枢神经系统白血病（CNSL）以急性淋巴细胞白血病最常见，多见于儿童。可发生在疾病的各个时期，尤其是治疗后缓解期，这是由于化疗药物难以通过血脑屏障，隐藏在中枢神经系统的白血病细胞不能被有效杀灭，因而引起中枢神经系统白血病，是白血病髓外复发的主要根源。临床上，轻者表现为头痛及头晕，重者可有呕吐、颈强直、抽搐及昏迷等。

149. E【解析】病理诊断是确诊淋巴瘤病理类型的主要依据。深部淋巴结可依靠 B 超或 CT 引导下细针穿刺涂片做细胞病理形态学检查。测定淋巴瘤细胞免疫表型可以区分 B 淋巴细胞或 T 淋巴细胞。

150. D【解析】白血病的治疗期间应防治尿酸性肾病（尿酸浓度增高可引起），严重者可导致肾衰竭，患者表现为少尿、无尿。因此要求患者多饮水，静脉补液，促进尿酸排泄；给予别嘌醇口服，以抑制尿酸合成。

151. C【解析】化疗是治疗急性白血病的主要手段。化疗可分为缓解诱导和维持治疗两个阶段，保护静脉血管有利于长期化疗。

152. A【解析】干细胞移植时间以第 1 次完全缓解后最佳，患者年龄控制在 50 岁以下。

153. D【解析】干细胞移植是目前根治慢性髓系白血病的唯一方法。移植时间在诊断后第 1 年的慢性期疗效最好，经移植后约 80% 慢性期患者长期缓解或根治。

154. E【解析】以化疗为主、化疗与放疗相结合，联合应用相关生物制剂的综合治疗，是目前淋巴瘤治疗的基本策略。

155. D【解析】白血病的主要病理表现有白血病细胞的增生与浸润。骨髓内异常白细胞大量增生，进入周围血并可浸润肝、脾、淋巴结等全身各组织和器官。

156. A【解析】淋巴瘤的护理诊断中体温过高与疾病本身或感染有关。

157. E【解析】淋巴瘤高热护理：维持室温在 20~24℃、湿度 55%~60% 为宜，经常开窗通风。宜穿透气、棉质衣服。若有寒战应给予保暖。指导患者摄取足够的水分，防止脱水，每天至少 2000ml，必要时遵医嘱静脉补液，以维持水和电解质平衡。遵医嘱给予物理降温或药物降温，患者出汗多，应及时擦干皮肤，随时更换衣物，保持皮肤和床单位清洁、干燥，防止受凉。

158. A【解析】淋巴瘤放射治疗后放射损伤皮肤的护理：局部皮肤有发红、瘙痒时，应及早涂油药膏以保护皮肤。如皮肤为干反应，表现为局部皮肤灼痛，可给予0.2%薄荷淀粉或氢化可的松软膏外涂；如为湿反应，表现为局部皮肤刺痒、渗液、水疱，可用冰片蛋清、氢化可的松软膏外涂，也可用硼酸软膏外敷后加压包扎1~2天，渗液吸收后暴露局部；如局部皮肤有溃疡坏死，应全身抗感染治疗，局部外科清创、植皮。

159. D【解析】骨髓穿刺术的适应证：协助诊断各种贫血、造血系统肿瘤、血小板或粒细胞减少症、疟疾或黑热病。禁忌证：血友病等出血性疾病。

160. C【解析】植入式静脉输液港（VPA）又称植入式中心静脉导管系统（CVPAS）或全埋藏式药物输注装置（DDS），是一种可以完全植入体内的闭合静脉输液系统。输液港经手术安置于皮下，只需使用无损伤针穿刺输液港底座，即可建立起输液通道，减少反复静脉穿刺的痛苦和难度，同时，输液港可将各种药物通过导管直接输送到中心静脉，依靠局部大流量、高流速的血液迅速稀释和输送药物，防止刺激性药物对静脉的损伤。因此，输液港可长期留置，术后不影响患者的日常生活，且并发症较经外周插管的中心静脉导管（PICC）少。

161. D【解析】静脉输液港技术消毒方法：穿刺前以注射座为圆心，先乙醇棉球后聚维酮碘，由内而外，顺时针、逆时针交替螺旋形消毒皮肤各3遍，消毒范围大于敷料的大小（>10cm×12cm）。消毒后皮肤充分待干铺上洞巾。

162. C【解析】静脉输液港技术的健康指导：①伤口愈合后，可沐浴，日常生活如常。②埋藏输液港局部避免外力撞击。③每月来导管维护门诊冲洗导管1次。④静脉输液港局部皮肤出现红、肿、热、痛时应及时就医。⑤患者随身携带一张卡片，记录植入时间、位置、医师姓名和联系电话及注意事项。

二、A2 型题

1. D【解析】患者重型再生障碍性贫血，加上“突然出现头痛、头晕、视物模糊、呼吸急促”，符合颅内出血的表现。

2. A【解析】将骨髓穿刺针固定器固定在一定长度，右手持针向骨面垂直刺入，当针尖接触骨质后则将穿刺针左右旋转，缓缓钻刺骨质，穿刺针进入骨髓腔后，拔出针芯，接上干燥的10ml或20ml注射器，用适当力量抽吸骨髓液0.1~0.2ml滴于载玻片上，迅速送检做有核细胞计数、形态学及细胞化学染色检查，如需作骨髓液细菌检查，再抽取1~2ml。

3. D【解析】皮肤黏膜苍白是贫血的主要体征，可见甲床、口腔黏膜、睑结膜苍白。

4. A【解析】慢性失血是成人缺铁性贫血最多见、最重要的原因，反复多次少量失血可使体内贮存铁逐渐耗竭，如消化道溃疡出血、肠息肉、肠道肿瘤、月经过多、痔出血等。

5. A【解析】缺铁性贫血患者去除病因及经口服铁剂治疗后，血红蛋白已恢复正常。为补足体内贮存铁，需继续服用铁剂3~6个月。

6. D【解析】根据血红蛋白80g/L，判断患者为中度贫血。因为其白细胞、血小板计数正常，可排除再生障碍性贫血、脾功能亢进。患者经口服铁剂治疗7天后，血红蛋白水平不升，网织红细胞由0.007上升至0.0143，符合缺铁性贫血患者服铁剂后1周网织红细胞上升达高峰，但血红蛋白于2周后上升的特点。另外，溶血性贫血、巨幼细胞贫血患者接受铁剂治疗均无效。故该患者最可能的诊断是缺铁性贫血，红细胞生成减少。

7. D【解析】根据题干描述可以判断患者进食的均为含铁丰富的食物。

8. C【解析】缺铁性贫血的铁代谢生化检查表明血清铁减少、转铁蛋白饱和度下降、血清铁蛋白减少、总铁结合力增高。

9. B【解析】口服铁剂饭后服用可减轻胃肠道反应。

10. B【解析】缺铁性贫血患者口服铁剂后5~10天网织红细胞即开始上升，7~12天达高峰，其后开始下降。1~2周后血红蛋白上升，血象完全恢复约需2个月。血红蛋白恢复正常后仍需继续服药一段时间，补足体内铁贮备。该患者口服硫酸亚铁3周，血红蛋白上升是观察疗效指标。

11. C【解析】部分巨幼细胞贫血患者可发生口角炎、舌炎而出现局部溃烂、疼痛；舌乳头萎缩而令舌面光滑呈“镜面样舌”或舌质绛红呈“牛肉样舌”。

12. D【解析】再生障碍性贫血的护理诊断：①活动无耐力。②有感染的危险。③组织完整性受损（出血）。④自我形象紊乱。⑤悲伤。⑥知识缺乏。

13. C【解析】再生障碍性贫血患者出现严重鼻出血、视物模糊、头痛、恶心、呕吐，常是致命性颅内出血先兆表现，应该头部置冰袋。

14. A【解析】对粒细胞缺乏者（低于$0.5\times10^9/L$）宜保护性隔离，积极预防感染。

15. E【解析】再生障碍性贫血是由多种原因导致造血干细胞数量减少和功能障碍所引起的一类贫血，又称骨髓造血功能衰竭症。临床主要表现为骨髓造血功能低下，进行性贫血、感染、出血和全血细胞减少。

16. E【解析】人体的血细胞中有中性粒细胞，起到抵抗外界感染的作用，再生障碍性贫血的患者缺少这种细胞，容易受到外界感染因素的侵犯，所以感染是再生障碍性贫血患者的一个常见的临床表现，而感染往往伴有发热的表现，即体温增高。大多数患者可因感染而见持续性高热，其中以咽部感染、肺炎、肛周感染、脓肿及由此导致的败血症为主。常以出血和感染发热为首发症状。

17. E【解析】再生障碍性贫血感染以呼吸系统多见。

18. E【解析】患者感染引起发热体温在39℃以上者可给予物理降温，以温水擦浴并以冰帽、冰袋或冷水毛巾冷敷头部；患者不宜用乙醇擦浴，如果患者出汗多，应及时协助擦汗，必要时更换贴身衣物、被单，鼓励多饮水，补充水分的丢失；再生障碍性贫血患者尽量不用退热药，禁止应用可疑引起再生障碍性贫血的药物，尤其一些解热镇痛药、抗生素、镇静催眠药。选项 A 温水擦浴不是高热患者的最佳降温措施；选项 B 冰水灌肠不适合抽搐等神志不清的患者；选项 C 高热患者体温在 39℃以上不选用乙醇降温，易引起血管过度扩张和循环加速，容易造成乙醇过度吸收而致中毒；选项 D 不可选择有可疑引起再生障碍性贫血的药物。

19. B【解析】再生障碍性贫血患者出现严重鼻出血、视物模糊、头痛、恶心、呕吐，常是致命性颅内出血先兆表现。

20. E【解析】再生障碍性贫血患者预防出血应保持皮肤清洁，避免碰撞和搔抓，禁用手指挖鼻孔，勿用牙签剔牙以免引起出血。进行各种护理操作时动作要轻柔，进行各种注射时，应延长按压针眼的时间。避免进行直肠操作，如灌肠、试肛表等。保持鼻黏膜湿润，嘱患者不要用手挖鼻痂，以防诱发或加重鼻出血。

21. D【解析】束臂试验阳性，可见于血小板减少性紫癜及维生素 C 缺乏造成的坏血病，由于毛细血管脆性过大，束臂试验也会出现阳性。而凝血因子缺乏的患者，束臂试验阴性。故束臂试验对出血性疾病的鉴别诊断有一定的帮助。

22. B【解析】过敏性紫癜是一种常见的血管变态反应性出血性疾病。主要表现为非血小板减少性皮肤瘀点或紫癜。患者有氯霉素使用史，“近来出现皮肤黏膜多处出血点，白细胞计数轻度增多，血小板计数正常”符合过敏性紫癜表现。

23. B【解析】过敏性紫癜的特点：紫癜以双下肢及臀部多见，对称分布，大小不等，分批出现，常可高出皮肤表面，可伴有荨麻疹，可有轻微痒感。可伴有关节痛、腹痛、腰痛、血尿、黑便等。患者临床症状与上述表现符合，实验室检查血小板、凝血时间正常，考虑为过敏性紫癜。

24. D【解析】慢性髓系白血病是一种发生在早期多能造血干细胞上的恶性骨髓增殖性肿瘤（获得性造血干细胞恶性克隆性疾病）。其特点为病程发展缓慢，外周血粒细胞显著增多且不成熟，脾脏明显肿大。

25. C【解析】慢性髓系白血病患者在化疗期间，出现消化道反应而呕吐，无须禁食，可采取以下措施：避免化疗后 1 小时进食，进食前做深呼吸及吞咽动作，进食后采取坐位或半卧位。

26. E【解析】急性白血病时，由于白血病细胞在骨髓中无限制增生并浸润各脏器，使正常造血包括红细胞、白细胞和血小板的制造均受抑制，所以临床同时表现为发热（白细胞减少，感染所致）、贫血、血小板减少引起的出血和脏器浸润可能引起的肝脾大。

27. D【解析】急性白血病患者多伴有贫血，且为进行性，卧床休息可减少氧的消耗，减少体力消耗。

28. E【解析】柔红霉素、多柔比星、三尖杉碱类药物可引起心肌及心脏传导损害，应定期复查心电图。

29. A【解析】急性白血病出血可发生于全身任何部位，以皮肤瘀点、瘀斑、鼻出血、牙龈出血及女性患者月经过多较常见。眼底出血可致视力障碍，严重者发生颅内出血而致死亡。出血主要原因有血小板减少、凝血异常、白血病细胞浸润、感染细菌毒素对血管的损伤。

30. D【解析】急性白血病患者血清尿酸浓度增高，主要与大量细胞被破坏有关，尤其在化疗期间，甚至可形成尿酸结晶而影响肾功能。尿酸性肾病的防护，注意观察有无血尿，腰痛发生，供给充足水分。

31. E【解析】患者贫血、出血明显加重，故护理中应注意适当限制患者活动，预防各种创伤，尽量减少肌内注射，以减少出血。摄入高蛋白质、高维生素、低渣、易消化饮食，以保证营养。保持鼻黏膜湿润，嘱患者不要用手挖鼻痂，以防诱发或加重鼻出血。

32. C【解析】患者有腹部包块提示可能有脾大，而脾大是慢性髓系白血病的主要体征。外周血细胞成分与骨髓相似提示骨髓细胞改变缓慢，因此推测患有慢性髓系白血病。

33. A【解析】患者“发热1个月余”，急性白血病有轻、中度肝脾大，淋巴结肿大多见于急性淋巴细胞白血病。

34. E【解析】行异基因骨髓移植的患者首先须接受大剂量的放化疗，然后输入骨髓细胞，达到重建免疫的目的。因此移植后患者的免疫功能非常微弱，容易发生感染，而护士需针对此问题进行护理。

35. A【解析】患者“出现高热、出血、皮肤黏膜苍白1周”符合急性白血病表现。急性白血病常有胸骨下段局部压痛，可出现骨骼和关节疼痛。

36. B【解析】参见A2型题第28题解析。

37. D【解析】高热、咳嗽、胸痛、鼻出血、面色苍白是急性白血病的典型症状，同时见全血细胞减少，X线胸片显示右中肺片状渗出性改变，可断定为急性白血病。

38. E【解析】环磷酰胺可引起出血性膀胱炎，可用α-巯基乙基磺酸钠（美司钠）预防。应保证含液量，鼓励患者多饮水，每天达2000ml以上，观察尿液的量和颜色。一旦发生血尿，应停止使用。

39. A【解析】患者“发热2周，伴皮肤出血”符合急性白血病临床表现，“胸骨下段压痛（+），脾肋下1.5cm”符合急性白血病体征。约50%的急性白血病患者血小板计数低于$60\times10^9/L$，晚期血小板往往极度减少。该患者白细胞计数$2.0\times10^9/L$，过低者预示预后较差。

40. A【解析】根据穿刺部位协助患者采取适宜的体位：若于胸骨、髂前上棘做穿刺者取仰卧位，前者还需用枕头垫于背后，以使胸部稍突出；若于髂后上棘穿刺者取侧卧位或俯卧位；棘突穿刺点则取坐位，尽量弯腰，头俯屈于胸前使棘突暴露。

三、A3/A4 型题

1. E【解析】缺铁性贫血是体内贮存铁缺乏，导致血红蛋白合成减少而引起的一种小细胞低色素性贫血。

2. C【解析】骨髓铁染色反映单核-巨噬细胞系统中的贮存铁，因此可作为诊断缺铁的金指标。

3. E【解析】缺铁性贫血患者口服铁剂后 5~10 天网织红细胞即开始上升，7~12 天达高峰，其后开始下降。1~2 周后血红蛋白上升，血象完全恢复约需 2 个月。血红蛋白恢复正常后仍需继续服药一段时间，补足体内铁贮备。应用硫酸亚铁治疗有效的早期表现是网织红细胞增多。

4. E【解析】体内多余的铁是以铁蛋白和含铁血黄素的形式贮存于肝、脾、骨髓等器官的单核-巨噬细胞系统中。

5. B【解析】该缺铁性贫血患者目前存在的主要护理问题是活动无耐力，与贫血导致组织缺氧有关。

6. B【解析】慢性失血是成人缺铁性贫血最多见、最重要的原因，反复多次少量失血可使体内贮存铁逐渐耗竭，如消化道溃疡出血、肠息肉、肠道肿瘤、月经过多、痔出血等。

7. C【解析】缺铁性贫血患者治疗时最重要的治疗原则是病因治疗。

8. E【解析】服铁剂期间，粪便会变成黑色，应对患者做好解释，此为铁与肠内硫化氢作用而生成的黑色的硫化铁。

9. D【解析】①缺铁性贫血的主要血象检查结果为红细胞减少。②缺铁性贫血的红细胞形态为小细胞低色素性贫血，巨幼细胞贫血为巨红细胞，再生障碍性贫血为正常红细胞正色素。③网织红细胞可以早期反映骨髓造血功能，如果口服铁剂有效，网织红细胞会在短期内升高，之后血红蛋白水平开始上升。

10. C【解析】参见 A3/A4 型题第 3 题解析。

11. D【解析】患者出现全血细胞减少，骨髓有核细胞增生低下，粒系、红系低下，巨核细胞缺如，符合再生障碍性贫血的诊断。缺铁性贫血骨髓象红系增生活跃，粒系和巨核系常正常；白血病患者白细胞计数应增多，骨髓象有核细胞增生显著；特发性血小板减少性紫癜骨髓象巨核细胞应增多或正常。

12. D【解析】再生障碍性贫血的主要危险因素有氯霉素、X 线接触、病毒感染和遗传因素，与饮食无关。

13. D【解析】由于血小板减少，患者多有出血，严重者可出现颅内出血，这是本病的主要死亡原因之一。其他选项也是有效的护理措施，但不是最危急、最重要的。

14. D【解析】再生障碍性贫血主要表现为进行性贫血、出血、反复感染，但多无肝脾大、淋巴结肿大。患者实验室检查外周血全血细胞减少，符合再生障碍性贫血诊断。

15. B【解析】骨髓象为确诊再生障碍性贫血的主要依据。重型再生障碍性贫血多部位骨髓增生重度减低，红系、粒系及巨核细胞显著减少，淋巴细胞和非造血细胞比例明显升高；非重型再生障碍性贫血多部位骨髓增生减低，可见较多脂肪滴，粒、红系及巨核细胞减少，淋巴细胞、浆细胞及网状细胞比例增高。

16. A【解析】“患者情绪烦躁，经常在父母面前哭泣”，目前存在的主要心理问题是焦虑。

17. E【解析】骨髓穿刺检查时急性白血病诊断的主要依据，骨髓象中骨髓增生活跃，原始细胞占30%以上，可做出诊断。

18. E【解析】诱导缓解是急性白血病治疗的起始阶段，缓解后治疗主要是通过进一步巩固与强化治疗，彻底消灭残存的白血病细胞，防止病情复发。

19. A【解析】骨髓穿刺检查是血液系统疾病包括白血病的重要检验方法之一。通过骨髓涂片的细胞学检查可了解骨髓内各种细胞的生成情况，各种细胞的形态、成分的改变及发现异常的细胞等，以明确诊断，观察疗效。

20. E【解析】急性白血病有轻、中度肝脾大，淋巴结肿大多见于急性淋巴细胞白血病。

四、B型题

1. A【解析】缺铁性贫血患者服药后2小时内禁饮浓茶、咖啡。

2. E【解析】再生障碍性贫血患者饮食应高维生素、高蛋白、高热量、易消化饮食或半流质，禁食生硬、油炸、粗糙食物。

3. C【解析】巨幼细胞贫血患者尿高半胱氨酸24小时排泄量增加。

4. D【解析】缺铁性贫血红细胞内卟啉代谢：游离原卟啉（FEP）>0.9μmol/L（全血），锌原卟啉（ZPP）>0.96μmol/L（全血），FEP/Hb>4.5μg/L。

5. A【解析】再生障碍性贫血由于造血功能障碍，而导致各种血细胞分化成熟障碍，血象显示为全血细胞减少。

6. E【解析】巨幼细胞贫血辅助检查血象：典型血象呈大细胞性贫血。红细胞与血红蛋白的减少不成比例（红细胞减少较血红蛋白减少更显著）。

7. B【解析】急性白血病是一类造血干细胞的恶性克隆性疾病，因白血病细胞即异常白细胞自我更新增强、增殖失控、分化障碍、凋亡受阻，骨髓检查多显示为幼稚白细胞增多，且功能异常。

8. C【解析】再生障碍性贫血血象呈全血细胞减少，属于正常细胞正色素性贫血。网织红细胞绝对值降低。

9. D【解析】缺铁性贫血典型血象为小细胞低色素性贫血。红细胞体积较正常小，形态不一，大小不等，中心淡染区扩大。

10. A【解析】巨幼细胞贫血的细胞形态学表现为大细胞或正常细胞正常色素性贫血。

11. C【解析】急性白血病多数患者的骨髓象呈增生明显活跃或极度活跃，以有关系列的原始细胞、幼稚细胞为主，而较成熟中间阶段的细胞缺如，并残留少量的成熟细胞，形成“裂孔”现象。

12. E【解析】慢性髓系白血病慢性期的骨髓增生明显或极度活跃。血象可见各阶段的中性粒细胞，以中性中幼、晚幼和杆状核粒细胞为主，且数量显著增多，常高于 $20\times10^9/L$，疾病晚期可高达 $100\times10^9/L$。

13. B【解析】再生障碍性贫血血象呈全血细胞减少。骨髓增生重度减低。

五、X 型题

1. ABDE【解析】高热患者及其他有出血倾向疾病的患者最好采用物理降温，禁止乙醇擦浴，以免局部血管过度扩张，引发出血。禁止应用可疑引起再生障碍性贫血的药物，尤其一些解热镇痛药、抗生素、镇静催眠药。

2. ACDE【解析】贫血症状的有无或轻重，取决于贫血的程度、贫血发生的速度、循环血量有无改变、患者的年龄以及心血管系统的代偿能力等。

3. ABCDE【解析】血液病患者预防出血应重点在于避免人为的损伤而导致或加重出血。保持床单位平整，被褥衣着轻软；避免肢体的碰撞或外伤；勤剪指甲，避免搔抓皮肤；保持皮肤清洁，避免水温过高和用力擦洗皮肤；用软毛牙刷刷牙，忌用牙签剔牙，以防牙龈损伤。忌用手挖鼻痂，用液状石蜡滴鼻软化鼻痂，以防鼻出血。各项护理操作动作轻柔；尽可能减少注射次数；静脉输液时，避免用力拍打及揉擦局部，压脉带结扎不宜过紧、过久，选用小针头，拔针后适当延长按压时间，防止皮下出血。高热患者禁用乙醇或温水拭浴降温。

4. ACDE【解析】若牙龈出血时，可用凝血酶或 0.1% 肾上腺素棉球、明胶海绵贴敷牙龈或局部压迫止血。忌用牙签剔牙，以防牙龈损伤。

5. BC【解析】发热的原因：①白血病、淋巴瘤、恶性组织细胞病等均可有发热症状，上述疾病引起细胞释放细胞因子所致。②在疾病的治疗过程中，由于骨髓抑制，导致白细胞降低或出现粒细胞缺乏等，导致细菌、病毒、真菌等感染而发热。

6. ABCDE【解析】贫血的临床表现：①一般表现，疲乏、困倦、软弱无力是最常见和最早出现的症状。皮肤黏膜苍白是贫血的主要体征，可见甲床、口腔黏膜、睑结膜苍白。②各系统表现，为头痛、头晕、耳鸣、注意力不集中、易激动、烦躁、嗜睡，严重者可出现晕厥，活动后心悸、气短；可有肢体麻木、感觉障碍；食欲减退、恶心、腹胀；月经失调；皮肤干燥、毛发干枯；异食癖（喜食生米、泥土、沙子）等。

7. ACDE【解析】高热患者及其他有出血倾向疾病的患者最好采用物理降温，禁止乙醇擦浴，以免局部血管过度扩张，引发出血。

8. ABCDE【解析】关于血液系统疾病患者的发热，控制感染是彻底治愈的主要手段。

常可发展为高热，难以控制。常由于成熟粒细胞减少导致感染所致。物理降温为主，必要时可用药物降温。多见于急性白血病、淋巴瘤、再生障碍性贫血等患者。

9. ABCE【解析】口服铁剂饭后服用可减轻胃肠道反应；服药后2小时内禁饮浓茶、咖啡；可与维生素C、稀盐酸、橙汁同服，以促进铁剂的吸收；避免与牛奶、抗酸药物、磷酸盐等同时服用，以免抑制铁剂吸收；向患者解释服药后粪便会发黑，解除焦虑。

10. ABDE【解析】慢性失血是成人缺铁性贫血最多见、最重要的原因，反复多次少量失血可使体内贮存铁逐渐耗竭，如消化道溃疡出血、肠息肉、肠道肿瘤、月经过多、痔出血等。

11. ABCDE【解析】参见X型题第9题解析。

12. BCDE【解析】慢性失血是成人缺铁性贫血最多见、最重要的原因，反复多次少量失血可使体内贮存铁逐渐耗竭，如消化道溃疡出血、肠息肉、肠道肿瘤、月经过多、痔出血等。

13. ABCDE【解析】注射铁剂的不良反应主要有注射局部红肿、硬结形成，皮肤发黑和变态反应。铁剂变态反应常表现有面色潮红、头痛、肌内关节痛和荨麻疹，严重者可发生过敏性休克。为避免或减少局部疼痛及硬结形成，注射铁剂应采用深部肌内注射法，并经常更换注射部位。首次用药需用0.5ml的试验剂量给予深部肌内注射，同时备好肾上腺素，做好急救准备。如果1小时后无变态反应即可遵医嘱给予常规剂量治疗。为了避免药液溢出引起皮肤染色，可采用以下方法：①不在皮肤暴露部位注射。②抽取药液后，更换注射针头。③采用Z形注射法或留空气注射法。

14. ABCD【解析】再生障碍性贫血患者的护理问题：①活动无耐力。②有感染的危险。③组织完整性受损（出血）。④自我形象紊乱。⑤知识缺乏。

15. ABCDE【解析】化疗药常见的不良反应：①某些化疗药，如柔红霉素、多柔比星、长春新碱等对组织刺激性大，易引起静脉炎。②大部分化疗药可引起恶心、呕吐、食欲减退等消化道反应。③肝肾功能损害，甲氨蝶呤、门冬酰胺酶等对肝功能有损害作用。环磷酰胺可引起出血性膀胱炎。④末梢神经炎、手足麻木感，长春新碱可引起末梢神经炎、手足麻木感，停药后可逐渐消失。⑤骨髓抑制，任何化疗药大剂量均可引起严重的骨髓抑制，给患者带来不良后果。

16. BCDE【解析】参见A2型题第40题解析。

六、案例分析题

1. C【解析】患者2年前因胃溃疡做过胃切除术，因此该患者贫血的原因最可能是铁吸收不良。

2. C【解析】缺铁性贫血典型血象为小细胞低色素性贫血。

3. A【解析】贫血的护理诊断首先应该是活动无耐力。活动无耐力与贫血导致组织缺氧有关。

4. ABCE【解析】避免铁剂与牛奶、茶、咖啡同服，还应避免同时服用抗酸药以及 H_2 受体阻断药，可服用维生素 C、乳酸或稀盐酸等酸性药物或食物。补充铁剂同时补充蛋白质。每天饮食中必须有含铁丰富的食物。

5. D【解析】参见 A1 型题第 74 题和第 84 题解析。

6. BCDE【解析】参见 A1 型题第 77 题解析。

7. ABCD【解析】再生障碍性贫血患者出现严重鼻出血、视物模糊、头痛、恶心、呕吐，常是致命性颅内出血先兆表现。应立即去枕平卧，头偏向一侧；保持呼吸道通畅，吸氧；体温 39℃以上时，头部置冰袋或戴冰帽；迅速建立 2 条静脉通道，遵医嘱给予脱水药如 20% 甘露醇或 50% 葡萄糖等降低颅内压，同时进行成分输血；观察并记录生命体征、意识状态、瞳孔、尿量等变化。

8. C【解析】雄激素是非重型再生障碍性贫血的首选药物，其作用机制为刺激肾脏产生红细胞生成素，对骨髓有直接刺激红细胞生成作用。判断指标为网织红细胞增多或血红蛋白升高。

9. C【解析】再生障碍性贫血主要表现为进行性贫血、出血、反复感染，但多无肝脾大、淋巴结肿大。血象呈全血细胞减少。该患者符合再生障碍性贫血诊断。

10. B【解析】参见案例分析题第 8 题解析。

11. A【解析】贫血症状严重时卧床休息，限制活动，避免突然改变体位后发生晕厥，加强安全护理。

12. ABCE【解析】再生障碍性贫血患者的护理诊断如下。①活动无耐力：与再生障碍性贫血致贫血有关。②有感染的危险：与粒细胞减少有关。③组织完整性受损（出血）：与血小板减少有关。④自我形象紊乱：与女性患者应用雄激素有关。⑤悲伤：与疗效差、反复住院及经济负担重有关。⑥知识缺乏：缺乏有关再生障碍性贫血治疗及预防感染和出血的知识。

13. C【解析】患者实验室检查骨髓象，符合急性白血病的诊断。

14. D【解析】白血病化疗以联合治疗为主。

15. ABCD【解析】骨髓检查是确诊白血病及其类型的重要依据。骨髓象显示有核细胞显著增生，多为明显活跃或极度活跃，主要为白血病性原始细胞，占非红系细胞的 30% 以上。白血病目前多采用联合化疗。如成人急性淋巴细胞白血病首选 VADP（长春新碱、柔红霉素、左旋门冬酰胺酶、泼尼松）方案；儿童急性淋巴细胞白血病诱导缓解首选 VP（长春新碱、泼尼松）方案。急性非淋巴细胞白血病标准诱导缓解方案是 DA（柔红霉素、阿糖胞苷）方案，近年也常用 HA（高三尖杉酯碱、阿糖胞苷）方案。患者目前血红蛋白水平属于重度贫血；血小板计数低于 $20\times10^9/L$，有发生内脏出血和颅内出血的可能；白细胞分类中原始细胞33.5%，中性粒细胞成熟障碍，患者有感染发热的可能。由于患者目前肢体运动功能无异常，故皮肤黏膜压疮不是重点观察的内容。

第六章　内分泌与代谢性疾病患者的护理

一　A1 型题

1. 直接调控内分泌系统的是
   A. 脑垂体　　B. 小脑核
   C. 下丘脑　　D. 纹状体
   E. 大脑皮质
2. 下丘脑作用是分泌
   A. 血管升压素　　B. 泌乳素
   C. 对垂体的各种激素的促释放激素　　D. 缩宫素
   E. 生长素
3. 神经系统通过下列哪项来调节内分泌腺的活动
   A. 脑垂体　　B. 神经节
   C. 下丘脑　　D. 神经组织
   E. 大脑皮质
4. 下列不是人体主要内分泌腺的是
   A. 下丘脑　　B. 腺垂体、神经垂体
   C. 甲状腺　　D. 肝脏
   E. 肾上腺
5. 内分泌系统的功能是
   A. 发育　　B. 合成调控各种激素的分泌
   C. 生长　　D. 衰老
   E. 死亡
6. 下丘脑是
   A. 分泌促甲状腺　　B. 分泌促黑色素细胞激素
   C. 分泌缩宫素　　D. 神经系统与内分泌联系的枢纽
   E. 分泌促肾上腺皮质激素
7. 原发性和继发性甲状腺功能亢进的主要区别是
   A. 有无消瘦　　B. 甲状腺的大小

C. 眼球是否突出　　D. 两手指有无震颤

E. 基础代谢率增高情况

8. 具有促进物质代谢及生长发育功能的激素是

A. 皮质醇　　B. 胰岛素

C. 甲状腺激素　　D. 促肾上腺激素

E. 甲状旁腺激素

9. 由于内分泌疾病的神经、精神改变较突出，护理时安慰患者焦虑情绪的最佳措施是

A. 进行心理疏导　　B. 给予地西泮

C. 减少探视　　D. 促进睡眠

E. 饮食调理

10. 内分泌系统疾病患者的护理诊断，错误的是

A. 焦虑/恐惧　　B. 营养失调

C. 知识缺乏　　D. 糖尿病

E. 自我形象紊乱

11. 防治肥胖症的主要措施是

A. 综合治疗　　B. 饮食治疗

C. 运动疗法　　D. 药物治疗

E. 行为治疗

12. 甲状腺功能亢进症患者突眼的护理措施，错误的是

A. 外出时戴墨镜　　B. 限制水盐摄入

C. 经常湿润眼睛　　D. 睡前涂抗生素眼膏

E. 睡眠时压低头部

13. 甲状腺功能亢进症患者休息的环境要求不妥的是

A. 安静舒适　　B. 光线暗淡

C. 避免噪声　　D. 室温宜高

E. 单人房间

14. 甲状腺功能亢进症患者消化系统一般不出现的身体状况为

A. 易饥多食　　B. 肝脏肿大

C. 体重锐减　　D. 营养不良

E. 便秘

15. 关于甲状腺功能亢进症的护理评估，错误的是

A. 食欲亢进　　B. 心率增快

C. 多语多动　　D. 可出现躁狂抑郁症

E. 脉压缩小

16. 抗甲状腺药物治疗甲状腺功能亢进症的总疗程通常是
A. 1~2 周　　B. 3~4 周
C. 1~2 个月　　D. 3~4 个月
E. 1~2 年
17. 关于腺垂体功能减退症患者的治疗，下列哪项不对
A. 给予左旋甲状腺素 50~150μg/d
B. 给予泼尼松 5.0~7.5mg/d
C. 性激素替代，可用人工月经周期
D. 感染时糖皮质激素用量可适当加大
E. 可放心使用镇静安眠药
18. 甲状腺功能亢进症治疗方法中，最易引起甲状腺功能减退的是
A. 甲硫氧嘧啶　　B. 甲巯咪唑
C. ^{131}I 治疗　　D. 卡比马唑
E. 手术治疗
19. 甲状腺功能亢进症引起的良性突眼不表现为
A. 眼睑肌收缩，眼裂增宽　　B. 目光炯炯，瞬目减少
C. 往上看前额皮肤不能皱起　　D. 视力下降，视近物不清
E. 辐辏不良
20. 甲状腺功能亢进症患者的饮食宜给予
A. 高热量、高蛋白、高维生素　　B. 高热量、高蛋白、低维生素
C. 高热量、高蛋白、高盐　　D. 高热量、低蛋白、低盐
E. 低热量、低蛋白、低盐
21. 甲状腺功能亢进症的一般护理措施应除外
A. 充分休息　　B. 心理疏导
C. 多进饮料　　D. 避免劳累
E. 控制感染
22. 甲状腺功能亢进症患者神经系统最突出的表现是
A. 易怒　　B. 淡漠
C. 嗜睡　　D. 迟钝
E. 抑郁
23. 刺激甲状腺功能亢进症患者症状加重的主要因素是
A. 语言刺激　　B. 过度劳累
C. 寒冷环境　　D. 进食不足
E. 营养缺乏

24. 甲状腺功能亢进症良性突眼的原因主要是
    A. 球后组织有细胞浸润
    B. 球后组织有水肿
    C. 眼外肌水肿变性
    D. 上眼睑肌的痉挛和回缩
    E. 球后脂肪组织增生
25. 甲状腺功能亢进症患者服用甲巯咪唑出现药物反应，下列何项是停药观察的重要指征
    A. 胃肠道反应
    B. 肝大
    C. 头晕、乏力
    D. 突眼加重
    E. 中性粒细胞计数 $<1.5\times10^9/L$
26. 甲状腺功能亢进症突眼的护理，错误的是
    A. 睡眠时用眼罩
    B. 每日滴眼药水 1~2 次
    C. 低盐饮食
    D. 戴墨镜
    E. 头低平卧位
27. 以下关于甲状腺功能亢进症的叙述，不正确的是
    A. 女性发病率大大高于男性
    B. 育龄女性多见
    C. 甲状腺大小与病情严重程度不呈正相关
    D. 女性无血管杂音及/或震颤，可排除诊断
    E. 突眼严重程度与疾病亦不呈正相关
28. 诊断甲状腺功能亢进症患者最可靠的指标是
    A. 基础代谢率测定
    B. 甲状腺素抑制试验
    C. 甲状腺摄^{131}I 率测定
    D. T_3、T_4测定
    E. 以上都不是
29. 确诊糖尿病首选的检查方法是
    A. 尿糖测定
    B. 空腹血糖测定
    C. 口服葡萄糖耐量试验
    D. 血胰岛素测定
    E. 糖化血红蛋白测定
30. 甲状腺功能亢进症是过多
    A. 胰岛素
    B. 甲状腺激素
    C. 垂体后叶素
    D. 生长激素
    E. 醛固酮
31. 甲状腺功能亢进症的病因是
    A. 放射线过多
    B. 对链球菌变态反应
    C. 直接病毒感染
    D. 直接细菌感染
    E. 自身免疫性

32. 甲状腺功能亢进症临床表现主要是
A. 自主神经兴奋
B. 心脏负担太重
C. 消化功能减低
D. 新陈代谢旺盛
E. 体温中枢调节不良

33. 甲状腺功能亢进症患者怕热、多汗或低热是由于
A. 进食高热量
B. 进食脂肪多
C. 基础代谢率增高
D. 有细菌感染
E. 居室通风不良

34. 甲状腺功能亢进症患者具有特征的心血管症状是
A. 睡眠时心率仍快
B. 心力衰竭
C. 期前收缩多
D. 心房颤动
E. 心悸

35. Graves 是指
A. 甲状腺癌
B. 自主性高功能甲状腺腺瘤
C. 垂体性甲状腺功能亢进症
D. 亚急性甲状腺炎
E. 弥漫性甲状腺肿甲状腺功能亢进症

36. 甲状腺功能亢进症患者的特征性体征是
A. 手指震颤
B. 血管杂音
C. 神经过敏
D. 注意力不集中
E. 怕热多汗

37. 甲状腺功能亢进症患者最主要的护理诊断是
A. 知识缺乏
B. 自我形象紊乱
C. 营养失调
D. 焦虑
E. 睡眠型态紊乱

38. 甲状腺功能亢进症的典型表现不包括
A. 黏液性水肿
B. 甲状腺弥漫性肿大
C. 眼球突出
D. 怕热多汗
E. 心动过速

39. 甲状腺功能亢进症时患者血清中 T_3、T_4的水平为
A. T_3、T_4均增高
B. T_3正常，T_4增高
C. T_3增高，T_4正常
D. T_3正常，T_4下降
E. T_3增高，T_4下降

40. 放射性^{131}I治疗甲状腺功能亢进症最主要的并发症是
A. 甲状腺功能减退
B. 粒细胞减少

C. 突眼恶化　　D. 诱发危象
E. 癌变

41. 甲状腺功能亢进症患者避免吃海带、紫菜等海产品的理由是
A. 减少纤维素摄入　　B. 避免对胃刺激
C. 避免过敏　　D. 避免甲状腺素合成过多
E. 避免消化不良

42. 甲状腺功能亢进症和糖尿病共有的临床表现有
A. 多食、消瘦　　B. 排便次数多
C. 四肢麻木感　　D. 周围血管征
E. 幻觉和狂躁

43. 口服葡萄糖耐量试验的采血时间一般为
A. 15 分钟、30 分钟、45 分钟、60 分钟
B. 15 分钟、30 分钟、60 分钟、120 分钟
C. 30 分钟、45 分钟、60 分钟、90 分钟
D. 30 分钟、60 分钟、120 分钟、180 分钟
E. 60 分钟、120 分钟、180 分钟、240 分钟

44. 下列哪项对诊断腺垂体功能减退症无意义
A. 甲状旁腺素测定　　B. 甲状腺素测定
C. 性腺激素测定　　D. 皮质醇测定
E. 泌乳素测定

45. 下列哪项不是甲状腺功能亢进症的临床表现
A. 表情淡漠　　B. 下肢黏液水肿
C. 低热　　D. 心律不齐
E. 月经过多

46. 甲状腺功能亢进症患者的饮食指导，不妥的是
A. 高蛋白高热能　　B. 多种维生素
C. 低盐低脂肪　　D. 禁饮浓茶咖啡
E. 禁饮酒和辛辣食物

47. 甲状腺功能亢进症术前加服碘剂的主要目的是
A. 减少甲状腺素释放
B. 抑制术后纤维组织增生
C. 减少甲状腺血供，使腺体坚实
D. 抑制自身免疫，使术后不会因诱发自身免疫而导致甲状腺功能减退
E. 以上都不是

48. 老年甲状腺功能亢进症患者不宜用的检查是

A. T_3抑制试验
B. 基础代谢率测定
C. 促甲状腺素测定
D. 甲状腺自身抗体测定
E. 血清总T_3、T_4测定

49. 甲状腺功能亢进症患者排便次数多，是因为

A. 高热
B. 饮水过多
C. 肠蠕动过快
D. 甲状腺素过少
E. 进食纤维素过多

50. 甲状腺功能亢进症所致甲状腺肿大最有鉴别意义的是

A. 质地柔软
B. 表面光滑
C. 有震颤和杂音
D. 弥漫性对称性肿大
E. 随吞咽上下移动

51. 甲状腺功能亢进症患者具有特征性的神经系统症状是

A. 烦躁多虑
B. 兴奋性增高
C. 神经过敏
D. 双手平伸时手指细颤
E. 注意力分散

52. 甲状腺危象患者首选的治疗药物是

A. 碘化钠
B. 普萘洛尔
C. 丙硫氧嘧啶
D. 甲硫氧嘧啶
E. 氢化可的松

53. 碘化物治疗甲状腺危象的主要作用机制是

A. 使有机碘形成减少
B. 使增生的甲状腺缩小
C. 抑制甲状腺激素的合成与释放
D. 促进甲状腺激素的合成与释放
E. 反馈性抑制垂体释放促甲状腺素

54. 甲状腺功能亢进症患者多饮水是因为

A. 防止尿酸性肾病
B. 补充出汗等丢失的水分
C. 减少出血性膀胱炎并发症
D. 促进痰液稀释而容易排出
E. 加速细菌、毒素及炎性分泌物排出

55. 甲状腺功能亢进症患者术前准备最重要的是

A. 测定基础代谢率
B. 心理护理
C. 喉镜检查
D. 钡餐和心电图检查
E. 抗甲状腺药物和碘剂的应用

56. 甲状腺功能减退症患者常见的护理诊断应除外

A. 便秘
B. 体温过高

C. 社交障碍　　D. 潜在并发症

E. 有皮肤完整性受损的危险

57. 甲状腺功能减退症患者的饮食护理应为

A. 低糖、高蛋白、低脂、高维生素、高纤维素

B. 低糖、高蛋白、高脂、高维生素、低纤维素

C. 高糖、高蛋白、高脂、高维生素、高纤维素

D. 高糖、高蛋白、低脂、高维生素、高纤维素

E. 高糖、高蛋白、低脂、低维生素、低纤维素

58. 库欣综合征脂肪代谢障碍可出现的特征性体征是

A. 轻度水肿　　B. 痤疮多毛

C. 脊椎变形　　D. 向心性肥胖

E. 皮肤菲薄形成紫纹

59. 属于库欣综合征的并发症的是

A. 继发性贫血　　B. 高钾血症

C. 高钙血症　　D. 低胆固醇血症

E. 类固醇性糖尿病

60. 库欣综合征所引起的糖尿病是因为皮质醇

A. 促进脂肪分解　　B. 拮抗胰岛素作用

C. 增高血浆肾素浓度　　D. 加速蛋白质分解

E. 抑制肾脏重吸收功能

61. 库欣综合征常见的病因是

A. 肾上腺皮质腺瘤

B. 肾上腺皮质腺癌

C. 异位促肾上腺皮质激素（ACTH）综合征

D. 双侧肾上腺皮质增生

E. 不依赖 ACTH 的肾上腺瘤结节性增生

62. 库欣综合征是由下列哪种物质分泌增多引起的

A. 甲状腺素　　B. 皮质醇

C. 胰岛素　　D. 肾上腺素

E. 促甲状腺素

63. 库欣综合征患者的饮食应满足

A. 高糖、高蛋白、高脂、高维生素、低钾、高钠

B. 高糖、高蛋白、低脂、高维生素、低钾、高钠

C. 高糖、高蛋白、低脂、低维生素、低钾、不限钠

D. 低糖、高蛋白、高脂、高维生素、低钾、低钠

E. 低糖、高蛋白、低脂、高维生素、高钾、低钠

64. 测定24小时尿17-羟皮质类固醇含量可反映

A. 胰岛功能　B. 腺垂体功能

C. 甲状腺功能　D. 甲状旁腺功能

E. 肾上腺皮质功能

65. 双侧肾上腺皮质增生患者手术以后易出现的并发症是

A. 视力下降　B. 血压下降

C. 肥胖　D. 肾上腺皮质功能减退

E. 肾上腺病变复发

66. 原发性慢性肾上腺皮质功能减退症最具特征性的临床表现是

A. 全身皮肤色素沉着　B. 神经、精神系统表现

C. 稀释性低钠血症　D. 性功能减退

E. 高血压

67. 关于肾上腺危象的抢救，叙述正确的是

A. 立即手术治疗

B. 立即进行病因治疗

C. 静脉滴注糖皮质激素，补充氯化钠、葡萄糖及治疗存在的应激状态

D. 进行基础治疗

E. 补液治疗

68. 原发性慢性肾上腺皮质功能减退症患者，应用肾上腺皮质激素替代治疗，下列叙述正确的是

A. 每日给药1次即可　B. 给药途径以肌内注射为主

C. 应终身使用激素替代治疗　D. 有感染或手术时应停用

E. 剂量一旦确定，终身不变

69. 治疗原发性慢性肾上腺皮质功能减退症患者，一般宜采用

A. 药物疗法　B. 手术疗法

C. 放射疗法　D. 化学疗法

E. 替代疗法

70. 糖尿病患者动脉粥样硬化患病率高，常见受累血管部位除外

A. 冠状动脉　B. 脑血管

C. 肾动脉　D. 肢体动脉尤为下肢

E. 肺血管

71. 小剂量正规胰岛素治疗糖尿病酮症酸中毒的每小时每千克体重剂量为

A. 0.1U　B. 0.4U

C. 0.6U
D. 0.8U
E. 1U

72. 糖尿病合并感染中最常见的是
A. 皮肤化脓性感染
B. 皮肤真菌感染
C. 急性肾盂肾炎
D. 浸润性肺结核
E. 急性胰腺炎

73. 糖尿病最严重的慢性并发症是
A. 糖尿病酮症酸中毒
B. 糖尿病肾病
C. 糖尿病视网膜病变
D. 糖尿病性心脏病
E. 糖尿病足

74. 1型糖尿病与2型糖尿病最主要的区别在于
A. 症状轻重不同
B. 发生酮症酸中毒的倾向不同
C. 对胰岛素的敏感性不同
D. 胰岛素的基础水平与释放曲线不同
E. 血糖稳定性不同

75. 糖尿病的基本病理变化是
A. 生长激素分泌过多
B. 甲状腺素分泌过多
C. 胰高血糖分泌过多
D. 糖皮质激素分泌过多
E. 胰岛素绝对或相对不足

76. 糖尿病患者控制饮食的目的是
A. 减轻体重，防止肥胖
B. 减慢肠蠕动
C. 延缓消化吸收
D. 减少胰液的分泌
E. 减轻胰岛B细胞负担

77. 糖尿病患者体育锻炼时应注意
A. 运动量不宜过大
B. 在胰岛素注射前进行
C. 运动量不宜过小
D. 每1~2个月1次
E. 持续时间要长

78. 糖尿病酮症酸中毒的特征性表现为
A. 极度口渴
B. 食欲缺乏、恶心
C. 呼吸加速
D. 眼球下陷
E. 呼气有烂苹果味

79. 注射过量胰岛素常可引起
A. 高血糖
B. 低血糖反应
C. 胰岛素瘤
D. 酮症酸中毒
E. 高渗性昏迷

80. 抽取胰岛素时，通常用的注射器规格是

A. 1ml　　B. 2ml

C. 5ml　　D. 10ml

E. 20ml

81. 糖尿病死亡的主要原因是

A. 肾病变　　B. 心血管并发症

C. 酮症酸中毒　　D. 多发性神经炎

E. 感染

82. 在规定的热能进食后，糖尿病患者仍感饥饿者可

A. 酌增热能　　B. 添食饼干

C. 增食蔬菜　　D. 补加面食

E. 增加蛋制品

83. 最常见的应用胰岛素的不良反应是

A. 胰岛素抵抗　　B. 低血糖反应

C. 胰岛素变态反应　　D. 脂肪营养不良

E. 注射部位感染

84. 关于 1 型糖尿病，下列错误的是

A. 起病较急，症状明显　　B. 对胰岛素不敏感

C. 大多消瘦　　D. 有发生酮症酸中毒的倾向

E. 血浆胰岛素水平显著降低，依赖胰岛素治疗

85. 对可疑糖尿病患者最有诊断价值的是

A. 尿糖定性试验　　B. 尿糖定量测定

C. 空腹血糖测定　　D. 口服葡萄糖耐量试验

E. 胰岛细胞抗体测定

86. 符合糖尿病酮症酸中毒的最主要实验室检查项目是

A. 血糖 >16. 8mmol/L　　B. CO_2结合力降低

C. 血酮升高，尿酮阳性　　D. 血白细胞增多

E. 尿糖强阳性

87. 治疗糖尿病时，胰岛素制剂的最常用方式是

A. 皮内注射　　B. 皮下注射

C. 肌内注射　　D. 静脉注射

E. 口服胶囊

88. 口服葡萄糖耐量试验的主要适应证是

A. 血糖明显升高而无临床症状者

B. 血糖正常偏低而口渴多饮多尿者
C. 空腹血糖 10.9mmol/L 而尿糖阴性者
D. 空腹血糖正常或略升高的可疑病例
E. 饭前饭后血糖均正常而尿糖阳性者

89. 糖尿病患者必需的治疗是
A. 胰岛素治疗　B. 运动治疗
C. 饮食治疗　D. 降糖药治疗
E. 心理护理

90. 一般在皮下注射胰岛素后多长时间进食为宜
A. 5 分钟　B. 15 分钟
C. 25 分钟　D. 30 分钟
E. 45 分钟

91. 糖尿病最常见的神经病变是
A. 中枢神经　B. 神经根
C. 自主神经　D. 运动神经
E. 周围神经

92. 糖尿病的一般治疗中，错误的是
A. 坚持适当的运动锻炼　B. 建立有规律的生活习惯
C. 使患者了解本病的知识　D. 改善代谢紊乱
E. 降低胰岛 B 细胞的储备功能

93. 糖尿病酮症酸中毒是糖尿病的急性并发症之一，下列概念中错误的是
A. 感染是常见的诱因　B. 需要皮下小剂量胰岛素治疗
C. 需用静脉小剂量胰岛素治疗　D. 在 1 型、2 型糖尿病均可发生
E. 酮症时可出现中枢神经系统功能障碍

94. 以下哪项不是糖尿病健康教育的内容
A. 控制饮食　B. 体育锻炼
C. 监测血糖　D. 进食富有营养的食物
E. 长期药物控制

95. 低血糖反应，急救措施是
A. 减少胰岛素用量　B. 就地休息
C. 立即输入氯化钠　D. 立即食用糖果或含糖饮料
E. 加大饭量

96. 糖尿病出现多尿的病因是
A. 摄入水量过多　B. 尿渗透压增高

C. 药物不良反应　　D. 尿路感染
E. 糖尿病肾病

97. 关于1型糖尿病的描述，正确的是
A. 起病缓慢　　B. “三多一少”症状明显
C. 多见于成年与老年　　D. 血糖波动小而稳定
E. 对胰岛素不敏感

98. 关于2型糖尿病的描述，错误的是
A. 起病较慢　　B. 多伴肥胖
C. 酮症少见　　D. 症状较轻
E. 血浆胰岛素正常

99. 糖尿病的确诊条件是
A. 餐后1小时血糖≥11.1mmol/L　　B. 随意血糖≥11.1mmol/L
C. 空腹血糖≥6.2mmol/L　　D. 餐后2小时血糖≥11.1mmol/L
E. 尿糖（+）

100. 诊断肥胖症最重要的指标是
A. 理想体重（IBW）　　B. 腰围（WC）
C. 腰/臀比（WHR）　　D. 体重指数（BMI）
E. CT或MRI

101. 1型糖尿病酸中毒患者，首先应静脉补充
A. 等渗氯化钠溶液　　B. 低渗氯化钠溶液
C. 10%葡萄糖液　　D. 5%碳酸氢钠溶液
E. 5%葡萄糖氯化钠溶液

102. 糖尿病住院患者的饮食原则，不包括
A. 主食中糖供能应占50%~60%　　B. 每日食脂肪宜限制
C. 三餐热量分配为1/5、2/5、2/5　　D. 少食粗纤维食物
E. 消瘦者总热量需酌增

103. 糖尿病为何易发生酮症酸中毒
A. 蛋白代谢不全　　B. 碳水化合物代谢不全
C. 运动太少　　D. 脂肪代谢不全
E. 饮食控制不好

104. 治疗糖尿病的基本措施是
A. 锻炼身体　　B. 认真对待
C. 定期查血糖　　D. 药物治疗
E. 控制饮食

105. 1型糖尿病治疗主要是
A. 口服降糖药
B. 体育锻炼
C. 控制饮食
D. 注射胰岛素
E. 降糖食品

106. 2型糖尿病治疗主要是
A. 口服降糖药
B. 控制饮食
C. 注射胰岛素
D. 体育锻炼
E. 降糖食品

107. 糖尿病患者出现强烈饥饿感、心悸、手颤、出汗，可能是
A. 胃溃疡
B. 低血糖
C. 高血压
D. 合并甲状腺功能亢进症
E. 糖尿病加重

108. 糖化血红蛋白测定的临床意义是
A. 诊断糖尿病
B. 估计糖尿病预后
C. 确定胰岛素用量
D. 判断糖尿病控制程度
E. 区分糖尿病临床类型

109. 糖尿病酮症酸中毒的治疗过程中，当血糖降至多少时开始改输葡萄糖液
A. 7.8mmol/L
B. 11.1mmol/L
C. 12.0mmol/L
D. 13.9mmol/L
E. 15.0mmol/L

110. 下列属于糖尿病急性并发症的是
A. 糖尿病神经病变
B. 酮症酸中毒
C. 糖尿病肾病
D. 动脉粥样硬化
E. 糖尿病视网膜病变

111. 引起1型糖尿病的诱因是
A. 肥胖
B. 多次妊娠
C. 精神刺激
D. 腮腺炎病毒感染
E. 缺乏体力活动

112. 腺垂体功能减退症长期服用泼尼松的目的是
A. 促进糖皮质激素合成
B. 替代治疗
C. 恢复腺垂体功能
D. 免疫抑制治疗
E. 增强机体对激素的敏感性

二 A2 型题

1. 患者，女性，33 岁。无肥胖家族史，3 个月来体重增加 10kg，患者思想负担重，不愿与外界接触。正确的健康教育是

A. 药物减重　　B. 坚持晨起长跑
C. 积极就医检查　　D. 大幅度节制进食量
E. 解除顾虑，参与社会活动

2. 患者，男性，41 岁。肥胖症，伴高血压，糖耐量减低，尿皮质醇、17-羟皮质类固醇排泄量增高，但可被小剂量地塞米松所抑制。诊断可能是

A. 糖尿病　　B. 甲状腺功能减退症
C. 单纯性肥胖症　　D. 肾上腺皮质腺瘤
E. 库欣综合征

3. 患者，男性，44 岁。甲状腺功能亢进症患者，服丙硫氧嘧啶已有 4 个月，剂量为 300mg/d。目前 HR 76 次/分，基础代谢率（BMR）正常，症状消失，体重增加。该药的服用方案应调整为

A. 原剂量　　B. 加大减量
C. 一半减量　　D. 改维持量
E. 停药

4. 患者，女性，37 岁，甲状腺功能亢进症 3 年。短期服甲巯咪唑后病情好转，自动停药。其后又复发，3 天来，每日排便 5~7 次，无腹痛，发热 39℃~40℃，多汗、湿衣被，兴奋不安，HR 160 次/分，期前收缩，诊断应首先考虑

A. 甲状腺功能亢进症复发　　B. 细菌性痢疾
C. 甲状腺功能亢进性心脏病　　D. 甲状腺功能亢进症伴感染
E. 甲状腺危象

5. 患者，男性，40 岁。甲状腺功能亢进症患者，突然出现烦躁不安、闷热、呕吐、大汗、心率加快、骤升。该患者可能发生了

A. 甲状腺危象　　B. 甲状腺功能亢进性心脏病
C. 淡漠型甲状腺功能亢进症　　D. 黏液性水肿
E. T_3 型甲状腺功能亢进症

6. 患者，女性，33 岁。患甲状腺功能亢进症，患者易激动，烦躁易怒，多虑。此时最主要的护理措施是

A. 密切观察病情　　B. 加强饮食护理
C. 心理护理　　D. 对症护理
E. 突眼护理

7. 患者，女性，30 岁。怕热、出汗易激动，食欲亢进但体重减轻，双眼球微突。最可能诊断为

A. 神经官能症　　B. 地方性甲状腺肿
C. 甲状腺功能亢进症　　D. 糖尿病酮症酸中毒
E. 慢性肝炎

8. 患者，女性，25 岁。近来食欲增强，并伴多尿、多饮、四肢麻木等症。尿糖（+++）。可考虑

A. 尿崩症　　B. 肾性糖尿
C. 糖尿病　　D. 甲状腺功能亢进症
E. 慢性胃炎

9. 患者，女性，32 岁。腺垂体功能减退症病史 5 年，一直服用泼尼松及甲状腺素治疗，近来因肺炎，出现高热，休克，神志不清。如垂体危象诊断成立，治疗不正确的是

A. 首先给予 50% 的葡萄糖静脉推注
B. 低温者可给予小剂量甲状腺素
C. 抗休克、保温、抗感染治疗
D. 给予 5% 葡萄糖盐水加氢化可的松静脉点滴
E. 可常规应用镇静药治疗

10. 患者，女性，33 岁。因近 1 个月怕热、多汗、情绪激动，且经常腹泻、心悸而来门诊检查。查体：甲状腺肿大，两手微抖，眼球稍突。实验室检查：T_3 7.2nmol/L，T_4 254nmol/L。诊断为甲状腺功能亢进症收入院。下列不属于护理诊断的是

A. 焦虑　　B. 知识缺乏
C. 营养失调　　D. 甲状腺肿大
E. 自我形象紊乱

11. 患儿，女，13 岁。其母有甲状腺功能亢进症，为检查其是否有甲状腺功能亢进症，最好首选检查的指标是

A. TT_3、TT_4测定　　B. FT_3、FT_4测定
C. TRH 兴奋试验　　D. TRAB 测定
E. 甲状腺摄^{131}I 率测定

12. 患者，女性，41 岁。将于下月底做甲状腺摄碘率测定，护士嘱其在检查前 1 个月禁食的食物是

A. 白菜　　B. 鸡蛋
C. 鱼　　D. 紫菜
E. 土豆

13. 患者，女性，38 岁。多汗怕热，疲乏无力，神经过敏，体重下降，诊断为甲状腺功能亢

进症。护士为其进行饮食指导时应告诉患者避免食用

A. 低纤维素食物　　B. 含碘丰富的食物

C. 富含钾、钙的食物　　D. 高热量、高蛋白食物

E. 豆腐、豆浆等豆制品

14. 患者，女性，40 岁。已有数年怕热、多汗，HR 110 次/分，食量大，但逐渐消瘦，检查发现 FT_4 及 FT_3 增高，昨天突然 T 40℃，HR 150 次/分，恶心、呕吐，腹泻，大汗持续而昏睡。急诊为甲状腺功能亢进症伴甲状腺危象，其原因是

A. 甲状腺素大量破坏　　B. 下丘脑功能亢进

C. 腺垂体功能亢进　　D. 机体消耗大量甲状腺素

E. 大量甲状腺素释放入血

15. 患者，女性，30 岁。患甲状腺功能亢进症 1 年，2 天前受凉感冒，出现 T 39.3℃，恶心、呕吐、腹泻、心悸，HR 120 次/分，继而出现昏迷。诊断为甲状腺危象。治疗中禁用的是

A. 异丙嗪　　B. 阿司匹林

C. 抗生素　　D. 补液

E. 丙硫氧嘧啶

16. 患者，女性，35 岁。既往体健，近 1 个月来发现记忆力减退、反应迟钝、乏力、畏寒。住院查体：T 35℃，HR 60 次/分，黏液水肿，血 TSH 升高，血 FT_4 降低。可能的诊断是

A. 甲状腺功能亢进症　　B. 甲状腺功能减退症

C. 肥胖症　　D. 库欣综合征

E. 糖尿病

17. 患者，女性，36 岁。甲状腺功能亢进症经药物治疗后多次复发，在放射性碘治疗后出现怕冷、少汗、乏力、食欲减退而体重增加、便秘等。该患者可能并发了

A. 甲状腺功能亢进症　　B. 甲状腺功能减退症

C. 慢性甲状腺炎　　D. 单纯性甲状腺肿

E. 甲状腺危象

18. 成年女性，乏力、虚弱、食欲减退、消瘦 2 年，伴闭经、阴毛及腋毛脱落，皮肤、黏膜色素沉着。诊断考虑

A. 甲状腺功能亢进症

B. 甲状腺功能减退症

C. 继发性肾上腺皮质功能减退症

D. 原发性慢性肾上腺皮质功能减退症

E. 腺垂体功能减退症

19. 患者，女性，36 岁。肥胖 2 年，伴月经减少，面部、背部痤疮。查体：BP 160/120mmHg，

下腹部、臀部、大腿见紫纹。实验室检查：皮质醇昼夜分泌节律消失，糖耐量减低。最可能的诊断是

A. 甲状腺功能减退症　　B. 糖尿病
C. 肥胖症　　D. 库欣综合征
E. 甲状腺功能亢进症

20. 患者，女性，29 岁。因 1 年来进行性肥胖，半年来闭经就诊。查体：向心性肥胖，面部、胸背部有多个痤疮，下腹部皮肤有紫纹，BP 165/100mmHg，血糖 8.4mmol/L，血皮质醇增高。其诊断为

A. 高血压　　B. 2 型糖尿病
C. 甲状腺功能亢进症　　D. 库欣综合征
E. 单纯性肥胖症

21. 患者，男性，45 岁。糖尿病，身高 170cm，体重 82kg，“三多一少”症状不太明显，血糖偏高，长期采用饮食控制和口服降血糖药物治疗，但血糖仍高。此时应该增加下列哪一种措施最适当

A. 注射胰岛素　　B. 运动疗法
C. 应用抗生素　　D. 加大降糖药剂量
E. 补充碳酸氢钠

22. 患者，女性，28 岁。产前检查发现尿糖(++)，血糖 9.8mmol/L，糖耐量减退，胰岛素释放延迟，无“三多一少”症状，产后仍有持续性血糖偏高，糖耐量减退。此时，主要保健指导内容是

A. 学会胰岛素注射方法　　B. 注意饮食控制
C. 学会尿糖定性试验测定法　　D. 绝对卧床休息，保证充足睡眠
E. 观察低血糖反应与酮症酸中毒

23. 单卵双生中一人在 30 岁以前出现糖尿病，如另一人也发生糖尿病，其多数情况为

A. 2 型糖尿病　　B. 1 型糖尿病
C. 继发性糖尿病　　D. 糖耐量异常
E. 妊娠期糖尿病

24. 患者，男性，30 岁。1 型糖尿病患者，突然饥饿、心悸、出汗、意识不清。护士应立即

A. 报告值班医师　　B. 静脉滴注生理盐水
C. 静脉滴注小剂量胰岛素　　D. 静脉注射 50% 葡萄糖
E. 检查心电图

25. 最有助于判断糖尿病控制程度的检查是

A. 糖化血红蛋白测定　　B. 空腹血糖

C. 口服葡萄糖耐量试验　　D. 血胰岛素测定
E. 饭后 2 小时尿糖测定

26. 肥胖的 2 型糖尿病患者，控制饮食、体重是基本治疗。糖尿病饮食原则不包括
A. 碳水化合物占 50%~60%　　B. 餐热量分配为 1/5、2/5、2/5
C. 少食粗纤维食物　　D. 日脂肪宜限量
E. 蛋白总量占 10%~25%

27. 患者，女性，19 岁。患 1 型糖尿病 2 年，每日注射胰岛素，平均 40U，近 1 周因胰岛素用完，而停用胰岛素治疗，乏力 3 天，昏迷 4 小时后入院。以下处理中错误的是
A. 立即抽血查血糖、血酮　　B. 立即建立静脉通道
C. 立即做血气分析　　D. 立即输入 10% 葡萄糖
E. 立即测尿糖

28. 患者，女性，20 岁。1 型糖尿病 1 年，多次发生酮症酸中毒。护士教给患者自己注射胰岛素。胰岛素治疗护理中不妥的是
A. 采用 1ml 注射器　　B. 剂量必须准确
C. 普通胰岛素餐前 1 小时注射　　D. 保存于室温 20℃以下
E. 应经常更换部位

29. 患者，女性，30 岁。难产后大出血致腺垂体功能减退，在激素替代治疗时应首先使用
A. 甲状腺素　　B. 性激素
C. ACTH　　D. 肾上腺皮质激素
E. TSH

30. 夜间巡视病房，发现糖尿病患者面色苍白、出冷汗、脉速而弱，初步诊断是
A. 败血症　　B. 酮症酸中毒
C. 低血糖反应　　D. 糖尿病性心脏病
E. 高渗性昏迷先兆

31. 患者，女性，26 岁。近来食欲增强，并伴多尿、多饮、四肢麻木等症状。尿糖(+++)。可考虑
A. 甲状腺功能亢进症　　B. 尿崩症
C. 糖尿病　　D. 慢性胃炎
E. 肾性糖尿

32. 患者，女性，患糖尿病 3 年。近日出现糖尿病酮症酸中毒，其呼吸特点为
A. 呼吸浅慢　　B. 叹气样呼吸
C. 呼吸音响异常　　D. 表浅性呼吸
E. 深而大的呼吸

33. 患者，女性，63岁。因2型糖尿病需注射胰岛素，出院时护士对其进行健康教育。对患者自行注射胰岛素的指导中，不正确的是

A. 行皮下注射，进针角度90°

B. 注射区皮肤要消毒

C. 进针后不能有回血

D. 应在上臂三角肌下缘处注射

E. 不可在发炎、瘢痕、硬结处注射

34. 患者，女性，32岁。初发糖尿病，准备注射胰岛素治疗，胰岛素每瓶为10ml，含胰岛素400U。现患者需注射胰岛素20U，应抽吸

A. 0.2ml　　B. 0.5ml

C. 1ml　　D. 3ml

E. 5ml

35. 患者，男性，35岁。1型糖尿病患者，餐后2小时血糖15mmol/L，胰岛素静滴，静脉滴注时患者自觉多汗、手抖、饥饿。应考虑其原因是

A. 低血压　　B. 低血糖

C. 精神紧张　　D. 药物过敏

E. 静脉滴注速度过快

36. 患者，男性，73岁。糖尿病病史15年，未系统治疗，血糖常波动在8.8~9.8mmol/L，尿糖（++~+++）。近日出现尿频、尿急、尿痛，昨日患者突然意识不清入院，血糖32mmol/L，血钠146mmol/L，尿糖（++++），尿酮体（++）。最可能的诊断为

A. 低血糖昏迷　　B. 乳酸性酸中毒

C. 急性脑血管病　　D. 糖尿病酮症酸中毒

E. 高渗性非酮症糖尿病昏迷

37. 患者，男性，40岁。昏迷，由警察送来急诊，无法询问病史，但患者呼吸时有烂苹果味，查血糖33.6mmol/L。可能的诊断是

A. 酒醉　　B. 癔症

C. 有机磷农药中毒　　D. 蛛网膜下腔出血

E. 糖尿病酮症酸中毒

38. 患者，男性，46岁。患糖尿病10年，每日早餐前1小时皮下注射鱼精蛋白锌胰岛素。护士应估计该患者易发生低血糖的时间是

A. 晨间　　B. 晚间

C. 夜间　　D. 临睡前

E. 中餐前

三 A3/A4 型题

（1~2 题共用题干）

患者，女性，40 岁。因近 2 个月怕热、多汗、情绪激动，且经常腹泻、心悸而入门诊检查。护理查体：甲状腺肿大，两手微抖，眼球稍突。实验室检查：T_3 6.2mmol/L，T_4 254mmol/L。诊断为甲状腺功能亢进症收入院进一步诊治。

1. 下列不属于该患者的护理问题的是

A. 情绪激动　　B. 心悸

C. 腹泻　　D. 怕热、多汗

E. 甲状腺肿大

2. 对上述患者采取的护理措施中，不妥的是

A. 立即置于光线较暗的抢救室　　B. 物理降温、止吐，做好皮肤护理

C. 迅速建立静脉通路　　D. 严密观察病情变化，并准确记录

E. 大量喝开水与浓茶

（3~5 题共用题干）

患者，女性，37 岁。怕热、多汗、多食、消瘦 1 年余，加重伴心悸 1 个月余。突眼，甲状腺对称性、弥漫性Ⅱ度肿大，质软，无压痛，无结节，两上极有细震颤及血管杂音。

3. 该患者最可能的诊断是

A. 糖尿病　　B. 冠心病

C. 甲状腺危象　　D. 单纯性甲状腺肿

E. 甲状腺功能亢进症

4. 该患者诊断的首选指标是

A. 基础代谢率　　B. 甲状腺摄碘率

C. 促甲状腺激素　　D. 血清总 T_3、T_4

E. 血清 FT_4、FT_3

5. 护士对患者进行健康教育内容不妥的是

A. 定期测体重、脉搏　　B. 禁饮浓茶、咖啡等饮料

C. 避免过度劳累和精神刺激　　D. 适当限制钠盐摄入可以减轻眼部症状

E. 给予高热量、高蛋白、高维生素、高纤维素饮食

（6~9 题共用题干）

患者，女性，39 岁。诊断为甲状腺功能亢进症，需行甲状腺次全切除术。

6. 护士在术前准备中重要的环节是

A. 药物准备，借以降低基础代谢率

B. 详细检查心脏，必要时做心电图
C. 喉镜检查确定声带功能
D. 颈部摄片，以了解有无气管受压或移位
E. 测定基础代谢率，了解甲状腺功能亢进症程度，选择手术时机

7. 若患者术前服碘剂准备，则最佳手术时间是
A. 开始服碘剂3天以后
B. 开始服碘剂7天左右
C. 开始服碘剂10天以后
D. 开始服碘剂2~3周
E. 开始服碘剂5~6周

8. 判断该患者病情程度的主要指标是
A. 食欲亢进程度
B. 体重减轻程度
C. 突眼程度
D. 甲状腺肿大程度
E. 脉率增快和脉压增大程度

9. 该患者手术麻醉清醒后应采取的体位是
A. 平卧位
B. 侧卧位
C. 半卧位
D. 头高斜坡位
E. 中凹卧位

（10~12题共用题干）

患者，男性，35岁。患甲状腺功能亢进症，突然出现烦躁不安、高热、呕吐、大汗、心率加快、血压骤升。

10. 该患者可能发生了
A. 甲状腺危象
B. T_3型甲状腺功能亢进症
C. 淡漠型甲状腺功能亢进症
D. 黏液性水肿
E. 甲状腺功能亢进性心脏病

11. 此时对患者的治疗原则是
A. 促使甲状腺球蛋白释放
B. 纠正肾上腺皮质功能不全
C. 迅速增加甲状腺激素的合成与释放
D. 迅速抑制甲状腺激素的合成与释放
E. 增加甲状腺组织对甲状腺激素的反应

12. 对患者采取的护理措施中不正确的是
A. 立即置于光线较暗的抢救室
B. 大量喝开水与浓茶
C. 迅速建立静脉通道
D. 严密观察病情变化，并准确记录
E. 物理降温、止吐，做好皮肤护理

(13~15 题共用题干)

患者，女性，22 岁。因“向心性肥胖，面部、背部痤疮 2 个月”入院。2 个月前患急性肾炎，静脉滴注及口服激素，自觉面部和躯干明显肥胖，节食及健身后肥胖无改善。实验室检查：皮质醇昼夜分泌节律消失，糖耐量减低。诊断为库欣综合征。

13. 护士在评估时，提出的正确护理诊断是

A. 疼痛　　B. 体液不足

C. 排尿障碍　　D. 潜在感染的可能

E. 自主呼吸受损

14. 用于诊断库欣综合征的辅助检查是

A. 糖耐量试验　　B. 小剂量地塞米松抑制试验

C. 糖化血红蛋白测定　　D. 血清酮体测定

E. 液体剥夺试验

15. 库欣综合征患者应采取的护理措施是

A. 增加盐和液体摄入

B. 建议进高糖饮食

C. 建议进低蛋白饮食

D. 解释外貌的变化是由皮质类固醇过多引起的

E. 向患者解释少食用香蕉、柑橘、南瓜的原因

(16~17 题共用题干)

患者，男性，52 岁。患 2 型糖尿病多年，体态肥胖，“三多一少”症状不明显，血糖偏高。饮食控制、口服降糖药效果均不理想。

16. 宜建议患者

A. 减少主食量　　B. 接受运动疗法

C. 静脉滴注胰岛素　　D. 增加降糖药剂量

E. 测血酮和尿酮

17. 有关患者自我保健措施中不妥的是

A. 戒烟、忌酒　　B. 保持情绪稳定

C. 经常温水洗脚　　D. 定时测血糖、尿糖

E. 少吃粗纤维食物

(18~21 题共用题干)

患者，男性，45 岁。发现口渴、多饮、消瘦 3 个月，突发昏迷 2 天。血糖 30mmol/L，血钠 132mmol/L，血钾 4.0mmol/L，尿素氮 9.8mmol/L，二氧化碳结合力 18.3mmol/L，尿糖、尿酮体强阳性。

18. 该患者最可能的诊断是

A. 高渗性昏迷　B. 糖尿病酮症酸中毒

C. 糖尿病乳酸性酸中毒　D. 糖尿病合并脑血管意外

E. 应激性高血糖

19. 护士应首先采取的护理措施是

A. 口腔护理　B. 皮肤护理

C. 监测尿量　D. 预防感染

E. 每2小时监测血糖、神志和生命体征

20. 治疗8小时后，患者神志渐清，血糖降至12.8mmol/L，血钾3.2mmol/L。此时，可采用的治疗是

A. 输5%葡萄糖+普通胰岛素　B. 输5%葡萄糖+普通胰岛素+适量钾

C. 输10%葡萄糖+普通胰岛素　D. 输碳酸氢钠+普通胰岛素

E. 输低渗盐水+普通胰岛素+适量钾

21. 该患者首选治疗为

A. 快速静脉滴注生理盐水+小剂量胰岛素

B. 快速静脉滴注高渗盐水+小剂量胰岛素

C. 快速静脉滴注低渗盐水+小剂量胰岛素

D. 快速静脉滴注生理盐水+大剂量胰岛素

E. 快速静脉滴注碳酸氢钠+大剂量胰岛素

（22~25题共用题干）

患者，女性，52岁，身高155cm，体重70kg。有高血压病史10年，其母亲和2个姊妹患有2型糖尿病，1个月前体检时发现空腹血糖6.8mmol/L来诊。平日无不适，不喜欢运动。

22. 该患者发生2型糖尿病的危险因素为

A. 肥胖　B. 年龄大于40岁

C. 有糖尿病家族史　D. 运动量少

E. 以上都是

23. 患者75g葡萄糖OGTT结果：空腹血糖6.7mmol/L，餐后2小时血糖为12.6mmol/L。提示患者为

A. 糖耐量正常　B. 糖耐量降低

C. 空腹血糖正常　D. 糖尿病

E. 尚不能确定诊断

24. 该患者如采用口服降糖药治疗，应首选

A. 格列本脲　B. 格列齐特

C. 格列喹酮　　D. 瑞格列奈

E. 二甲双胍

25. 该患者不宜食用

A. 粗粮　　B. 水果

C. 海鲜　　D. 动物脂肪

E. 植物油

(26~28 题共用题干)

患者，男性，21 岁。1 型糖尿病病史多年，因感冒，体温 39℃、食欲减退、恶心、呕吐及腹痛而入院。

26. 护理体检发现患者呈嗜睡状态，呼吸加深加快，皮肤干燥，考虑并发

A. 急性脑炎　　B. 急性肠炎

C. 急性胃炎　　D. 低血糖

E. 酮症酸中毒

27. 护士为患者留取血、尿标本，其中最不可能出现的结果是

A. 空腹尿糖阳性　　B. 胰岛素释放偏高

C. C 肽释放减少　　D. 餐后尿糖阳性

E. 餐后 2 小时血糖高于正常

28. 患者因血糖控制不满意，每餐加用胰岛素 2U，自述注射胰岛素后 4~5 小时，有头晕、心悸、出汗、软弱无力感，应首先考虑

A. 变态反应　　B. 心律失常

C. 低血糖　　D. 自主神经功能紊乱

E. 周围神经炎

(29~30 题共用题干)

患者，女性，73 岁。糖尿病病史 20 年，长期口服格列本脲 5mg，每天 3 次。此次，因感冒食欲缺乏 2 天，随后患者出现大汗、烦躁、意识不清，测快速血糖为 2.1mmol/L，立即给予 50% 葡萄糖 50ml 静脉注射，患者意识恢复。

29. 该患者可诊断为

A. 脑卒中　　B. 冠心病

C. 心肌梗死　　D. 低血糖反应

E. 脑血管意外

30. 应使用的降糖药是

A. 双胍类　　B. 磺脲类

C. 胰岛素　　D. α-糖苷酶抑制药

E. 噻唑烷二酮类

（31~32 题共用题干）

患者，男性，43 岁。有多饮、多食病史 5 年，未接受系统治疗。近两年明显消瘦，为求进一步治疗，门诊以糖尿病收住院。

31. 下列可不作为影响饮食总热量的考虑因素是

A. 临床分型　　B. 标准体重

C. 工作性质　　D. 病情轻重

E. 营养状况

32. 用胰岛素治疗不妥的是

A. 一般先用正规胰岛素　　B. 一般采用皮下注射

C. 开始剂量较大，控制后逐渐减量　　D. 正规胰岛素每日注射 3~4 次

E. 长效胰岛素每日注射 1 次

（33~34 题共用题干）

患者，男性，45 岁。患糖尿病 16 年，半月前发生酮症酸中毒，经抢救后病情稳定，昨天高热、咳嗽、咳黄黏痰，并感到极度口渴、食欲缺乏、恶心，呼吸加速、有烂苹果味。晚上四肢厥冷、脉细速、血压下降，随即意识不清。

33. 该患者应立即

A. 静脉注射 50% 葡萄糖溶液　　B. 静脉应用呼吸兴奋药

C. 加大口服降糖药剂量　　D. 静脉滴注胰岛素

E. 静脉滴注低渗盐水

34. 该患者最可能发生了

A. 糖尿病酮症酸中毒　　B. 感染性休克

C. 急性肾衰竭　　D. 低血糖反应

E. 脓毒血症

四 B 型题

（1~2 题共用备选答案）

A. 食物中缺碘　　B. 食物中缺铁

C. 食物中缺钙　　D. 糖皮质激素分泌过多

E. 垂体 ACTH、促黑激素、促脂素分泌过多

1. 向心性肥胖的病因是

2. 原发性慢性肾上腺皮质功能减退症皮肤色素沉着的病因是

(3~4 题共用备选答案)

A. 甲状腺素　　B. 怕热，多汗，低热，体重锐减

C. 睡眠时心率仍快　　D. 期前收缩及心房颤动

E. 肌细胞内磷酸肌酸蛋白质及 ATP 合成少

3. 甲状腺功能亢进症患者新陈代谢旺盛表现

4. 甲状腺功能亢进症重症的表现有

(5~7 题共用备选答案)

A. 饥饿感、心慌、手颤　　B. 甲状腺肿大、震颤、有杂音

C. 呼吸深而大，带烂苹果味　　D. 向心性肥胖、痤疮、高血压等

E. 足部疼痛、皮肤溃疡和肢端坏疽

5. 库欣综合征患者的主要表现是

6. 酮症酸中毒患者的特点是

7. 甲状腺功能亢进症患者的特征性体征是

(8~9 题共用备选答案)

A. 尿糖测定　　B. C 肽测定

C. 血浆胰岛素测定　　D. 糖化血红蛋白测定

E. 空腹及餐后 2 小时血糖测定

8. 诊断糖尿病的主要依据是

9. 可以监测糖尿病患者近期病情的指标是

(10~11 题共用备选答案)

A. 合并肾盂肾炎　　B. 合并末梢神经炎

C. 测定近 2~3 个月内平均血糖水平　　D. 达 11.1mmol/L 可确诊糖尿病

E. 反映 1~2 周前血糖平均水平

10. 糖化血红蛋白

11. 餐后 2 小时血糖

(12~14 题共用备选答案)

A. 胰岛素绝对不足　　B. 饥饿感、心慌、手颤

C. 呼气有烂苹果味
D. 甲状腺肿大、震颤、有杂音
E. 突然大量甲状腺素释放入血

12. 糖尿病酮症酸中毒时的表现有
13. Graves 病患者典型的体征为
14. 甲状腺危象原因为

（15~17 题共用备选答案）

A. 低血糖反应
B. 酮症酸中毒
C. 2 型糖尿病
D. 妊娠后期糖尿病
E. 胰岛素引起的变态反应

15. 胰岛素注射过量
16. 胰岛素剂量不足或中断
17. 可不需要胰岛素治疗的是

（18~20 题共用备选答案）

A. 尿糖定量测定
B. 胰岛细胞抗体测定
C. 糖化血红蛋白测定
D. 口服葡萄糖耐量试验
E. 葡萄糖胰岛素释放试验

18. 对诊断 1 型糖尿病最有价值的是
19. 有助于判断糖尿病控制程度的是
20. 对可疑糖尿病最有确诊意义的是

五 X 型题

1. 关于肥胖的描述正确的是

A. 肥胖是遗传和环境因素共同作用的结果
B. 饮食护理的同时应指导患者体育锻炼
C. 肥胖可增加心血管病和糖尿病的患病率及死亡率
D. 减重过程中防止因热量过低而引起的衰弱、脱发、抑郁，甚至心律失常
E. 对继发性肥胖的患者，应积极治疗原发病

2. 甲状腺危象的症状有

A. 体温 39.9℃以上，大汗淋漓
B. 烦躁不安、谵妄
C. 心率 >120 次/分或心律失常
D. 腹泻、呕吐、休克
E. 抽搐、昏迷

3. 对甲状腺功能亢进症患者的饮食护理，正确的是

A. 高蛋白、高热量、高维生素
B. 禁喝浓茶、咖啡
C. 避免摄入含碘丰富的食物
D. 避免进辛辣等刺激性食物
E. 控制水分摄入

4. 甲状腺功能亢进症患者的药物护理措施中，正确的是

A. 遵医嘱用药，并注意观察药物的疗效及其不良反应
B. 警惕粒细胞缺乏，定期复查血象
C. 需长期用药，嘱患者不要任意变更药物剂量
D. 患者自觉身体不适可停药
E. WBC $<3\times10^9$/L、粒细胞计数 $<1.5\times10^9$/L 时应停药

5. 对于甲状腺危象的治疗正确的是

A. 口服复方碘或静脉滴注碘化钠，停用抗甲状腺药
B. 利血平或普萘洛尔
C. 纠正水、电解质失衡，物理降温
D. 地塞米松静脉滴注
E. 防治感染

6. 甲状腺危象的诱因包括

A. 感染
B. 手术
C. 多食
D. 精神刺激
E. ^{131}I 治疗反应

7. 符合甲状腺危象患者临床表现的是

A. 高热（T＞39℃）
B. 昏迷
C. 大汗淋漓
D. 恶心、呕吐
E. 心率减慢（40~60 次/分）

8. 护士为甲状腺功能亢进症患者做健康指导，正确的是

A. 建立良好的人际关系，避免精神刺激
B. 避免进食含碘丰富的食物及饮用浓茶、咖啡等兴奋性饮料
C. 保持良好心理状态
D. 服用抗甲状腺药物的开始 3 个月，每周查血常规 1 次，每隔 1~2 个月做甲状腺功能测定
E. 指导患者每天清晨起床前自测脉搏，定期测量体重，脉搏减慢、体重增加是治疗有效的标志

9. 符合甲状腺功能减退症患者精神神经系统表现的是

A. 嗜睡
B. 反应迟钝

C. 焦躁易怒
D. 智力低下
E. 记忆力减退

10. 库欣综合征的身体状况评估，正确的是
A. 满月脸
B. 多血质外貌
C. 皮肤紫纹
D. 向心性肥胖
E. 环形红斑

11. 库欣综合征临床表现常见的是
A. 向心性肥胖
B. 高血压
C. 高血糖
D. 胆固醇明显增高
E. 骨质疏松

12. 库欣综合征的护理措施包括
A. 高蛋白、高维生素饮食
B. 防止外伤、骨折
C. 适当活动，鼓励患者做一些力所能及的活动
D. 低糖、低脂、低盐、富含钾和钙的饮食
E. 对患者的日常生活进行指导

13. 关于库欣综合征的说法，正确的是
A. 女性可有男性化表现
B. 促进糖异生、抑制糖利用造成血糖升高
C. 多血质面容主要是由于皮肤菲薄、毛细血管暴露所致
D. 皮肤紫纹的出现是皮下弹力纤维断裂、微血管扩张所致
E. 向心性肥胖是本病的特征表现，主要是由于脂肪重新分布造成的

14. 库欣综合征患者体液过多的护理措施是
A. 测量体重变化
B. 记录液体出入量
C. 摄入高钾、低钠饮食
D. 水肿严重时遵医嘱给予利尿药
E. 监测电解质，评估患者水肿情况

15. 库欣综合征患者用药后常见不良反应是
A. 头晕
B. 水肿
C. 头痛
D. 尿频
E. 满月脸

16. 糖尿病的饮食治疗要求
A. 不要随便吃甜食
B. 告知饮食治疗的重要性
C. 可根据不同热量交换份内容定制食谱

D. 学会挑选和调配饮食

E. 感到饥饿时，应稍增饭量

17. 糖尿病酮症酸中毒的诱因包括

A. 感染
B. 外伤及手术
C. 妊娠及分娩
D. 饮食不当
E. 胰岛素过量

18. 糖尿病的典型临床表现包括

A. 高血压
B. 多饮
C. 多尿
D. 多食
E. 体重减轻

19. 关于糖尿病的发病机制，正确的是

A. 自身免疫起主要作用
B. 主要与遗传及免疫因素有关
C. 遗传易感性是主要因素
D. 遗传与环境因素共同参与其发病过程
E. 环境因素导致胰岛素分泌不足

20. 降糖药服法正确的是

A. 磺脲类短效药应在餐后服药
B. 非磺脲类在服药后半小时内进餐
C. 双胍类在餐时或餐后服药
D. 葡萄糖苷酶抑制药同第 1 口饭嚼服
E. 马来酸罗格列酮片等胰岛素增敏药早餐时顿服

21. 有关应用胰岛素的护理注意事项中正确的是

A. 采用 1ml 注射器
B. 剂量必须准确
C. 注射部位应经常更换
D. 使用时保存在室温 25℃以下
E. 短效胰岛素在早饭前 1 小时注射

22. 糖尿病酮症酸中毒的描述不正确的是

A. 尿糖阳性，尿酮阴性

B. 脉搏细速，血压下降

C. 皮肤潮湿多汗，呼吸正常

D. 起病急，有饥饿感、多汗、心悸、手抖等交感神经兴奋的表现

E. 多发于老年，常无糖尿病病史，常有感染、呕吐、腹泻等病史

23. 糖尿病患者进行适当运动的目的是

A. 降低血糖
B. 改善脂肪代谢紊乱
C. 有利于减轻体重
D. 诱发低血糖反应
E. 提高胰岛素敏感性

24. 关于甲状腺危象患者的救治，不正确的是

A. 应将患者放在温度较高的环境中，防止患者受凉

B. 高热患者可给予阿司匹林降温

C. 口服或胃管灌入丙硫氧嘧啶

D. 短期给予卢戈碘液

E. 让患者饮大量热水

六 案例分析题

（1~3题共用题干）

患者，女性，20岁。主诉近8个月来出现脾气急躁，并有多食消瘦、易出汗、手颤的症状。检查发现甲状腺轻度肿大，质软，有轻度突眼，颈部闻及血管杂音。

1. 可能的诊断为

A. 甲状腺危象　　B. 淡漠型甲状腺功能亢进症

C. 甲状腺功能亢进性心脏病　　D. 生理性甲状腺肿

E. 甲状腺功能亢进症

2. 最佳治疗方法是

A. 手术治疗　　B. 放射性^{131}I治疗

C. 普萘洛尔治疗　　D. 地西泮治疗

E. 甲巯咪唑治疗

3. 若对于该患者采用药物治疗进行指导，正确的是

A. 用药期间不能随意间断用药

B. 轻度药疹可用抗过敏药物缓解

C. 应定期随访疗效

D. 如发现白细胞计数低于$4.5 \times 10^9/L$要停药

E. 开始服用时需每周检查血白细胞计数1次

（4~7题共用题干）

患者，女性，34岁。自述全身乏力，心慌，怕热，每日粪便3~4次，诊断为甲状腺功能亢进症。经治疗病情好转后自行停药，半年后心率增快，上述症状又复出现，且体重下降5kg。护理查体发现患者情绪激动，目光炯炯有神，甲状腺Ⅱ度肿大，质软，局部可闻及杂音，HR 130次/分。

4. 用于评估甲状腺功能亢进症病情程度的主要指标是

A. 情绪变化　　B. 突眼程度

C. 体重和食欲　　D. 脉率和脉压

E. 甲状腺大小

5. 患者目前最可能的情况是
   A. 甲状腺功能亢进症复发　　B. 伴发糖尿病
   C. 伴发心脏病　　D. 甲状腺功能减退症
   E. 亚急性甲状腺炎
6. 应采取的首要治疗措施是
   A. 继续服用抗甲状腺药物　　B. 补充甲状腺片
   C. 服用降糖药物　　D. 补碘
   E. 应用抗精神病药物控制情绪
7. 护理中正确的措施是
   A. 不宜紧张和劳累　　B. 嘱用药维持 1.5~2.0 年
   C. 应用普萘洛尔并监测心率　　D. 嘱患者多吃含碘丰富的食物
   E. 嘱患者不能随便停药或自行变更剂量

(8~11 题共用题干)

患者，女性，37 岁。近期由于体检查出血糖高于正常而就诊。

8. 可帮助诊断及判断该患者目前胰岛状况的检查项目是
   A. 空腹血糖　　B. OGTT
   C. 糖化血红蛋白　　D. 餐后 2 小时血糖
   E. 胰岛功能检查
9. 该患者选择了胰岛素降糖治疗，关于胰岛素的使用，正确的是
   A. 中长效胰岛素最适合注射臀部或大腿
   B. 冰箱中保存的胰岛素可取出直接使用
   C. 短效胰岛素或预混胰岛素最适合注射腹部
   D. 已开封的胰岛素可在室温下保存，也可在冰箱中保存
   E. 打胰岛素后就可以不控制饮食，如果不想吃饭，可以不打胰岛素
10. 该患者的饮食原则，正确的是
    A. 限制每日摄入的总热量
    B. 合理的饮食结构，按比例安排三大营养的热量
    C. 饿了就吃，少食多餐
    D. 与运动、药物密切配合
    E. 形成规律，长期坚持
11. 经过一段时间治疗，该患者血糖控制良好，复查时医师对其胰岛素剂量进行了调整，但该患者担心血糖升高，仍按以前剂量注射，一天上午她正在上班，忽然出现心慌、大汗症状，这是因为发生了
    A. 低血糖　　B. 高血糖

C. 感染　　D. 酮症酸中毒

E. 慢性并发症

（12~14题共用题干）

患者，男性，55岁。患1型糖尿病30年，因感冒、体温达39℃、食欲减退、恶心呕吐及腹痛而入院。

12. 此时抢救的最关键措施有

A. 补液　　B. 积极控制感染

C. 小剂量持续静脉滴注胰岛素　　D. 纠正电解质及酸碱平衡失调

E. 留取24小时尿，监测微量白蛋白水平

13. 经积极救治，患者清醒，血糖逐渐下降，尿量逐渐增加。此时应尤其注意监测

A. 血pH　　B. 血钠水平

C. 血钾水平　　D. 血氧分压

E. 血氯水平

14. 该患者病情逐渐平稳，改为皮下胰岛素注射治疗。患者主诉近半年来，经常感到双足趾针扎样刺痛，足部有穿着袜子的异常感觉。根据患者的病史，应考虑患者出现了何种并发症

A. 低血糖　　B. 周围神经病变

C. 自主神经功能紊乱　　D. 糖尿病肾病

E. 下肢动脉粥样硬化

（15~21题共用题干）

患者，女性，61岁。患2型糖尿病6年，口服降糖药控制血糖不满意，加用皮下注射胰岛素。

15. 下列关于胰岛素治疗，不妥的是

A. 胰岛素剂量需严格个体化

B. 从小剂量开始，逐渐增量

C. 老年人胰岛素治疗时血糖控制标准可适当放宽

D. 开始胰岛素治疗后可以不控制饮食

E. 血糖控制不稳时，可每3~4天调整1次胰岛素剂量

16. 患者使用短效胰岛素皮下注射治疗，应告知患者发生低血糖反应可能性最大的时间（胰岛素作用高峰时间）是在注射后

A. 0.5小时　　B. 1~2小时

C. 2~4 小时　　D. 4~6 小时
E. 6~8 小时

17. 患者计划在餐后快步行走半小时，餐前应把胰岛素注射在哪一部位最佳
A. 上臂外侧　　B. 股外侧
C. 股内侧　　D. 臀部
E. 腹部

18. 皮下注射胰岛素的部位应经常更换，其目的是
A. 防止注射部位组织硬化　　B. 防止注射部位脂肪萎缩
C. 防止胰岛素吸收不良　　D. 防止胰岛素变态反应
E. 防止局部血管闭塞

19. 下列哪一部位不可注射胰岛素
A. 上臂外侧　　B. 脐周及膀胱区
C. 大腿前及外侧　　D. 臀部和腰部
E. 腹部两侧

20. 使用胰岛素治疗过程中应告知患者警惕出现
A. 低血糖　　B. 变态反应
C. 酮症反应　　D. 肾功能损害
E. 胃肠道反应

21. 若治疗过程中出现强烈饥饿感、心悸、手颤、出汗，可能是
A. 胃溃疡　　B. 低血糖
C. 高血压　　D. 低血压
E. 糖尿病加重

参考答案与解析

一、A1 型题

1. C【解析】内分泌系统直接由下丘脑调控。下丘脑含有重要的神经核，具有神经分泌细胞的功能，可以合成释放激素和抑制激素，通过垂体门静脉系统进入腺垂体，调节腺垂体各种分泌细胞激素的合成和分泌。

2. C【解析】下丘脑作用是分泌对垂体的各种激素的促释放激素。

3. C【解析】神经系统通过下丘脑来调节内分泌腺的活动。

4. D【解析】从解剖学和组织学上讲，人体的内分泌“腺”包括垂体、甲状腺、甲状旁腺、肾上腺、胸腺及松果体。胰岛和性腺属于内分泌“组织”，不是独立的腺体。

5. B【解析】内分泌系统的功能是合成调控各种激素的分泌。

6. D【解析】下丘脑是神经系统与内分泌联系的枢纽，下丘脑的神经细胞支配和控制垂体，垂体再控制周围靶腺并影响全身。主要分泌促激素释放激素。

7. C【解析】原发性和继发性甲状腺功能亢进的主要区别是眼球是否突出。

8. C【解析】甲状腺分泌甲状腺激素，包括甲状腺素（T_4）和三碘甲腺原氨酸（T_3）。甲状腺激素分布范围十分广泛，几乎遍及全身各个组织，作用迟缓而又持久，主要调节新陈代谢、生长发育等基本生理过程。

9. A【解析】心理疏导：提供隐蔽舒适的环境和恰当的时间，鼓励患者描述目前的性功能、性生活型态，使患者以开放的态度讨论问题。接受患者讨论性问题时所呈现的焦虑，对患者表示尊重、理解和支持。

10. D【解析】内分泌系统疾病患者的护理诊断：①焦虑/恐惧。②营养失调。③知识缺乏。④自我形象紊乱。

11. A【解析】通过降低能量摄入，增加能量消耗达到控制体重的目的。控制体重的策略强调以行为、饮食、运动为主的综合治疗，必要时辅以药物或手术治疗。

12. E【解析】甲状腺功能亢进症患者突眼的护理措施：①睡眠或休息时抬高头部，以减轻眼球后水肿。②限制钠盐摄入，遵医嘱使用利尿药，以减轻眼部水肿。③外出可戴有色眼镜或眼罩，以减少强光、灰尘等刺激。④经常用眼药水湿润眼睛，睡前涂抗生素眼膏，眼睑不能闭合者用无菌纱布覆盖双眼。⑤指导患者当眼睛有异物感、刺痛或流泪时，勿用手直接揉眼睛。

13. D【解析】将甲状腺功能亢进症患者安置在安静、整洁、通风、舒适的环境中，避免嘈杂。轻症患者可照常工作和学习，以不感疲劳为度；病情重、合并心力衰竭或严重感染者应严格卧床休息。

14. E【解析】甲状腺功能亢进症患者消化系统一般不出现便秘。

15. E【解析】甲状腺功能亢进症的护理评估，观察有无体温升高、脉搏加快、脉压增加等表现。

16. E【解析】抗甲状腺药物治疗甲状腺功能亢进症的总疗程通常是1~2年。

17. E【解析】本病的治疗以垂体靶腺激素替代为主。激素替代治疗原则是缺什么补什么，有肾上腺皮质功能减退者首先补充泼尼松；可以泼尼松、甲状腺素同时开始替代治疗，但不可只给甲状腺素而不补肾上腺皮质激素。甲状腺素由小剂量起分次递增到合适剂量。闭经的育龄女性，可用人工周期治疗，有生育计划者促排卵治疗。男性性功能减低以长效睾酮为宜。过量使用镇静安眠药可诱发垂体危象。

18. C【解析】^{131}I治疗可导致甲状腺功能减退。

19. D【解析】非浸润性突眼（单纯性突眼征）特征：①眼球向前突出，突眼度一般小于18mm。②瞬目减少。③上眼睑挛缩，睑裂增宽。④双眼向下看时，上眼睑不能随眼球同时下垂。⑤向上看时，前额皮肤不能皱起。⑥双眼视近物时，辐辏不良。单纯性突眼征因交感神经兴奋和甲状腺激素的β肾上腺素作用于眼外肌群和提上睑肌张力增高所致，不包括视力下降。

20. A【解析】甲状腺功能亢进症的饮食护理：给予高热量、高蛋白、高维生素及矿物质丰富的饮食，主食应足量，可增加奶类、蛋类及瘦肉类等优质蛋白，以纠正体内的负氮平衡，多摄取新鲜蔬菜和水果。避免进辛辣等刺激性食物，减少可增加肠蠕动及导致腹泻的高纤维类食物摄入。避免食用含碘丰富的食物，如海带、紫菜等，以免甲状腺激素合成增加。每日饮水2000~3000ml以补充出汗、腹泻、呼吸加快等所丢失的水分，并发心脏病者避免大量饮水，以防诱发心力衰竭。禁用对中枢神经系统有兴奋作用的浓茶、咖啡等刺激性饮料。

21. C【解析】甲状腺功能亢进症患者禁用对中枢神经系统有兴奋作用的浓茶、咖啡等刺激性饮料。

22. A【解析】甲状腺功能亢进症患者神经系统最突出的表现是易怒。

23. A【解析】刺激甲状腺功能亢进症患者症状加重的主要因素是语言刺激。

24. D【解析】参见A1型题第19题解析。

25. E【解析】中性粒细胞计数 $<1.5\times10^9/L$ 为甲状腺功能亢进症患者服用甲巯咪唑出现药物反应停药观察的重要指征。

26. E【解析】甲状腺功能亢进症患者睡眠或休息时抬高头部，以减轻眼球后水肿。

27. D【解析】甲状腺功能亢进症，甲状腺肿：甲状腺弥漫性、对称性肿大，质软、无压痛，可存在血管杂音或震颤。因此女性无血管杂音及/或震颤，不能排除诊断。

28. D【解析】血清甲状腺素测定：甲状腺功能亢进症时血清总 T_3、总 T_4 及游离 T_3、游离 T_4 水平均增高。游离 T_3、游离 T_4 是临床诊断甲状腺功能亢进症的首选指标。

29. B【解析】确诊糖尿病首选的检查方法是空腹血糖测定。

30. B【解析】甲状腺功能亢进症，是各种原因引起甲状腺激素（TH）分泌过多所致的一组临床综合征。

31. E【解析】甲状腺功能亢进症为自身免疫性疾病，并与细胞免疫有关。

32. D【解析】甲状腺功能亢进临床表现主要是高代谢综合征，有精神神经系统、心血管系统、消化系统、运动系统症状。

33. C【解析】甲状腺功能亢进症患者怕热、多汗或低热是由于基础代谢率增高。

34. A【解析】甲状腺功能亢进症患者主要表现为心悸、心动过速、怕热、多汗、食欲亢进、消瘦、疲乏无力及情绪易激动、性情急躁、失眠、思想不集中、眼球突出、手舌颤抖、甲状腺肿或肿大，女性可有月经失调甚至闭经，男性可有阳痿或乳房发育等。心血管体征即为脉率增快及脉压增大，常可作为判断病情程度和治疗效果的重要标志。其心率加快为最具特征的心血管体征。

35. E【解析】Graves 病是自身免疫性的甲状腺疾病。它是甲状腺性的甲状腺功能亢进症，也就是弥漫性毒性甲状腺肿，又称突眼性甲状腺肿。

36. B【解析】甲状腺功能亢进症患者的特征性体征是血管杂音。

37. C【解析】甲状腺功能亢进症患者的护理诊断：①营养失调。②活动无耐力。③个人应对无效。④自我形象紊乱。⑤潜在并发症，甲状腺危象。其中最重要的是营养失调——低于机体需要量，与基础代谢率增高导致代谢需求大于摄入有关。

38. A【解析】甲状腺功能亢进症的典型表现：①心悸、出汗、进食和排便次数增多和体重减少的病症。②甲状腺弥漫性、对称性肿大，质软、无压痛，可存在血管杂音或震颤。③突眼征等。

39. A【解析】血清甲状腺素测定：甲状腺功能亢进症时血清总 T_3、总 T_4 及游离 T_3 游离 T_4 水平均增高。游离 T_3、游离 T_4 是临床诊断甲状腺功能亢进症的首选指标。

40. A【解析】^{131}I 治疗甲状腺功能亢进症可导致甲状腺功能减退。

41. D【解析】甲状腺功能亢进症患者避免食用含碘丰富的食物，如海带、紫菜等，以免甲状腺激素合成增加。

42. A【解析】甲状腺功能亢进症与糖尿病的临床表现具有相似之处，如两者都可表现为多食、体重下降。但两者尚各有特征性症状和体征。典型甲状腺功能亢进症患者，有高代谢症状，如怕热、多汗、皮肤潮湿，有紧张焦虑、失眠不安、手和眼睑震颤、典型的眼征，甲状腺触诊呈弥漫性、对称性肿大，听诊上下极可闻及血管杂音等体征；而典型糖尿病者，除有多食、体重下降外，还有多尿、多饮，构成“三多一少”。如果患者同时具备上述两病的典型表现，则诊断较易。但当其中一者的表现不典型的时候容易误诊或漏诊。

43. D【解析】口服葡萄糖耐量试验的采血时间一般为 30 分钟、60 分钟、120 分钟、180 分钟。

44. A【解析】腺垂体功能减退症可出现性腺、甲状腺和肾上腺功能减退的症状，相应器官的激素水平低下有助于本病的诊断。腺垂体功能减退症不影响甲状旁腺的激素分泌。

45. E【解析】表情淡漠、下肢黏液水肿、低热、心律不齐等均属于甲状腺功能亢进症的临床表现。

46. C【解析】参见 A1 型题第 20 题解析。

47. C【解析】甲状腺功能亢进症患者甲状腺呈弥漫性、对称性肿大，质软，血供异常丰富。术前服用碘剂，可减少甲状腺血供，使腺体质地更坚实，防止术后出血。

48. A【解析】T_3 抑制试验对伴有冠心病或甲状腺功能亢进症性心脏病的老年人易诱发心律不齐或心绞痛。

49. C【解析】甲状腺功能亢进症患者肠蠕动加快。

50. C【解析】甲状腺功能亢进症所致甲状腺肿大最有鉴别意义的体征是有震颤和血管杂音。

51. D【解析】甲状腺功能亢进症患者具有特征性的神经系统症状是双手平伸时手指细颤。

52~53 C、C【解析】甲状腺危象患者迅速建立静脉通道，遵医嘱用药：①抑制甲状腺激素合成，首选丙硫氧嘧啶，500~1000mg 首次口服或经胃管注入；以后每次 250mg，每 4 小时口服，待症状缓解后减至一般治疗剂量。②抑制甲状腺激素释放，复方碘口服溶液每次 5 滴，每 6 小时 1 次。服用丙硫氧嘧啶 1 小时后开始服用，一般使用 3~7 天。

54. B【解析】甲状腺功能亢进症患者每日饮水 2000~3000ml 以补充出汗、腹泻、呼吸加快等所丢失的水分，并发心脏病者避免大量饮水，以防诱发心力衰竭。

55. E【解析】应用抗甲状腺药物和碘剂进行药物准备是甲状腺功能亢进症患者术前准备的重要环节，目的是降低甲状腺功能和基础代谢率，减轻甲状腺肿大和充血。

56. B【解析】甲状腺功能减退症的护理诊断：①便秘。②体温过低。③有皮肤完整性受损的危险。④社交障碍。⑤活动无耐力。⑥性功能障碍。⑦营养失调——高于机体需要量。⑧潜在并发症——黏液性水肿昏迷。

57. A【解析】给予甲状腺功能减退症患者高蛋白、高维生素、低钠、低脂肪饮食，细嚼慢咽，少量多餐。

58. D【解析】库欣综合征脂肪代谢障碍可出现的特征性体征是向心性肥胖。

59. E【解析】类固醇性糖尿病是库欣综合征的并发症。

60. B【解析】大量皮质醇促进肝糖原异生，减少外周组织对葡萄糖的利用，拮抗胰岛素，使血糖升高，葡萄糖耐量减低，部分库欣综合征患者出现类固醇性糖尿病。

61~62 D、B【解析】垂体瘤或下丘脑-垂体功能紊乱导致腺垂体分泌过量促肾上腺皮质激素（ACTH），从而引起双侧肾上腺皮质增生，分泌过量的皮质醇，称库欣病，占库欣综合征的 70% 左右。

63. E【解析】宜给予库欣综合征患者高蛋白、高维生素、高钾、低糖、低脂、低钠、低热量的食物，预防和控制水肿，鼓励患者食用香蕉、南瓜、柑橘类等含钾高的食物。

64. E【解析】17-羟皮质类固醇（17-OHCS）是肾上腺皮质激素的代谢产物，其含量的高低可反映肾上腺皮质功能的好坏，其测定和诊断价值高于 17-酮类固醇。该测定需要留取 24 小时尿液，需要预先在留尿容器中添加浓盐酸 5~10ml 作为防腐剂。

65. D【解析】双侧肾上腺皮质增生患者手术以后易出现肾上腺皮质功能减退。

66. A【解析】原发性慢性肾上腺皮质功能减退症最具特征性的临床表现是全身皮肤色素沉着。由于皮质醇缺乏以后对垂体 ACTH、黑素细胞刺激素（MSH）、促脂素（LPH）的反馈抑制作用减弱，使这些激素分泌增多，且 ACTH 及 LPH 又分别包含 α-MSH 与 β-MSH 结构，故皮肤、黏膜处色素沉着，摩擦处、掌纹、乳晕、瘢痕等处尤为明显。

67. C【解析】肾上腺危象为内科急症，应积极抢救。主要措施：①补充液体，典型的危象患者液体损失量约达细胞外液的 1/5，故于初治的第 1~2 天内应迅速补充生理盐水每天

2000~3000ml。对于以糖皮质激素缺乏为主，脱水不甚严重者，补盐水量应适当减少，补充葡萄糖液以免发生低血糖。②糖皮质激素，立即给氢化可的松或琥珀酸氢化可的松 100mg 静脉推注，使血皮质醇浓度达到正常人在发生严重应激时的水平。以后每 6 小时 100mg 加入补液中静脉滴注，第 2~3 天可减至 300mg 分次静脉滴注。如病情好转，渐减至每天 100~200mg。③其他，防治诱因、积极治疗感染等。

68. C【解析】原发性慢性肾上腺皮质功能减退症需终身使用肾上腺皮质激素替代治疗。

69. E【解析】治疗原发性慢性肾上腺皮质功能减退症患者，一般宜采用替代疗法。多采用靶腺激素替代治疗，宜口服给药，需长期甚至终身维持治疗。治疗过程中应先补充糖皮质激素，然后再补充甲状腺激素，以防肾上腺危象发生。

70. E【解析】糖尿病患者动脉粥样硬化的患病率很高，发病年龄较轻，病情进展较快，大、中动脉粥样硬化主要侵犯主动脉、冠状动脉、脑动脉、肾动脉、肢体外周动脉等，引起冠心病、脑血管病、肾动脉硬化、肢体动脉硬化。其中糖尿病是冠心病的等危症，引起的冠心病呈多支弥漫性严重病变，容易发生心肌梗死及心力衰竭甚至肺水肿；脑血管病易致死致残；肾动脉硬化导致肾动脉狭窄，血压升高不易控制；外周动脉硬化尤其是下肢动脉硬化出现疼痛、感觉异常、间歇性跛行，严重狭窄时出现肢体坏死，甚至需截肢。

71. A【解析】糖尿病酮症酸中毒，一般使用小剂量（短效）胰岛素治疗方案，即每小时每千克体重 0.1U 胰岛素，使血清胰岛素浓度恒定达到 100~200μU/ml，这已有抑制脂肪分解和酮体生成的最大效应以及相当强的降低血糖效应，而促进钾离子转运的作用较弱。

72. A【解析】糖尿病患者常反复发生疖、痈等皮肤化脓性感染，严重时可致败血症或脓毒败血症。

73. D【解析】糖尿病慢性并发症：①心血管病变，其中冠心病、脑血管意外是糖尿病患者的主要死亡原因。②肾脏病变，1 型糖尿病患者的首位死因是肾衰竭。③神经病变，以周围神经病变为常见，后期累及运动神经。④眼部病变，糖尿病性视网膜病变是糖尿病患者失明的主要原因之一。

74. D【解析】1 型糖尿病与 2 型糖尿病最主要的区别在于胰岛素的基础水平与释放曲线不同。1 型糖尿病曾称胰岛素依赖型糖尿病，是指为了生存而需要用胰岛素治疗。此型糖尿病患者体内胰岛素完全缺乏，必须绝对依赖外源性胰岛素，若不用胰岛素治疗，就会出现酮症酸中毒，如不及时抢救则会导致死亡。发病年龄多在 30 岁以下，更多的是在幼年发病。一般发病急，患者消瘦，常常因酮症酸中毒甚至昏迷而就诊。2 型糖尿病曾称非胰岛素依赖型糖尿病，发病慢，大多数在 40 岁后发病，特别是老年发病。此型患者血浆胰岛素水平可正常或稍低，也可高于正常。平时可不用胰岛素治疗，一般不出现酮症酸中毒。有的患者饮食控制及口服降血糖药不能满意控制血糖及症状时，需用胰岛素治疗。此型患者可长期无糖尿病症状，但病情呈隐匿性进展，常在不知不觉中出现大血管、微血管病变及神经病变等并发症。

75. E【解析】糖尿病的基本病理变化是胰岛素绝对或相对不足。

76. E【解析】饮食治疗是糖尿病最基本的治疗措施。其目的在于维持标准体重，保证未成年人的正常生长发育，减轻胰岛负担，降低血糖。

77. A【解析】适当的运动可以使糖尿病患者减轻体重，增加胰岛素敏感性，促进糖的利用，改善血糖、血脂水平。但是运动量不宜过大。

78. E【解析】糖尿病患者出现意识障碍、呼出烂苹果味气体，提示酮症酸中毒。

79. B【解析】注射过量胰岛素会引起低血糖，引起低血糖昏迷的发生。

80. A【解析】抽取胰岛素时，通常用的注射器规格是 1ml。

81. B【解析】冠心病、脑血管意外是糖尿病患者的主要死亡原因。

82. C【解析】在规定的热能进食后，糖尿病患者仍感饥饿者可增食蔬菜。

83. B【解析】注意观察和处理胰岛素不良反应，主要是低血糖反应（进含糖食物，静脉推注 50% 葡萄糖），定期监测尿糖、血糖变化。

84. B【解析】1 型糖尿病一般发病年龄较小，对胰岛素敏感，不易发生胰岛素抵抗，易发生酮症酸中毒；2 型糖尿病一般发病年龄较大，易发生胰岛素抵抗，对胰岛素敏感性差，不易发生酮症酸中毒。

85. D【解析】口服葡萄糖耐量试验（OGTT）：适用于有糖尿病可疑而空腹或餐后血糖未达到糖尿病诊断标准者。试验于清晨进行，禁食至少 10 小时。试验日晨空腹取血后成人口服葡萄糖水（75g 葡萄糖粉溶于 250ml 水中），在 5 分钟内服下。服后 30、60、120 分钟和 180 分钟时取静脉血测血糖。

86. C【解析】糖尿病酮症酸中毒是以高血糖、高血酮和代谢性酸中毒为主要表现的临床综合征。糖尿病酮症酸中毒的最主要实验室检查项目是血酮升高，尿酮阳性。

87. B【解析】药物皮下注射的吸收较肌内注射慢，因皮下组织血管较少及血流速度比肌肉组织慢。一些需延长作用时间的药物可采用皮下注射，如治疗糖尿病的胰岛素。植入剂常植入皮下。

88. D【解析】葡萄糖耐量试验的主要适应证是空腹血糖正常或略升高的可疑病例。

89. C【解析】饮食治疗是糖尿病的基础治疗，是每个糖尿病患者必需的治疗，必须严格执行并长期坚持。

90. D【解析】不同效用的胰岛素，注射的时间及注意事项都不同。目前临床使用的常规胰岛素，皮下注射后，需分离成单体后才能吸收入血，起效需时约 30 分钟。为了使胰岛素与血糖高峰同步，常规胰岛素需在餐前 30 分钟注射。

91. E【解析】糖尿病最易并发周围神经病变，通常为对称性，下肢较上肢严重，病情进展缓慢。单一神经病变少见，主要累及脑神经。

92. E【解析】糖尿病是胰岛 B 细胞功能下降和胰岛素抵抗导致的胰岛素作用效能不足以完成血糖代谢而产生的血糖升高的一种状态。人体内唯一的降血糖激素——胰岛素，是由胰岛B细胞分泌的。糖尿病的一般治疗不会降低B细胞的储备功能。

93. B【解析】糖尿病酮症酸中毒是糖尿病的一种急性并发症，是血糖急剧升高引起的胰岛素严重不足激发的酸中毒。常见诱因有感染、胰岛素治疗中断或不适当减量、饮食不当、创伤、手术等。治疗：输液是抢救糖尿病酮症酸中毒首要的、极其关键的措施，也可持续静脉小剂量胰岛素治疗，也可采用间歇静脉注射或间歇肌内注射，但不采用皮下注射治疗。

94. D【解析】糖尿病患者应合理膳食、积极参加适当的运动锻炼、减少肥胖。

95. D【解析】低血糖反应应立即食糖果或含糖饮料。

96. B【解析】因血糖升高，大量葡萄糖从肾脏排出致尿渗透压增高，阻碍了肾小管对水的重吸收，大量水分随糖排出形成多尿。

97. B【解析】1型糖尿病“三多一少”症状明显。

98. B【解析】2型糖尿病表现为多饮、多尿、多食和消瘦，疲乏无力等。

99. D【解析】空腹及餐后2小时血糖升高是诊断糖尿病的主要依据。餐后2小时血糖≥11.1mmol/L和/或空腹血糖≥7.0mmol/L即可诊断为糖尿病。

100. D【解析】体重指数（BMI）：测量身体肥胖程度，BMI = 体重/身高^2。BMI是诊断肥胖症最重要的指标。BMI值≥24为超重，≥28为肥胖；男性腰围≥85cm和女性腰围≥80cm为腹型肥胖。

101. A【解析】1型糖尿病酸中毒患者，首先应静脉补充等渗氯化钠溶液。

102. D【解析】糖尿病患者饮食中要增加粗纤维成分。

103. D【解析】当患者胰岛素严重缺乏时，糖代谢紊乱急剧加重。这时，机体不能利用葡萄糖，只好动用脂肪供能，而脂肪燃烧不完全，因而出现继发性脂肪代谢严重紊乱。当脂肪分解加速，酮体生成增多，超过了组织所能利用的程度时，酮体在体内积聚使血酮升高，即出现酮血症。

104. E【解析】饮食治疗是糖尿病的一项基础治疗，必须严格执行并长期坚持。饮食治疗对1型糖尿病患者有利于控制高血糖、防止低血糖发生，保证未成年人的正常生长发育。对2型糖尿病患者有利于减轻体重，改善高血糖、高血压和脂代谢紊乱，延缓并发症的发生，减少降血糖药的使用剂量。

105. D【解析】1型糖尿病治疗主要是注射胰岛素。

106. A【解析】2型糖尿病治疗主要是口服降糖药。

107. B【解析】强烈饥饿感、心悸、手颤、出汗是糖尿病患者出现低血糖的表现。

108. D【解析】糖化血红蛋白测定可反映糖尿病患者近2~3个月内血糖总的水平，也为糖尿病患者近期病情监测的指标。

109. D【解析】糖尿病酮症酸中毒通常首先用生理盐水，在最初2小时内快速输入1000~2000ml，以迅速补充血容量。当血糖降至13.9mmol/L，改输葡萄糖液，并加入速效胰岛素，以小剂量持续静脉滴入。

110. B【解析】糖尿病急性并发症：①糖尿病酮症酸中毒（DKA）。②高渗高血糖综合征。③感染。

111. D【解析】与1型糖尿病发病有关的病毒有脑炎、心肌炎病毒，腮腺炎病毒，风疹病毒，柯萨奇 B_4 病毒，巨细胞病毒等。

112. B【解析】腺垂体功能减退症长期服用泼尼松的目的是替代治疗。

二、A2 型题

1. E【解析】患者思想负担重，不愿与外界接触，应解除患者顾虑，让其积极参与社会活动。

2. C【解析】小剂量地塞米松抑制试验是鉴别单纯肥胖与库欣综合征的方法。

3. D【解析】患者服丙硫氧嘧啶已有4个月，基础代谢率正常，症状消失，接下来应改维持量。

4. E【解析】甲状腺危象多发生于较重甲状腺功能亢进症未予治疗或治疗不充分的患者。常见诱因有感染、手术、精神刺激等，临床表现为高热、大汗、心动过速、烦躁、焦虑不安、谵妄、恶心、呕吐、腹泻，严重患者可有心力衰竭、休克和昏迷等。患者有甲状腺功能亢进症史，治疗好转后自动停药，临床表现也符合甲状腺危象。

5. A【解析】根据患者临床表现，推测患者可能发生了甲状腺危象。

6. C【解析】甲状腺功能亢进症患者，易激动，烦躁易怒、多虑，此时最主要护理措施是心理护理。甲状腺功能亢进症的心理护理措施：协助患者表达其内心感受，观察其情绪和行为改变，提高患者及家属对疾病的认知水平；指导患者学会自我心理调节，增强应对能力；告知甲状腺功能亢进症所致突眼、甲状腺肿大等形体改变，经治疗后将会改善；鼓励患者与家人建立良好关系，以期获得良好的社会支持系统。

7. C【解析】甲状腺功能亢进症患者怕热、大汗易激动，食欲亢进但体重减轻，双眼球微突。

8. C【解析】题中所提到的各种症状是糖尿病的典型症状，患者“三多”症状明显，且尿糖阳性，应首先考虑糖尿病。

9. E【解析】患者原有腺垂体功能减退症病史5年，一直服用泼尼松及甲状腺素治疗，近来因肺炎，出现高热、休克、神志不清。如垂体危象诊断成立，不可常规应用镇静药治疗。

10. D【解析】甲状腺肿大属于临床表现，不属于护理诊断。

11. B【解析】甲状腺功能亢进症时血清总 T_3、总 T_4 及游离 T_3、游离 T_4 水平均增高。游离 T_3、游离 T_4 是临床诊断甲状腺功能亢进症的首选指标。

12~13 D、B【解析】避免食用含碘丰富的食物，如海带、紫菜等，以免甲状腺激素合成增加。

14. E【解析】甲状腺危象系甲状腺功能亢进症病情恶化时的严重症候群，可危及生命，常因各种诱因所致的大量甲状腺素突然释放入血导致。

15. B【解析】甲状腺危象禁用阿司匹林，该药可与甲状腺结合球蛋白结合而释放游离甲状腺激素，加重病情。

16. B【解析】原发性甲状腺功能减退症血清促甲状腺激素（TSH）增高，FT_4降低，患者“1 个月来发现记忆力减退、反应迟钝、乏力、畏寒”，黏液水肿，临床表现和检查结果符合甲状腺功能减退症诊断。

17. B【解析】甲状腺功能亢进症放射性^{131}I 治疗可导致甲状腺功能减退症，患者出现“怕冷、少汗、乏力、食欲减退而体重增加、便秘”等，符合甲状腺功能减退症表现。

18. D【解析】软弱无力为原发性慢性肾上腺皮质功能减退症早期主要症状，乏力程度与病情轻重成正比。患者“虚弱、食欲减退、消瘦 2 年，伴闭经、阴毛及腋毛脱落，皮肤、黏膜色素沉着”等符合原发性慢性肾上腺皮质功能减退症诊断。

19. D【解析】库欣综合征血浆皮质醇水平增高且昼夜节律消失。大量皮质醇促进肝糖原异生，减少外周组织对葡萄糖的利用，拮抗胰岛素，使血糖升高，葡萄糖耐量减低。患者“肥胖 2 年，伴月经减少，面部、背部痤疮”“腹下侧、臀部、大腿见紫纹”等表现和体征符合库欣综合征。

20. D【解析】向心性肥胖为库欣综合征典型临床表现，库欣综合征女性患者大多出现月经减少、不规则或停经（多伴不孕）、痤疮等。库欣综合征患者下腹两侧、大腿外侧等处可出现紫红色条纹。大量皮质醇促进肝糖原异生，减少外周组织对葡萄糖的利用，拮抗胰岛素，使血糖升高。患者临床表现和检查结果符合库欣综合征诊断。

21. B【解析】在糖尿病的治疗中，每位患者在接受药物治疗前均应该控制饮食、进行体力活动，这是治疗的基础。在此基础上可加用药物。故选项 A、D 不正确。应用抗生素和碳酸氢钠与本病无关，可排除。故本题选 B。本题易选 A，认为治疗无效就应采用胰岛素注射，但对于 2 型糖尿病患者饮食治疗和运动治疗是比药物治疗更重要的，且运动对 2 型糖尿病特别是肥胖患者更为有利。胰岛素治疗也有其适应证：①1 型糖尿病。②糖尿病急性并发症，如酮症酸中毒、非酮症高渗性昏迷、乳酸性酸中毒。③对口服降糖药无效的 2 型糖尿病。④糖尿病合并应激及其他情况。题干中患者目前只采用了饮食控制和口服降糖药物治疗，故应选运动疗法。

22. B【解析】考察糖尿病的健康教育。血糖和尿糖的变化和饮食控制好坏有密切关系，应让患者明确饮食控制的重要性，自觉遵守饮食规定，不进其他食物和甜食，并劝患者亲友不送其他食物。

23. B【解析】1 型糖尿病发病年龄多在 30 岁以下。

24. D【解析】1 型糖尿病患者突然饥饿、心悸、出汗、意识不清，属于低血糖反应，应进食含糖食物，静脉推注 50% 葡萄糖。

25. A【解析】糖化血红蛋白测定可反映糖尿病患者近 2~3 个月内血糖总的水平，也为糖尿病患者近期病情监测的指标。

26. C【解析】糖尿病患者饮食中要增加粗纤维成分。

27. D【解析】患者可能为糖尿病酮症酸中毒，不能输注 10% 葡萄糖。

28. C【解析】参见 A1 型题第 90 题解析。

29. D【解析】患者难产后大出血致腺垂体功能减退，在激素替代治疗时应首先使用肾上腺皮质激素。

30. C【解析】患者“面色苍白、出冷汗、脉速而弱”符合低血糖反应表现。

31. C【解析】患者“食欲增强，并伴多尿、多饮”属于糖尿病典型“三多”症状，并且尿糖（+++），符合糖尿病诊断。

32. E【解析】糖尿病酮症酸中毒时，其呼吸表现为深而快，呈库斯莫尔呼吸。

33. D【解析】胰岛素的注射：选择 1ml 注射器皮下注射，垂直进针。腹部是胰岛素注射优先选择的部位。

34. B【解析】用 1ml 注射器抽 0.5ml。

35. B【解析】胰岛素最常见的不良反应为低血糖的临床表现。

36. D【解析】患者有糖尿病病史，表现符合糖尿病酮症酸中毒诊断。

37. E【解析】糖尿病酮症酸中毒患者呼吸有烂苹果味，且血糖升高在 13.9~33.3mmol/L。

38. C【解析】长效胰岛素有峰值而易于产生夜间低血糖。

三、A3/A4 型题

1. E【解析】甲状腺肿大属于临床表现，不属于护理问题。甲状腺功能亢进症的护理问题：①营养失调，低于机体需要量。②活动无耐力。③个人应对无效。④自我形象紊乱，与甲状腺肿大、突眼等症状有关。⑤潜在并发症，甲状腺危象。

2. E【解析】甲状腺功能亢进症患者避免进含碘丰富的食物，减少高纤维素食物的摄入，避免饮用浓茶等刺激性饮料和食物。

3. E【解析】甲状腺功能亢进症患者甲状腺弥漫性、对称性肿大，质软、无压痛，可存在血管杂音或震颤。突眼是甲状腺功能亢进症的典型表现。

4. E【解析】甲状腺功能亢进症时血清总 T_3、总 T_4 及游离 T_3、游离 T_4 水平均增高。游离 T_3、游离 T_4 是临床诊断甲状腺功能亢进症的首选指标。

5. E【解析】给予甲状腺功能亢进症患者高热量、高蛋白、高维生素及矿物质丰富的饮食，主食应足量，可增加奶类、蛋类及瘦肉类等优质蛋白，以纠正体内的负氮平衡，多摄取新鲜蔬菜和水果。避免进食辛辣等刺激性的食物，减少可增加肠蠕动及导致腹泻的高纤维类食物摄入。

6. A【解析】特殊的药物准备为术前准备的最重要环节，药物准备的主要目的是缓解甲状腺功能亢进症的症状，降低基础代谢率。要求达到：①患者情绪稳定、睡眠好转、体重增加。②脉率 <90 次/分。③基础代谢率 < +20%。在这样的情况下手术，便可使手术的安全性提升到一个相当高的程度。

7. D【解析】一般术前服用碘2周，不超过3周。

8. E【解析】判断甲状腺功能亢进症患者病情程度的主要指标是脉率增快和脉压增大的程度。

9. C【解析】病情平稳后给予半卧位，可减少切口部位张力，并有利于呼吸和切口渗出物的引流。

10. A【解析】甲状腺功能亢进症患者突然出现烦躁不安、高热、呕吐、大汗、心率加快、血压骤升，是甲状腺危象的表现。

11. D【解析】甲状腺危象的防治：①抑制 TH 合成。②抑制 TH 释放。③抑制 T_4 转换为 T_3。④降低 TH 浓度。⑤对症支持治疗。

12. B【解析】每日饮水 2000～3000ml 以补充出汗、腹泻、呼吸加快等所丢失的水分。并发心脏病者避免大量饮水，以防诱发心力衰竭。禁用对中枢神经系统有兴奋作用的浓茶、咖啡等刺激性饮料。

13. D【解析】库欣综合征的护理诊断：①身体意象紊乱，与库欣综合征引起身体外观改变有关。②体液过多，与皮质醇增多引起水钠潴留有关。③有感染的危险，与皮质醇增多导致机体免疫力下降有关。④有皮肤完整性受损的危险，与皮肤干燥、菲薄、水肿有关。⑤潜在并发症，骨折。

14. B【解析】用于诊断库欣综合征的辅助检查是小剂量地塞米松抑制试验，各型库欣综合征均不能被小剂量地塞米松抑制。

15. A【解析】库欣综合征患者的饮食护理：应给予高蛋白、高维生素、高钾、高钙、低脂、低钠饮食，以改善代谢障碍及电解质紊乱对机体的影响。

16. B【解析】糖尿病应采用教育、饮食、运动、监测和药物等的综合治疗。本患者未积极采取运动治疗。运动可改善糖尿病患者胰岛素抵抗，促进葡萄糖利用，对2型糖尿病特别是肥胖患者更为有利。该患者目前宜首选增加运动疗法。

17. E【解析】糖尿病患者饮食中要增加粗纤维成分。粗纤维饮食可增加饱腹感，延缓血糖升高。粗纤维食物摄入少，不利于其血糖的控制。

18. B【解析】糖尿病酮症酸中毒的临床表现和实验室检查：①早期主要表现为多尿、多饮、口渴、疲倦。失代偿后常有恶心呕吐及严重失水、尿少，或糖尿病的急腹症（腹痛），或中枢神经受抑制出现的嗜睡、头痛、意识模糊、烦躁、昏迷。②体征上，有皮肤干燥、脱水、呼吸深大、有烂苹果味。③尿糖、尿酮强阳性。但肾功能严重损害，尿糖、尿酮与血糖、血酮不相称。④血糖多为 16.7～33.3mmol/L，有时会更高。血酮多在 4.8mmol/L 以上。⑤二氧化碳在失代偿期可降低。⑥血钠水平多数降低，白细胞计数增多。

19. E【解析】该患者诊断为糖尿病酮症酸中毒。只有E选项是首先要采取的措施，其他护理措施都不是首要的。

20. B【解析】糖尿病酮症酸中毒治疗：①应用胰岛素。这是抢救治疗的关键。必须在医院或医师指导下应用。根据病情皮下或静脉注射或静脉滴注普通胰岛素。一般可酌情皮下注射12~20U，再给予静脉滴注每小时4~8U滴入，大多在24小时内控制病情，此时应停用其他降糖药。②纠正脱水。能口服的尽量口服饮水。昏迷患者要给予静脉补液，24小时内可输液3000~6000ml，心脏病或肾功能不好的患者酌情减量。血糖高时（大于13.9mmol/L）可用生理盐水或复方氯化钠溶液；血糖降至13.9mmol/L左右可改为5%的葡萄糖溶液或糖盐水。③昏迷患者头侧位，及时清除呕吐物，保持呼吸道通畅和口腔清洁。有缺氧情况者给予吸氧，已发生感染的适当应用抗菌药物。④详细记录患者的出入量，如饮水量、进食量、呕吐量、尿量、便量，报告给医师，提供诊断治疗依据。⑤糖尿病酮症酸中毒病情复杂、严重、发展快，在治疗前后均要进行多种实验室检查，以调整胰岛素的用量、输液量及种类。最好将患者送至医院急救，以免造成严重后果。使用葡萄糖补液是为了纠正脱水，补充人体能量，是在血糖下降到一定的水平才开始使用的。补钾：患者总体钾丢失严重，通常达300~1000mmol/L。由于胰岛素的使用和酸中毒纠正后血pH升高，可促钾进入细胞内；血容量补充也能产生利尿排钾，从而加重缺钾。

21. A【解析】对于酮症酸中毒昏迷持续小剂量胰岛素输注纠正酮症及酸中毒尤为重要。而用生理盐水则为了补充电解质。

22. E【解析】该患者有高血压史，糖尿病遗传史，体重偏胖，平日无不适，不喜欢运动。年龄超40岁。年龄、体重、糖尿病家族史、运动量少都是发生2型糖尿病的危险因素。

23. D【解析】空腹血糖6.7mmol/L，餐后2小时血糖为12.6mmol/L，患者可诊断为糖尿病。

24. E【解析】2型糖尿病口服降糖药治疗首选二甲双胍。双胍类药物可增加肌肉等外周组织对葡萄糖的摄取和利用。

25. C【解析】糖尿病患者不宜食用海鲜。

26. E【解析】患者1型糖尿病病史多年，因感冒，体温39℃、食欲减退、恶心、呕吐及腹痛而入院。呈嗜睡状态，呼吸加深加快，皮肤干燥符合酮症酸中毒表现。糖尿病酮症酸中毒临床表现：早期酮症阶段仅有多尿、多饮、疲乏等，继之出现食欲减退、恶心、呕吐、头痛、嗜睡、呼吸深大（Kussmaul呼吸），呼气中出现烂苹果味（丙酮所致）；后期脱水明显、尿少、皮肤干燥、血压下降、休克、昏迷，以致死亡。

27. B【解析】1型糖尿病患者，机体的胰岛素绝对缺乏。

28. C【解析】胰岛素注射最常见的不良反应为低血糖反应，与剂量过大或饮食失调有关，常见的症状有肌肉颤抖、心悸、出汗、心率加快、软弱无力等。

29. D【解析】根据患者表现可诊断患者应是发生了低血糖反应。

30. B【解析】低血糖反应应使用的降糖药是磺脲类。磺脲类能通过作用于胰岛B细胞表面的受体促进胰岛素释放。

31. A【解析】糖尿病临床分型可不作为影响饮食总热量的考虑因素。

32. C【解析】糖尿病用胰岛素治疗应以小剂量开始。

33. D【解析】参见 A3/A4 型题第 20 题解析。

34. A【解析】从患者“高热、咳嗽、咳黄黏痰，并感到极度口渴、食欲缺乏、恶心，呼吸加速、有烂苹果味。晚上四肢厥冷、脉细速、血压下降，随即意识不清”等表现可诊断该患者发生了糖尿病酮症酸中毒。

四、B 型题

1. D【解析】向心性肥胖是体内脂肪分布以躯干为中心的一种肥胖类型。主要表现是满月脸、水牛背（即肩后部突出，背部肌肉明显突起）、腹部脂肪堆积、锁骨上窝有脂肪垫、四肢相对消瘦。向心性肥胖是糖皮质激素分泌增多的结果。

2. E【解析】参见 A1 型题第 66 题解析。

3. B【解析】甲状腺功能亢进症临床常以甲状腺肿大、交感神经功能亢进、高代谢症候群、心血管功能改变和眼征为主要表现。其中以高代谢症候群为主要表现。怕热、多汗、低热、体重锐减是甲状腺功能亢进症患者新陈代谢旺盛表现。

4. D【解析】甲状腺功能亢进症重症表现有期前收缩及心房颤动。

5. D【解析】库欣综合征患者的主要表现是向心性肥胖、痤疮、满月脸、水牛背、高血压等。糖尿病足患者的主要表现是足部疼痛，皮肤溃疡和肢端坏疽；低血糖患者可能出现的表现是饥饿感、心悸、手颤。

6. C【解析】酮症酸中毒患者在体征上有皮肤干燥、脱水、呼吸深大、有烂苹果味。

7. B【解析】甲状腺功能亢进症患者的特征性体征是甲状腺肿大、震颤、有杂音。

8. E【解析】空腹及餐后 2 小时血糖升高是诊断糖尿病的主要依据。餐后 2 小时血糖≥11. 1mmol/L 和/或空腹血糖≥7. 0mmol/L 即可诊断为糖尿病。

9~10 D、C【解析】糖化血红蛋白测定可反映糖尿病患者近 2~3 个月内血糖总的水平。也为糖尿病患者近期病情监测的指标。

11. D【解析】餐后 2 小时血糖≥11. 1mmol/L 和/或空腹血糖≥7. 0mmol/L 即可诊断为糖尿病。

12. C【解析】参见 B 型题第 6 题解析。

13. D【解析】甲状腺弥漫性、对称性肿大，质软、无压痛，可存在血管杂音或震颤是 Graves 病患者典型的体征。

14. E【解析】甲状腺危象是甲状腺毒症急性加重的一个综合征，发生原因可能与循环中甲状腺激素水平的增高有关。

15. A【解析】胰岛素主要的作用就是降低血糖。所以胰岛素过量，会引起严重的低血糖反应，甚至可能引起昏迷，需要在医师的指导下使用。

16. B【解析】胰岛素注射剂量不足或治疗中断时，会引起高血糖症和糖尿病酮症酸中毒（特别是在1型糖尿病患者中易发生）。

17. C【解析】2型糖尿病可不需要胰岛素治疗，可以通过饮食+运动治疗结合口服降糖药治疗。

18. B【解析】胰岛细胞抗体测定对诊断1型糖尿病最有价值。

19. C【解析】糖化血红蛋白测定可反映糖尿病患者近2~3个月内血糖总的水平，也为糖尿病患者近期病情监测的指标。

20. D【解析】参见A1型题第85题解析。

五、X型题

1. ABCDE【解析】肥胖症是一组异质性疾病，病因未明，被认为是包括遗传和环境因素在内的多种因素共同作用的结果。饮食护理的同时应指导患者体育锻炼，肥胖可增加心血管病和糖尿病的患病率及死亡率，减重过程中防止因热量过低引起衰弱、脱发、抑郁，甚至心律失常。对继发性肥胖症患者，应积极治疗原发病。

2. ABCD【解析】抽搐、昏迷不属于甲状腺危象的症状。

3. ABCD【解析】每日饮水2000~3000ml以补充出汗、腹泻、呼吸加快等所丢失的水分，并发心脏病者避免大量饮水，以防诱发心力衰竭。

4. ABCE【解析】告知患者遵医嘱按剂量、按疗程服药，不可随意减量和停药，服用抗甲状腺药物的开始3个月，每周查血常规1次，每隔1~2个月做甲状腺功能测定。

5. BCDE【解析】甲状腺危象的处理要点：①迅速减少甲状腺激素合成，首选丙硫氧嘧啶。②抑制已合成甲状腺激素释放入血。可用复方碘口服液，首剂30~60滴，以后每6~8小时5~10滴，一般使用3~7天后停药。③降低血TH浓度，可选用血液透析、腹膜透析或血浆置换等措施。④对症支持治疗，加强监护，纠正水、电解质和酸碱平衡紊乱，补充热量和多种维生素，降温、吸氧、防治感染，积极治疗各种并发症。选项A应用碘剂治疗是正确的，但不能停用抗甲状腺药。

6. ABDE【解析】甲状腺危象的诱因包括感染、胰岛素治疗中断或不适当减量、饮食不当、精神刺激、创伤、手术、妊娠和分娩。

7. ABCD【解析】甲状腺危象患者心率加快。

8. ABCDE【解析】甲状腺功能亢进症的健康指导：①疾病知识指导。指导患者合理安排工作与休息，避免劳累。建立良好人际关系，避免精神刺激。指导患者加强营养，合理饮食，避免进食含碘丰富的食物及饮用浓茶、咖啡等兴奋性饮料。指导患者保护眼睛的方法和技巧。加强自我保护，上衣领宜宽松，避免压迫甲状腺，严禁用手挤压甲状腺，以免甲状腺激素分泌过多加重病情。有生育需要的女性患者，应告知妊娠可加重甲状腺功能亢进症，宜治愈后再妊娠。②饮食指导。避免进含碘丰富的食物，减少高纤维素食物的摄入，避免饮用浓茶等刺激性饮料和食物，增加优质蛋白、新鲜蔬菜和水果的摄入。③用药指导。告知患者遵医嘱按剂量、按疗程服药，不可随意减量和停药，服用抗甲状腺药物的开始 3 个月，每周查血常规 1 次，每隔 1~2 个月做甲状腺功能测定。对妊娠期甲状腺功能亢进症患者，应指导其积极避免对孕妇及胎儿造成影响的因素，选择抗甲状腺药物控制甲状腺功能亢进症，禁用^{131}I 治疗，慎用普萘洛尔。产后如需继续服药者，则不宜哺乳。④病情监测指导：指导患者每天清晨起床前自测脉搏，定期测量体重，脉搏减慢、体重增加是治疗有效的标志。告知患者甲状腺危象的诱因和临床表现，如出现高热、恶心、呕吐、不明原因腹泻、突眼加重等，应警惕甲状腺危象的可能，应及时就诊。

9. ABDE【解析】焦躁易怒是甲状腺功能亢进症患者的精神神经系统表现。

10. ABCD【解析】患者有无满月脸、多血质、向心性肥胖、皮肤紫纹、痤疮、糖尿病倾向、高血压和骨质疏松等。有无垂体瘤及垂体以外的肿瘤，如肾上腺皮质腺瘤、肾上腺皮质癌及肺癌等。

11. ABCE【解析】库欣综合征又称皮质醇增多症，是由各种原因引起的肾上腺皮质分泌过多的糖皮质激素，尤其是皮质醇的增多导致。临床表现为向心性肥胖、多血质、紫纹、痤疮、高血压、糖尿病倾向、骨质疏松等。

12. ABCDE【解析】库欣综合征的护理措施：①休息与体位，合理的休息可避免加重水肿。平卧时可适当抬高双下肢，有利于静脉回流。②饮食护理，宜给予高蛋白、高维生素、高钾、低糖、低脂、低钠、低热量的食物，预防和控制水肿，鼓励患者食用香蕉、南瓜、柑橘类等含钾高的食物。③心理护理，找出患者不良心态之症结，及时对症疏导，使其情绪稳定，愉快接受治疗。④其他，每周测量身高、体重，预防脊柱突发性压缩性骨折。

13. ABCDE【解析】库欣综合征女性患者大多出现月经减少、不规则或停经（多伴不孕）、男性化表现。大量皮质醇促进肝糖原异生，减少外周组织对葡萄糖的利用，拮抗胰岛素，使血糖升高，葡萄糖耐量减低，部分患者出现类固醇性糖尿病。多血质与皮肤菲薄、微血管易透见有关。患者下腹两侧、大腿外侧等处可出现紫红色条纹。向心性肥胖是库欣综合征的特征表现，主要是由于脂肪重新分布造成。

14. ABCDE【解析】每日测量体重变化，记录 24 小时出入液量。合理饮食，避免水、电解质紊乱，评估患者水肿情况，水肿严重时遵医嘱给予利尿药。宜给予高蛋白、高维生素、高钾、低糖、低脂、低钠、低热量的食物，预防和控制水肿，鼓励患者食用香蕉、南瓜、柑橘类等含钾高的食物。

15. BCDE【解析】库欣综合征药物的主要不良反应是食欲减退、恶心、呕吐、嗜睡及乏力等。部分药物对肝损害较大，应定期做肝功能检查。

16. ABCD【解析】糖尿病患者饮食控制的关键在于控制总热量，要定时定量吃饭，当有饥饿感时，不一定发生低血糖，盲目增加饮食只能导致血糖更加不易控制。

17. ABCD【解析】各种应激常是糖尿病酮症酸中毒的诱因，包括严重感染、手术、创伤、饮食过量、妊娠、分娩、严重躯体疾病如心肌梗死等。胰岛素用量不足也会引起酮症酸中毒，但胰岛素过量引起的是低血糖。

18. BCDE【解析】糖尿病典型症状：出现糖、蛋白质、脂肪代谢紊乱综合征，以“三多一少”（多饮、多食、多尿和体重减轻）为其特征性表现。

19. BCDE【解析】糖尿病病因及发病机制：①遗传因素，不论1型或2型糖尿病，目前认为均与遗传因素有关，有家族性。1型糖尿病与某些特殊HLA类型有关。2型糖尿病具有更强的遗传倾向，目前一致认为是多基因疾病。②病毒感染，病毒感染是最重要的因素之一，病毒感染可直接损伤胰岛组织引起糖尿病，也可损伤胰岛组织后，诱发自身免疫反应，进一步损伤胰岛组织引起糖尿病。与1型糖尿病发病有关的病毒有脑炎、心肌炎病毒，腮腺炎病毒，风疹病毒，柯萨奇 B_4 病毒，巨细胞病毒等。③自身免疫，细胞免疫和体液免疫在1型糖尿病发病中起重要作用。目前发现80%新发病的1型糖尿病患者循环血液中有多种胰岛细胞自身抗体。

20. BCDE【解析】关于降糖药的服用时间其实是很讲究的，不同的药物有不同的讲究，有不同的服用时间，如糖尿病患者服用磺脲类的药物，不同的剂型服用时间也是不同的，对于短效剂型包括格列喹酮、格列吡嗪片，主要是降低餐后血糖，应该在吃饭前的30分钟服用；对于中长效的制剂，主要是明显降低空腹、餐后血糖，包括改良后的缓释剂，如临床当中常用的格列吡嗪控释片、格列奇特缓释片，建议1天服用1次，一般在早餐的时候服用。当然半衰期比较长的格列苯脲，一般每天1次，顿服即可，建议早餐前或早餐中服用，如果早晨没有吃饭或吃得比较晚，就建议第1次正餐前或者中餐服用。

21. ABCD【解析】短效胰岛素一般0.5~1.0小时开始生效，2~4小时作用达高峰，维持时间5~8小时，餐前30分钟左右注射。

22. ACDE【解析】糖尿病酮症酸中毒患者尿糖、尿酮强阳性。呼吸深大，有烂苹果味。脉搏细速，血压下降。常有糖尿病病史，无饥饿感手抖等表现。

23. ABCE【解析】适当运动可以使糖尿病患者减轻体重，增加胰岛素敏感性，促进糖的利用，改善血糖、血脂水平。但是运动量不宜过大。

24. ABE【解析】甲状腺危象患者的治疗：发热患者可用退热药或物理降温，如冰袋、电扇或空调等，必要时可用人工冬眠合剂。因高热、大量出汗或呕吐者易发生脱水及高钠状态，需及时补充水分及纠正电解质紊乱。

六、案例分析题

1. E【解析】患者的症状和体征符合甲状腺功能亢进症的表现。而且症状典型，可以排除淡漠型甲状腺功能亢进症和生理性甲状腺肿，未出现心脏的症状和体征，因此排除甲状腺功能亢进性心脏病。甲状腺危象的一些突出表现，如高热（体温>39℃），心率增快（140~240次/分），食欲缺乏、呕吐、腹泻、大汗、休克等也未出现。

2. E【解析】患者为年轻女性，且甲状腺仅轻度肿大，年龄在20岁以下，主要考虑药物治疗。抗甲状腺药物治疗常用药物包括硫脲类（甲硫氧嘧啶及丙硫氧嘧啶）和咪唑类

（甲巯咪唑及卡比马唑）。主要适用于病情轻，甲状腺轻、中度肿大以及孕妇或合并严重心、肝、肾病等不宜手术者等。

3. ABCE【解析】应用抗甲状腺药物要警惕粒细胞缺乏，定期复查血象，在用药第1个月，每周查1次白细胞，1个月后每2周查1次白细胞。需长期用药，嘱患者不要任意间断、变更药物剂量或停药。WBC $<3\times10^9/L$、粒细胞 $<1.5\times10^9/L$ 时应停药。

4. D【解析】判断甲状腺功能亢进症患者病情程度的主要指标是脉率增快和脉压增大的程度。

5. A【解析】根据患者的表现及查体，目前属甲状腺功能亢进症复发。

6. A【解析】甲状腺功能亢进症复发应采取的首要治疗措施是继续服用抗甲状腺药物。

7. ABCE【解析】避免食用含碘丰富的食物，如海带、紫菜等，以免甲状腺激素合成增加。

8. B【解析】本题考查糖尿病的辅助诊断。OGTT为口服葡萄糖耐量检查，检测在一定糖入量冲击下的胰岛功能。适用于有糖尿病可疑而空腹或餐后血糖未达到糖尿病诊断标准者，同时便于医师判断患者胰岛功能、选择相应种类药物。

9. ABCD【解析】本题考查糖尿病药物治疗中关于胰岛素治疗护理相关知识。胰岛素作为人体内的正常激素，其分泌高峰与饮食有关，同时其基础水平与机体基础代谢水平有关。糖尿病患者使用胰岛素治疗时应严格按医嘱执行，与饮食习惯密切配合，不能随意改变。

10. ABDE【解析】糖尿病患者治疗应采用早期、长期、综合、个体化治疗的原则。饮食治疗是糖尿病的一项基础治疗，必须严格执行并长期坚持。饮食控制的关键在于控制总热量，要定时定量吃饭。当有饥饿感时，不一定发生低血糖，盲目增加饮食只能导致血糖更加不易控制。

11. A【解析】低血糖反应是糖尿病患者胰岛素治疗常见反应。心悸、大汗等属于低血糖反应。

12. ABCD【解析】抢救时留取24小时尿，监测微量白蛋白水平是在浪费时间。

13. C【解析】血糖逐渐下降，尿量逐渐增加。此时应尤其注意监测血钾水平，因为肾功能不全时容易引起高钾血症，而尿量增多后又容易引起低钾血症。

14. B【解析】周围感觉神经病变是糖尿病早期最多见的神经病变。糖尿病感觉神经损伤表现为各种各样的感觉异常，最常见的为疼痛。周围神经病变主要表现为四肢末端麻木、疼痛，像针刺样、烧灼样或蚂蚁爬等的感觉，通常下肢较上肢严重，两侧肢体可同时或先后发生，典型时呈手套或袜套样分布；有时表现为痛觉过敏，很轻微的刺激即感觉到明显疼痛，严重时，穿衣服及盖被子亦会觉得疼痛。

15. D【解析】饮食治疗是糖尿病的一项基础治疗，必须严格执行并长期坚持。应用胰岛素治疗后也应坚持。

16. C【解析】短效胰岛素作用的高峰时间为注射后2~4小时，此阶段患者发生低血糖的危险性最大。

17. E【解析】运动可促进局部胰岛素的吸收，因此应选择腹部。

18. ABC【解析】皮下注射胰岛素的部位要经常更换，一个部位连续注射两周后，就应更换部位。因为多次在同一部位注射，可能使局部皮下组织吸收能力下降，影响胰岛素的吸收和利用。防止注射部位组织硬化，防止注射部位脂肪萎缩。

19. B【解析】注射胰岛素的部位主要是腹部、手臂前外侧、大腿前外侧和臀部外上 1/4 等处。

20. A【解析】低血糖反应是糖尿病胰岛素治疗的常见反应。

21. B【解析】强烈饥饿感、心悸、手颤、出汗等属于低血糖反应。

第七章　风湿性疾病患者的护理

一 A1 型题

1. 风湿性疾病常见症状，不正确的是
A. 晨僵活动后减轻
B. 风湿热的关节痛多呈游走性
C. 狼疮的损害主要表现在皮肤
D. 类风湿关节炎可致关节畸形
E. 痛风的关节痛固定于少数关节，剧烈难忍
2. 病变累及骨、关节及肌腱、滑囊、筋膜等周围软组织的疾病是
A. 风湿性疾病
B. 骨质疏松症
C. 骨关节炎
D. 类风湿关节炎
E. 骨筋膜室综合征
3. 风湿性疾病的共同特点不包括
A. 慢性起病
B. 多器官受累
C. 个体差异大
D. 关节畸形
E. 病情发作与缓解交替
4. 风湿性疾病患者最常见的症状是
A. 发热
B. 疼痛
C. 乏力
D. 皮疹
E. 血尿
5. 诊断风湿性疾病的重要标志是
A. 血常规
B. 尿常规
C. 细菌学检查
D. 自身抗体检查
E. 关节 X 线检查
6. 系统性红斑狼疮（SLE）是一种
A. 感染性疾病
B. 自身免疫性疾病
C. 传染性疾病
D. 遗传性疾病
E. 以上都不是
7. 与 SLE 的发病无关的是
A. 遗传因素
B. 病毒感染

C. 紫外线　　D. 雌激素

E. 败血症

8. SLE 脏器损害最常见于

A. 心　　B. 肺

C. 肝　　D. 脾

E. 肾

9. SLE 发病年龄多见于

A. 婴儿　　B. 儿童

C. 育龄妇女　　D. 中老年男性

E. 老年人

10. SLE 皮肤损害最常见的是

A. 环形红斑　　B. 瘀点、瘀斑

C. 蝶形红斑　　D. 荨麻疹

E. 玫瑰疹

11. SLE 药物治疗首选

A. 青霉胺　　B. 泼尼松

C. 异丁苯丙酸　　D. 硫唑嘌呤

E. 环磷酰胺

12. 关于 SLE，错误的是

A. 盘状红斑狼疮可发展为 SLE　　B. 大多有皮肤损害

C. 紫外线可使皮肤症状恶化　　D. 妊娠期病情好转

E. 肾脏损害最常见

13. 有关 SLE 的临床表现，错误的是

A. 肾脏损害最常见　　B. 可发生狼疮性肺炎

C. 可发生黄疸　　D. 可有心肌炎

E. 晚期可有多关节畸形

14. 诊断 SLE 阳性率最高的是

A. 抗核抗体阳性　　B. 抗双链 DNA 抗体阳性

C. 抗变性 IgG 抗体阳性　　D. γ 球蛋白增高

E. 红细胞沉降率常增快

15. 一般认为 SLE 的发病与下列哪一内分泌因素有关

A. 肾上腺素　　B. 雌激素

C. 胰岛素　　D. 甲状腺素

E. 生长抑素

16. SLE 最常见的皮肤损害部位是

A. 胸部　　B. 腹部

C. 颈部　　D. 背部

E. 暴露部位

17. 风湿性疾病患者皮肤损害的糖皮质激素护理的饮食应

A. 低盐、高蛋白、高钾、高钙饮食　　B. 低盐、低蛋白、高钾、高钙饮食

C. 低盐、高蛋白、低钾、高钙饮食　　D. 低盐、高蛋白、高钾、低钙饮食

E. 低盐、低蛋白、低钾、高钙饮食

18. 以下要求不符合 SLE 的护理要求的是

A. 床单位清洁干燥　　B. 床单位阳光充足

C. 病室空气流通　　D. 病室内温度 18～20℃

E. 病室内湿度 50%～60%

19. 以下不适用于 SLE 患者的药物

A. 吲哚美辛　　B. 雷公藤多苷

C. 硫唑嘌呤　　D. 氯喹

E. 雌激素类避孕药

20. SLE 患者长期应用糖皮质激素治疗者可发生

A. 股骨头无菌性坏死　　B. 直立性低血压

C. 关节畸形、关节固定于屈位　　D. 面部表情丧失呈假面具样

E. 雷诺现象

21. 系统性红斑狼疮临床累及关节、肌肉可表现为

A. 关节畸形　　B. 关节附近肌肉萎缩

C. 非畸形性关节炎　　D. 梭状指

E. 天鹅颈样畸形

22. 可诱发系统性红斑狼疮活动的药物是

A. 呋塞米　　B. 红霉素

C. 雷公藤　　D. 苯妥英钠

E. 吲哚美辛

23. 下面关于系统红斑狼疮的一般治疗的说法，不正确的是

A. 活动期患者应卧床休息

B. 慢性期或病情稳定的患者可适当活动或工作

C. 患病期间不可进行疫苗注射，以免诱发 SLE 病情活动

D. 应避免日晒

E. 有感染时应积极治疗

24. 类风湿关节炎患者最常见的自身抗体是
A. 抗核抗体
B. 抗 Sm 抗体
C. 抗双链 DNA
D. 类风湿因子
E. 抗单链 DNA

25. 系统性红斑狼疮累及
A. 消化系统
B. 循环系统
C. 泌尿系统
D. 血液系统
E. 多系统

26. 系统性红斑狼疮治疗主药是
A. 环磷酰胺
B. 硫酸镁
C. 糖皮质激素
D. 硫唑嘌呤
E. 雷公藤

27. 与系统性红斑狼疮关系密切的是
A. 支原体
B. 溶血链球菌
C. 军团菌
D. 遗传因素
E. 疟原虫

28. 系统性红斑狼疮活动期皮肤表现为
A. 甲周红斑
B. 指端红斑
C. 蝶形红斑
D. 斑丘疹
E. 口腔黏膜溃疡

29. 提示系统性红斑狼疮病重预后差的损害是
A. 肝
B. 心
C. 肺
D. 中枢神经
E. 脾

30. 系统性红斑狼疮患者出现肝大、黄疸应考虑损害了
A. 消化系统
B. 泌尿系统
C. 造血系统
D. 神经系统
E. 循环系统

31. 系统性红斑狼疮患者出现胸膜炎考虑损害了
A. 循环系统
B. 造血系统
C. 泌尿系统
D. 神经系统
E. 呼吸系统

32. 系统性红斑狼疮患者发生心肌炎应考虑损害了
A. 呼吸系统
B. 循环系统

C. 造血系统
D. 消化系统
E. 泌尿系统

33. 系统性红斑狼疮患者发生了血尿、蛋白尿、管型尿及高血压应考虑损害了
A. 呼吸系统
B. 循环系统
C. 泌尿系统
D. 造血系统
E. 消化系统

34. 系统性红斑狼疮患者的首发症状是
A. 紫癜
B. 发热
C. 蝶形红斑
D. 关节痛
E. 尿蛋白

35. 系统性红斑狼疮患者饮食应注意忌食
A. 芹菜、香菜
B. 高蛋白
C. 营养丰富
D. 易消化
E. 低盐

36. 女性患 SLE 时，处理不妥的是
A. 避孕
B. 不吃含激素的避孕药
C. 病情稳定时无须避孕
D. 妊娠前 3 个月停所有免疫抑制药
E. 告知可能流产、早产

37. 系统性红斑狼疮具有诊断价值的免疫学检查是
A. 狼疮细胞
B. 抗核抗体
C. 抗 Sm 抗体
D. 抗双链 DNA 抗体
E. 蛋白质及补体

38. 有关系统性红斑狼疮的临床表现，正确的是
A. 关节损害最常见
B. 可有心包炎
C. 晚期大多有关节畸形
D. 视网膜损害不可逆转
E. 皮肤损害只见于面部

39. 治疗系统性红斑狼疮最主要的药物是
A. 非固醇抗炎药
B. 抗疟药
C. 静脉注射丙种球蛋白
D. 免疫抑制药
E. 肾上腺皮质激素

40. 系统性红斑狼疮的死亡常见原因是
A. 肺部栓塞
B. 心、脑血管疾病
C. 肾衰竭
D. 消化道大出血
E. 弥散性血管内凝血

41. 类风湿关节炎缓解期最主要的护理措施是
    A. 病情观察
    B. 饮食指导
    C. 控制感染
    D. 指导关节功能锻炼
    E. 观察药物的作用和副作用
42. 类风湿关节炎最常累及的关节是
    A. 髋关节
    B. 肩肘关节
    C. 踝关节
    D. 掌指关节和近端指间关节
    E. 中轴关节
43. 类风湿关节炎的护理措施中重要的是
    A. 休息
    B. 抬高膝部
    C. 抬高头部
    D. 限制活动
    E. 保持健存关节功能
44. 类风湿关节炎缓解期间，指导患者活动的目的是
    A. 防止疾病复发
    B. 保持关节功能位
    C. 防止关节畸形
    D. 减少晨僵发生
    E. 防止关节僵硬和肌肉萎缩

二 A2 型题

1. 患者，女士，22 岁。患系统性红斑狼疮 2 年，鼻梁及面颊两侧呈蝶形水肿性红斑。不正确的护理措施是
   A. 患者床位安置在没有阳光直射的地方
   B. 外出穿长袖衣裤，打伞遮阳
   C. 适当使用化妆品掩饰红斑
   D. 忌用碱性肥皂清洗面部
   E. 避免服用普鲁卡因胺等药物
2. 患者，女性，24 岁。红斑狼疮 5 年，半月前面部出现红斑，胸闷不适，全身关节酸痛，并伴有低热，疑 SLE 活动。患者治疗后病情控制可出院回家，护士对患者做如下指导，正确的是
   A. 不生育者可口服雌激素类避孕药避孕
   B. 自觉不适，自行增加激素用量，症状缓解后自行减药
   C. 长期用药，定期随访，不可擅自改变药物剂量或突然停药
   D. 一旦妊娠即停服激素并以免疫抑制药替代
   E. 妊娠后停服糖皮质激素以外的一切药物，并每天晒太阳 30 分钟以上
3. 患者，女性，24 岁。患系统性红斑狼疮两次住院，本次住院面部蝶形红斑明显。该患者

皮肤护理的内容错误的是

A. 用清水洗脸　　B. 忌用碱性肥皂

C. 禁忌日光浴　　D. 不可适当使用化妆品

E. 红斑处用 40~50℃热水湿敷

4. 患者，女性，35 岁。已确诊 SLE，发热、全身关节痛、皮疹、蝶形红斑，此时应用的药物是

A. 糖皮质激素　　B. 雄激素

C. 非甾体抗炎药　　D. 甲状腺素

E. 醛固酮

5. 患者，女性，31 岁。在烈日下暴晒后面部出现蝶形红斑，全身多关节肿胀疼痛，伴有头晕、乏力、食欲缺乏。此患者最可能的诊断是

A. 干燥综合征　　B. 类风湿关节炎

C. 坏死性血管炎　　D. 反应性关节炎

E. 系统性红斑狼疮

6. 患者，女性，25 岁。面部有蝶形红斑，严重关节疼痛，乏力，最近查 Hb 90g/L，Sm 抗体阳性，抗 ds-DNA 抗体阳性。需要首先解决的护理问题是

A. 乏力　　B. 疼痛

C. 输营养液　　D. 有感染的危险

E. 皮肤完整性受损

7. 患者，女性，40 岁。全身关节痛，面部有蝶形红斑，查血抗 Sm 抗体（+），确诊为系统性红斑狼疮。医嘱避免日光直射，病室紫外线消毒时应回避，外出穿长袖上衣及长裤，戴帽或撑伞遮阳。原因是

A. 紫外线直接损害骨髓　　B. 紫外线是本病重要诱因

C. 紫外线直接破坏细胞　　D. 紫外线加重关节滑膜炎

E. 紫外线可致雌激素作用增强

8. 患者，女性，36 岁。系统性红斑狼疮病史 2 年，有发热和关节肿痛，面部发现紫红色斑块并有少量蛋白尿发生。下列护理措施中不恰当的是

A. 清水洗脸　　B. 避免使用肾脏损害药物

C. 房间内挂厚窗帘遮光　　D. 多食芹菜、香菜类绿叶蔬菜

E. 经常检查口腔和皮肤病损情况

9. 患者，女性，32 岁。发热、干咳伴胸痛 1 周，伴关节痛，无皮疹，无水肿。血象正常，尿蛋白（++），红细胞沉降率（ESR）72mm/h，丙氨酸氨基转移酶 60U/L，天冬氨酸氨基转移酶 90U/L，白蛋白 30g/L，球蛋白 39g/L，肝炎病毒检查（-）。X 线胸片示右侧中等量积液。父亲有结核史，姐姐 10 年前死于系统性红斑狼疮。该患者最可能的诊断是

A. 肺癌　　B. 肾炎

C. 结核性胸膜炎　　D. 系统性红斑狼疮

E. 慢性活动性肝炎

10. 患者，女性，22 岁。主诉蛋白尿，关节痛，精神障碍，并伴有胸腔积液。应考虑诊断为

A. 肾小球肾炎　　B. 肾病综合征

C. 精神分裂症　　D. 系统性红斑狼疮

E. 类风湿关节炎

11. 患者，女性，54 岁。手足关节痛 3 年余，查体双手指间肌肉萎缩，手指向尺侧偏，X 线显示关节腔变窄，关节半脱位，抗链球菌溶血素“O”300U/ml，ESR 380mm/h。此患者最可能的诊断是

A. 退行性骨关节病　　B. 风湿性关节炎

C. 先天性关节畸形　　D. 类风湿关节炎

E. 系统性红斑狼疮

12. 患者，女性，41 岁。患类风湿关节炎 12 年，3 天前再次出现双手腕肿痛。下列检查中，提示患者病情活动的指标是

A. 红细胞沉降率偏低　　B. C 反应蛋白水平增高

C. 关节腔滑液增多　　D. 血常规示轻度贫血

E. 关节 X 线检查示关节端骨质疏松

13. 患者，男性，50 岁。因类风湿关节炎 10 余年，出现双手尺侧偏向畸形。近来自感发热，关节疼痛难忍且呈梭形。其主要护理诊断考虑为

A. 疼痛　　B. 悲伤

C. 有感染的危险　　D. 自理缺陷

E. 躯体移动障碍

14. 患者，女性，55 岁。近 1 年来双手小关节反复肿痛，早晨起床时有僵硬感约 1 小时。查体：双手近端指间关节、远端指间关节伸侧可见皮下结节，有轻度压痛，无红肿。双手 X 线片：第Ⅱ、Ⅲ、Ⅳ近端指间关节、远端指间关节间隙狭窄。RF（+），ESR、CRP 轻度升高。该患者最可能的诊断为

A. 骨性关节炎　　B. 类风湿关节炎

C. 强直性脊柱炎　　D. 系统性红斑狼疮

E. 反应性关节炎

15. 患者，男性，52 岁。双手掌指关节肿痛 3 年，晨起有黏着感，活动后逐渐缓解，查血类风湿因子（+），诊断为类风湿关节炎。为预防、延缓关节畸形应注意

A. 长期卧床休息　　B. 小夹板固定

C. 持久进行关节功能锻炼　　D. 进食高热量、高蛋白饮食

E. 长期服用抗生素防感染

16. 患者，女性，33岁。因类风湿关节炎引起关节疼痛，在服用阿司匹林时，护士嘱其饭后服用的目的是
  A. 降低药物毒性
  B. 提高药物疗效
  C. 减少对消化道的刺激
  D. 减少对肝脏的损害
  E. 避免尿少时析出结晶
17. 患者，女性，58岁。2年前无明显诱因出现双腕、双手、双膝关节和踝、足、跖、趾关节肿痛，伴晨僵，时间约10分钟。疼痛以夜间明显，影响行动。实验室检查：ESR 55mm/h，RF（+）。关节X线检查：双手骨质疏松，腕部关节间隙变窄。最可能的诊断是
  A. 系统性红斑狼疮
  B. 干燥综合征
  C. 类风湿关节炎
  D. 骨性关节炎
  E. 银屑病关节炎
18. 患者，女性，41岁。双手近端指间关节、掌指关节和腕关节肿胀、疼痛伴晨僵每天1小时，时间半年。查体：近端指间关节、掌指关节和腕关节肿胀，活动受限。可能的诊断是
  A. 风湿性关节炎
  B. 类风湿关节炎
  C. 痛风性关节炎
  D. 强直性脊柱炎
  E. 骨性关节炎

三 A3/A4型题

（1~2题共用题干）

患者，女性，21岁。弛张热7天，2天来面颊部出现对称性水肿性红斑，指端及甲周有红斑。实验室检查：Hb 90g/L，WBC 3.4×10^9/L，尿蛋白(+++)，ANA（+），狼疮细胞（+）。

1. 该患者的诊断是
  A. 风湿性关节炎
  B. 系统性红斑狼疮
  C. 多发性结节病
  D. 反应性皮炎
  E. 风湿热
2. 下列对该患者的护理措施，正确的是
  A. 给予适合患者口味的饮食，如蘑菇肉片等
  B. 患者面部皮疹瘙痒时，可用手轻轻挠抓
  C. 指导患者餐前服药，以增加药物的吸收
  D. 长期应用糖皮质激素时，应补充钙质及维生素D
  E. 按时服用药物，病情好转后，及时停药

(3~4 题共用题干)

患者，女性，31 岁。因面部红斑、双膝关节肿痛半年，发热 2 周就诊。查体：T 37.8℃，BP 140/95mmHg，面部水肿，口腔黏膜有溃疡，肝肋下 1 指，脾肋下 2 指、质软，双膝关节红肿、有压痛。尿液检查蛋白（+），ANA（+），抗 Sm 抗体（+）。

3. 此患者最可能的诊断是

A. 干燥综合征　　B. 类风湿关节炎

C. 坏死性血管炎　　D. 反应性关节炎

E. 系统性红斑狼疮

4. 下列食物中，该患者可以食用的是

A. 芹菜　　B. 蘑菇

C. 熏肠　　D. 西红柿

E. 无花果

(5~7 题共用题干)

患者，女性，35 岁。面部水肿、疲倦乏力半个月，双侧面颊和鼻梁部有蝶形红斑，表面光滑，指掌部可见充血红斑。实验室检查：ESR 65mm/h，尿蛋白(+++)，ANA（+），抗 Sm 抗体（+），Hb 和 WBC 正常。

5. 该患者可能的诊断是

A. 蛋白尿　　B. 狼疮肾炎

C. 系统性红斑狼疮　　D. 慢性肾炎

E. 肾病综合征

6. 需采取的护理措施是

A. 皮肤护理　　B. 可以吃无花果

C. 多在阳光下活动　　D. 洗脸时涂一些营养霜

E. 饮食宜浓厚

7. 针对病情，目前护士应教育患者重点注意

A. 肾功能变化，定期复查　　B. 有无消化道出血

C. 体温变化　　D. 血红蛋白变化

E. 血白细胞变化

(8~9 题共用题干)

患者，男性，42 岁。对称性小关节肿痛伴晨僵 3 年，近 3 个月来症状加重，晨僵时间明显延长，并出现乏力。查体：双手腕关节、掌指关节肿胀，压痛（+），双手握力下降，双肘部发现无痛性皮下结节。

8. 可能的诊断是

A. 类风湿关节炎活动期
B. 类风湿关节炎
C. 干燥综合征
D. 反应性关节炎
E. 系统性红斑狼疮

9. 对该患者的晨僵护理，正确的是

A. 晚上睡眠前进行温水浴
B. 平时多卧床休息
C. 白天活动时戴弹力手套
D. 避免关节长时间不活动
E. 鼓励患者起床时用冷水、热水交替浸泡关节

（10~11 题共用题干）

患者，女性，43 岁。对称性全身小关节肿痛，反复发作 5 年，有晨僵，热水浸泡后减轻。实验室检查：RF（+）。拟诊断为类风湿关节炎。

10. 类风湿关节炎的基本病理改变是

A. 软组织炎
B. 肌炎
C. 滑膜炎
D. 肌腱炎
E. 骨膜炎

11. 不久在患者腕部及踝部出现皮下结节，提示

A. 癌变
B. 病情减轻
C. 已累及内脏
D. 病情活动
E. 出现并发症

四 B 型题

（1~2 题共用备选答案）

A. 溃疡
B. 玫瑰疹
C. 皮下结节
D. 蝶形红斑
E. 眶周紫红色斑疹

1. 系统性红斑狼疮的特征性皮损为
2. 系统性红斑狼疮口腔黏膜受损可表现为

（3~4 题共用备选答案）

A. 心血管
B. 肾脏
C. 肺和胸膜
D. 皮肤黏膜病变
E. 关节、肌肉病变

3. 系统性红斑狼疮最多累及的部位是

4. 系统性红斑狼疮最多出现的临床表现是

(5~7 题共用备选答案)

A. 对称性小关节受累，晚期多有畸形
B. 脊柱关节强直性病变，呈弓状畸形
C. 游走性四肢大关节肿痛，极少出现畸形
D. 大小关节均可受累，很少畸形及关节脱位
E. 全身关节酸痛伴明显胸骨下端压痛

5. 风湿性关节炎
6. 系统性红斑狼疮
7. 急性白血病

(8~9 题共用备选答案)

A. 症状减轻
B. 疼痛加剧
C. 多关节对称发作
D. 游走性
E. 剧烈疼痛，常固定少数关节

8. 类风湿关节炎活动后
9. 类风湿关节炎特点为

(10~11 题共用备选答案)

A. 无全身症状
B. 无关节畸形
C. 关节畸形
D. 多系统脏器损害
E. 乏力、发热、体重减轻

10. 类风湿关节炎患者最重要的临床表现是
11. 系统性红斑狼疮除关节炎外，最重要的临床表现是

五 X 型题

1. 属于风湿性疾病特点的是

A. 多为急性起病，病程短
B. 病程中发作与缓解交替出现
C. 同一种疾病临床表现有很大个体差异
D. 对治疗的反应个体差异较大
E. 需长期用药

2. 关于晨僵的护理措施，错误的是
A. 睡眠时使用弹力手套保暖
B. 起床后用热水、冷水交替浸泡僵硬的关节
C. 起床后可行冷水浴
D. 减少关节的活动
E. 避免做任何家务
3. 关于系统性红斑狼疮的叙述，不正确的是
A. 盘状红斑狼疮可发展为系统性红斑狼疮
B. 皮肤损害仅有蝶形红斑与盘状红斑
C. 紫外线可改善皮肤症状
D. 妊娠期病情好转
E. 呼吸系统损害最常见
4. 系统性红斑狼疮的皮肤损害包括
A. 蝶形红斑
B. 盘状红斑
C. 血管炎性皮损
D. 手指末和甲周红斑
E. 对称性眼睑眼眶周围紫红色斑疹
5. 系统性红斑狼疮患者应用糖皮质激素时，正确的是
A. 维持用药时间较长
B. 通常采用泼尼松
C. 病情好转后缓慢逐渐减量
D. 每日或隔日顿服
E. 用药剂量应逐渐加大
6. 系统性红斑狼疮患者应避免的食物是
A. 芹菜
B. 蘑菇
C. 绿豆
D. 无花果
E. 花生
7. 下列符合系统性红斑狼疮临床特征的是
A. 多呈急性经过
B. 发热
C. 关节痛
D. 皮疹
E. 内脏损害
8. 下列食物中对系统性红斑狼疮有诱发作用的是
A. 青菜
B. 苜蓿
C. 豆芽
D. 土豆
E. 无鳞鱼
9. 系统性红斑狼疮患者皮肤护理正确的是
A. 常用清水清洗
B. 忌用碱性皂液
C. 忌用化妆品
D. 避免阳光照射
E. 10℃冷水湿敷

10. 对系统性红斑狼疮患者正确的健康指导是

A. 向患者及家属解释本病若能及时正确治疗，病情可以长期缓解，过正常生活

B. 指导患者避免一切可能诱发或加重病情的因素，如日晒、劳累、感冒等

C. 病情缓解者可允许妊娠

D. 病情稳定后，鼓励患者参加社会活动和日常工作

E. 忌食芹菜、无花果、烟熏食物及蘑菇等，以免诱发或加重病情

11. 类风湿关节炎活动期的护理措施正确的是

A. 卧床休息　　B. 避免关节受压

C. 四肢关节保持屈曲　　D. 足底放护足板

E. 关节保暖

12. 符合类风湿关节炎的关节症状的是

A. 大多双侧对称　　B. 发作期关节呈梭状肿胀

C. 晨起关节僵硬显著　　D. 关节畸形少见

E. 多侵犯小关节

13. 下列类风湿关节炎处理原则正确的是

A. 急性期卧床休息　　B. 给予消炎镇痛

C. 抑制免疫反应　　D. 大剂量抗生素治疗

E. 理疗及功能锻炼

14. 符合类风湿关节炎 X 线表现的是

A. 关节肿胀　　B. 关节端骨质疏松

C. 关节间隙增宽　　D. 关节面骨质侵蚀性改变

E. 关节畸形

15. 下列关于类风湿关节炎关节表现的描述正确的是

A. 一般双手近端指间关节、掌指关节、腕关节最常受累

B. 初期单一关节或游走性多关节肿痛，多呈持续性和对称性，时轻时重，伴有压痛

C. 关节炎性肿大而附近肌肉萎缩，关节呈梭形

D. 凡受累关节均可肿胀，多因关节腔内积液或关节周围软组织炎症引起

E. 关节肿痛和结构破坏都会引起关节活动障碍

16. 关于类风湿关节炎的叙述正确的是

A. 一种炎症性自身免疫疾病

B. 免疫抑制药可控制发展

C. 特征为对称性腕、掌指及近端指骨间关节病变

D. 非类固醇药物可改善症状

E. 糖皮质激素类可达根治目的

六 案例分析题

（1~4 题共用题干）

患者，女性，31 岁。因“间断发热（体温 37.5~38.5℃）伴疲倦、体重下降、膝关节疼痛 2 年，面颊进行性红斑 2 个月”来诊。既往健康，病前未服过特殊药物。查体：T 37.1℃，P 90 次/分，R 20 次/分，BP 120/90mmHg；意识清楚，自动体位，营养不良；两颊部可见蝶形红斑，表面可见鳞屑，略凸出于皮肤表面，边缘不清楚；双肺无异常；心界不大，心尖部有Ⅱ/Ⅵ级收缩期吹风样杂音，HR 96 次/分，心律不规整，期前收缩 5~6 次/分；腹软，无压痛，肝肋下 2cm，脾未触及；四肢与脊柱无异常。

1. 为明确诊断应检查的项目包括
   A. 血常规
   B. 红细胞沉降率
   C. 血生化
   D. 尿常规
   E. 心电图
2. 诊断考虑的疾病是［提示实验室检查：Hb 105g/L，血 WBC 7.8×10^9/L；尿蛋白（++）；ESR 70mm/h；ALT 50U/L（正常值 1.7~14.0U/L），AST 40U/L（正常值 0~30U/L）；BUN 12.0mmol/L，Scr 230μmol/L；抗核抗体（+），抗双链 DNA 抗体（+）。心电图：窦性心律，室性期前收缩，V_5 导联 ST 段下移 0.075mV］
   A. 类风湿关节炎
   B. 系统性红斑狼疮
   C. 干燥综合征
   D. 皮肌炎
   E. 心脏病
3. 应采取的治疗措施包括
   A. 血液透析
   B. 选用非甾体抗炎药
   C. 选用肾上腺皮质激素
   D. 免疫抑制药治疗
   E. 选用羟氯喹治疗
4. 对患者两颊部蝶形红斑的正确护理包括
   A. 保持皮肤清洁卫生
   B. 每天温水洗脸，用碱性肥皂
   C. 外出时采取遮阳措施，忌日光浴
   D. 30℃左右温水湿敷红斑处，3 次/天，每次 30 分钟
   E. 为患者安排阳面病室，温、湿度适宜

（5~7 题共用题干）

患者，女性，25 岁。不规则低热伴大小关节疼痛 1 个月余。面部有较严重的蝶形红斑，怕见人，口腔内有溃疡灶，右膝、左踝关节轻度红肿，有压痛，无畸形。

5. 该患者最可能的诊断为
   A. 系统性红斑狼疮
   B. 类风湿关节炎
   C. 肾小球肾炎
   D. 上呼吸道感染
   E. 风湿性关节炎
6. 实验室检查可见
   A. 血小板减少
   B. 红细胞增多
   C. 抗 Sm 抗体阳性
   D. 补体 C3 水平降低
   E. 抗 ds-DNA 抗体阳性
7. 该患者最主要的护理问题是
   A. 体温过高
   B. 皮肤完整性受损
   C. 绝望
   D. 焦虑
   E. 知识缺乏

(8~10 题共用题干)

患者，女性，29 岁。已婚，经常饮酒、吸烟。近半年来频发不明原因低热，近端指间关节肿痛，经医院检查疑是 SLE。

8. 女性多患此病的原因
   A. 与吸烟有关
   B. 与饮食有关
   C. 与雌激素有关
   D. 与饮酒有关
   E. 与婚姻有关
9. 系统性红斑狼疮具有诊断价值的免疫学检查是
   A. 抗核抗体
   B. 蛋白质及补体
   C. 狼疮细胞
   D. 抗 Sm 抗体
   E. 抗双链 DNA 抗体
10. 对系统性红斑狼疮（SLE）患者的健康教育内容正确的是
   A. 常需终身治疗
   B. 定期复查血、尿
   C. 外出时尽量避免日光照射
   D. 少去公共场所，防止感染
   E. 妊娠对病情无影响

(11~14 题共用题干)

患者，男性，30 岁。间歇性发热、食欲缺乏，体温 37.6~39.2℃，伴腕、膝关节酸痛 1 个月余。体检：头发稀少，口腔有溃疡灶，左膝及右腕关节局部红肿，压痛明显，但无畸形。实验室检查：尿蛋白（+），血白细胞计数 3.7×10^9/L，ALT 60U/L，红细胞沉降率 45mm/h，狼疮细胞（-），抗 Sm 抗体（+）。

11. 该患者最可能患的是
A. 风湿性关节炎
B. 类风湿关节炎
C. 病毒性肝炎
D. 急性肾小球肾炎
E. 系统性红斑狼疮

12. 如对该患者进行进一步实验室检查，可出现以下结果，除外
A. 血小板减少
B. 抗核抗体阳性
C. 丙球蛋白水平下降
D. 补体 C3 水平下降
E. 抗双链 DNA 抗体阳性

13. 确诊后的首选治疗药物是
A. 青霉素
B. 糖皮质激素
C. 雷公藤
D. 吲哚美辛
E. 环磷酰胺

14. 给该患者进行护理措施及保健指导正确的有
A. 卧床休息
B. 忌食芹菜、香菜
C. 口腔涂冰崩散、锡类散等
D. 服用避孕药避孕，防止疾病恶化
E. 安置在没有阳光直射的病室

（15~19 题共用题干）

患者，女性，32 岁。因腕及掌指关节肿痛，伴双膝关节疼痛、行走困难而入院。入院血液检查：ESR 70mm/h，WBC $4.10\times10^{9}/L$，RBC $3.6\times10^{12}/L$，Hb 110g/L。免疫学检查：C3、C4 均增高，RF（+），尿蛋白（-）。伴有晨僵。

15. 患者最可能的诊断是
A. 类风湿关节炎
B. 风湿性关节炎
C. 系统性红斑狼疮
D. 干燥综合征
E. 骨性关节炎

16. 此期患者的护理措施正确的是
A. 卧床休息，并保持正确的体位
B. 遵医嘱给予消炎镇痛药
C. 嘱患者定时定量服药，不可随意加减药量或停药
D. 注意观察药物不良反应
E. 加强小关节功能锻炼

17. 治疗类风湿关节炎药物的不良反应包括
A. 胃肠道不适
B. 皮肤黏膜出血

C. 骨髓抑制　　D. 骨髓活跃
E. 肝功能异常

18. 目前最主要的护理诊断是
A. 疼痛：关节痛　　B. 自理缺陷
C. 功能障碍性悲哀　　D. 焦虑
E. 有失用综合征的危险

19. 下列对该患者的健康教育内容正确的是
A. 介绍疾病的性质和治疗方案　　B. 指导按医嘱服药
C. 避免寒冷和潮湿　　D. 绝对卧床休息
E. 足量蛋白质和高维生素饮食

参考答案与解析

一、A1 型题

1. C【解析】风湿性疾病可分为以关节损害为主的关节病和不限于关节损害的系统性疾病。前者如类风湿关节炎（RA）等，后者如系统性红斑狼疮（SLE）等。

2. A【解析】风湿性疾病简称风湿病，是指一组影响骨、关节及其周围软组织，并以内科治疗为主的疾病。风湿是指关节、关节周围组织、肌肉、骨出现的慢性疼痛。

3. D【解析】风湿性疾病的共同特点：①慢性起病。②多器官受累。③个体差异大。④病情发作与缓解交替。

4. B【解析】关节疼痛是关节受累最常见的首发症状，也是风湿性疾病患者就诊的主要原因。

5. D【解析】应用现代免疫学技术，测定患者的自身抗体，对风湿性疾病具有高度特异性，而成为诊断的标志性抗体。

6. B【解析】系统性红斑狼疮是一种自身免疫性结缔组织病，由于体内有大量致病性自身抗体和免疫复合物，造成组织损伤，临床可以出现多个系统和脏器损害的症状，以青年女性多见。

7. E【解析】系统性红斑狼疮的病因及发病机制：确切原因尚不清楚，可能与遗传、性激素、环境等多种因素互相综合作用引起机体免疫调节功能紊乱有关。①遗传因素。②内分泌因素（雌激素、催乳素、生长激素）。③感染。④物理因素（紫外线、日常饮食）。⑤药物（芳香胺类、肼类、巯基化合物、苯类）。⑥免疫异常。

8. E【解析】几乎所有 SLE 患者肾脏受累，表现为肾炎或肾病综合征。

9. C【解析】系统性红斑狼疮临床可以出现多个系统和脏器损害的症状，以青年女性多见。

10. C【解析】80% 系统性红斑狼疮患者可见皮肤损害。典型者鼻面部有蝶形红斑，表面光滑，有时可见鳞屑，病情缓解期红斑可消退，留有棕黑色色素沉着；手掌大、小鱼际，指（趾）端周围有红斑、斑丘疹及紫斑等；可见脱发。黏膜损害通常与 SLE 活动有关，可累及全身各处的黏膜，但多发生在口腔及唇部，可见白斑、糜烂或溃疡。

11. B【解析】目前 SLE 急性发作期首选治疗药物为糖皮质激素。

12. D【解析】无中枢神经系统、肾脏或其他脏器严重损害，病情处于缓解期达半年以上者，一般能安全地妊娠，并分娩出正常胎儿。非缓解期的 SLE 患者易出现流产、早产和死胎，故应避孕。病情活动伴有心、肺、肾功能不全者属妊娠禁忌。

13. E【解析】SLE 的临床表现以肾脏损害最常见，可发生狼疮性肺炎，可发生黄疸，可有心肌炎。

14. A【解析】抗核抗体是指一组对细胞核或细胞质内核酸和核蛋白的自身抗体。是目前最佳的 SLE 筛选试验，本试验已代替了狼疮细胞检查。

15. B【解析】SLE 发病可能与下列性激素异常有关：①雌激素水平及其代谢异常。②雌激素受体的含量。③催乳素和生长激素的含量。

16. E【解析】参见 A1 型题第 10 题解析。

17. A【解析】风湿性疾病皮肤损害的用药护理措施，糖皮质激素：代表药物为泼尼松，有较强的抗炎、抗过敏和免疫抑制作用，长期服用可引起继发感染、股骨头无菌性坏死、库欣综合征、电解质紊乱、骨质疏松、血压升高、血糖升高、消化性溃疡、精神失常等。服药期间，应给予低盐、高蛋白、高钾、高钙饮食，补充钙剂和维生素 D，定期监测血压、血糖、尿糖变化，强调遵医嘱服药的必要性，不可自行停药或减量过快，以免引起“反跳”现象。

18. B【解析】SLE 患者应避免直接日晒。

19. E【解析】SLE 的发病与雌激素有关，应避免使用雌激素类避孕药。

20. A【解析】对于长期应用激素患者，不可随意漏服、停服及自行减量，以免引起病情反跳，注意观察有无肥胖、血糖升高、高血压、感染、股骨头坏死、骨质疏松等不良反应。

21. C【解析】SLE 病变可以累及关节与肌肉，多表现为关节痛，部分可伴有关节炎，会有肌肉痛或肌炎，一般不引起关节畸形。天鹅颈样畸形、关节畸形、关节附近肌肉萎缩都是类风湿关节炎的表现。

22. D【解析】引起药物性狼疮的药品按化学结构可分成 4 类：①芳香胺类，普鲁卡因胺、磺胺嘧啶和 β 受体阻断药等。②肼类，肼苯达嗪和异烟肼等。③巯基化合物，青霉胺、甲状腺药物等。④苯类，苯妥英钠等抗惊厥药物等。

23. C【解析】由于系统性红斑狼疮本身有免疫功能紊乱，尤其在疾病活动期有很强的免疫反应，如进行预防接种，外来的蛋白作为一种特殊抗原可引起免疫反应，造成发热、关节痛，甚至发生肾炎、脑炎等。因此，活动期的系统性红斑狼疮患者不宜进行预防接种。对于处于缓解期的系统性红斑狼疮患者，一般可进行预防接种，包括流感疫苗、破伤风抗毒素等。

24. D【解析】类风湿关节炎患者最常见的自身抗体是类风湿因子。

25. E【解析】系统性红斑狼疮临床可以出现多个系统和脏器损害的症状。

26. C【解析】参见 A1 型题第 11 题解析。

27. D【解析】SLE 确切原因尚不清楚，可能与遗传、性激素、环境等多种因素互相综合作用引起机体免疫调节功能紊乱有关。SLE 是一种多基因遗传性疾病，SLE 的遗传至少需要 4 个基因的参与。不同基因有缺陷的共同作用，导致明显的特异反应堆，产生各种病理过程和不同的临床表现。

28. E【解析】黏膜损害通常与 SLE 活动有关，可累及全身各处的黏膜，但多发生在口腔及唇部，可见白斑、糜烂或溃疡。

29. D【解析】20% 系统性红斑狼疮患者有神经系统损伤，表现为抽搐、偏瘫、昏迷等，出现中枢神经损害常预示病变活动、病情危重、预后不良。

30. A【解析】系统性红斑狼疮引起的肝损害主要表现为肝大、黄疸、肝功能异常以及血清中可存在多种自身抗体等。

31. E【解析】SLE 患者损害呼吸系统的表现为胸膜炎等。

32. B【解析】系统性红斑狼疮患者发生心肌炎是损害循环系统的表现。

33. C【解析】系统性红斑狼疮患者发生了血尿、蛋白尿、管型尿及高血压是损害泌尿系统的表现。

34. D【解析】系统性红斑狼疮患者的首发症状是关节痛。90% 患者在病程中伴有关节痛，多为对称性、游走性，一般不引起关节畸形，最受累的关节为近端指间关节、腕、膝及踝关节，部分病例可发生无菌性缺血性骨坏死，股骨头最常累及，其次为肱骨头、胫骨头等。少数患者可有肌痛、肌炎。

35. A【解析】系统性红斑狼疮患者忌食冷冻食品和饮料，忌食芹菜、无花果、香菜等食物，戒烟酒、禁咖啡。

36. D【解析】无中枢神经系统、肾脏或其他脏器严重损害，病情处于缓解期达半年以上者，一般能安全地妊娠，并分娩出正常胎儿。非缓解期的 SLE 患者易出现流产、早产和死胎，故应避孕。

37. D【解析】系统性红斑狼疮具有诊断价值的免疫学检查是抗双链 DNA 抗体。

38. B【解析】大多数 SLE 患者可出现呼吸系统、心血管系统、消化系统、神经系统的损害，如胸膜炎、心包炎、血栓性静脉炎、急腹症、慢性贫血、眼底出血、蛛网膜下腔出血、偏瘫、昏迷等。

39. E【解析】治疗系统性红斑狼疮最主要的药物是肾上腺皮质激素。

40. C【解析】系统性红斑狼疮最常见的死亡原因是肾脏损害引起的肾衰竭。

41. D【解析】类风湿关节炎缓解期鼓励患者及早下床活动，指导患者进行功能锻炼，防止关节僵硬和肌肉萎缩。给予富含蛋白质和维生素的清淡易消化饮食，贫血患者增加含铁食物。

42. D【解析】类风湿关节炎最受累的关节为近端指间关节、腕、膝及踝关节。

43~44 E、E【解析】急性活动期，发热及内脏受累的患者应卧床休息，限制关节活动，并保持正确的体位，保持关节功能位，但不宜绝对卧床，不宜长时间维持抬高头部和膝部的姿势，以免屈曲姿势造成关节挛缩致残。缓解期鼓励患者及早下床活动，指导患者进行功能锻炼，防止关节僵硬和肌肉萎缩。

二、A2 型题

1. C【解析】系统性红斑狼疮患者注意个人及皮损部位清洁卫生，忌滥用外用药或化妆品，切忌挤压、搔抓皮疹或皮损部位。

2. C【解析】坚持遵医嘱用药，不可擅自改变药物剂量或突然停药，向患者详细介绍药物用法、用量及可能出现的不良反应，定期复诊。

3. E【解析】系统性红斑狼疮患者特别是有面部红斑的，是病情活动造成的血管炎、毛细血管扩张。如果用热水，血管炎症加上扩张就很不容易恢复，应该用温水，这样能避免过度地刺激毛细血管。

4. C【解析】非甾体抗炎药主要用于发热、关节和肌肉酸痛而无明显血液病变的轻症患者，常用的有阿司匹林、吲哚美辛、布洛芬等。

5. E【解析】根据患者表现可诊断为系统性红斑狼疮。

6. B【解析】患者严重关节疼痛，需要首先解决的护理问题是疼痛。

7. B【解析】紫外线照射可诱发皮肤损害或使原有的皮损加剧，并能使某些局限性盘状红斑狼疮发展为系统性红斑狼疮。

8. D【解析】系统性红斑狼疮患者忌食冷冻食品和饮料，忌食芹菜、无花果、香菜等食物，戒烟酒、禁咖啡。

9. D【解析】患者有发热、干咳、胸痛，提示有呼吸系统损害；有关节痛，提示有骨关节、肌肉损害；有尿蛋白，提示有肾脏损害；转氨酶水平升高，白蛋白降低，球蛋白水平升高，显示有消化系统损害；同时红细胞沉降率增快、肝炎病毒阴性、X 线胸片示右侧有积液。考虑结核性胸膜炎、肺癌、肾炎、慢性活动性肝炎均无法同时出现多系统损害，均可排除。故该患者最可能的诊断是系统性红斑狼疮。

10. D【解析】系统性红斑狼疮临床可以出现多个系统和脏器损害的症状。根据患者“蛋白尿，关节痛，精神障碍，并伴有胸腔积液”等症状可诊断为系统性红斑狼疮。

11. D【解析】类风湿关节炎常见的关节畸形有掌指关节半脱位，类风湿关节炎典型的X线表现是近端指间关节的梭形肿胀、关节面模糊或毛糙及囊性变，晚期出现关节间隙变窄甚至消失。患者临床表现、检查结果符合类风湿关节炎诊断。

12. B【解析】活动期血小板增高、红细胞沉降率增快、C反应蛋白增高。

13. A【解析】患者关节疼痛难忍且呈梭形。主要护理诊断考虑为疼痛。疼痛（关节痛）与滑膜炎症和关节肿胀有关。

14. B【解析】患者有晨僵、关节肿胀、痛与压痛等类风湿关节炎表现，X线片示第2、3、4近端指间关节、远端指间关节间隙狭窄，且类风湿因子（RF）阳性，符合类风湿关节炎诊断。

15. C【解析】鼓励患者在可以耐受的范围内积极进行主动或被动锻炼，以保持关节的活动功能，增强肌肉的力量和耐力；对关节局部热敷、按摩、热水浴、温泉浴、红外线超短波或短波透热疗法，以增加局部血液循环，使肌肉松弛，减轻疼痛，消除关节僵硬。

16. C【解析】阿司匹林属于非甾体抗炎药物，这类药物的主要不良反应是对胃肠道的刺激，因此饭后用药可以有效地缓解这类药物对消化道的刺激。

17. C【解析】患者出现关节肿痛、晨僵且RF阳性，X线检查腕部关节间隙变窄，符合类风湿关节炎诊断。

18. B【解析】患者有晨僵每天1小时，有对称性3个以上关节肿，腕、掌指、近指关节肿，持续时间大于6周，符合类风湿关节炎诊断。风湿性关节炎以四肢大关节游走性肿痛为主要表现；痛风性关节炎常表现为第1趾跖关节急性发作性红肿热痛，可自然缓解；强直性脊柱炎以非对称性下肢大关节炎为主；骨性关节炎多见于50岁以上人群，以负重关节为主，休息后缓解。

三、A3/A4型题

1. B【解析】患者“2天来面颊部出现对称性水肿性红斑，指端及甲周有红斑”，有系统性红斑狼疮表现，且Hb 90g/L，WBC 3.4×10^9/L，尿蛋白（+++），ANA（+），狼疮细胞（+），符合系统性红斑狼疮诊断。

2. D【解析】长期应用糖皮质激素的患者常见骨质疏松，应适当补充钙剂、维生素D以及双膦酸盐等预防和治疗骨质疏松。

3. E【解析】患者有系统性红斑狼疮临床表现和实验室检查结果符合系统性红斑狼疮诊断。

4. D【解析】系统性红斑狼疮患者忌食冷冻食品和饮料，忌食芹菜、无花果、香菜等食物，戒烟酒、禁咖啡。有肾功能不全者宜低盐、优质蛋白饮食，限制水和钠盐的摄入，必要时记录24小时出入液量。

5. C【解析】系统性红斑狼疮表现为皮肤黏膜损害，常见于暴露部位，出现对称的皮疹，典型者在双面颊和鼻梁有深红色或紫红色蝶形红斑，在手掌的大小鱼际、指端及指

（趾）甲周围也可出现红斑，这些都是血管炎的表现。抗核抗体（ANA）阳性率95%，是最佳SLE筛选试验。抗Sm抗体是SLE标志性抗体。

6. A【解析】该患者目前是面部水肿，双侧面颊和鼻梁有蝶形红斑，表面光滑，指掌部可见充血红斑，因此首要的护理问题是皮肤护理。避免阳光直接照射裸露皮肤，忌食冷冻食品和饮料，忌食芹菜、无花果、香菜等食物，戒烟酒、禁咖啡。

7. A【解析】观察患者生命体征、神志等，有无发热、关节疼痛、皮疹、口腔溃疡、水肿、心前区不适、气促、腹泻、呕吐等，尽早预防和发现脏器损害，防止病情变化。对发生狼疮脑病、急性肾衰竭等疾病的患者按相应疾病护理。

8. B【解析】类风湿关节炎痛多呈持续性和对称性，时轻时重，伴有压痛。一般双手近端指间关节、掌指关节、腕关节最常受累。晨僵是类风湿关节炎重要临床表现之一。患者对称性小关节肿痛伴晨僵3年，符合类风湿关节炎表现。查体双手腕关节、掌指关节肿胀，压痛（+），双手握力下降，双肘部发现无痛性皮下结节，符合类风湿关节炎诊断。

9. D【解析】对晨僵肢体戴手套保暖，起床后用热水浸泡或温水浴，以减轻晨僵程度和尽快缓解症状；鼓励患者在可以耐受的范围内积极进行主动或被动锻炼，以保持关节的活动功能，增强肌肉的力量和耐力；对关节局部热敷、按摩、热水浴、温泉浴、红外线超短波或短波透热疗法，以增加局部血液循环，使肌肉松弛，减轻疼痛，消除关节僵硬。

10. C【解析】类风湿关节炎的基本病理改变为关节的慢性滑膜炎。一般认为类风湿关节炎可能与感染因子和遗传倾向等因素相关，感染因子如支原体、分枝杆菌、EB病毒和其他反转录病毒等。本病的遗传基础与Ⅱ类HLA有关。

11. D【解析】类风湿结节是类风湿关节炎较特异的皮肤表现。本病出现皮下结节说明病情活动。

四、B型题

1~2 D、A【解析】参见A1型题第10题解析。

3~4 B、E【解析】系统性红斑狼疮最多累及的部位是肾脏。几乎所有患者肾脏受累，表现为肾炎或肾病综合征。晚期发生肾衰竭，是SLE死亡的常见原因。系统性红斑狼疮最多出现的临床表现是关节、肌肉病变。

5~7 A、D、E【解析】风湿性关节炎出现游走性四肢大关节肿痛，极少出现畸形；类风湿关节炎呈对称性小关节受累，晚期多有畸形；SLE大小关节均可受累，很少出现畸形及关节脱位；急性白血病全身关节酸痛伴明显胸骨下端压痛。

8~9 A、C【解析】类风湿关节炎活动后症状减轻，类风湿关节炎初期可以是单一关节或游走性多关节肿痛，多呈持续性和对称性，时轻时重，伴有压痛。一般双手近端指间关节、掌指关节、腕关节最常受累。

10. C【解析】类风湿关节炎常见的关节畸形有掌指关节半脱位、手指尺侧偏斜而呈“天鹅颈”样、关节纤维性强直（腕、肘和膝关节），以致患者日常生活多不能自理。

11. D【解析】几乎所有系统性红斑狼疮患者肾脏受累，表现为肾炎或肾病综合征。晚期发生肾衰竭，是 SLE 死亡的常见原因。大多数 SLE 患者可出现呼吸系统、心血管系统、消化系统、神经系统的损害，如胸膜炎、心包炎、血栓性静脉炎、急腹症、慢性贫血、眼底出血、蛛网膜下腔出血、偏瘫、昏迷等。

五、X 型题

1. BCDE【解析】参见 A1 型题第 3 题解析。风湿是指关节、关节周围组织、肌肉、骨出现的慢性疼痛。

2. BCDE【解析】对晨僵肢体戴手套保暖，起床后用热水浸泡或温水浴，以减轻晨僵程度和尽快缓解症状；鼓励患者在可以耐受的范围内积极进行主动或被动锻炼，以保持关节的活动功能，增强肌肉的力量和耐力；对关节局部热敷、按摩、热水浴、温泉浴、红外线超短波或短波透热疗法，以增加局部血液循环，使肌肉松弛，减轻疼痛，消除关节僵硬。

3~4 BCDE、ABCD【解析】盘状红斑狼疮可发展为系统性红斑狼疮。80% 患者可见皮肤损害，典型者鼻面部有蝶形红斑，表面光滑，有时可见鳞屑，病情缓解期红斑可消退，留有棕黑色色素沉着；手掌大、小鱼际，指（趾）端周围有红斑、斑丘疹及紫斑等；可见脱发。黏膜损害通常与 SLE 活动有关，可累及全身各处的黏膜，但多发生在口腔及唇部，可见白斑、糜烂或溃疡。指导患者避免一切可能诱发或加重病情的因素，如日晒、妊娠、分娩、口服避孕药、手术、劳累、感冒及精神刺激等。肾脏受累最常见。

5. ABCD【解析】待病情控制后逐渐减量，多数患者需长期服用维持量。

6. ABD【解析】系统性红斑狼疮患者忌食冷冻食品和饮料，忌食芹菜、无花果、香菜等食物，戒烟酒、禁咖啡。有肾功能不全者宜低盐、优质蛋白饮食，限制水和钠盐的摄入。

7. BCDE【解析】系统性红斑狼疮临床多呈慢性经过。

8. BE【解析】日常饮食成分对 SLE 诱发有不可忽视的作用，如无鳞鱼、干咸海产品及烟熏食物、苜蓿等。

9. ABCD【解析】系统性红斑狼疮皮肤和口腔护理：有皮疹、红斑或光敏感者，避免阳光直接照射裸露皮肤，外出时穿长袖衣、长裤、戴宽边帽子；避免接触刺激性物品，如染发剂、烫发剂、定型发胶、农药等，以减轻或避免皮肤损害。指导患者保持口腔清洁，坚持餐后用温开水或盐水漱口。

10. ABDE【解析】系统性红斑狼疮患者的健康指导，无中枢神经系统、肾脏或其他脏器严重损害，病情处于缓解期达半年以上者，一般能安全地妊娠，并分娩出正常胎儿。非缓解期的 SLE 患者易出现流产、早产和死胎，故应避孕。病情活动伴有心、肺、肾功能不全者属妊娠禁忌。其他选项均正确。

11. ABDE【解析】不宜长时间维持抬高头部和膝部的姿势，以免屈曲姿势造成关节挛缩致残。

12. ABCE【解析】类风湿关节炎的关节症状，关节畸形多见。常见的关节畸形有掌指关节半脱位、手指尺侧偏斜而呈“天鹅颈”样、关节纤维性强直（腕、肘和膝关节），以致患者日常生活多不能自理。

13. ABCE【解析】类风湿关节炎处理原则有急性期、发热及脏器受累应卧床休息，恢复期应加强关节功能锻炼，应用非甾体抗炎药等消炎止痛，抑制免疫反应。

14. ABDE【解析】关节间隙因软骨破坏会变得狭窄，为类风湿关节炎Ⅱ期的 X 线表现。其他分别为不同时期的表现。

15. ABCDE【解析】类风湿关节炎（RA）的关节临床表现：①晨僵，是指患者在晨起时关节部位有明显的发紧和僵硬感，持续时间多数大于 1 小时，活动关节后改善。95% 以上的 RA 患者会出现此症状，是 RA 最为突出的早期表现之一。②痛与压痛，是本病最早的表现，可发生于任何关节。初期可以是单一关节或游走性多关节肿痛，多呈持续性和对称性，时轻时重，伴有压痛。一般双手近端指间关节、掌指关节、腕关节最常受累。③肿胀，凡受累关节均可肿胀，多因关节腔内积液或关节周围软组织炎症引起，多呈对称性。关节炎性肿大而附近肌肉萎缩，关节呈梭形。④畸形，常见的关节畸形有掌指关节半脱位、手指尺侧偏斜而呈“天鹅颈”样、关节纤维性强直（腕、肘和膝关节），以致患者日常生活多不能自理。⑤功能障碍，关节肿痛和结构破坏都会引起关节活动障碍。

16. ABCD【解析】糖皮质激素有强大的抗炎作用，能缓解关节肿痛症状和全身炎症，但达不到根治目的。

六、案例分析题

1. ABCDE【解析】系统性红斑狼疮的实验室检查及其他检查：①血常规可查看全血细胞减少、单纯性白细胞减少或血小板减少；红细胞沉降率增快等。②尿常规可查看蛋白尿、血尿及各种管型尿。③肝生化可查看肝功能异常情况等。④心电图可查看心脏功能。

2. B【解析】系统性红斑狼疮典型者鼻面部有蝶形红斑，表面光滑，有时可见鳞屑。此外患者有发热、体重减轻等全身症状，符合系统性红斑狼疮表现。检查结果抗核抗体（+），抗双链 DNA 抗体（+），符合系统性红斑狼疮诊断。

3. BCDE【解析】肾上腺皮质激素是治疗 SLE 的主要药物，适用于急性暴发性狼疮、明显的脏器损害、溶血性贫血等，待病情控制后逐渐减量，多数患者需长期服用维持量。病情反复、重症患者等宜加用免疫抑制药。抗疟药羟氯喹，主治红斑狼疮的皮肤损害。非甾体抗炎药主要用于发热、关节和肌肉酸痛而无明显血液病变的轻症患者。

4. ACD【解析】有皮疹、红斑或光敏感者，避免阳光直接照射裸露皮肤，外出时穿长袖衣、长裤、戴宽边帽子。注意个人及皮损部位清洁卫生，忌滥用外用药或化妆品，切忌挤压、搔抓皮疹或皮损部位，以减轻或避免皮肤损害。

5. A【解析】SLE 是一种全身性自身免疫病，主要累及皮肤黏膜、骨骼肌肉、肾脏及中枢神经系统，肺、心脏、血液等多个器官和系统。好发于年轻女性。全身表现：发热、乏力、体重减轻。皮肤黏膜：蝶形红斑，光过敏，红斑或丘疹，口腔、外阴或鼻溃疡等。关节痛：指、腕、膝常见。肾组织损害有蛋白尿、血尿、管型尿。系统性红斑狼疮好发于年轻女性，抗核抗体 ANA（+）。皮肤黏膜：蝶形红斑、光过敏、红斑或丘疹、口腔溃疡等；关节痛；蛋白尿、管型尿。

6. ACDE【解析】SLE 的实验室检查：①血尿常规，红细胞减少，60% 活动性 SLE 会有贫血，白细胞及血小板减少。②抗核抗体谱，抗 Sm 抗体阳性，特异性 99%，不代表疾病活动性。抗双链 DNA 抗体阳性，抗核抗体阳性。③补体，补体低下，尤其是 C3 下降，是表示 SLE 活动的指标之一。

7. B【解析】皮肤黏膜受损的表现：蝶形红斑、盘状红斑、光过敏、红斑或丘疹、口腔、外阴或鼻溃疡等、面部及躯干皮疹，脱发等。强阳光暴晒和紫外线照射，有时会诱发 SLE 的急性发作，因此应避免。SLE 皮肤黏膜损害，应避免阳光，保持皮肤完整性。

8. C【解析】女性多患系统性红斑狼疮的原因可能与下列性激素异常有关：①雌激素水平及其代谢异常。②雌激素受体的含量。③催乳素和生长激素的含量。

9. E【解析】系统性红斑狼疮以存在多种抗核抗体为特点，抗核抗体检查对系统性红斑狼疮的敏感性为 95%，是目前最佳的系统性红斑狼疮筛选实验，但其特异性并不理想，抗双链 DNA 抗体对系统性红斑狼疮的诊断特异性较高。

10. ABCD【解析】无中枢神经系统、肾脏或其他脏器严重损害，病情处于缓解期达半年以上者，一般能安全地妊娠，并分娩出正常胎儿。非缓解期的 SLE 患者易出现流产、早产和死胎，故应避孕。病情活动伴有心、肺、肾功能不全者属妊娠禁忌。

11. E【解析】患者有发热、食欲缺乏、脱发、腕膝关节酸痛、口腔有溃疡等系统性红斑狼疮临床表现。

12. C【解析】系统性红斑狼疮患者实验室检查会出现血小板减少、抗核抗体阳性、补体 C3 下降、抗双链 DNA 抗体阳性及反应蛋白增高等情况。

13. B【解析】系统性红斑狼疮合理治疗后可以缓解，尤其是早期患者。治疗原则是活动且病情重者，予以强有力的药物控制，主要的药物是糖皮质激素，一般选用泼尼松、泼尼松龙或甲泼尼龙。

14. ABCE【解析】指导患者避免一切可能诱发或加重病情的因素，如日晒、妊娠、分娩、口服避孕药、手术、劳累、感冒及精神刺激等，避免接受各种预防接种。

15. A【解析】患者血细胞沉降率增快、C 反应蛋白增高，FR 阳性，腕及掌指关节肿痛，伴双膝关节疼痛，符合类风湿关节炎诊断。

16. ABCD【解析】急性活动期的患者应卧床休息，限制关节活动，并保持正确的体位，保持关节功能位。

17. ABCE【解析】类风湿关节炎药物治疗的常见不良反应主要是会出现胃肠道反应，如患者在服用非甾体抗炎药后，或者免疫抑制药后，有可能出现恶心、呕吐、食欲下降，以及胃灼热等症状。还可能会伴有一些肝功能损伤，也可能会有肾脏损害，以及脱发、骨髓抑制等不良反应，骨髓抑制可表现为血小板减少，白细胞减少。此外，还可能会导致血压增高等不良反应，而且应用抗疟药，有可能会导致视网膜的损害，在用药治疗期间，需要定期检查眼底，还会出现变态反应等不良反应。

18. B【解析】因患者行走困难，目前最主要的护理诊断是自理缺陷，与关节肿痛、畸形、强直有关。

19. ABCE【解析】类风湿关节炎的健康指导：①疾病知识指导，帮助患者及家属了解疾病的性质、病程和治疗方案。避免感染、寒冷、潮湿、过劳等各种诱因，注意保暖。强调休息和治疗性锻炼的重要性，养成良好的生活方式和习惯，在疾病缓解期每天有计划地进行锻炼，增强机体的抗病能力，保护关节功能，延缓功能损害的进程。②用药指导与病情监测，指导患者用药方法和注意事项，遵医嘱用药，不要自行停药、换药、增减药量，坚持规则治疗，减少复发。严密观察疗效及不良反应，定期检测血、尿常规及肝、肾功能等，一旦发现严重的不良反应，应立即停药并及时就医。病情复发时及早就医，以免重要脏器受损。

医院感染护理

第八章　传染性疾病患者的护理

社区护理

一 A1 型题

1. 对于大多数传染病来说，最多见的表现是
   A. 病原体被清除（一过性感染）　B. 隐性感染
   C. 显性感染　D. 病原携带状态
   E. 潜伏性感染
2. 传染病的下列特征中最主要的是
   A. 有病原体　B. 有传染性
   C. 有地方性　D. 有季节性
   E. 有感染免疫
3. 我国规定管理的传染病分为
   A. 甲类 1 种、乙类 23 种、丙类 11 种　B. 甲类 2 种、乙类 24 种、丙类 9 种
   C. 甲类 3 种、乙类 28 种、丙类 9 种　D. 甲类 3 种、乙类 24 种、丙类 9 种
   E. 甲类 2 种、乙类 27 种、丙类 11 种
4. 确定一种传染病的检疫期是根据该病的
   A. 最短潜伏期　B. 平均潜伏期
   C. 最长潜伏期　D. 传染期
   E. 前驱期
5. 传染病在较小范围、短时间内突然出现大批同类病例，称为
   A. 流行　B. 大流行
   C. 散发　D. 暴发流行
   E. 以上都不是
6. 传染病的基本特征是
   A. 有传染性、传播途径、免疫性
   B. 有病原体、流行性、传染性
   C. 有病原体、传染性、流行性、地方性、季节性、免疫性
   D. 有传染性、免疫性、流行性、地方性、季节性
   E. 有病原体、传染性、免疫性

7. 病原携带者按病原体种类不同可分为
A. 潜伏期、急性、病后病原携带者
B. 急性、慢性、“健康”病原携带者
C. 慢性、潜伏期、病后病原携带者
D. 病后、慢性、急性病原携带者
E. 带病毒者、带菌者、带虫者
8. 传染病感染后最易识别的是
A. 潜在性感染
B. 亚临床感染
C. 慢性病原携带者
D. 隐性感染
E. 显性感染
9. 构成传染的最基本因素是
A. 机体免疫状态
B. 病原体
C. 季节变化
D. 传染途径
E. 年龄
10. 隐性感染的重要临床意义是
A. 轻型患者增加
B. 显性感染减少
C. 免疫人群扩大
D. 潜在性感染增加
E. 带菌状态减少
11. 传染病在某一地区流行后，人群感染状态的一般规律是
A. 显性感染多
B. 隐性感染多
C. 潜在性感染多
D. 健康带菌者多
E. 病后带菌者多
12. 传染病的流行过程是指传染病在人群中什么的过程
A. 感染、潜伏、发生
B. 发生、发展和转归
C. 感染、潜伏、暴发
D. 发生、发展和暴发
E. 感染、暴发、转归
13. 在传染病管理中，属强制管理的传染病为
A. 艾滋病
B. 肾综合征出血热
C. 黑热病
D. 肺结核
E. 霍乱
14. 流行性脑脊髓膜炎的内毒素可引起
A. 脑血管痉挛
B. 急性微循环障碍
C. 栓塞
D. 出血
E. 瘀点
15. 痢疾杆菌可释放
A. 外毒素
B. 内、外毒素

C. 内毒素　　D. 肉毒素
E. 血毒素

16. 确定传染病的隔离期限的重要依据是
A. 潜伏期　　B. 传染期
C. 前驱期　　D. 症状明显期
E. 恢复期

17. 狂犬病毒属
A. 志贺菌属　　B. 布尼亚病毒科的汉坦病毒属
C. 奈瑟菌属　　D. 虫媒病毒乙组的黄病毒科
E. 弹状病毒科拉沙病毒属

18. 目前对提高人群免疫力起关键作用的是
A. 加强营养　　B. 锻炼身体
C. 预防服药　　D. 预防接种
E. 注射丙种球蛋白

19. 传染病和感染性疾病的主要区别点在于前者具有
A. 病原体　　B. 传染性
C. 变异性　　D. 显性感染
E. 特异性免疫

20. 艾滋病的抗病毒治疗核苷类反转录酶抑制药不包括
A. 齐多夫定（AZT）　　B. 双脱氧胞苷（ddc）
C. 双脱氧肌苷（ddi）　　D. 依法韦仑（EFV）
E. 拉米夫定（3TC）

21. 隐性感染的发现主要是通过
A. 三大常规检查　　B. 病理切片检查
C. 咽拭子培养　　D. 发现症状与体征
E. 特异性免疫检查

22. 潜伏性感染和病原携带状态的不同之点是前者在感染期间
A. 病原体大部分排出体外　　B. 病原体全部被机体清除
C. 部分病原体排出体外　　D. 部分病原体被清除
E. 病原体可长期潜伏起来

23. 艾滋病患者最常见的继发肿瘤为
A. 腺癌　　B. 鳞癌
C. 骨肉瘤　　D. 脂肪瘤
E. 卡波西肉瘤

24. 熟悉不同传染病潜伏期的最主要意义是
A. 有助于明确诊断
B. 预测疫情
C. 确定传染期
D. 确定检疫期
E. 判断传播途径

25. 一日间体温之差在1℃以上，但低温未到正常，称为
A. 稽留热
B. 弛张热
C. 间歇热
D. 波状热
E. 回归热

26. 对传染病患者皮肤的护理中，错误的是
A. 观察皮疹的特点，如形态、大小、分布部位等
B. 出疹期可用肥皂水擦洗皮肤
C. 将患者指甲剪短，切勿抓破皮肤
D. 瘙痒较重者，可用炉甘石洗剂等涂擦局部
E. 出疹期病室要安静整洁，避免强光刺激

27. 典型麻疹皮疹的特点是
A. 皮肤普遍充血，有鲜红粟粒疹
B. 疹间无正常皮肤
C. 出血性斑丘疹
D. 玫瑰色斑丘疹
E. 红色斑丘疹，疹退后有色素沉着及脱屑

28. 急性黄疸型肝炎黄疸前期最突出的症状是
A. 呼吸道症状
B. 消化道症状
C. 神经系统症状
D. 精神症状
E. 皮肤瘙痒症状

29. 急性重症肝炎早期最突出、最有诊断意义的症状是
A. 黄疸迅速加深
B. 出血倾向加重
C. 中枢神经系统症状
D. 严重恶心、呕吐
E. 出现腹水

30. 急性病毒性肝炎早期最主要的治疗措施是
A. 卧床休息
B. 保肝药物
C. 免疫制剂
D. 维生素类药物
E. 抗病毒治疗

31. 急性病毒性肝炎患者，最恰当的饮食是
A. 高蛋白、高碳水化合物饮食
B. 高蛋白、高脂肪饮食
C. 适合患者口味富含维生素清淡饮食
D. 高蛋白、低脂肪饮食
E. 高碳水化合物、高维生素饮食

32. 可将甲型肝炎病毒灭活的最低温度条件是

A. 60℃、30 分钟
B. 60℃、12 小时
C. 100℃、5 分钟
D. 100℃、10 分钟
E. 100℃、30 分钟

33. 关于乙型肝炎病毒（HBV）的说法，错误的是

A. 能耐受一般浓度化学消毒剂
B. 能耐受 60℃，4 小时
C. 煮沸即可灭活
D. 100℃，10 分钟可灭活
E. 高压蒸汽消毒可灭活

34. 甲型肝炎的传播途径是

A. 经唾液传播
B. 经蚊虫叮咬传播
C. 经粪-口途径传播
D. 经呼吸道传播
E. 经皮肤接触传播

35. 下列症状和体征与甲型肝炎不相关的是

A. 起病发热，乏力、食欲缺乏、巩膜黄染
B. 乏力、食欲缺乏、恶心、尿色加深
C. 腹胀、肝质地硬、脾大
D. 皮肤黄染、轻度瘙痒
E. 腹软、肝大质软、轻度叩击痛

36. 下列哪项检查结果阳性，表明乙型肝炎患者有较强的传染性

A. 抗-HBe
B. 抗-HBc
C. HBeAg
D. 抗-HBs
E. HBsAg

37. 能保护人体免受乙型肝炎病毒感染的抗体是

A. 抗-HBs
B. 抗-HBc
C. 抗-HBe
D. 抗-HBV
E. DNA 抗体

38. 可用于生产乙型肝炎疫苗的是

A. HBeAg
B. HBsAg
C. HBcAg
D. HBV
E. HBV DNA

39. 急性、慢性肝炎的治疗原则，错误的是

A. 应加强锻炼增强体质
B. 适当服用保肝药物
C. 忌酒
D. 不要服用损肝药物
E. 足够休息

40. 下列重型肝炎患者的护理措施，不妥的是
A. 观察黄疸是否进行性加深
B. 消化道症状是否改善
C. 给予高脂、高蛋白饮食
D. 患者绝对卧床休息
E. 专人陪护

41. 护士告诉慢性肝炎患者勿食过多的糖是因为
A. 易引起腹胀
B. 易致 ALT 升高
C. 易致胃病
D. 易诱发糖尿病
E. 以上都不是

42. 以下不是病毒性肝炎患者的护理诊断的是
A. 活动无耐力
B. 营养失调
C. 知识缺乏
D. 有皮肤完整性受损的危险
E. 便秘

43. 急性乙型肝炎最早出现的血清学指标是
A. HBsAg
B. 抗-HBs
C. HBeAg
D. 抗-HBe
E. 抗-HBc

44. 关于乙型肝炎的流行病学，错误的是
A. 基本不通过粪-口传播
B. 无水和食物型暴发流行
C. 无家庭聚集现象
D. 呈散在性发病
E. 无明显季节高峰

45. 对肝炎病毒最可靠的消毒剂是
A. 来苏水
B. 75% 乙醇溶液
C. 过氧乙酸
D. 37%~40% 甲醛熏蒸
E. 苯扎溴铵

46. 急性重型肝炎的主要病理变化是
A. 毛细胆管淤积
B. 肝细胞灶性坏死
C. 汇管区结缔组织增生
D. 肝细胞广泛性坏死
E. 肝小叶及汇管区单核细胞浸润

47. 在急性病毒性肝炎中，最早出现的肝功能改变是
A. 丙氨酸氨基转移酶水平升高
B. 天冬氨酸氨基转移酶水平升高
C. γ-GT 升高
D. A/G 倒置
E. 凝血酶原时间延长

48. 丙型肝炎的主要传播途径是
A. 饮食传播
B. 水源传播

C. 经输血传播　　D. 经体液传播
E. 共同牙刷、剃须刀

49. 为预防乙型肝炎可以采用下述哪种作为人工被动免疫
A. 抗毒素　　B. 丙种球蛋白
C. 胎盘球蛋白　　D. 乙型肝炎疫苗
E. 乙型肝炎特异高价免疫球蛋白

50. 病毒性肝炎患者卧床休息的目的应除外
A. 卧床休息能使全身及肝脏分解代谢降低
B. 只有卧床才能使体温下降
C. 减少肝脏功能的负荷
D. 增强肝脏的血液供应量
E. 缓解肝脏淤血，促进肝脏病损的恢复

51. 以下哪项是慢性病毒性肝炎的特征性表现
A. 食欲减退、恶心　　B. 乏力
C. 蜘蛛痣和肝掌　　D. 黄疸
E. 肝大

52. 甲型肝炎的隔离期限为
A. 病后 3~4 周　　B. 病后 1~2 个月
C. 病后 2 个月　　D. 病后 5~7 周
E. 病后 3~5 个月

53. 在甲型肝炎病程中哪期传染性最强
A. 慢性期　　B. 恢复期
C. 黄疸期　　D. 黄疸前期
E. 潜伏期

54. 下列哪组血清学检查结果提示乙型肝炎有较大的传染性
A. 抗-HBs 阳性
B. HBsAg 阳性、HBeAg 阳性
C. HBsAg 阳性，抗-HBe 阴性
D. HBsAg 阳性，HBeAg 阴性，抗-HBc 阳性
E. 抗-HBc 阳性

55. 病毒性肝炎的饮食护理中，错误的是
A. 慢性肝炎患者只用清淡饮食
B. 急性肝炎患者应多食新鲜水果蔬菜
C. 肝硬化晚期患者应限制蛋白质的摄入量

D. 鼓励多饮水，成人每日2000ml左右

E. 有腹水者应给予低盐饮食

56. 在急性肝炎患者中不应见到

A. 疲倦乏力
B. 肝病面容
C. 肝区压痛
D. 食欲减退
E. 厌油腻

57. 重症肝炎的临床表现应除外

A. 有明显出血倾向
B. 肝功能严重损害
C. 肝肾综合征
D. 蜘蛛痣
E. 脑水肿

58. 甲型肝炎的潜伏期为

A. 1~7天
B. 10~15天
C. 15~45天
D. 30~80天
E. 6周至6个月

59. 下列乙型肝炎病毒标志物检查结果中，提示病毒复制活跃的是

A. 抗-HBs（+）
B. 抗-HBc（+）
C. HBsAg（+），HBeAg（+）
D. HBsAg（+），HBeAg（-），抗-HBe（+）
E. HBsAg（+），HBeAg（-），抗-HBc（+）

60. 目前预防乙型肝炎的最佳措施是

A. 隔离患者
B. 乙型肝炎疫苗预防接种
C. 丙种球蛋白被动免疫
D. 定期体检筛查慢性病毒携带者
E. 做好饮食、饮水及粪便的管理

61. 急性黄疸型肝炎黄疸前期的主要临床表现是

A. 泌尿系统症状
B. 消化系统症状
C. 循环系统症状
D. 皮肤、黏膜黄染症状
E. 呼吸系统感染症状

62. 人类免疫缺陷病毒（HIV）主要感染的细胞是

A. 单核细胞
B. 神经胶质细胞
C. B淋巴细胞
D. $CD4^{+}$T淋巴细胞
E. NK细胞

63. 病毒感染后临床发病率甚低的是

A. 出血热
B. 狂犬病

C. 乙型肝炎　　D. 流行性乙型脑炎
E. 流行性感冒

64. 流行性乙型脑炎的主要传染源是
A. 患者　　B. 隐性感染者
C. 猪　　D. 牛
E. 家禽

65. 诊断慢性肝炎，其肝炎病程至少应超过
A. 3 个月　　B. 6 个月
C. 12 个月　　D. 18 个月
E. 24 个月

66. 可转为慢性肝炎并发展为肝硬化和肝癌的病毒性肝炎类型是
A. 甲型、乙型、丙型　　B. 乙型、丙型、丁型
C. 丙型、丁型、戊型　　D. 甲型、丙型、戊型
E. 乙型、丁型、戊型

67. 接种乙型肝炎疫苗对预防乙型肝炎的传播具有重要意义，其重点接种对象是
A. 急性乙型肝炎患者　　B. 慢性乙型肝炎患者
C. 乙型肝炎病毒携带者　　D. 母亲 HBsAg 阳性生下的新生儿
E. 接受过输血或应用血制品的患者

68. 艾滋病的病原体是
A. 病毒　　B. 细菌
C. 立克次体　　D. 螺旋体
E. 真菌

69. 艾滋病的最常见传播途径为
A. 血液传播　　B. 母婴传播
C. 性接触传播　　D. 粪口传播
E. 虫媒传播

70. 对于流行性乙型脑炎患者，护士应配合医师进行抢救的是针对下列哪组症状
A. 高热、头痛、呼吸衰竭　　B. 高热、呕吐、呼吸衰竭
C. 高热、昏迷、呼吸衰竭　　D. 高热、惊厥、呼吸衰竭
E. 昏迷、惊厥、循环衰竭

71. 乙型脑炎患者意识障碍的护理，下列措施不妥的是
A. 患者侧卧、头低足高　　B. 保持呼吸道通畅
C. 保持水电解质平衡　　D. 鼻饲
E. 肢体放于功能位

72. 流行性乙型脑炎患者最主要的死亡原因是
A. 高热
B. 昏迷合并肺炎
C. 反复惊厥
D. 严重后遗症
E. 中枢性呼吸衰竭

73. 流行性乙型脑炎的传播途径是
A. 气溶胶
B. 粪-口传播
C. 密切接触
D. 虫媒传播
E. 血液传播

74. 预防流行性乙型脑炎的综合措施应是
A. 管理好动物传染源及治疗患者
B. 早期发现患者及时隔离、治疗
C. 抓好灭蚊、防蚊工作
D. 管理动物传染源及预防接种
E. 灭蚊与疫苗接种为主

75. 流行性乙型脑炎极期的临床表现特点应除外
A. 痴呆、弛缓性瘫痪
B. 高热、惊厥
C. 意识障碍
D. 颅内高压及呼吸衰竭
E. 脑膜刺激征及病理反射阳性

76. 能作流行性乙型脑炎早期诊断的实验室检查是
A. 补体结合试验
B. 血凝抑制试验
C. 中和试验
D. 特异性 IgM 抗体测定
E. 病毒分离

77. 下列不是细菌感染引起的是
A. 乙型脑炎
B. 伤寒
C. 霍乱
D. 流行性脑脊髓膜炎
E. 以上都是

78. 艾滋病患者发热时的护理措施中，错误的是
A. 强调卧床休息，减少不必要活动
B. 保持室内空气新鲜
C. 鼓励多饮水及饮料，补充体液消耗
D. 给予物理降温，可用温水浴等
E. 每天测量体温、脉搏 1 次

79. 流行性乙型脑炎常见的并发症是
A. 败血症
B. 泌尿系统感染
C. 压疮
D. 自发性肾破裂
E. 支气管肺炎

80. 流行性乙型脑炎的临床发病多呈散发性，其原因主要是
A. 疫苗预防接种
B. 灭蚊、防蚊工作

C. 人群易感性
D. 隐性感染
E. 虫媒传播

81. 降低流行性乙型脑炎病死率的关键是把好下述哪三关
A. 高热、昏迷、呼吸衰竭
B. 高热、惊厥、循环衰竭
C. 高热、惊厥、呼吸衰竭
D. 高热、昏迷、惊厥
E. 高热、呼吸衰竭、循环衰竭

82. 流行性乙型脑炎早期死亡的主要原因是
A. 脱水
B. 脑疝
C. 休克
D. 出血
E. 肺部并发症

83. HIV 是
A. 人类免疫缺陷病毒
B. 狂犬病毒
C. 汉坦病毒
D. 伤寒杆菌
E. 沙门菌

84. 流行性乙型脑炎脑内主要病变是
A. 软脑膜及蛛网膜炎症
B. 脑内出血
C. 脑内脱髓鞘性改变
D. 神经细胞变性、肿胀、坏死
E. 神经胶质细胞病变

85. 确诊艾滋病的依据是
A. 周围血象淋巴细胞减少
B. 血清艾滋病病毒抗体阳性，病毒分离阳性
C. 咽拭子涂片检查
D. 血培养阳性
E. 分泌物培养

86. 目前认为艾滋病的传播途径不包括
A. 性传播
B. 静脉滥用毒品而传播
C. 输血及血制品
D. 母婴垂直传播
E. 昆虫叮咬传播

87. 目前诊断流行性乙型脑炎最常用的检测方法是
A. 脑脊液常规检查
B. 脑脊液抗体测定
C. 血常规检查
D. 病毒分离
E. 血清特异性 IgM 抗体测定

88. 对明显腹泻的艾滋病患者和艾滋病病毒感染者应采取的隔离措施是
A. 接触隔离
B. 呼吸道隔离
C. 肠道隔离
D. 血液、体液隔离
E. 虫媒隔离

89. 临床鉴别流行性脑脊髓膜炎（流脑）和流行性乙型脑炎，具有很大意义的依据是

A. 意识障碍的出现和程度
B. 生理反射异常和出现病理反射
C. 皮肤瘀点
D. 发病季节
E. 颅内压增高的程度

90. 下列不是脑膜炎球菌特征的是

A. 属于奈瑟菌属
B. 革兰染色阴性，卵圆形，多成对排列
C. 产生毒力较强的内毒素与外毒素
D. 可从患者鼻咽部、血、脑脊液、皮肤瘀斑中检出
E. 涂片中细菌多见于中性粒细胞内

91. 流行性脑脊髓膜炎最常见的皮疹为

A. 玫瑰色斑丘疹
B. 瘀点和瘀斑
C. 单纯疱疹
D. 脓疱疹
E. 鸡皮疹

92. 普通型流行性脑脊髓膜炎的临床特点是

A. 明显上呼吸道症状、头痛、呕吐、颈强直
B. 急性发热、头痛、呕吐、嗜睡、抽搐
C. 高热、头痛、呕吐、皮肤出血点、脑膜刺激征
D. 突发高热、精神萎靡、大块瘀斑、休克
E. 发热、全身疼痛、乏力、咽充血、结膜充血、淋巴结肿大

93. 流行性脑脊髓膜炎确诊的依据是

A. 冬春季发病
B. 高热、头痛、呕吐
C. 脑脊液呈化脓性改变
D. 血或脑脊液培养（+）
E. 典型的脑膜刺激征

94. 流行性脑脊髓膜炎患者出现昏迷、潮式呼吸、一侧瞳孔扩大，紧急处理应为

A. 静脉注射呋塞米
B. 静脉注射20%甘露醇
C. 静脉滴注地塞米松
D. 立即气管切开
E. 使用人工呼吸机

95. 治疗暴发型流行性脑脊髓膜炎（休克型）首选抗菌药是

A. 磺胺嘧啶
B. 青霉素
C. 氨苄西林
D. 氯霉素
E. 呋喃西林

96. 下列暴发型流行性脑脊髓膜炎休克型临床特点中错误的是

A. 起病急骤，休克出现快
B. 有出血点并常迅速扩展

C. 脑膜刺激征阴性
D. 脑脊液常规与起病后即为化脓性变化
E. 伴有弥散性血管内凝血

97. 艾滋病最主要的预防措施是
A. 治疗和隔离患者
B. 治疗和隔离无症状病毒携带者
C. 切断传播途径
D. 对高危人群进行人工主动免疫
E. 对接触者采用人工被动免疫

98. 流行性脑脊髓膜炎败血症期的主要表现为
A. 发热、头痛、呕吐
B. 发热、惊厥
C. 发热、关节痛
D. 发热、瘀点、瘀斑
E. 发热、皮肤感觉过敏

99. 当暴发型、败血症型流行性脑脊髓膜炎患者出现瘀点迅速增加融合时，应尽早使用
A. 维生素
B. 酚磺乙胺
C. 肝素
D. 输新鲜全血
E. 抗血纤溶芳酸

100. 艾滋病最常见的机会性感染是
A. 口腔念珠菌病
B. 外阴部疱疹病毒感染
C. 卡氏肺孢子菌肺炎
D. 巨细胞病毒性视网膜炎
E. 疱疹性直肠炎

101. 流行性脑脊髓膜炎在临床上最多见的类型是
A. 普通型
B. 败血症型
C. 脑膜脑炎型
D. 慢性败血症型
E. 混合型

102. 流行性脑脊髓膜炎患者的护理诊断中，应除外
A. 体温过高
B. 组织灌流量改变
C. 营养失调
D. 清理呼吸道无效
E. 有皮肤完整性受损的危险

103. 暴发型流行性脑脊髓膜炎的发病原理主要是由于
A. 内毒素所致 DIC
B. 脑膜炎球菌直接引起的广泛血管内皮损害
C. 内毒素所致的急性微循环障碍
D. 急性肾上腺皮质衰竭
E. 内毒素所致脑水肿、颅内高压

104. 流行性脑脊髓膜炎的快速诊断方法是
A. 血象
B. 脑脊液检查

C. 免疫学检查　　D. 细菌学检查

E. 影像学检查

105. 流行性脑脊髓膜炎的传播途径是

A. 呼吸道　　B. 蚊虫叮咬

C. 生活密切接触　　D. 输血或血液制品

E. 消化道

106. 普通型流行性脑脊髓膜炎的临床经过及分期是

A. 初期、极期、缓解期、恢复期

B. 上呼吸道炎症期、极期、缓解期、恢复期

C. 上呼吸道炎症期、败血症期、脑膜炎期、恢复期

D. 败血症期、脑膜炎期、恢复期

E. 上呼吸道炎症期、脑膜炎期、恢复期

107. 肾综合征出血热病理改变最明显的器官是

A. 心脏　　B. 肝脏

C. 脑垂体　　D. 肾脏

E. 肺脏

108. 肾综合征出血热的主要传染源是

A. 猫　　B. 家畜

C. 蝙蝠　　D. 鼠

E. 虱

109. 狂犬病毒的主要传播途径是

A. 飞沫传播　　B. 粪-口传播

C. 虫媒传播　　D. 血液传播

E. 直接接触传播

110. 下列除哪项外，均系艾滋病的易感者

A. 男性同性恋者　　B. 有多个性伴侣者

C. 静脉吸毒者　　D. 血友病患者

E. 病毒性肝炎患者

111. 严重肾综合征出血热患者可出现高血容量综合征，主要发生在

A. 发热期　　B. 低血压休克期

C. 少尿期　　D. 多尿期

E. 恢复期

112. 肾综合征出血热高热患者采用物理降温时，不宜用

A. 冰帽　　B. 冰枕

C. 大血管处置冰袋
D. 乙醇拭浴
E. 温水擦浴

113. 关于肾综合征出血热患者的护理，错误的是
A. 发热期应积极采用退热药尽快使体温降到正常范围
B. 低血压休克期应遵医嘱快速适量输入液体及血管活性药纠正休克
C. 少尿期应按“量出为入，宁少勿多”原则严格控制液体摄入量
D. 多尿期应按医嘱及时补充液体的电解质，补液以口服为主
E. 恢复期应告知患者症状消失后还应休息 1~3 个月

114. 肾综合征出血热继发感染易发生于
A. 发热期至低血压休克期
B. 低血压休克期至少尿期
C. 少尿期至多尿期
D. 多尿期至恢复期
E. 恢复期后

115. 肾综合征出血热少尿期最致命的水电解质、酸碱紊乱是
A. 低钙血症、酸中毒
B. 低钾血症、碱中毒
C. 高镁血症、酸中毒
D. 高钾、低血钠、酸中毒
E. 低钠血症、酸中毒

116. 对于狂犬病患者的护理，正确的是
A. 开窗通风
B. 保持病室光线充足
C. 及时用 20% 的肥皂水清洗伤口
D. 立即在伤口底部注射免疫血清，无须做皮试
E. 清洗伤口后予以缝合和包扎

117. 对狂犬病的治疗和护理，下列措施正确的是
A. 呼吸道隔离
B. 患者住单人房间，避免水、声、光、风的刺激
C. 医务人员接触患者时，戴口罩帽子，可不戴手套
D. 咽肌和呼吸肌痉挛不能用镇静药控制时，应使用面罩给氧
E. 医务人员被狂犬病患者抓破皮肤，应肌注丙种球蛋白

118. 肾综合征出血热早期休克属于
A. 心源性休克
B. 过敏性休克
C. 神经源性休克
D. 低血容量性休克
E. 感染性休克

119. 狂犬病的病原为
A. 狂犬病毒
B. 狂犬细菌

C. 狂犬双球菌
D. 以上都是
E. 以上都不是

120. 确诊肾综合征出血热的依据是
A. 鼠类接触史
B. 异型淋巴细胞
C. 特异性 IgM 1∶20 以上
D. “三痛征”和“酒醉貌”
E. 尿中膜状物

121. 肾综合征出血热低血压休克期快速输液时应注意观察
A. 神志变化
B. 肤色及肢端温度
C. 尿量
D. 肺水肿、心力衰竭
E. 血压变化

122. 肾综合征出血热病程中各期发展过程为
A. 发热期，低血压期，多尿期，少尿期，恢复期
B. 发热期，多尿期，低血压期，少尿期，恢复期
C. 发热期，低血压期，少尿期，多尿期，恢复期
D. 发热期，出血期、少尿期，多尿期，恢复期
E. 发热期，中毒期，低血压期，少尿期，恢复期

123. 肾综合征出血热的病原体是
A. 细菌
B. 病毒
C. 立克次体
D. 螺旋体
E. 支原体

124. 肾综合征出血热的传播途径为
A. 螨虫
B. 接触传播
C. 呼吸道传播
D. 消化道传播
E. 以上都包括

125. 人被狂犬咬伤后是否发病，影响最小的因素是
A. 伤者自身免疫
B. 咬伤部位
C. 咬伤程度
D. 伤口的处理情况
E. 伤者年龄

126. 细菌性痢疾患者进行消化道隔离，解除消化道隔离的条件是
A. 症状好转，粪检阴性
B. 症状好转，粪检阴性，粪便培养 1 次阴性
C. 症状好转，粪检阴性，粪便培养 2 次阴性
D. 症状消失，粪检阴性，粪便培养 1 次阴性
E. 症状消失，粪检阴性，粪便培养 2 次阴性

127. 肾综合征出血热最常见的并发症是
A. 自发性肾破裂　　B. 肺水肿
C. 颅内出血　　D. 脑水肿、脑疝
E. DIC 所致大出血

128. 我国农村肾综合征出血热最主要的传染源是
A. 褐家鼠　　B. 黑线姬鼠
C. 红背鼠　　D. 棕背鼠
E. 莫氏田鼠

129. 细菌性痢疾的主要传播途径是
A. 母婴传播　　B. 粪-口传播
C. 血液传播　　D. 体液传播
E. 医源性传播

130. 肾综合征出血热使用抗病毒药物治疗最有效的时期是
A. 多尿期　　B. 休克期
C. 少尿期　　D. 发热早期
E. 发热后期

131. 对确诊肾综合征出血热最有意义的是
A. 临床上表现有“三痛”　　B. 临床上表现有“三红”
C. 尿中出现膜状物　　D. 三大主症：发热、出血、肾损害
E. 血象中出现异型淋巴细胞和血小板减少

132. 肾综合征出血热的典型症状“三红”是指
A. 面部、颈部及胸部皮肤潮红　　B. 面部、颈部及腋下皮肤潮红
C. 面部、颈部皮肤发红及结膜充血　　D. 颈部、腋下及背部皮肤潮红
E. 颈部、胸部及腰背部皮肤潮红

133. 肾综合征出血热的典型症状“三痛”是指
A. 头痛、腰痛、四肢痛　　B. 头痛、腰痛、眼眶痛
C. 头痛、腰痛、肌肉酸痛　　D. 头痛、腰痛、腓肠肌痛
E. 腰痛、腓肠肌痛、眼眶痛

134. 预防肠道传染病的综合措施中，应以哪一环节为主
A. 隔离治疗患者　　B. 隔离治疗带菌者
C. 疫苗预防接种　　D. 切断传播途径
E. 接触者预防服药

135. 痢疾杆菌引起全身毒血症的主要致病因素是
A. 鞭毛　　B. 荚膜

C. 内毒素 D. 外毒素
E. 透明质酸酶

136. 传染病在发病前出现一般轻微症状的阶段称为
A. 潜伏期 B. 前驱期
C. 症状明显期 D. 恢复期
E. 以上都不是

137. 在我国，多年来多数地区细菌性痢疾流行的致病菌群是
A. 志贺菌属 A 群 B. 志贺菌属 B 群
C. 志贺菌属 C 群 D. 志贺菌属 D 群
E. 以上都不是

138. 痢疾杆菌侵入人体后，主要侵犯
A. 空肠和回肠 B. 回肠和升结肠
C. 升结肠和横结肠 D. 降结肠和乙状结肠
E. 乙状结肠和直肠

139. 细菌性痢疾患者的典型粪便呈
A. 稀水样便 B. 糊状便
C. 黏液脓血便 D. 果酱样便
E. 柏油样便

140. 普通型急性细菌性痢疾的表现，除外
A. 高热、寒战 B. 腹痛、右下腹压痛
C. 腹泻、里急后重 D. 脓血便
E. 昏迷、抽搐

141. 细菌性痢疾的潜伏期为
A. 1~2 天 B. 3~4 天
C. 4~5 天 D. 6 天
E. 7 天以上

142. 对于中毒型细菌性痢疾患者的护理措施中不妥的是
A. 严密观察生命体征 B. 吸氧
C. 为减轻呼吸困难、取半坐位 D. 迅速建立静脉通道
E. 降温、镇静

143. 治疗细菌性痢疾的药物中，一般不使用
A. 小檗碱 B. 氯霉素
C. 庆大霉素 D. 诺氟沙星
E. 磺胺甲噁唑

144. 迅速控制细菌性痢疾流行，最主要的措施是
A. 加强门诊工作
B. 及时隔离治疗患者
C. 管理传染源
D. 切断传播途径
E. 口服痢疾减毒活疫苗

145. 细菌性痢疾腹泻的特点不包括
A. 每日可达 10~20 次
B. 每次量少
C. 伴有明显里急后重
D. 黏液脓血便
E. 有腥臭味

146. 典型细菌性痢疾患者粪便镜检结果是
A. 大量白细胞，少量红细胞
B. 大量脓细胞
C. 大量红细胞
D. 大量红细胞，少量白细胞
E. 大量脓细胞，少量巨噬细胞及红细胞

147. 细菌性痢疾出现里急后重，说明病变在
A. 乙状结肠
B. 直肠
C. 降结肠
D. 升结肠
E. 回肠末端

二 A2 型题

1. 患者，女性，22 岁。突起高热，上腹不适，恶心，食欲减退，体温 38.5℃，出现黄疸，皮肤瘙痒，肝肋下 1.5cm，腹水阴性，血 ALT 1200U/L，初步诊断为甲型肝炎。此型肝炎的传播途径是
A. 呼吸道传播
B. 消化道传播
C. 性传播
D. 母乳传播
E. 血液传播

2. 患者，男性，31 岁。主因发热、尿黄 3 天，门诊以病毒性肝炎（甲型）收治入院。对于该患者应采取的隔离是
A. 严密隔离
B. 接触隔离
C. 体液隔离
D. 虫媒隔离
E. 消化道隔离

3. 患者，女性，30 岁。体检时发现 HBsAg（+），其他乙型肝炎病毒血清标志物均为阴性，3 个月后复查无变化，表示
A. 乙型肝炎患者无传染性
B. 对乙型肝炎病毒具有免疫力
C. 乙型肝炎病毒携带状态
D. 乙型肝炎患者恢复期
E. 乙型肝炎患者病情稳定

4. 患者，女性，29 岁。妊娠 7 个月，体检发现 HBsAg（+），其余均正常。为避免新生儿感染乙型肝炎病毒。目前最重要的健康指导是

A. 尽早抗病毒治疗

B. 积极开展护肝治疗

C. 立即肌内注射乙型肝炎免疫球蛋白

D. 新生儿出生后立即接种乙型肝炎疫苗并联合使用乙型肝炎免疫球蛋白

E. 立即全程接种乙型肝炎疫苗

5. 患者，男性，23 岁。患流行性乙型脑炎，并出现中枢性呼吸衰竭，应立即静脉滴注的是

A. 碳酸氢钠

B. 生理盐水

C. 20% 甘露醇

D. 去甲肾上腺素

E. 低分子右旋糖酐

6. 患者，女性，45 岁。以流行性乙型脑炎入院。查体：T 39.6℃，P 122 次/分，BP 135/75mmHg，R 35 次/分，节律不整，对光反射迟钝，呼吸音粗，可闻及干、湿啰音，颈强直（+），经救治无效死亡。该患者最可能的死亡原因是

A. 高热

B. 脑疝

C. 脑水肿

D. 中枢性呼吸衰竭

E. 肺内感染

7. 患儿，男，10 岁。突起寒战、高热伴剧烈头痛、频繁呕吐 1 天。体温 39.5℃，血压 90/60mmHg，颈抵抗，凯尔尼格征阳性，颈部及胸部皮肤见数枚瘀点及瘀斑，瘀点涂点检查见革兰阴性双球菌。应诊断为

A. 化脓性脑膜炎

B. 流行性脑脊髓膜炎普通型

C. 暴发型流行性脑脊髓膜炎休克型

D. 暴发型流行性脑脊髓膜炎脑膜炎型

E. 暴发型流行性脑脊髓膜炎混合型

8. 患者，女性，19 岁。2 天前出现咽喉疼痛，自服感冒药后未见好转。今起突然出现高热、头痛、呕吐、食欲缺乏、全身关节疼痛。查体：T 40℃，烦躁不安，全身散在瘀斑、大小不一，颈强直。此患者最可能的诊断是

A. 伤寒

B. 斑疹伤寒

C. 肾综合征出血热

D. 流行性乙型脑炎

E. 流行性脑脊髓膜炎

9. 患儿，男，9 岁。畏寒、高热、头痛、呕吐 8 小时，以流行性脑脊髓膜炎收入院，查体可见患者全身广泛性瘀点及大片瘀斑。下列该患者皮肤护理措施中不正确的是

A. 用海绵垫保护瘀点、瘀斑处皮肤

B. 避免压迫瘀点、瘀斑处皮肤

C. 定期观察瘀点、瘀斑处皮肤

D. 防止尿液浸渍瘀点、瘀斑处皮肤

E. 按摩瘀点、瘀斑处皮肤，促进血液循环

10. 如某幼儿园出现1例流行性脑脊髓膜炎患儿，预防流行最佳方法是

A. 全园封闭隔离观察
B. 空气流通、药物预防
C. 全园幼儿放假休息
D. 立即接种脑膜炎球菌多糖体菌苗
E. 以上都是

11. 患者，女性，28岁。拟诊断为肾综合征出血热入院，入院第3天出现尿量减少、心率增快、脉压增大。最重要的护理措施是

A. 定时测量血压和脉搏
B. 记录24小时出入液量
C. 配合医师按“量出为入，宁少勿多”的原则严格控制液体摄入量
D. 保持口腔黏膜的清洁和湿润
E. 注意观察腔道和内脏出血征象

12. 患者，男性，35岁。因肾综合征出血热入院2天，目前T 39.6℃，24小时尿量800ml。下列处理不正确的是

A. 监测血气分析
B. 积极控制体温
C. 补充血容量
D. 监测生命体征
E. 大剂量使用利尿药

13. 患者，男性，31岁。高热达40℃，头痛、腰痛5天，恶心、呕吐3天。查体：面颈部充血，腋下有出血点，肾区叩击痛。实验室检查：WBC 17×10^9/L，血小板计数 100×10^9/L，尿蛋白（+），EHF-IgM（+）。该患者可以诊断为

A. 流行性乙型脑炎
B. 流行性脑脊髓膜炎
C. 肾综合征出血热
D. 疟疾
E. 伤寒

14. 患儿，男，10岁。突发寒战、高热、抽搐、昏迷。查体：T 40.5℃，P 140次/分，BP 61/32mmHg，口唇发绀。实验室检查：血白细胞计数 15×10^9/L，中性粒细胞比例0.80。肛拭子取便，镜检：脓细胞（+），拟诊断为细菌性痢疾。正确的类型是

A. 中毒性细菌性痢疾（脑型）
B. 慢性细胞性痢疾急性发作
C. 急性细菌性痢疾（普通型）
D. 中毒性细菌性痢疾（休克型）
E. 中毒性细菌性痢疾（混合型）

15. 患者，男性，24岁。炎热夏季出现腹泻、腹痛症状，每日腹泻10余次，疑似食用变质食物所致，考虑细菌性痢疾。为明确诊断，进一步需做的检查是

A. 粪常规检查
B. 粪便镜检
C. 粪便细菌学培养
D. 粪便免疫学检查
E. 应用PCR技术检测粪便核酸

16. 患儿，男，10 岁，被邻居家犬咬伤速来医院就诊，正确的处理是
A. 应用抗菌药物
B. 营养支持促进伤口愈合
C. 局部伤口缝合包扎
D. 补充电解质，应用呼吸兴奋药
E. 彻底进行伤口处理，注射狂犬病疫苗

17. 患者，男性，34 岁。因发热、腹痛 2 天入院。入院后发现患者畏光、畏声，输液时极度恐惧。询问家属，患者 15 年前有犬咬伤史。患者最可能的诊断是
A. 伤寒
B. 狂犬病
C. 肾综合征出血热
D. 流行性乙型脑炎
E. 梅尼埃病

18. 患者，女性，40 岁。发热、咳嗽、气促伴吞咽疼痛 1 周。体温 38℃，两侧颊黏膜见散在溃疡表面白色分泌物，两肺闻及啰音。血白细胞计数 4×10^9/L，$CD4^+/CD8^+<1$，X 线胸片两肺间质性肺炎。1 年前曾去泰国旅游。拟“艾滋病”，不恰当的护理措施是
A. 安置患者于安静舒适的隔离病室内，病室外挂黄色标志进行严密隔离
B. 多与患者沟通，鼓励患者树立战胜疾病的信心
C. 提供患者与其家属和亲友接触沟通的机会，以获得更多的心理支持
D. 给予高热量、高蛋白、高维生素的清淡易消化食物
E. 护理操作时严格执行消毒隔离措施

19. 患者，男性，28 岁。8 年前发现 HIV 抗体（+），40 余天前无明显诱因出现发热，体温波动在 38.0~38.5℃，伴咳嗽、咳痰，入院诊断为卡氏肺孢子菌肺炎。目前该患者的艾滋病分期最可能的是
A. 潜伏期
B. 急性感染期
C. 无症状感染期
D. 典型艾滋病期
E. 持续性全身淋巴结肿大综合征

20. 患者，男性，39 岁。因发热、咳嗽，伴间断腹泻、食欲减退及明显消瘦就诊，既往有静脉吸毒史。查血清抗-HIV（+）。诊断为艾滋病。能反映此病预后和疗效的检查项目是
A. $CD4^+/CD8^+$ 比值
B. 血清抗-HIV 检测
C. 骨髓检查
D. 血培养
E. 淋巴结活检

三 A3/A4 型题

（1~3 题共用题干）

患者，男性，33 岁。半个月前曾因公出差，近 3 天出现低热、乏力、恶心、呕吐、食欲减退。查体：T 37.5℃，血清总胆红素 176μmol/L，ALT 370U/L。诊断为甲型肝炎。

1. 该患者最有可能的传播途径是

A. 经空气传播
B. 经血液传播
C. 经水、食物传播
D. 经土壤传播
E. 经虫媒传播

2. 目前最重要的预防措施是

A. 独居一室
B. 实施消化道隔离
C. 家庭其他人员注射人丙种球蛋白
D. 家庭其他人员进行预防性保肝治疗
E. 家庭其他人员接种甲型肝炎减毒活疫苗

3. 该患者目前处于病程的

A. 前驱期
B. 潜伏期
C. 症状明显期
D. 缓解期
E. 恢复期

(4~5 题共用题干)

患者，女性，36 岁。5 天前出现发热、乏力、恶心、食欲缺乏，查巩膜轻度黄染，肝肋下 1cm，质软，ALT 760U/L，总胆红素 54μmol/L，考虑该患者为病毒性肝炎。

4. 下列检查中，对进一步明确诊断意义最大的是

A. 腹部 B 型超声
B. 肝功能检查
C. 血培养
D. 凝血功能检查
E. 肝炎病毒标志物检测

5. 该患者目前最主要的治疗措施是

A. 卧床休息
B. 保肝药物治疗
C. 抗病毒治疗
D. 补充维生素
E. 免疫治疗

(6~7 题共用题干)

患儿，女，14 岁。曾被犬咬伤，未接种狂犬疫苗，患儿近来出现恐怖、咽肌痉挛和呼吸困难。

6. 对于该患儿正确的治疗是

A. 用大量丙种球蛋白及抗菌药物
B. 使用狂犬病免疫血清及病原治疗药物
C. 立即接种狂犬疫苗及注射免疫血清

D. 应用免疫球蛋白及输血、输血浆等支持疗法

E. 给予患儿维持呼吸系统及心血管系统功能的对症治疗

7. 狂犬病毒对什么组织具有强大的亲和力

A. 神经组织
B. 结缔组织
C. 肌肉组织
D. 胶原组织
E. 皮肤、黏膜

（8~10 题共用题干）

患者，女性，32 岁。曾有静脉吸毒史 1 年。近 2 个月出现发热、咳嗽，食欲减退，消瘦明显。查体：T 38.3℃，全身淋巴结肿大，质韧，无触痛，活动度较好。WBC 3.5×10^9/L，淋巴细胞 0.13。患者心情烦躁，拒绝就医，被家人强行送医院治疗。

8. 最可能的临床诊断是

A. 肺结核
B. 艾滋病
C. 败血症
D. 急性白血病
E. 支气管肺癌

9. 目前首先考虑的护理诊断是

A. 营养失调
B. 体液不足
C. 体温过高
D. 恐惧
E. 有感染的危险

10. 最有助于明确诊断的检查项目是

A. 血清抗-HIV 检测
B. X 线检查
C. 支气管镜检查
D. 淋巴结活检
E. 骨髓培养

四 B 型题

（1~3 题共用备选答案）

A. 病原体被消灭
B. 隐性感染
C. 潜在性感染
D. 病原携带状态
E. 显性感染

1. 人体感染病原体后，不断排出病原体，但不出现临床症状

2. 人体对入侵病原体产生了特异性免疫，不出现或仅出现不明显的临床表现

3. 病原体感染后，由于机体免疫功能而使其寄生在某些部位不出现临床症状

（4～5 题共用备选答案）

A. 60℃，4 小时　　B. 60℃，2 小时

C. 100℃，10 分钟　　D. 100℃，5 分钟

E. 100℃，3 分钟

4. 灭活甲型肝炎病毒的最低温度条件是

5. 灭活乙型肝炎病毒的最低温度条件是

（6～9 题共用备选答案）

A. 戊型肝炎　　B. 丁型肝炎

C. 丙型肝炎　　D. 乙型肝炎

E. 甲型肝炎

6. 病毒基因组为 DNA 的病毒性肝炎是

7. 以秋冬季节为发病高峰的病毒性肝炎是

8. 易发生在雨季和洪水泛滥后的病毒性肝炎是

9. 常出现家庭集聚现象的病毒性肝炎是

（10～12 题共用备选答案）

A. HBeAg　　B. HBsAg

C. HBcAg　　D. 抗-HBe

E. 抗-HBs

10. 能保护人体，防止乙型肝炎病毒感染的是

11. 存在于受感染的肝细胞核内，不游离于血清中的是

12. 游离于血清中，说明病毒复制活跃，具有传染性的是

（13～17 题共用备选答案）

A. 积极降温　　B. 吸痰、吸氧

C. 脱水治疗　　D. 镇静止痉

E. 康复治疗

13. 流行性乙型脑炎高热患者治疗方法是

14. 流行性乙型脑炎患者出现后遗症时治疗方法是

15. 流行性乙型脑炎患者脑实质病变出现抽搐时治疗方法是

16. 流行性乙型脑炎患者痰液堵塞治疗方法是

17. 流行性乙型脑炎患者出现脑水肿表现时治疗方法是

（18~19题共用备选答案）

A. 斑丘疹　　B. 玫瑰疹
C. 荨麻疹　　D. 疱疹
E. 出血疹

18. 流行性脑脊髓膜炎的皮疹为
19. 肾综合征出血热的皮疹为

（20~22题共用备选答案）

A. 前驱期　　B. 兴奋期
C. 缓解期　　D. 潜伏期
E. 麻痹期

20. 狂犬病死亡时期是
21. 伤口有异样感觉一般在
22. 大汗淋漓表现一般出现在

（23~24题共用备选答案）

A. $CD4^+$ T细胞明显减低　　B. 持续时间长，可达数月或数年
C. 体重明显下降　　D. 慢性腹泻1个月以上
E. 腹股沟区淋巴结明显肿大

23. 属于艾滋病无症状感染期特征的是
24. 属于HIV急性感染期症状的是

（25~26题共用备选答案）

A. 活动无耐力　　B. 有感染的危险
C. 恐惧　　D. 知识缺乏
E. 清理呼吸道无效

25. 与艾滋病期并发机会性感染有关的护理诊断是
26. 与艾滋病预后不良受到歧视有关的护理诊断是

五 X型题

1. 下列符合显性感染的表现是

A. 导致组织损伤　　B. 无症状和体征

C. 引起病理变化　　D. 脏器功能减退
E. 出现血液生化改变

2. 感染过程中病原体的致病能力包括
A. 数量　　B. 毒力
C. 侵袭力　　D. 变异性
E. 吞噬作用

3. 传染病的流行性按其程度可以分为
A. 水平流行　　B. 散发
C. 流行　　D. 大流行
E. 暴发

4. 急性、慢性肝炎的治疗原则正确的是
A. 应加强锻炼增强体质　　B. 适当服用保肝药物
C. 忌酒　　D. 不要服用损肝药物
E. 足够休息

5. 关于乙型肝炎的流行病学，下列正确的是
A. 基本不通过粪-口传播　　B. 无水和食物型暴发流行
C. 无家庭聚集现象　　D. 呈散在性发病
E. 无明显季节高峰

6. 病毒性肝炎的主要表现为
A. 疲乏　　B. 肝大
C. 食欲减退　　D. 肝功能异常
E. 可发展为肝硬化

7. 流行性乙型脑炎患者意识障碍的护理措施正确的是
A. 鼻饲　　B. 保持呼吸道通畅
C. 患者侧卧，头低脚高　　D. 保持水、电解质平衡
E. 肢体放于功能位

8. 流行性乙型脑炎发生抽搐的原因有
A. 高热　　B. 脑水肿
C. 脑实质炎症　　D. 颅内高压
E. 呼吸道阻塞

9. 关于流行性乙型脑炎的说法错误的是
A. 由乙型脑炎病毒引起　　B. 鼠类是主要传染源
C. 以脑实质炎症为主要病变　　D. 流行于冬春季
E. 主要见于 10 岁以上儿童

10. 对流行性脑脊髓膜炎患者应密切观察
    A. 生命体征　　B. 意识障碍
    C. 皮疹、面色　　D. 瞳孔变化、抽搐表现
    E. 记录出入量
11. 流行性脑脊髓膜炎患者皮疹的护理正确的是
    A. 病室保持整洁，定时空气消毒
    B. 保持床单整洁，防止尿液、粪便浸渍
    C. 大片瘀斑处可用海绵垫、气垫保护
    D. 皮疹破溃注意保持创面清洁，无须特殊处理
    E. 注意保护皮肤，翻身时避免拖、拉、拽等动作
12. 流行性脑脊髓膜炎常见的护理诊断包括
    A. 体温过高　　B. 组织灌注无效
    C. 有皮肤完整性受损的危险　　D. 营养失调
    E. 便秘
13. 肾综合征出血热治疗原则中的“三早一就”包括
    A. 早发现　　B. 早休息
    C. 早诊断　　D. 早治疗
    E. 就近治疗
14. 肾综合征出血热一般护理错误的是
    A. 隔离，直到症状完全消失　　B. 适当下床活动
    C. 饮食清淡可口，营养丰富　　D. 少尿期低蛋白饮食
    E. 多尿期给含钾丰富的饮食
15. 细菌性痢疾患者的饮食宜
    A. 少渣　　B. 富含纤维素
    C. 低蛋白　　D. 低脂
    E. 少量多餐
16. 急性细菌性痢疾患者符合下列哪些条件才能解除隔离
    A. 粪便镜检无脓细胞　　B. 临床症状消失
    C. 粪便镜检无巨噬细胞　　D. 连续 2 次粪便培养阴性
    E. 血象正常
17. 在被疑为狂犬病的犬咬伤后，下列处理措施正确的是
    A. 挤出污血，尽快用肥皂水反复冲洗至少半小时
    B. 冲洗后用 70% 乙醇溶液涂拭
    C. 冲洗后用浓碘酒涂拭

D. 冲洗后的伤口尽早缝合包扎，以防细菌感染

E. 用抗狂犬病血清在伤口处行浸润注射

18. 患者，男性，30 岁。上班途中被流浪狗咬伤，正确的伤口处理措施包括

A. 尽快用 20% 肥皂水反复冲洗 30 分钟以上

B. 局部用 2%~5% 碘酊消毒

C. 伤口清创后缝合包扎

D. 挤出污血

E. 在伤口及其周围用狂犬病免疫血清局部浸润注射

19. 狂犬病疫苗接种描述正确的是

A. 接种后局部红肿、硬结等，一般不需做特殊处理

B. 发现接种者对正在使用的狂犬病疫苗有严重不良反应时，后续接种程序停止

C. 狂犬病病死率达 100%，暴露后狂犬病疫苗接种无禁忌证

D. 一般情况下不得携带狂犬病疫苗至异地注射

E. 狂犬病疫苗需冷藏保存，现取现用

20. 狂犬病的发病与哪些因素有关

A. 咬伤部位　　B. 创伤程度

C. 伤口局部处理情况　　D. 咬伤后注射疫苗情况

E. 被咬者免疫功能情况

21. 狂犬病患者的护理措施错误的是

A. 与同类患者一起隔离　　B. 保持安静

C. 病室光线充足　　D. 保持水、电解质平衡

E. 保持呼吸道通畅

22. 狂犬病的健康教育内容有

A. 狂犬病人畜共患　　B. 犬可健康带病毒

C. 家犬、猫应进行预防接种　　D. 被犬、猫咬伤后应彻底处理伤口

E. 指导伤者进行预防接种

23. 下列关于 HIV 的描述，正确的是

A. 属反转录病毒　　B. 属单链 DNA 病毒

C. 可感染单核–巨噬细胞　　D. 具有嗜神经性

E. 对热及化学消毒剂敏感

24. 艾滋病患者的标本中能分离出 HIV 的是

A. 血液　　B. 精液

C. 唾液　　D. 脑脊液

E. 粪便

25. 预防艾滋病的措施包括
   A. 开展广泛宣传教育杜绝吸毒和性滥交
   B. 建立 HIV 感染的检测系统，掌握流行动态
   C. 放宽国境检疫，增强国际交流
   D. 对供血者进行严格的 HIV 检测，确保血制品的安全性
   E. 提倡安全性生活

六 案例分析题

（1～2 题共用题干）

患者，女性，25 岁。因突起高热 3 天从发热门诊收入院。查体：T 39.7℃，P 120 次/分，律不齐，对光反射迟钝，肺部可闻及干、湿啰音，颈强直（+），初步诊断为流行性乙型脑炎。

1. 高热引起惊厥、抽搐时的处理为
   A. 使用镇静药，首选地西泮
   B. 及时处理高热、抽搐、呼吸衰竭
   C. 以脱水为主，必要时可合并使用肾上腺皮质激素、呋塞米等
   D. 以吸痰、给氧为主，保持气道通畅，必要时气管切开插管
   E. 降温，以物理降温为主，药物降温为辅，同时可减低室温
2. 护士在巡视的过程中，发现患者出现肢体发紧，双目凝视，考虑为惊厥。处理措施中正确的是
   A. 松解衣服和领口
   B. 将患者放置仰卧位，头偏向一侧
   C. 将纱布包好的压舌板置于上下磨牙之间
   D. 按住患者的上下肢，以免发生坠床和意外伤害
   E. 保持病室安静

（3～6 题共用题干）

患者，男性，30 岁。发热、头痛、恶心 5 天，伴抽搐、意识障碍 2 天。入院查体：T 40.5℃，意识呈浅昏迷状态，病理锥体束征阳性，脑膜刺激征阳性。血常规：WBC 14×10^9/L，中性粒细胞 0.86，血小板计数 180×10^9/L，尿常规未见异常。

3. 该患者可能的诊断是
   A. 中毒性细菌性痢疾（脑型）
   B. 流行性乙型脑炎
   C. 结核性脑膜炎
   D. 流行性脑脊髓膜炎
   E. 散发性脑炎

4. 应尽快完成的检查包括

A. 头颅 CT 检查

B. 腰椎穿刺测脑压、检查脑脊液

C. 肛指检查，取粪便检查

D. 血气分析

E. 抽血进行特异性抗体检测

5. 该患者的分型可能是

A. 轻型

B. 普通型

C. 重型

D. 极重型

E. 未分型

6. 下列治疗措施正确的是

A. 吸氧

B. 插胃管给予一定的饮食

C. 20% 甘露醇脱水

D. 亚冬眠疗法

E. 大剂量抗生素预防感染

(7~9 题共用题干)

患儿，男，14 岁。发热、头痛 2 天入院。T 39.5℃，BP 100/70mmHg，呼吸规整，神志清，双侧瞳孔等大等圆，对光反射灵敏，全身散在瘀点，颈抵抗（+），凯尔尼格（Kernig）征（+），诊断为流行性脑脊髓膜炎。

7. 该患儿目前所处的临床类型是

A. 轻型

B. 普通型

C. 重型

D. 极重型

E. 暴发型

8. 为该患儿取血标本进行血培养检查时，符合的注意事项包括

A. 标本应立即送检

B. 最好床旁培养

C. 在使用抗生素之前

D. 多次送检

E. 标本无法及时送检时可放入冰箱中保存

9. 病程中患儿出现面色苍白，四肢厥冷，发绀，皮肤呈花斑状，脉搏细速，血压测不出。对该患儿的处理措施正确的是

A. 立即给患儿吸氧

B. 立即建立静脉通道

C. 给患儿保暖

D. 遵医嘱大量补液

E. 患儿平卧位休息

(10~14 题共用题干)

患者，男性，38 岁。因高热 3 天，尿量减少 1 天入院。查体：T 39.8℃，BP 70/50mmHg，球结膜水肿明显，颜面、颈部、前胸部充血潮红，肋下有条索状瘀点，余项正常。

10. 临床诊断应首先考虑的是

A. 钩端螺旋体病
B. 肾盂肾炎
C. 败血症
D. 肾小球肾炎
E. 肾综合征出血热

11. 该患者处于病程的

A. 发热期
B. 低血压休克期
C. 少尿期
D. 多尿期
E. 恢复期

12. 观察病情的重点是

A. 体温及脉搏
B. 呼吸及血压
C. 血压及尿量
D. 心率及脉搏
E. 意识状态

13. 护理时应特别注意

A. 静脉补液的量和速度
B. 饮食护理
C. 皮肤和黏膜的护理
D. 物理降温
E. 心理支持

14. 下列护理措施中正确的是

A. 患者绝对卧床不宜搬动
B. 监测血压袖带可长期束于上臂
C. 准时记录24小时出入液量
D. 监测血气分析
E. 禁用乙醇溶液擦浴

（15~18题共用题干）

患者，男性，33岁。5天前出现头痛、腰痛、眼眶痛，伴有高热，同时感恶心、食欲减退，尿量减少，现每天约700ml。查体：T 40℃，面部、颈部、胸部潮红，有充血性皮疹，球结膜水肿，腰部叩击痛。辅助检查：WBC $20\times10^9/L$，血BUN、Cr升高。

15. 患者最可能的诊断是

A. 甲型肝炎
B. 狂犬病
C. 细菌性痢疾
D. 肾综合征出血热
E. 流行性乙型脑炎

16. 此时对患者的护理错误的是

A. 乙醇溶液擦浴
B. 鼓励患者多饮水
C. 使用发汗退热药物
D. 卧床休息，适当锻炼
E. 高维生素、低蛋白饮食

17. 患者经治疗后，体温正常，尿量增加至每天4000ml。此时对患者的护理应

A. 保持安静，防止光、风刺激
B. 鼓励患者多饮水
C. 使用发汗退热药物
D. 卧床休息，适当锻炼
E. 高维生素、低钾饮食

18. 患者经治疗后，尿量正常，症状消失。此时，为完全恢复肾功能，建议患者出院后继续休息

A. 1周
B. 15天
C. 1~3个月
D. 6个月
E. 1年

（19~24题共用题干）

患者，女性，36岁。因“反复腹泻6个月、再次发作3天”来诊。3天前进生冷食物；黄色稀粪，带脓血，6~8次/天。查体：右下腹隐痛。粪常规：RBC（+），WBC（+++）。

19. 最可能的诊断是

A. 急性细菌性痢疾
B. 阿米巴痢疾
C. 结肠癌
D. 慢性细菌性痢疾，急性发作型
E. 慢性细菌性痢疾，慢性迁延型

20. 确诊该疾病最可靠的依据是

A. 典型脓血便
B. 明显里急后重
C. 粪细菌培养（+）
D. 免疫检查阳性
E. 粪镜检发现大量脓细胞、吞噬细胞

21. 关于该疾病的传染源，正确的是

A. 患者和带菌动物
B. 重症患者排菌量大，为该病的主要传染源
C. 轻型患者排菌量少，不是主要的传染源
D. 慢性患者和带菌者如从事饮食、供水工作有可能引起暴发流行
E. 临床上具有更大意义的是慢性患者和带菌者

22. 现阶段患者不能应用的抗生素为（提示2天后粪便呈黏液脓血便，里急后重更为明显）

A. 喹诺酮类
B. SMZ-TMP
C. 青霉素
D. 红霉素
E. 卡那霉素

23. 采取的护理措施不妥的是（提示患者出现四肢厥冷，血压下降）

A. 取头低足高位
B. 取中凹卧位

C. 输液速度较快，以及时纠正休克　　D. 观察尿量，1次/小时

E. 适当保暖，可在体表用热水袋

24. 该病的主要传播途径是

A. 呼吸道传播　　B. 昆虫媒介

C. 摄入污染的食物　　D. 苍蝇污染食物

E. 饮用污染的水

(25~27题共用题干)

患者，男性，27岁。3天前出现低热、烦躁，对风、声、光等刺激敏感，不能进食，不能饮水，听到水声即可出现咽肌的强烈痉挛，并伴有右上肢麻木感。查体：T 39℃，P 100次/分，神志清楚，声音嘶哑，流涎。

25. 该患者最可能的诊断是

A. 流行性乙型脑炎　　B. 流行性脑脊髓膜炎

C. 狂犬病　　D. 破伤风

E. 脊髓灰质炎

26. 对于该患者，下列措施正确的是

A. 单室严密隔离　　B. 保持呼吸道通畅

C. 维持水、电解质平衡　　D. 防止声光刺激

E. 禁用镇静药，避免呼吸抑制

27. 入院第3天，患者由兴奋转为安静，肌肉痉挛停止，提示患者的病情

A. 康复　　B. 进入缓解期

C. 进入恢复期　　D. 进入麻痹期

E. 进入后遗症期

(28~30题共用题干)

患者，男性，32岁。其手部被流浪狗咬伤后没有及时处理，未接种狂犬病疫苗，最终导致死亡。

28. 下列属于人狂犬病诊断依据的是

A. 有与狂犬病患者接触史

B. 患者出现恐水、怕风、躁动、大量流涎等症状

C. 患者脑脊液检查发现白细胞及蛋白增高，糖及氯化物减少

D. 咬人动物已断定有狂犬病

E. 荧光抗体法检查分泌物中的病毒抗原

29. 手部被咬破，且致伤动物不能确定健康时，正确的处理方法是
   A. 消毒后告知暴露者狂犬病危害后，立即接种狂犬病疫苗即可
   B. 立即注射消炎药物，不处理伤口
   C. 立即处理伤口并注射狂犬病被动免疫制药，随后接种狂犬病疫苗
   D. 立即处理伤口并注射狂犬病被动免疫制药
   E. 用 20% 的肥皂水和一定压力的流动清水交替彻底清洗，至少 15 分钟后包扎
30. 狂犬病护理措施正确的是
   A. 单间严密隔离
   B. 被患者唾液沾染的用品均应消毒，医护人员如有皮肤破损，应戴乳胶手套
   C. 须防患者在痉挛发作中抓伤咬伤
   D. 病室内保持绝对安静，防止音、光、水、风等刺激，做好监护工作
   E. 患者发病期间应当禁食

参考答案与解析

一、A1 型题

1. B【解析】隐性感染又称亚临床感染，指病原体进入人体后，仅引起机体发生特异性免疫应答，病理变化轻微，临床上无任何症状、体征，甚至生化改变，只有通过免疫学检查才能发现。大多数传染病以隐性感染最常见。隐性感染后可获得对该传染病的特异性免疫力，病原体被清除。少数转变为病原携带状态，成为无症状病原携带者。

2. A【解析】传染病的特征中最主要的是有病原体。各种传染病都有特异的病原体。

3. E【解析】我国规定管理的传染病分为甲类 2 种、乙类 27 种、丙类 11 种。

4. C【解析】检疫期限是从最后接触之日算起，相当于该病的最长潜伏期。检疫期间根据情况可预防性服药或预防接种。

5. D【解析】传染病的发病率显著高于一般水平，称为流行。如流行范围超过国界或州界称为大流行。如多数病例的发病时间高度集中于一个短时间之内，则为暴发流行。

6. C【解析】传染病的基本特征是有病原体、传染性、流行性、地方性、季节性、免疫性。

7. E【解析】病原携带者按病原体种类不同可分为带病毒者、带菌者、带虫者。

8. E【解析】传染病感染后最易识别的是显性感染。显性感染又称临床感染，指病原体进入人体后，不但引起机体发生免疫应答，而且通过病原体的致病作用或机体的变态反应，使机体发生组织损伤，导致病理改变，出现临床特有的症状、体征。少数传染病（如麻疹）以显性感染多见。显性感染后的结局各异，多数感染者机体内病原体可被完全清除，机体获

得特异性免疫力，不易再受感染；也有部分感染者由于病后免疫不牢固，可再次发生感染；还有小部分感染者可成为慢性病原携带者。

9. B【解析】构成传染的最基本因素是病原体。

10. C【解析】参见 A1 型题第 1 题解析。重要临床意义是免疫人群扩大。

11. B【解析】因为隐性感染临床上无任何症状、体征，甚至生化改变，只有通过免疫学检查才能发现，免疫人群扩大导致隐性感染多。

12. B【解析】传染病的流行过程是指传染病在人群中发生、发展和转归的过程。流行过程的发生需要三个基本条件：传染源、传播途径和人群易感性。流行过程又受社会和自然因素的影响。

13. E【解析】霍乱属于甲类传染病，是强制管理的传染病。

14. A【解析】内毒素可引起脑血管痉挛，继而血管通透性增加，血浆深处形成脑水肿、颅内压增高而产生惊厥、昏迷等症状，并可形成小脑扁桃体疝和颞叶钩回疝，出现瞳孔改变、呼吸衰竭等症状。

15. B【解析】痢疾杆菌可释放内、外毒素，内毒素不但可引起全身毒血症，而且可致血管活性物质增加，引起急性微循环障碍，导致血栓形成和 DIC 发生，使重要脏器功能衰竭；外毒素可导致肠黏膜坏死，可能与水样泻及神经系统症状有关。

16. B【解析】传染病患者具有传染性的时期称为传染期，它在每一种传染病中相对恒定，可作为隔离患者的依据之一。

17. E【解析】狂犬病毒属弹状病毒科拉沙病毒属，病毒中心为单股负链 RNA，外面为核衣壳和含脂蛋白及糖蛋白的包膜。

18. D【解析】疫苗接种是控制传染病发生和流行的最有效措施。

19. B【解析】传染性是传染病与其他感染性疾病的主要区别。传染性意味着能通过某种特定途径感染他人。

20. D【解析】核苷类反转录酶抑制药包括齐多夫定（AZT）、双脱氧胞苷（ddc）、双脱氧肌苷（ddi）和拉米夫定（3TC）。此类药物能选择性与 HIV 反转录酶结合，并掺入病毒 DNA 链中，使 DNA 链中止，起到抑制 HIV 复制和转录的作用。

21. E【解析】参见 A1 型题第 1 题解析。

22. E【解析】潜伏性感染和病原携带状态的不同之点是前者在感染期间病原体可长期潜伏起来。

23. E【解析】艾滋病继发肿瘤，最多见为卡波西肉瘤及淋巴瘤。

24. D【解析】熟悉不同传染病潜伏期的最主要的意义是确定检疫期。

25. B【解析】弛张热：发热特点为 24 小时体温相差超过 1℃，但最低点未达正常水平，常见于败血症、伤寒缓解期、肾综合征出血热等传染病。

26. B【解析】保持局部皮肤清洁干燥，每天用温水清洗皮肤，禁用肥皂水和乙醇溶液擦洗。

27. E【解析】典型麻疹皮疹的特点是红色斑丘疹，疹退后有色素沉着及脱屑。

28. B【解析】急性黄疸型肝炎黄疸前期：急性起病，疲倦乏力为最常见症状，可有畏寒、发热；常有食欲减退、厌油、恶心、呕吐、腹痛、腹胀、腹泻、肠鸣音亢进等消化道症状；于本期末尿颜色加深，继而巩膜及皮肤先后出现黄染；少数病例以发热、头痛、上呼吸道症状等为主要症状。本期持续1~21天，平均5~7天。

29. C【解析】急性重症肝炎早期最突出、最有诊断意义的症状是中枢神经系统症状。

30. A【解析】急性病毒性肝炎多为自限性疾病。如无特殊并发症，应以休息、营养等一般治疗为主，避免滥用药物。

31. C【解析】合理的营养、适宜的饮食也是治疗急性肝炎的重要措施。在急性期肝炎患者消化道症状较明显，因此应给予易消化、清淡饮食，但应保证有足够的热量、蛋白质、维生素C，蛋白质每日1.0~1.5g/kg，并多进水果、蔬菜等含维生素C丰富的食物。

32. A【解析】甲型肝炎病毒抵抗力较强，能耐受60℃30分钟，室温1周。在干粪中25℃能存活30天。在贝壳类动物、污水、淡水、海水、泥土中能存活数月。60℃12小时部分灭活；煮沸1分钟全部灭活。紫外线（1.1W，0.9cm深）1分钟，3%甲醛25℃5分钟均可灭活。70%乙醇25℃3分钟可部分灭活。

33. C【解析】乙型肝炎病毒（HBV）对外界环境抵抗力较强，能耐受60℃ 4小时及一般浓度的消毒剂。高压灭菌法或100℃加热10分钟可使HBV灭活失去感染性，HBV对过氧乙酸、漂白粉溶液、次氯酸钠、环氧乙烷等化学试剂较敏感。

34. C【解析】甲型和戊型肝炎都以粪-口为主要传播途径。

35. C【解析】腹胀、肝质地硬、脾大与甲型肝炎不相关。甲型肝炎起病急，主要有畏寒、发热、食欲减退、恶心、疲乏、肝大、腹痛、肝区痛及肝功能异常。黄疸期，可见巩膜、皮肤不同程度黄染，随后眼黄，尿黄如浓茶。可有粪便颜色变浅、皮肤瘙痒、心动过缓等梗阻性黄疸表现。选项C，肝质地硬属于肝脏严重损害后症状，甲型肝炎肝大质地软，排除之。本题容易误选E，一般理解腹软、肝大质软、轻度叩击痛和甲型肝炎没有直接联系，应该从甲型肝炎的临床表现掌握。

36. C【解析】HBeAg在急性乙型肝炎潜伏期的后期出现，随HBsAg消失而消失。①可作为急性乙型肝炎辅助诊断和判断预后的指标。②有助于确定乙型肝炎患者、乙型肝炎病毒携带者及孕妇感染乙型肝炎的传染性强弱。③反映HBV复制。

37. A【解析】抗-HBs：HBV感染后6~23周开始出现。①以往感染过HBV。②乙型肝炎疫苗或特异性高效价免疫球蛋白注射后产生主动、被动免疫效果。

38. B【解析】HBsAg可用于生产乙型肝炎疫苗。

39. A【解析】治疗原则以适当休息、合理营养为主，辅以适当药物，避免饮酒、过劳和使用损害肝脏药物。

40. C【解析】重型肝炎患者，应给予低脂、低盐、高糖、高维生素、易消化的流质或半流质饮食，限制蛋白质摄入量，每日蛋白质应少于0.5mg/kg，但随病情好转逐渐增加蛋白质饮食；昏迷不能进食者鼻饲。变换食物品种，增加患者食欲，鼓励患者多进食。进食量不足者应输入10%~25%葡萄糖液加适量胰岛素或更高浓度葡萄糖溶液，总液量以1500~2000ml/d。

41. D【解析】慢性肝炎患者宜给予合理饮食，需要注意蛋白质的摄入、避免高热量饮食，防止肥胖和脂肪变性。避免高糖饮食以防诱发糖尿病。

42. E【解析】病毒性肝炎的护理诊断：①活动无耐力，与肝功能受损、能量代谢障碍有关。②营养失调——低于机体需要量，与食欲缺乏、呕吐、腹泻、消化和吸收功能障碍有关。③焦虑，与隔离治疗、久治不愈、担心预后等有关。④有皮肤完整性受损的危险，与胆盐刺激皮肤神经末梢引起痛痒搔抓、组织受压有关。⑤有继发性感染的危险，与患者机体抵抗力下降、长期应用抗生素易合并院内交叉感染有关。⑥知识缺乏：缺乏肝炎防治和护理知识。⑦潜在并发症：肝性脑病、出血、感染、肝肾综合征。

43. A【解析】急性乙型肝炎最早出现的血清学指标是HBsAg，HBV感染后3周开始出现。

44. C【解析】乙型肝炎的发病以散发性发病为主，感染与发病表现出明显的家庭聚集现象。家庭聚集现象与母婴传播及日常生活接触传播有关。

45. C【解析】对肝炎病毒最可靠的消毒剂是过氧乙酸。乙型肝炎病毒对过氧乙酸、漂白粉溶液、次氯酸钠、环氧乙烷等化学试剂较敏感。

46. D【解析】急性重型肝炎主要病理变化为肝细胞广泛坏死，余项均为非急性重型肝炎病理变化。

47. A【解析】急性肝炎时丙氨酸氨基转移酶（ALT）可明显升高。

48. D【解析】体液传播是HBV、HDV、HCV和HGV的主要传播途径。含有肝炎病毒的体液或血液可通过输血及血制品，非一次性注射器预防接种、药物注射等方式而传播。生活上的密切接触是次要的传播方式。

49. E【解析】为预防乙型肝炎可以采用乙型肝炎特异高价免疫球蛋白作为人工被动免疫。

50. B【解析】卧床休息的目的，不仅是能减少体力和热量的消耗，还可以减轻因活动后糖原过多分解、蛋白质分解及乳酸形成而增加的肝脏负担。同时卧床时肝血流量明显增加，提高了对肝脏的供氧和营养，利于肝组织损伤的修复。

51. C【解析】蜘蛛痣和肝掌是慢性病毒性肝炎的特征性表现。

52. A【解析】甲型肝炎、戊型肝炎进行消化道隔离3~4周。

53. D【解析】在甲型肝炎病程中黄疸前期传染性最强。人感染HAV后排毒高峰在潜伏期末、临床症状初期及黄疸出现后1~2天。

54. B【解析】HBsAg 阳性、HBeAg 阳性提示乙型肝炎有较大的传染性。HBsAg 本身无传染性，抗-HBs 为保护抗体；HBeAg 为 HBV 活动性复制和传染性强的标志，抗-HBe 紧接着 HBeAg 的消失而出现于血液中，一般表示 HBV 复制减少和传染性减低；抗-HBc 可持续多年，是 HBV 既往感染的标志。

55. A【解析】病毒性肝炎的饮食护理措施：合理的营养、适宜的饮食也是治疗急性肝炎的重要措施。因合理的饮食可以改善患者的营养状况，促进肝细胞恢复及再生，有利于肝功能恢复。在急性期肝炎患者消化道症状较明显，因此应给予易消化、清淡饮食，但应保证有足够的热量、蛋白质、维生素 C，蛋白质每日 1.0~1.5g/kg，并多进水果、蔬菜等含维生素 C 丰富的食物。随着病情好转，食欲改善，食量增加，则应防止营养过剩，对于体重增加较快的患者，应适当控制饮食，最好能维持体重在病前水平。慢性肝炎患者宜给予合理饮食，需要注意蛋白质的摄入、避免高热量饮食，防止肥胖和脂肪变性。避免高糖饮食以防诱发糖尿病。

56. B【解析】肝病面容：患者肝脏损伤，内分泌功能紊乱，影响色素代谢，导致色素在皮肤沉积，皮肤色泽逐渐变暗，脸色发黑、没有光泽弹性差，皮肤干燥、粗糙，甚至出现“古铜色”面容；有的患者眼圈周围灰暗尤其明显，有点像“熊猫眼”；有的患者颜面部或鼻尖部出现细小的毛细血管扩张，好像纤细的网络。肝病面容多见于慢性肝炎和肝硬化患者，是肝病患者常见的临床表现之一。

57. D【解析】蜘蛛痣为慢性肝炎临床表现。

58. C【解析】甲型肝炎潜伏期为 15~45 天，常见 30 天左右。

59. C【解析】HBsAg（+），HBeAg（+）提示病毒复制活跃。

60. B【解析】为阻断母婴传播，对新生儿最适宜的预防方法是应用乙型肝炎疫苗加用高价乙型肝炎免疫球蛋白注射。

61. B【解析】参见 A1 型题第 28 题解析。

62. D【解析】HIV 对 $CD4^+$T 细胞（包括辅助性 T 细胞、单核细胞及巨噬细胞等）有特殊的亲嗜性。T 细胞感染 HIV 后引起的免疫抑制，导致 T 细胞数量减少，当 $CD4^+$T 细胞数量减少至 0.2×10^9/L 以下时，则易发生机会性感染或肿瘤。单核-巨噬细胞感染 HIV 后，成为 HIV 病毒贮存仓库，并在携带病毒通过血脑屏障到达中枢神经系统的过程中起了重要作用。

63. D【解析】流行性乙型脑炎病毒感染后临床发病率甚低。

64. C【解析】流行性乙型脑炎是人畜共患的自然疫源性疾病，人与动物（如猪、牛、羊、鸡、鸭、鹅等）都可以是本病的传染源。其中猪是最主要的传染源和中间宿主。人被流行性乙型脑炎病毒感染后，出现短暂的病毒血症，病毒数量少，故人不是本病的主要传染源。

65. B【解析】肝炎病毒感染后，症状迁延或反复发作，病程超过 6 个月即可诊断为慢性肝炎。慢性肝炎仅见于乙型、丙型、丁型3型肝炎。

66. B【解析】乙型、丙型、丁型肝炎可转为慢性肝炎并发展为肝硬化和肝癌。

67. D【解析】母亲HBsAg阳性者，新生儿应在出生后立即接种乙型肝炎疫苗，并联合使用高效价乙型肝炎免疫球蛋白（HBIG）。

68. A【解析】艾滋病的病原体是病毒。

69. C【解析】艾滋病传播途径如下。①性接触传播：为艾滋病的主要传播途径，占3/4。同性恋、异性恋均可传播。②血液传播：输注含病毒的血液或成分血、血制品，药瘾者共用针头或注射器，介入性医疗操作均可受感染。③母婴传播：感染HIV的孕妇可通过胎盘、分娩过程及产后血性分泌物和哺乳传给婴儿。④其他：应用HIV感染者的器官移植或人工授精，被HIV污染的针头刺伤或破损皮肤意外受感染，生活中密切接触经破损的皮肤处感染。

70. D【解析】流行性乙型脑炎患者治疗主要为对症措施。处理好高热、惊厥和呼吸衰竭等是流行性乙型脑炎患者抢救成功的关键。

71. A【解析】将患者置于仰卧位，头偏向一侧，松解衣服和领口，保持呼吸道通畅。

72. E【解析】高热、惊厥及呼吸衰竭是流行性乙型脑炎极期的严重症状，三者相互影响，其中，呼吸衰竭常为致死的主要原因。

73. D【解析】流行性乙型脑炎主要通过蚊虫叮咬而传播，三带喙库蚊为主要传播媒介。蚊虫感染后可携带病毒越冬或经卵传代，成为流行性乙型脑炎病毒的长期贮存宿主。病毒通常在蚊虫、猪等动物间循环。

74. E【解析】加强对家畜管理，尤其幼猪，搞好牲畜饲养场所的环境卫生。在流行季节前对猪进行疫苗接种，能有效控制流行性乙型脑炎在人群中的流行。加强宣传，大力开展防蚊、灭蚊工作，消灭蚊虫滋生地。流行季节使用驱蚊药、蚊帐等防止蚊虫叮咬。

75. A【解析】流行性乙型脑炎极期的临床表现特点：病程4～10天，初期症状加重，此期主要表现为脑实质受损的症状。①高热：体温高达40℃以上，热程通常持续7～10天。发热越高，热程越长，病情越重。②意识障碍：可有程度不等的意识障碍，如嗜睡、谵妄、昏迷或定向力障碍等。常持续1周，重者可长达4周。③惊厥或抽搐：可有局部小抽搐、肢体阵挛性抽搐、全身抽搐或强直性痉挛，持续数分钟至数十分钟，均伴有意识障碍。频繁抽搐可加重缺氧和脑实质损伤，导致呼吸衰竭。④呼吸衰竭：多发生在重症病例。由于脑实质炎症、脑水肿、脑疝、颅内高压和低血钠脑病所致，其中以脑实质病变为主要原因。主要表现为中枢性呼吸衰竭，其特点：呼吸节律不规则及幅度不均，可为双吸气、叹息样呼吸、潮式呼吸等，最后呼吸停止。此外，可因并发肺炎或脊髓受侵犯而出现周围性呼吸衰竭，其特点：呼吸先快后慢，呼吸表浅，但呼吸节律规则。高热、惊厥及呼吸衰竭是流行性乙型脑炎极期的严重症状，三者相互影响，其中，呼吸衰竭常为致死的主要原因。⑤颅内高压：患者颅内压增高，表现为剧烈头痛、呕吐、血压升高和脉搏变慢。婴幼儿常有前囟隆起，重者发展为脑疝，常见有小脑幕切迹疝（主要压迫中脑）及枕骨大孔疝（压迫延髓）。脑疝的表现为颅内高压症状、昏迷加深、频繁抽搐，瞳孔忽大忽小、对光反射消失，可出现呼吸骤停而致死。⑥神经系统症状和体征：神经系统症状多在病程10天内出现，是流行性乙型脑炎患者最危险的时期，第2周后出现新的神经症状者少见。主要表现如下。a. 深、浅反射改变，浅反射减弱、消失，深反射先亢进后消失；b. 大脑锥体束受损表现，肢体强直性瘫痪、肌张力增强、巴宾斯基征等病理锥体束征阳性；c. 不同程度的脑膜刺激征；d. 其他，根据其病变损害部位不同，可出现相应的神经症状，如颞叶受损可有失语、听觉障碍，自主神经受累可有膀胱和直肠麻痹而导致大小便失禁或尿潴留。

76. D【解析】血清学检查，病后3~4天血清中可出现特异性IgM抗体，2周时达高峰，是目前早期诊断本病的最常用方法。可测定IgM抗体及IgG抗体，敏感性高，方法简便快速，但试验要求严格，偶见假阳性反应。双份血清效价增长4倍以上可确诊，单份血清抗体效价1∶100为可疑，1∶320可作诊断，1∶640可确诊。

77. A【解析】流行性乙型脑炎简称乙脑，又称日本脑炎，是由乙型脑炎病毒引起的以脑实质炎症为主要病变的中枢神经系统急性传染病。

78. E【解析】每天测量体温、脉搏1次不属于艾滋病患者发热时的护理措施。

79. E【解析】流行性乙型脑炎并发症发生率约10%，以支气管肺炎最常见，多因昏迷使呼吸道分泌物不易咳出或应用人工呼吸器后引起。

80. D【解析】流行性乙型脑炎的人群易感性：普遍易感，以隐性感染最为常见，感染后可获得持久免疫力。本病呈散发性，家庭成员中罕见同时发病者。

81. C【解析】流行性乙型脑炎治疗主要为对症措施。处理好高热、惊厥和呼吸衰竭等是流行性乙型脑炎患者抢救成功的关键。

82. B【解析】脑疝的表现为颅内高压症状、昏迷加深、频繁抽搐，瞳孔忽大忽小、对光反射消失，可出现呼吸骤停而致死。

83. A【解析】艾滋病即获得性免疫缺陷综合征（AIDS），是人体感染人类免疫缺陷病毒（HIV）后，机体免疫功能不断遭到HIV破坏，使人体对威胁生命的各种病原体丧失了抵抗能力，从而发生多种感染或肿瘤，最后导致死亡的一种严重传染病。

84. D【解析】流行性乙型脑炎脑内主要病变是神经细胞变性、肿胀、坏死。

85. B【解析】确诊艾滋病的依据是血清艾滋病病毒抗体阳性，病毒分离阳性。

86. E【解析】参见A1型题第69题解析。

87. B【解析】脑脊液常规检查呈无菌性脑膜炎改变；脑脊液抗体测定可见乙型脑炎IgM抗体，较血清乙型脑炎抗体出现早，有早期诊断价值。

88. A【解析】对HIV感染者和艾滋病患者均无须隔离。如患者出现明显腹泻，有可能污染环境时应予以接触隔离措施。

89. C【解析】临床鉴别流行性脑脊髓膜炎和流行性乙型脑炎，具有很大意义的依据是皮肤瘀点。流行性脑脊髓膜炎皮肤瘀点或脑脊液沉淀物涂片染色镜检，可见革兰阴性球菌，有早期诊断价值。

90. C【解析】脑膜炎球菌属奈瑟菌属。革兰阴性，呈肾形或豆形，具有多糖荚膜。多数凹面相对成双排列。该菌仅存在于人体，多数存在于中性粒细胞中，裂解时能产生毒力较强的内毒素，是致病的重要因素。

91. B【解析】流行性脑脊髓膜炎最常见的皮疹为瘀点和瘀斑。脑膜炎双球菌侵袭皮肤血管内皮细胞，并释放内毒素，作用于小血管和毛细血管，引起局部出血、坏死等，临床可出现皮肤黏膜瘀点和瘀斑。

92. C【解析】普通型流行性脑脊髓膜炎：①上呼吸道炎症期，鼻咽部炎症充血而无明显症状，少数可有咽痛及发热，一般持续 1~2 天。②败血症期，骤起寒战、高热，伴头痛、恶心、呕吐、全身不适等，结膜充血。可在发病后 24~48 小时出现皮肤黏膜瘀点、瘀斑，开始为鲜红色，后为紫色，严重者瘀斑迅速扩大，其中央因血栓形成而坏死，以四肢较多；1~2 天发展为脑膜炎。③脑膜炎期，脑膜炎症状可与败血症同时出现，有时出现稍晚，多数于发病后 24 小时左右较明显。持续高热，全身瘀点、瘀斑，剧烈头痛，频繁呕吐及脑膜刺激征。血压可升高而脉搏缓慢，重者有谵妄、神志障碍及抽搐。通常在 2~3 天后进入恢复期。幼儿脑膜刺激征可不明显，仅有不安、高声尖叫、双眼发直、拒乳、呕吐、腹泻、发热、易受惊等。流行末期，有些仅表现低热、吐奶、烦躁不安等不典型症状。④恢复期，体温逐渐下降，皮肤瘀斑、瘀点消失，症状好转，体征消退。

93. D【解析】流行性脑脊髓膜炎确诊的依据是血或脑脊液培养（+）。

94. B【解析】患者出现昏迷、潮式呼吸、一侧瞳孔扩大，可判断出现脑疝，应立即静脉注射 20% 甘露醇以降颅压。

95. B【解析】治疗暴发型流行性脑脊髓膜炎（休克型）首选抗菌药是青霉素。

96. D【解析】暴发型流行性脑脊髓膜炎：起病急骤，病势凶险，如不及时抢救，常于 24 小时内死亡。败血症休克型循环衰竭特征：面色苍白，唇指发绀、四肢湿冷、皮肤黏膜瘀点或瘀斑，且迅速扩大融合成片，伴中央坏死，脉搏细数，血压下降，体温不升等。

97. C【解析】艾滋病最主要的预防措施是切断传播途径。对 HIV 感染者实施管理，包括：①定期或不定期地访视及医学观察。②患者的血、排泄物和分泌物应用 0.2% 次氯酸钠或漂白粉等消毒液进行消毒。③严禁献血、捐献器官、精液；性生活应使用避孕套。④出现症状、并发感染或恶性肿瘤者，应住院治疗。⑤已感染 HIV 的育龄妇女应避免妊娠、生育，以防止母婴传播。HIV 感染的哺乳期妇女应人工喂养婴儿。

98. D【解析】流行性脑脊髓膜炎的败血症期：骤起寒战、高热，伴头痛、恶心、呕吐、全身不适等，结膜充血。可在发病后 24~48 小时出现皮肤黏膜瘀点、瘀斑，开始为鲜红色，后为紫色，严重者瘀斑迅速扩大，其中央因血栓形成而坏死，以四肢较多；1~2 天发展为脑膜炎。

99. C【解析】败血症休克型流行性脑脊髓膜炎治疗：①纠正休克，扩充血容量、纠正酸中毒、血管活性药物。②肾上腺皮质激素治疗，地塞米松、氢化可的松。③DIC 治疗，肝素、输血和/或血浆。④保护心脏，毛花苷 C、毒毛花苷 K。⑤抗内毒素治疗。⑥血浆置换。

100. C【解析】机会性感染是由于严重的细胞免疫缺陷而出现多种条件致病性微生物感染，其中以卡氏肺孢子菌肺炎最为常见，且是引起艾滋病患者的主要死亡原因。

101. A【解析】流行性脑脊髓膜炎在临床上最多见的类型是普通型。

102. D【解析】流行性脑脊髓膜炎的护理诊断：①体温过高。②组织灌注无效。③有皮肤完整性受损的危险。④营养失调——低于机体需要量。⑤有受伤的危险。⑥潜在并发症。

103. C【解析】暴发型流行性脑脊髓膜炎的发病机制主要是由于内毒素所致的急性微循环障碍。暴发型流行性脑脊髓膜炎起病急骤，病势凶险，如不及时抢救，常于 24 小时内死亡。

104. C【解析】用酶联免疫或放射免疫等方法测定流行性脑脊髓膜炎患者脑脊液中脑膜炎球菌特异多糖抗原和血清特异抗体，是近年来开展的快速诊断方法。敏感性高，特异性强，适用于已用抗生素治疗而细菌学检查阴性者。

105. A【解析】流行性脑脊髓膜炎主要经飞沫传播。空气不流通处 2m 以内的接触者均有被感染的危险。密切接触如同睡、怀抱、喂奶、接吻等，对 2 岁以下婴幼儿传播有重要意义。

106. C【解析】参见 A1 型题第 92 题解析。

107. D【解析】肾综合征出血热有多器官损伤的特点，其中以肾损害最为突出。

108. D【解析】肾综合征出血热（EHF）是由啮齿动物为主携带不同型汉坦病毒引起的自然疫源性传染病。鼠是主要传染源。

109. E【解析】狂犬病毒传播途径：主要通过咬伤、抓伤、舔触的皮肤、黏膜侵入。实验室或蝙蝠群居洞穴中的含毒气溶胶可经呼吸道传播。少数可通过对病犬宰杀、剥皮等受感染。病毒通过咬伤传播是非咬伤传播的 50 倍以上。

110. E【解析】艾滋病易感人群：人群普遍易感，但多发生于青壮年。高危人群：①同性恋或性乱交者。②静脉药瘾者。③血友病患者及血制品使用者。④HIV 感染者母亲所生婴儿。

111. C【解析】肾综合征出血热少尿期：多出现于病程第 5~8 天。胃肠道症状、神经系统症状和出血显著。血压大多升高，脉压增大。尿量明显减少，甚至发生尿闭。少数患者无明显少尿而存在氮质血症，病情严重者可出现尿毒症、酸中毒、高血钾等，甚至高血容量综合征，并引起心力衰竭、肺水肿。持续 2~5 天。

112~113 D、A【解析】肾综合征出血热高热护理：降温以冰敷为主，但注意不能采用乙醇擦浴，以免加重皮肤的充血。出汗禁用强烈退热药，以免大量出汗诱发低血压休克。

114. C【解析】肾综合征出血热继发感染易发生于少尿期至多尿期。

115. D【解析】参见A1型题第111题解析。

116. C【解析】咬伤后尽快用20%肥皂水或0.1%苯扎溴铵（两者不能合用）反复冲洗至少30分钟，尽量除去狗涎和挤出污血，再用生理盐水反复冲洗后，局部用70%乙醇和2%碘酊反复消毒。

117. B【解析】患者应卧床休息并实施严密接触隔离，将患者安置于安静、避光的单人房间，由专人护理，保持患者安静，减少风、光、声等刺激。躁动、惊恐或出现幻觉的患者，应加床栏保护或适当约束，防止坠床或外伤。

118. D【解析】肾综合征出血热早期休克主要是因免疫反应直接损害小血管内皮细胞，引起血管扩张、变性、脆性和通透性增强，大量血浆外渗，血液浓缩，血管容量骤减所致。临床表现心率加快，肢端发凉，尿量减少，烦躁不安，意识不清，口唇及四肢末端发绀，呼吸短促，出血加重。常因心、肾衰竭造成死亡。

119. A【解析】狂犬病的病原为狂犬病毒。

120. C【解析】这种传染性疾病的诊断都以病原体检测为确诊依据。其中包括直接法和间接法。特异性IgM抗体就是间接的病原体诊断法。其他都具有辅助诊断的作用。

121. D【解析】肾综合征出血热低血压休克期快速输液时应注意观察肺水肿、心力衰竭。

122. C【解析】典型临床经过分为发热期、低血压休克期、少尿期、多尿期和恢复期5期。

123. B【解析】肾综合征出血热（EHF）是由啮齿动物为主携带不同型汉坦病毒引起的自然疫源性传染病。鼠是主要传染源。肾综合征出血热病毒属布尼亚病毒科的汉坦病毒属。

124. E【解析】肾综合征出血热传播途径很多。如带毒鼠的排泄物污染尘埃后，通过呼吸道传播；进食被带毒鼠排泄物污染的食物可经消化道传播；被鼠咬伤或破损伤口接触带病毒鼠类的血液和排泄物导致感染的接触性传播；以及经胎盘传播和由鼠身上的革螨造成的虫媒传播等。但研究表明，在各种传播途径中通过伤口较易实现传播，因为，带毒鼠的唾液中含有较高效价的出血热病毒。

125. E【解析】可使发病率增加的因素：①咬伤部位的神经血管分布丰富，如头面部、颈部及手部。②咬伤程度严重，伤口深大者发病率高。③伤口未及时清创。④咬伤后未及时全程注射狂犬疫苗。⑤被咬者的免疫功能低下。

126. E【解析】细菌性痢疾患者进行消化道隔离，解除消化道隔离的条件是症状消失，粪检阴性，粪便培养2次阴性。

127. B【解析】肾综合征出血热最常见的并发症是肺水肿。

128. B【解析】我国农村肾综合征出血热最主要的传染源是黑线姬鼠。

129. B【解析】细菌性痢疾传播途径：经消化道传播。志贺菌主要通过污染食物、水、生活用品，经口传播；亦可通过苍蝇污染食物而传播。健康人的手接触痢疾杆菌，亦可导致经口感染，此种以污染手为媒介的传播是散发病例的主要传播途径。食物或水源被污染可引起食物型暴发流行或水型暴发流行。

130. D【解析】肾综合征出血热因为具有传染性，所以发现时应该尽早隔离，避免传染给他人。治疗肾综合征出血热不同时期采用的方法不同，主要以综合疗法为主。①发热期：主要进行抗病毒治疗，可以使用抗病毒药物抑制病毒，减轻病情和缩短病程，对于高温高热的患者采用物理降温，忌用强烈发汗退热药，同时患者要注意卧床休息。②低血压休克期：由于血压低，应该及时补充血容量，纠正酸中毒，使用肾上腺糖皮质激素保护肾脏，及时缓解低血压症状。③少尿期：可以使用利尿药物促进利尿，刚开始从小量开始，效果不明显时尚可适当加大剂量。④多尿期：维持水与电解质平衡，防治继发感染。⑤恢复期：恢复期患者要注重调养，补充营养，做到劳逸结合，休息好。⑥并发症治疗：患者会出现消化道出血、心力衰竭肺水肿、中枢神经系统并发症，需要对症治疗。

131. D【解析】发热、充血出血、肾损害是肾综合征出血热的三大临床症状，是诊断的重要依据。

132. A【解析】肾综合征出血热的典型症状“三红”指面部、颈部及胸部皮肤潮红。

133. B【解析】肾综合征出血热的典型症状“三痛”是头痛、腰痛、眼痛。

134. D【解析】切断传播途径通常为传染病中的主要环节。

135. C【解析】痢疾杆菌可产生内毒素和外毒素。各群痢疾杆菌均可产生内毒素，是引起全身毒血症的主要因素。不同群细菌产生外毒素的能力差别很大，外毒素按其生物活性可分为神经毒素、细胞毒素和肠毒素。

136. B【解析】从起病至症状明显开始为止的时期，称为前驱期。该期的临床表现通常是非特异性的，如头痛、发热、疲乏、食欲缺乏、肌肉酸痛等，为许多传染病所共有。起病急骤者，则无前驱期。

137. B【解析】志贺菌可分为 4 群：A 群为痢疾志贺菌群，B 群为福氏志贺菌群，C 群为鲍氏志贺菌群，D 群为宋氏志贺菌群。我国多数地区多年来一直是 B 群为主要流行菌群。

138. E【解析】细菌性痢疾以直肠、乙状结肠的炎症与溃疡为主要病变。

139. C【解析】细菌性痢疾以腹痛、腹泻、里急后重和黏液脓血便为主要表现，可伴有发热及全身毒血症状。

140. E【解析】普通型（典型）急性细菌性痢疾：起病急，高热伴畏寒、寒战，体温可高达 39℃，伴头痛、乏力、食欲减退等全身不适；肠道症状表现为早期恶心、呕吐，继而出现阵发性腹痛、腹泻和里急后重。排便次数增多，每天 10 次至数十次，量少，开始为稀便，后转变为黏液脓血便，常持续 1～2 周缓解或自愈。

141. A【解析】细菌性痢疾潜伏期为 1～2 天。

142. C【解析】中毒型细菌性痢疾患者发病急骤，病情重、高热、惊厥、昏迷、休克、呼吸衰竭，其护理包括严密观察生命体征，吸氧、迅速建立静脉通道，降温、镇静。休克患者是不能够取半坐位。

143. B【解析】部分轻型细菌性痢疾可以自愈，对于需要用抗生素治疗者，有很多药物的疗效均优于氯霉素。在细菌性痢疾的治疗上，由于氯霉素对骨髓的抑制作用，有引起再生障碍性贫血，甚至致死的危险；还由于痢疾杆菌对氯霉素大多耐药，氯霉素早已被淘汰。首选药物为喹诺酮类药物，首选环丙沙星，其他喹诺酮类药物也可选用。其他世界卫生组织（WHO）推荐的二线用药如匹美西林、头孢曲松、阿奇霉素等只有在志贺菌菌株对环丙沙星耐药时才考虑应用。

144. D【解析】迅速控制细菌性痢疾流行，应切断传播途径。患儿餐具单独使用，用后煮沸消毒，玩具及用物定期在阳光下暴晒直到隔离期结束。

145. E【解析】细菌性痢疾临床表现主要有发冷、发热、腹痛、腹泻、里急后重、排黏液脓血便。

146. E【解析】细菌性痢疾粪便常规：外观多为黏液脓血便，常无粪质，量少。镜检可见白细胞（≥15 个/高倍视野）、脓细胞和少量红细胞，如发现巨噬细胞更有助于诊断。

147. B【解析】细菌性痢疾患者出现里急后重感提示病变侵及直肠。

二、A2 型题

1. B【解析】甲型和戊型肝炎都以粪-口为主要传播途径。日常生活接触传播是散发性发病的主要传播方式。水和食物的传播，特别是水生贝类如毛蚶等是甲型肝炎暴发流行的主要传播方式。

2. E【解析】甲型肝炎以粪-口为主要传播途径，因此应进行消化道隔离。甲型肝炎进行消化道隔离 3~4 周。

3. C【解析】HBsAg：HBV 感染后 4~7 周开始出现。①急性乙型肝炎的潜伏期或急性期。②慢性 HBsAg 携带者。③HBV 所致的慢性肝病。

4. D【解析】新生儿在接种乙型肝炎疫苗的同时，可联合注射乙型肝炎免疫球蛋白提高保护率。

5. C【解析】流行性乙型脑炎患者出现中枢性呼吸衰竭，应立即静脉滴注 20% 甘露醇。甘露醇应在 30 分钟内快速静脉滴入或注入，监测患者的心功能状况。

6. D【解析】根据题干所述患者处于乙型脑炎的极期。该期主要的临床表现为高热、意识障碍、惊厥或抽搐、呼吸衰竭和神经系统症状，其中呼吸衰竭为致死的主要原因。

7. B【解析】细菌学检查是流行性脑脊髓膜炎确诊的重要方法。皮肤瘀点或脑脊液沉淀物涂片染色镜检，可见革兰阴性球菌，有早期诊断价值。患者颈部及胸部皮肤见数枚瘀点及瘀斑，瘀点涂点检查见革兰阴性双球菌，并结合患者临床表现和查体可诊断。

8. E【解析】患者有典型流行性脑脊髓膜炎表现，“高热、头痛、呕吐、食欲缺乏、全身关节疼痛”，且查体，全身散在瘀斑，大小不一，颈强直，符合流行性脑脊髓膜炎诊断。

9. E【解析】流行性脑脊髓膜炎皮肤护理：①观察皮肤瘀点、瘀斑的发展情况，如大小、部位、进展。②大面积的皮肤黏膜瘀斑应严加保护，尽量避免受压、摩擦，以防皮肤破损，必要时可予以包扎。③局部应避免穿刺。④如伴瘙痒者应剪短患者指甲，避免抓破皮肤，引起感染。

10. B【解析】在流行前期有计划地开展群众性卫生运动，搞好环境和个人卫生，注意室内通风换气，勤晒衣被和儿童玩具，可以达到预防传播的目的。注意尽量避免携带儿童到人多拥挤的公共场所。体质虚弱者做好自我保护，如外出时戴口罩等。

11. C【解析】流行性脑脊髓膜炎少尿期应限制液量，配合医师按“量出为入，宁少勿多”的原则严格控制液体摄入量。

12. E【解析】该患者为出血热发热期，主要治疗方法为抗病毒、输液补充血容量减轻外渗、对症治疗物理降温和监测生命体征预防 DIC 的发生。

13. C【解析】患者高热达40℃，头痛、腰痛 5 天，恶心、呕吐 3 天，有肾综合征出血热临床表现。查体面颈部充血，腋下有出血点，肾区叩击痛也符合肾综合征出血热，检查结果 EHF-IgM（+）可助于诊断。

14. D【解析】中毒型起病急骤，突然发热，体温高达40℃以上，病势凶险，可迅速发生循环和呼吸衰竭。患者突发寒战、高热、抽搐、昏迷。查体：T 40.5℃，P 140 次/分，BP 61/32mmHg，口唇发绀，符合中毒型表现，检查结果血白细胞计数 $15\times10^9/L$，中性粒细胞占比 0.82，脓细胞（+），可诊断。

15. C【解析】粪便培养出痢疾杆菌有助于细菌性痢疾的确诊及抗菌药物的选用。

16. E【解析】咬伤后尽快用20%肥皂水或0.1%苯扎溴铵（两者不能合用）反复冲洗至少 30 分钟，尽量除去狗涎和挤出污血，再用生理盐水反复冲洗后，局部用70%乙醇和2%碘酊反复消毒。伤口较深者，要进行清创，挤出血液，除去狗涎，用注射器插入伤口进行灌注、清洗，伤口不宜缝合或包扎，以利排血引流。在伤口底部和周围行抗狂犬病免疫球蛋白或抗狂犬病毒免疫血清局部浸润注射，皮试阳性者要进行脱敏疗法。另外，凡被咬伤、抓伤或皮肤破损处被带病毒的唾液沾染者，均需进行疫苗接种。

17. B【解析】患者有被犬咬伤史，又有畏光、畏声、恐惧等狂犬病表现。

18. A【解析】参见 A1 型题第 88 题解析。

19. D【解析】患者有发热，有 HIV 抗体（+）史，典型艾滋病期由于严重的细胞免疫缺陷而出现多种条件致病性微生物感染，其中以卡氏肺孢子菌肺炎最为常见，且是引起艾滋病患者的主要死亡原因。

20. A【解析】当艾滋病病毒（HIV）感染人体时，对人体的损害主要攻击人体免疫系统，而 $CD4^+$ 淋巴细胞是 HIV 攻击的主要淋巴细胞，随着病程进展而进行性被破坏减少，导致 $CD4^+/CD8^+$ 比值下降，破坏了免疫平衡，结果导致各种机会性感染和肿瘤。因此，监测 HIV/AIDS 患者 $CD4^+$ 淋巴细胞计数被视为评估疾病进展。

三、A3/A4型题

1. C【解析】甲型肝炎都以粪-口为主要传播途径。日常生活接触传播是散发性发病的主要传播方式。水和食物的传播，特别是水生贝类如毛蚶等是甲型肝炎暴发流行的主要传播方式。

2. B【解析】甲型肝炎进行消化道隔离3~4周。

3. C【解析】症状明显期：急性患者度过前驱期后，某些传染病中，大部分患者随即转入恢复期，仅有少部分转入症状明显期。某些（如麻疹）患者则绝大多数转入症状明显期。此期该传染病所特有的症状和体征通常都获得充分表达，如特征性的皮疹，肝、脾大和脑膜刺激征、黄疸等。

4. E【解析】该患者有发热、乏力、食欲缺乏，同时有黄疸、肝大，辅助检查提示转氨酶及总胆红素水平增高，应首先考虑病毒性肝炎的可能性。为进一步明确诊断，应做肝炎病毒标志物的检查。

5. A【解析】病毒性肝炎目前尚缺乏理想、可靠的治疗方法。治疗原则以适当休息、合理营养为主，辅以适当药物，避免饮酒、过劳和使用损害肝脏药物。各类型肝炎的治疗根据发病的特点，侧重点有所不同。

6. E【解析】狂犬病目前无特效疗法，发病后以对症支持等综合治疗为主。患儿近来出现恐怖、咽肌痉挛和呼吸困难，应给予患儿维持呼吸系统及心血管系统功能的对症治疗。

7. A【解析】狂犬病又称恐水症，是由狂犬病毒引起一种侵犯中枢神经系统为主的急性人畜共患传染病。

8. B【解析】患者曾有静脉吸毒史，临床表现和查体符合艾滋病诊断。

9. D【解析】患者心情烦躁，拒绝就医，目前首先考虑的护理诊断是恐惧。

10. A【解析】艾滋病最有助于明确诊断的检查项目是血清抗-HIV检测。

四、B型题

1. D【解析】病原携带状态：指病原体侵入人体后，在人体内生长繁殖并不断排出体外，而人体不出现任何疾病表现的状态，因而成为传染病流行的重要传染源。根据携带病原体种类的不同可分为带病毒者、带菌者与带虫者。按其发生在显性感染临床症状出现之前或之后，分别称为潜伏期病原携带者和恢复期病原携带者；若发生于隐性感染之后，则称为无症状病原携带者。携带病原体持续时间短于3个月的称为急性病原携带者；若长于3个月者称为慢性病原携带者。

2. B【解析】隐性感染：又称亚临床感染，指病原体进入人体后，仅引起机体发生特异性免疫应答，病理变化轻微，临床上无任何症状、体征，甚至生化改变，只有通过免疫学检查才能发现。大多数传染病以隐性感染最常见。隐性感染后可获得对该传染病的特异性免疫力，病原体被清除。少数转变为病原携带状态，成为病原携带者。

3. C【解析】潜伏性感染：病原体感染人体后，寄生在机体某个部位，机体的免疫功能使病原体局限而不引起发病，但又不能将病原体完全清除，病原体潜伏于机体内。当机体免疫功能下降时，可导致机体发病，常见于水痘、结核病、疟疾等。潜伏性感染期间，病原体一般不排出体外，故不会成为传染源，这是与病原携带状态不同之处。

4. D【解析】甲型肝炎病毒抵抗力较强，能耐受56℃30分钟，室温1周。在干粪中25℃能存活30天。60℃12小时部分灭活；煮沸5分钟全部灭活。紫外线（1.1W，0.9cm深）1分钟，3%甲醛25℃5分钟均可灭活。70%乙醇25℃3分钟可部分灭活。

5. C【解析】乙型肝炎病毒对外界环境抵抗力较强，能耐受60℃4小时及一般浓度的消毒剂。高压灭菌法或100℃加热10分钟可使HBV灭活失去感染性，乙型肝炎病毒对过氧乙酸、漂白粉溶液、次氯酸钠、环氧乙烷等化学试剂较敏感。

6. B【解析】丁型肝炎病毒（HDV）是一种缺陷RNA病毒，必须有HBV或其他嗜肝DNA病毒（如WHV）的辅助才能复制、表达抗原及引起肝损害。

7. E【解析】甲型肝炎的发病率有明显的秋、冬季高峰。

8. A【解析】戊型肝炎也有明显季节性，流行多发生于雨季或洪水后。

9. D【解析】乙型肝炎的发病也以散发性发病为主，感染与发病表现出明显的家庭聚集现象。家庭聚集现象与母婴传播及日常生活接触传播有关。

10. E【解析】抗-HBs能保护人体，防止乙型肝炎病毒感染。HBV感染后6~23周开始出现；①已往感染过HBV。②乙型肝炎疫苗或特异性高效价免疫球蛋白注射后产生主动、被动免疫效果。

11. C【解析】HBcAg存在于受感染的肝细胞核内，不游离于血清中。

12. A【解析】HBeAg：在急性乙型肝炎潜伏期的后期出现，随HBsAg消失而消失。①可作为急性乙型肝炎辅助诊断和判断预后的指标。②有助于确定乙型肝炎患者、乙型肝炎病毒携带者及孕妇感染乙型肝炎的传染性强弱。③反映HBV复制。

13~17 A、E、D、B、C【解析】流行性乙型脑炎的治疗：目前无特效抗病毒药，可试用α-干扰素。治疗主要为对症措施。处理好高热、惊厥和呼吸衰竭等是流行性乙型脑炎患者抢救成功的关键。①对症治疗：对高热患者采用物理降温和药物降温，必要时或高热伴抽搐者采用亚冬眠疗法；对惊厥或抽搐者及时去除病因和镇静解痉，镇静药首选地西泮；呼吸衰竭患者的主要治疗措施包括保持呼吸道通畅，吸氧，中枢性呼吸衰竭可用呼吸兴奋药，选用血管扩张药改善脑内微循环、解痉以及兴奋呼吸中枢，应用脱水药减轻和消除脑水肿。②恢复期和后遗症期处理：针灸、理疗、按摩、高压氧治疗及康复训练。

18. E【解析】流行性脑脊髓膜炎可在发病后24~48小时出现皮肤黏膜瘀点、瘀斑，开始为鲜红色，后为紫色，严重者瘀斑迅速扩大，其中央因血栓形成而坏死，以四肢较多。

19. E【解析】肾综合征出血热颜面及眼眶区明显充血，似酒醉貌。上胸部潮红，球结膜水肿、充血，有出血点或出血斑，软腭、腋下可见散在针头大小出血点，有时呈条索状或抓痕样。

20. E【解析】狂犬病麻痹期：一般为6~18小时。肌肉痉挛停止，全身弛缓性瘫痪，逐渐进入昏迷状态，最后因呼吸、循环衰竭而死亡。

21. A【解析】狂犬病前驱期：持续1~4天。起病时可有低热、倦怠、头痛、恶心、全身不适等类感冒症状，继而出现恐惧不安、烦躁失眠，对声、光、风等刺激有喉头紧缩感。最有意义的早期症状为愈合伤口处及其相应的神经支配区有痒、痛、麻及蚁走等异样感觉，发生于50%~80%的病例。

22. B【解析】狂犬病兴奋期：为1~3天。主要表现为高度兴奋、极度恐怖表情、发作性咽肌痉挛、恐水、怕风、怕光、怕声等。其中，恐水为本病的特征，典型者不敢饮水、闻水声、见水及提及水，严重发作时可有全身肌肉阵发性抽搐或呼吸肌痉挛致呼吸困难、发绀。另外，患者体温常升高至38~40℃，甚至超过40℃，有大汗淋漓、大量流涎、心率加快、血压上升等交感神经功能亢进及不能吞咽的表现。发作过程中，患者神志清楚，极为痛苦。

23. B【解析】无症状感染期临床上没有任何症状，但血清中能检出HIV和HIV抗体，具有传染性。此期可持续2~10年或更长。

24. D【解析】急性感染期HIV感染后小部分患者出现类似血清病的症状，症状轻微，无特异性。

25. B【解析】体温过高：与HIV感染或机会性感染有关。

26. C【解析】恐惧与绝望：与艾滋病预后不良、疾病折磨及担心受歧视有关。

五、X型题

1. ACDE【解析】无症状和体征属于隐性感染的表现。

2. ABCD【解析】致病能力包括侵袭力、毒力、数量、变异性。

3. BCDE【解析】传染病的发病率显著高于一般水平，称为流行。如流行范围超过国界或州界称为大流行。如多数病例的发病时间高度集中于一个短时间之内，则为暴发流行。

4. BCDE【解析】病毒性肝炎目前尚缺乏理想、可靠的治疗方法。治疗原则以适当休息、合理营养为主，辅以适当药物，避免饮酒、过劳和使用损害肝脏药物。

5. ABDE【解析】乙型肝炎的发病也以散发性发病为主，感染与发病表现出明显的家庭聚集现象。家庭聚集现象与母婴传播及日常生活接触传播有关。

6. ABCD【解析】各型病毒性肝炎临床表现相似，以疲乏、食欲减退、厌油、肝大、肝功能异常为主，部分病例出现黄疸。

7. ABDE【解析】流行性乙型脑炎意识障碍患者置于仰卧位，头偏向一侧，松解衣服和领口，保持呼吸道通畅。

8. ABCE【解析】流行性乙型脑炎简称乙脑，又称日本脑炎，是由乙型脑炎病毒引起的以脑实质炎症为主要病变的中枢神经系统急性传染病。惊厥或抽搐是流行性乙型脑炎严重症状之一。由于脑部病变部位与程度不同，可表现轻度的手、足、面部抽搐或惊厥，也可为全身性阵发性抽搐或全身强直性痉挛，持续数分钟至数十分钟不等。

9. BDE【解析】流行性乙型脑炎是人畜共患的自然疫源性疾病，人与动物（如猪、牛、羊、鸡、鸭、鹅等）都可以是本病的传染源。其中猪是最主要的传染源和中间宿主。人被流行性乙型脑炎病毒感染后，出现短暂的病毒血症，病毒数量少，故人不是本病的主要传染源。本病具有严格的季节性，主要集中于7月、8月、9月三个月，与气温、雨量和蚊虫滋生有关。多为10岁以下（尤其是2~6岁）儿童发病。本病呈散发性，家庭成员中罕见同时发病者。

10. ABCDE【解析】定时测量体温、脉搏、呼吸、血压。观察呼吸的节律和状态，皮肤黏膜有无瘀点或瘀斑、皮肤损害的程度，有无头痛，头痛的部位、性质和程度，有无呕吐、呕吐性质及呕吐物性状，意识障碍及其进展情况，瞳孔大小及对光反射，有无肌张力增高、抽搐，四肢温度及末梢循环情况等。

11. ABCE【解析】流行性脑脊髓膜炎患者皮肤护理：①观察皮肤瘀点、瘀斑的发展情况，如大小、部位、进展。②大面积的皮肤黏膜瘀斑应严加保护，尽量避免受压、摩擦，以防皮肤破损，必要时可予以包扎。③局部应避免穿刺。④如伴瘙痒者应剪短患者指甲，避免抓破皮肤，引起感染。

12. ABCD【解析】流行性脑脊髓膜炎常见的护理诊断：①体温过高。②组织灌注无效。③有皮肤完整性受损的危险。④营养失调——低于机体需要量。⑤有受伤的危险。⑥潜在并发症。

13. ABDE【解析】肾综合征出血热治疗原则中的“三早一就”：①早发现。②早休息。③早治疗。④就近治疗。

14. AB【解析】肾综合征出血热患者早期应绝对卧床休息，忌随意搬动患者，以免加重组织脏器的出血。恢复期患者仍要注意休息，逐渐增加活动量。肾综合征出血热隔离应做到不同食、不同居。

15. ADE【解析】细菌性痢疾患者饮食护理：严重腹泻伴呕吐时暂禁食，遵医嘱静脉补充营养。待病情缓解能进食后，给予易消化、高蛋白、高维生素、清淡流质或半流质饮食，避免生冷、多渣、油腻或刺激性食物。少量多餐，可饮糖盐水。

16. ABD【解析】急性细菌性痢疾患者解除隔离的条件是：①粪便镜检无脓细胞。②临床症状消失。③连续2次粪便培养阴性。

17~18 ABCE、ABDE【解析】参见A2型题第16题解析。

19. ACDE【解析】狂犬病目前无特效治疗方法。狂犬疫苗是预防狂犬病的唯一途径，对于接种过敏者可进行脱敏注射。

20. ABCDE【解析】参见A1型题第125题解析。

21. AC【解析】狂犬病患者应卧床休息并实施严密接触隔离，将患者安置于安静、避光的单人房间，由专人护理，保持患者安静，减少风、光、声等刺激。躁动、惊恐或出现幻觉的患者，应加床栏保护或适当约束，防止坠床或外伤。

22. ABCDE【解析】狂犬是人畜共患疾病，犬可健康带病毒，对家犬应进行登记与预防接种。若被犬、猫（尤其野犬、野猫）等动物咬伤或抓伤，应进行全程预防接种。

23. ACDE【解析】人类免疫缺陷病毒（HIV）为单链RAN病毒，属于反转录病毒科。本病毒既有嗜淋巴细胞性又有嗜神经性，主要感染 $CD4^+$ T淋巴细胞，也能感染单核-巨噬细胞等。

24. ABCD【解析】艾滋病患者的标本中能分离出HIV的是血液、精液、唾液、脑脊液。

25. ABDE【解析】广泛开展宣传教育和综合治理，应通过传媒、社区教育等多种途径使群众了解艾滋病的病因和感染途径，采取自我防护措施进行预防，尤其应加强性道德的教育。保障安全的血液供应，提倡义务献血，禁止商业性采血；严格血液及血制品的管理，严格检测献血者、精液及组织、器官供者的HIV抗体。注射、手术、拔牙等应严格无菌操作，推广使用一次性注射用品，不共用针头、注射器。加强静脉药瘾者注射用具的管理。对医疗器械如胃镜、肠镜、血液透析器械应严格消毒，防止医源性感染。加强对高危人群的艾滋病疫情监测，严格取缔卖淫和嫖娼活动。加强国境检疫，艾滋病抗体阳性者禁止入境。

六、案例分析题

1. E【解析】对流行性乙型脑炎高热患者采用物理降温和药物降温，必要时或高热伴抽搐者采用亚冬眠疗法。

2. ABCE【解析】将患者置于仰卧位，头偏向一侧，松解衣服和领口，保持呼吸道通畅。取下义齿，用缠有纱布的压舌板或开口器置于患者上下臼齿之间，以防舌咬伤，必要时用舌钳将舌拉出。如有痰液阻塞及时吸痰。注意患者安全，防止坠床等意外发生，必要时用床栏或约束带约束。

3. B【解析】临床表现、查体和检查结果均符合流行性乙型脑炎。

4. ABDE【解析】肛指检查对流行性乙型脑炎诊断无辅助诊断意义。

5. C【解析】临床根据发热程度、意识障碍、抽搐程度、病情长短、有无后遗症等病情轻重程度不同，把流行性乙型脑炎分为轻型、普通型、重型及极重型。该患者出现抽搐、意识障碍，体温超过40℃、浅昏迷状态、病理锥体束征阳性、脑膜刺激征阳性，符合流行性乙型脑炎重型的临床表现。

6. ABCD【解析】流行性乙型脑炎是由流行性乙型脑炎病毒引起的，目前无特效抗病毒药物。治疗措施主要为对症治疗。

7. B【解析】参见A1型题第92题解析。

8. ABCD【解析】采集病原检查的标本后，应保温并及时送检。

9. ABCD【解析】休克主要是血液循环量减少而引起的症状，中凹卧位可以有效改善心脏血液回流，使休克症状得到缓解。

10. E【解析】肾综合征出血热颜面及眼眶区明显充血，似酒醉貌。上胸部潮红，球结膜水肿、充血，有出血点或出血斑，软腭、腋下可见散在针头大小出血点，有时呈条索状或抓痕样。

11. B【解析】患者血压下降明显，应处于病程的低血压休克期。

12. C【解析】肾综合征出血热低血压休克期观察病情的重点是血压及尿量。

13. A【解析】肾综合征出血热低血压休克期护理时应特别注意静脉补液的量和速度。

14. ACDE【解析】为了避免增加出血的危险或加重出血，出血热患者的血压袖带不可长期束于上臂。

15. D【解析】患者有头痛、腰痛、眼眶痛，“三痛”和面部、颈部、胸部“三红”，同时伴高热、恶心、食欲减退，尿量减少等，符合肾综合征出血热表现和体征。

16. ABCD【解析】肾综合征出血热早期应绝对卧床休息，忌随意搬动患者，以免加重组织脏器的出血。恢复期患者仍要注意休息，逐渐增加活动量。降温以冰敷为主，但注意不能采用乙醇擦浴，以免加重皮肤的充血。出汗禁用强烈退热药，以免大量出汗诱发低血压休克。饮食应给予清淡可口、易消化、高热量、富含维生素的流质或半流质饮食，少食多餐。

17. B【解析】肾综合征出血热多尿期治疗应补充液体，纠正水电解质紊乱。

18. C【解析】临床恢复后，肾功能恢复需较长时间，故患者出院后仍应休息 1~3 个月。

19. D【解析】慢性细菌性痢疾急性发作型：半年内有痢疾史，常因进食生冷食物或受凉、过度劳累等因素诱发，出现腹痛、腹泻及脓血便，发热常不明显。

20. C【解析】粪便培养出痢疾杆菌有助于细菌性痢疾的确诊及抗菌药物的选用。

21. DE【解析】细菌性痢疾的传染源主要为急性、慢性患者及带菌者。急性细菌性痢疾患者早期排菌量大、传染性强；而非典型患者、慢性患者及带菌者易被忽略，流行病学意义更大。

22. CDE【解析】急性细菌性痢疾的病原治疗：①喹诺酮类药物为首选药物。②复方磺胺甲噁唑（复方新诺明）。③阿米卡星。

23. A【解析】安置患者平卧或休克体位（头部和下肢均抬高 30℃），注意保暖。

24. CDE【解析】细菌性痢疾传播途径：经消化道传播。志贺菌主要通过污染食物、水、生活用品，经口传播；亦可通过苍蝇污染食物而传播。健康人的手接触痢疾杆菌，亦可导致经口感染，此种以污染手为媒介的传播是散发病例的主要传播途径。食物或水源被污染可引起食物型暴发流行或水型暴发流行。

25. C【解析】狂犬病起病时可有低热、倦怠、头痛、恶心、全身不适等类感冒症状，继而出现恐惧不安，烦躁失眠，对声、光、风等刺激有喉头紧缩感。兴奋期典型者不敢饮水、闻水声、见水及提及水，严重发作时可有全身肌肉阵发性抽搐或呼吸肌痉挛致呼吸困难、发绀。狂犬病患者体温常升高至 38~40℃，甚至超过 40℃。

26. ABCD【解析】狂犬病目前无特效疗法，发病后以对症支持等综合治疗为主。如单室严格隔离患者，防止唾液污染；及时正确处理伤口；尽量保持患者安静，减少风、光、声等刺激；狂躁时用镇静药；加强监护治疗，保持呼吸道通畅，吸氧，必要时行人工呼吸器辅助呼吸；维持内环境平衡，防治脑水肿；应用抗病毒药物治疗等。

27. D【解析】狂犬病麻痹期：一般为6~18 小时。肌肉痉挛停止，全身弛缓性瘫痪，逐渐进入昏迷状态，最后因呼吸、循环衰竭而死亡。

28. ABDE【解析】狂犬病患者脑脊液检查：细胞数及蛋白质稍增高，糖及氯化物正常。

29. C【解析】手部被咬破，且致伤动物不能确定健康时，应立即处理伤口并注射狂犬病被动免疫制药，随后接种狂犬病疫苗。

30. ABCD【解析】狂犬病的一般护理措施：①休息与环境，患者应卧床休息并实施严密接触隔离，将患者安置于安静、避光的单人房间，由专人护理，保持患者安静，减少风、光、声等刺激。躁动、惊恐或出现幻觉的患者，应加床栏保护或适当约束，防止坠床或外伤。②饮食护理，有恐水及吞咽困难者应禁食禁饮，在痉挛发作的间歇期或应用镇静药后可鼻饲高热量流质饮食，必要时遵医嘱给予静脉输液，保证每日摄入量及维持水电解质平衡，准确记录出入液量。

第九章　神经系统疾病患者的护理

一 A1 型题

1. 神经系统疾病不包括

A. 脑　　B. 脊髓

C. 周围神经　　D. 骨骼肌

E. 平滑肌

2. 截瘫的病损部位在

A. 脊髓前角　　B. 大脑皮质

C. 内囊　　D. 脑桥

E. 胸腰段脊髓

3. 感觉障碍患者的护理措施，错误的是

A. 消除焦虑情绪　　B. 预防压疮

C. 不宜多翻身　　D. 防止肢体受压

E. 保暖、防冻、防烫

4. 最能反映昏迷患者病情的体征变化是

A. 体温　　B. 脉搏

C. 呼吸　　D. 瞳孔

E. 神志

5. 某下肢瘫痪患者，经查肢体能在床面上滑动但不能自行抬起，此肌力应判为

A. 0 级　　B. 1 级

C. 2 级　　D. 3 级

E. 4 级

6. 组成脑干的是

A. 中脑、脑桥和延髓　　B. 间脑、小脑

C. 中脑、脑桥　　D. 间脑、脑桥

E. 脑桥、延髓

7. 下列属于深感觉的是

A. 痛觉　　B. 温度觉

C. 触觉　　D. 位置觉
E. 两点辨别觉

8. 头痛患者避免用力排便的主要意义是防止
A. 呕吐　　B. 脑血栓形成
C. 颅内压增高　　D. 心脏负荷增加
E. 心绞痛发作

9. 瘫痪患者最常见并发症是
A. 肺部感染　　B. 尿路感染
C. 便秘　　D. 压疮
E. 静脉炎

10. 瘫痪肢体宜保持功能位，下列错误的是
A. 膝关节伸直　　B. 腕关节稍背屈
C. 肘关节屈曲　　D. 踝关节垂直
E. 膝关节处垫一小枕，以防外旋

11. 深昏迷时最重要的体征是
A. 瞳孔反射消失　　B. 压眶反射迟钝
C. 病理反射阴性　　D. 角膜反射减弱
E. 吞咽反射亢进

12. 老年人脑血栓形成易发生在夜间休息状态下的主要原因是
A. 气温较低　　B. 晚餐过饱
C. 低枕平卧　　D. 血糖过低
E. 血压低、血液黏稠

13. 感觉性失语，病变部位在优势半球的
A. 额下回后部　　B. 颞上回后部
C. 角回　　D. 顶上小叶
E. 枕叶

14. 下列哪项不是下运动神经元瘫痪的特点
A. 肌张力增高　　B. 腱反射减弱或消失
C. 无病理反射　　D. 肌萎缩明显
E. 瘫痪以肌群为主

15. 运动性失语，病变部位在优势半球的
A. 枕叶　　B. 颞上回后部
C. 顶上小叶　　D. 顶下小叶
E. 额下回后部

16. 中枢神经系统由脑和脊髓组成，其中脑又分为

A. 大脑、间脑、脑干和小脑　　B. 大脑、间脑、丘脑和小脑

C. 大脑、丘脑、脑干和小脑　　D. 大脑、间脑、脑干和丘脑

E. 丘脑、间脑、脑干和小脑

17. 四肢瘫的病变部位在

A. 胸髓　　B. 腰髓

C. 脑干　　D. 内囊

E. 颈髓

18. 左侧大脑半球（优势半球）外侧沟上方和额下回后部交界区为语言代表区（Broca 区），损害时出现

A. 感觉性失语　　B. 命名性失语

C. 失写　　D. 运动性失语

E. 失读

19. 常与重症肌无力合并存在的并发症是

A. 消化性溃疡　　B. 慢性支气管炎

C. 系统性红斑狼疮　　D. 胸腺肥大或胸腺瘤

E. 蛛网膜下腔出血

20. 下列哪种为浅感觉

A. 触觉　　B. 运动觉

C. 实体觉　　D. 图形觉

E. 振动觉

21. 传导性失语最大特点为

A. 口语表达障碍　　B. 口语理解障碍

C. 复述不成比例受损　　D. 不能说出物件名称

E. 不能书写

22. 枕叶损害时主要出现

A. 听觉障碍　　B. 视觉障碍

C. 失写　　D. 失读

E. 嗅觉障碍

23. 下列哪项是意识障碍的早期表现，是最轻的意识障碍

A. 无动性缄默症　　B. 嗜睡

C. 浅昏迷　　D. 深昏迷

E. 昏睡

24. 导致短暂性脑缺血发作最常见病因是

A. 情绪流动
B. 高血压
C. 吸烟
D. 饮酒
E. 动脉粥样硬化

25. 蛛网膜下腔出血最常见的病因是

A. 脑底动脉瘤
B. 脑血管畸形
C. 脑动脉硬化
D. 脊髓或椎管内动脉瘤
E. 先天性颅内动静脉瘘

26. 短暂性脑缺血发作

A. 持续时间不超过1小时
B. 持续时间不超过24小时
C. 持续时间不超过2天
D. 持续时间不超过1周
E. 持续时间不超过3周

27. 反复发作的短暂性脑缺血发作将会导致

A. 脑出血
B. 蛛网膜下腔出血
C. 脑梗死
D. 脑膜炎
E. 脑栓塞

28. 不符合短暂性脑缺血发作的临床特征是

A. 突然起病
B. 迅速出现局限性神经功能障碍
C. 症状持续时间短，恢复快
D. 不遗留后遗症
E. 常反复发作但症状不同

29. 短暂性脑缺血发作（TIA）的饮食护理，应给患者进

A. 低盐、高脂、高糖饮食
B. 低盐、低脂、高糖饮食
C. 高盐、低脂、低糖饮食
D. 低盐、低脂、低糖饮食
E. 高盐、高脂、高糖饮食

30. 短暂性脑缺血发作（TIA）患者常用护理诊断是

A. 躯体移动障碍
B. 言语沟通障碍
C. 知识缺乏
D. 潜在并发症：压疮
E. 潜在并发症：肺炎

31. 颈动脉系统短暂性脑缺血发作（TIA）常见症状为

A. 单肢无力
B. 耳鸣
C. 阵发性眩晕
D. 复视
E. 意识障碍

32. 临床常见的慢性头痛是

A. 偏头痛
B. 高颅压性头痛

C. 紧张性头痛　　D. 眼源性头痛

E. 鼻源性头痛

33. 短暂性脑缺血发作做颈动脉内膜切除术（CEA）或行血管内支架介入治疗术考虑的对象为

A. 反复发作（在 6 个月内）的 TIA，病变同侧颈动脉狭窄程度大于 90% 者

B. 反复发作（在 6 个月内）的 TIA，病变同侧颈动脉狭窄程度大于 80% 者

C. 反复发作（在 4 个月内）的 TIA，病变同侧颈动脉狭窄程度大于 70% 者

D. 反复发作（在 4 个月内）的 TIA，病变同侧颈动脉狭窄程度大于 80% 者

E. 反复发作（在 3 个月内）的 TIA，病变同侧颈动脉狭窄程度大于 90% 者

34. 重症肌无力临床上常采用 OsstrmAn 分型法进行分型，病变限于眼外肌，表现为上睑下垂、复视为哪一型

A. 眼肌型　　B. 轻度全身型

C. 中度全身型　　D. 重度全身型

E. 迟发重症型

35. 以下哪种神经系统疾病有活动后加剧，休息后减轻，晨轻暮重的特点

A. 脑血栓形成　　B. 脑出血

C. 重症肌无力　　D. 周期性瘫痪

E. 面神经

36. 内囊出血的典型表现是

A. 进行性头痛加剧　　B. “三偏征”

C. 频繁呕吐　　D. 大小便失禁

E. 呼吸深沉而有鼾声

37. 脑血管意外发病最急的是

A. 短暂性脑缺血发作　　B. 脑出血

C. 蛛网膜下腔出血　　D. 脑血栓形成

E. 脑栓塞

38. 睡眠时常发生什么病

A. 内囊出血　　B. 脑桥出血

C. 脑血栓　　D. 小脑出血

E. 蛛网膜下腔出血

39. 产生脑栓塞最多见的栓子来源是

A. 空气栓子　　B. 脂肪栓子

C. 心源性栓子　　D. 肺动脉血栓

E. 大动脉硬化斑块脱落

40. 脑梗死患者CT图像为

A. 起病1周后才改变

B. 起病后即可见异常低密度影

C. 起病后即可见异常高密度影

D. 起病24~48小时后可见异常高密度影

E. 起病24~48小时后可见异常低密度影

41. 确诊重症肌无力的依据除外

A. 晨轻暮重

B. 服用抗胆碱酯酶药物有效

C. 症状的波动性

D. 家族性病例多见

E. 主要侵犯骨骼肌

42. 脑栓塞最常见的病因为

A. 寄生虫虫卵栓子

B. 心肌炎

C. 脂肪栓子

D. 人工气胸

E. 风湿性心脏病二尖瓣狭窄合并心房颤动

43. 脑出血最好发的部位是

A. 脑桥

B. 小脑

C. 内囊

D. 脑室

E. 脑叶

44. 脑出血患者急性期头部抬高卧位的主要目的是

A. 有利于口腔分泌物的引流

B. 有利于颅内血液回流

C. 防止呕吐

D. 减轻头痛

E. 防止脑缺氧

45. 护理脑出血时错误的是

A. 大便失禁时臀下垫小布垫

B. 尿失禁者可留置尿管

C. 保持床铺清洁、干燥、及时更换

D. 便秘时行大量不保留灌肠

E. 保持会阴部干燥，可涂保护性润滑油

46. 急性脑血管病伴脑疝形成最急需的措施是

A. 头颅CT

B. 脑MRI

C. 腰椎穿刺

D. 静脉注射甘露醇

E. 脑血管造影

47. 脑出血患者死亡的主要原因是

A. 坠积性肺炎

B. 压疮感染

C. 脑疝

D. 上消化道出血

E. 中枢性高热

48. 引起脑出血的最常见原因是

A. 高血压　　B. 脑动脉硬化

C. 颈动脉硬化　　D. 脑动脉瘤

E. 脑血管畸形

49. 脑出血患者的诱发因素不包括

A. 情绪激动　　B. 重体力劳动

C. 酗酒　　D. 血液黏稠度增高

E. 用力排便

50. 下列对提示早期脑疝形成最有意义的是

A. 头痛、呕吐、呼吸困难　　B. 意识丧失、瞳孔散大

C. 剧烈头痛，频繁呕吐，意识障碍　　D. 脉搏、呼吸、血压出现“两慢一快”

E. 呼之不醒，双侧瞳孔散大

51. 重症肌无力最易受累的肌肉是

A. 眼外肌　　B. 延髓支配的肌肉

C. 面肌　　D. 四肢近端肌肉

E. 四肢远端肌肉

52. 对鉴别脑血栓形成和脑出血最简便而有意义的是

A. 有无失语　　B. 有无高血压

C. 瘫痪的程度　　D. 有无脑水肿

E. 脑脊液检查

53. 脑出血患者 CT 图像为

A. 起病后即可见异常高密度影　　B. 起病 24~48 小时后可见异常高密度影

C. 起病后即可见异常低密度影　　D. 可见脑室扩大

E. 起病后 24 小时内无改变

54. 脑血栓形成的患者用药护理中用甘露醇时应注意检查

A. 肝功能　　B. 血常规

C. 尿常规　　D. 血脂

E. 血糖

55. 脑出血患者常用的脱水降颅压药为

A. 甘露醇　　B. 呋塞米

C. 甘油果糖　　D. 尼莫地平

E. 阿司匹林

56. 脑血栓形成的患者早期溶栓是指发病后几小时采用溶栓治疗

A. 8 小时　　B. 2 小时

C. 12 小时　　D. 4 小时
E. 24 小时

57. 脑桥出血的瞳孔变化常为
A. 一侧瞳孔极度缩小　　B. 双侧瞳孔极度缩小
C. 一侧瞳孔扩大　　D. 双侧瞳孔扩大
E. 瞳孔不等大

58. 急性期脑出血患者的血压
A. 一般比平时低　　B. 一般比平时高
C. 突然降低　　D. 所有患者都比平时高
E. 与平时一样

59. 重症肌无力患者做 X 线胸片检查的目的是
A. 检查是否合并肺部感染　　B. 检查是否有异位甲状腺
C. 检查是否有肺结核　　D. 检查是否有膈肌麻痹
E. 检查是否有胸腺瘤

60. 重症肌无力患者合并肺部感染，下列抗生素中不宜使用的是
A. 青霉素　　B. 氯霉素
C. 庆大霉素　　D. 红霉素
E. 甲硝唑

61. 关于重症肌无力危象处理，下列说法不正确的是
A. 反拗型停用一切药物，加激素治疗　B. 胆碱能型停新斯的明，加阿托品
C. 肌无力型立即加用激素　　D. 肌无力型立即加用新斯的明
E. 以上都不是

62. 观察脑出血患者时，发现哪种情况常提示出血已止
A. 瞳孔先缩小后散大　　B. 意识障碍变浅
C. 血压继续升高　　D. 呼吸不规则
E. 脉搏变慢

63. 出现下列哪项症状时常提示有脑出血
A. 深而快的 Kussmaul 呼吸　　B. 高热
C. 鼾声呼吸并伴有一侧面肌瘫痪　　D. 呼吸过慢并伴有叹息样呼吸
E. 全身抽搐

64. 蛛网膜下腔出血最具有特征性的表现是
A. 剧烈头痛　　B. 呕吐
C. 脑膜刺激征　　D. 短暂意识障碍
E. 一侧动眼神经麻痹

65. 蛛网膜下腔出血最常见的病因是

A. 先天性动脉瘤
B. 脑血管畸形
C. 脑动脉粥样硬化
D. 再生障碍性贫血
E. 脑动脉炎

66. 多数蛛网膜下腔出血患者防止再出血的方法是

A. 血压维持在正常范围
B. 安静卧床 4~6 周
C. 保持排便通畅
D. 不做体力劳动
E. 手术切除动脉瘤或血管畸形

67. 脑膜刺激征的临床表现为

A. 共济失调
B. 双侧巴宾斯基（Babinski）征（+）
C. 颈强直，凯尔尼格（Kernig）征（+）
D. 抽搐
E. 眩晕和呕吐

68. 蛛网膜下腔出血脑神经受损最多见的是

A. 面神经
B. 滑车神经
C. 动眼神经
D. 吞咽神经
E. 迷走神经

69. 蛛网膜下腔出血患者最具诊断价值和特征性的检查是

A. 腰椎穿刺查脑脊液
B. CT
C. MRI
D. DSA
E. 血常规

70. 癫痫具有

A. 突然发生、反复发作的特点
B. 缓慢发生、反复发作的特点
C. 突然发生、一过性的特点
D. 偶然发生、反复发作的特点
E. 缓慢发生、一过性的特点

71. 对于癫痫持续发作患者，护士首先应做何种准备

A. 做好约束准备
B. 准备地西泮静脉注射
C. 准备 20% 甘露醇静脉注射
D. 准备鼻饲抗癫痫药
E. 准备 50% 葡萄糖静脉注射

72. 癫痫持续状态的治疗首先

A. 苯巴比妥
B. 地西泮静脉注射
C. 苯妥英钠
D. 乙酰胺
E. 扑米酮

73. 癫痫大发作时最主要的护理是

A. 避免外伤
B. 不可强力按压肢体
C. 保持呼吸道通畅
D. 严密观察意识和瞳孔的变化
E. 禁用口表测试体温

74. 癫痫持续状态是指

A. 连续小发作
B. 精神运动性发作持续数天
C. 一侧肢体间断抽搐
D. 长期用药抽搐仍经常发作
E. 癫痫大发作频繁出现，间歇期仍意识不清

75. 癫痫大发作可以减药的情况是

A. 癫痫发作停止 1 年后
B. 癫痫发作停止 2 年以上
C. 脑电图正常后
D. 服药 2 年以上
E. 服药后，1 年只发作 1~2 次

76. 对癫痫有重要诊断价值的辅助检查是

A. 脑电图（EEG）
B. 计算机体层扫描（CT）
C. 磁共振（MRI）
D. 脑脊液（CSF）
E. 脑彩超（TED）

77. 癫痫大发作时，下列护理措施错误的是

A. 迅速扶患者就地躺下
B. 放松患者领扣、腰带
C. 用纱布包裹的压舌板塞入患者上下臼齿间
D. 用力按压患者抽搐的肢体
E. 保持患者侧卧位

78. 癫痫大发作的首选治疗药物是

A. 苯妥英钠
B. 苯巴比妥
C. 扑米酮
D. 丙戊酸钠
E. 氯硝西泮

79. 癫痫大发作最具特征的表现是

A. 发作性肢体麻木
B. 发作性意识障碍
C. 发作性头痛
D. 发作性偏瘫
E. 发作性强直、阵挛抽搐及意识障碍

80. 癫痫持续状态的护理首要的措施是

A. 尽快按医嘱用药物控制发作
B. 保持脱水药快速滴入
C. 经鼻饲管给予高热量流食
D. 保持呼吸道通畅
E. 观察瞳孔、心率和生命体征

81. 癫痫大发作时，错误的护理措施是

A. 使患者躺下，侧卧位
B. 松解领口、腰带
C. 不可喂水
D. 牙垫塞入上、下门牙之间
E. 不能强力按压肢体

82. 继发性癫痫的复杂部分性发作，病位多在

A. 额叶
B. 颞叶
C. 边缘系统
D. 枕叶
E. 颞叶–边缘系统

83. 急性炎症性脱髓鞘性多神经病的护理诊断不包括

A. 低效性呼吸型态
B. 恐惧
C. 吞咽障碍
D. 清理呼吸道无效
E. 有皮肤完整性受损的危险

84. 对急性脑梗死患者，下列哪种情况不适于溶栓治疗

A. 发病6小时内
B. CT证实无出血灶
C. 患者无出血素质
D. 出血、凝血时间正常
E. 头颅CT出现低密度灶

85. 急性炎症性脱髓鞘性多发性神经病起病1周的体征是

A. 四肢弛缓性瘫痪
B. 肌肉萎缩
C. 尿潴留
D. 四肢痉挛感觉障碍
E. 脑脊液蛋白–细胞分离

86. 腰椎穿刺术后须去枕平卧4~6小时，目的是防止

A. 穿刺部位出血
B. 穿刺部位感染
C. 低压性头痛
D. 颅内感染
E. 脑脊液外漏

87. 腰椎穿刺术后患者应采取的体位是

A. 去枕平卧位
B. 侧卧位
C. 俯卧位
D. 仰卧位
E. 膝胸位

88. 对于颅内高压患者，腰椎穿刺的主要危险是

A. 引起脑出血
B. 诱发脑疝
C. 引起癫痫发作
D. 引起感染
E. 促使肿瘤扩散

89. 腰椎穿刺术后最常见的并发症是

A. 低颅压头痛
B. 恶心

C. 头晕 D. 烦躁
E. 呕吐

90. 下列对腰椎穿刺术患者护理，不正确的是
A. 术中密切观察患者的生命体征 B. 术后即可扶患者于床边活动
C. 有颅内压增高患者，不宜多饮水 D. 密切观察脑疝先兆
E. 采集标本及时送检

二 A2 型题

1. 患者，女性，45 岁。无外界刺激，但患者自发感到某部位有蚁行感，该感觉为
A. 感觉减退 B. 感觉倒错
C. 感觉分离 D. 感觉异常
E. 感觉过度

2. 患者，男性，60 岁。脑血栓形成后 2 周，右侧上下肢肌肉有收缩但不能产生动作，评估肌力为
A. 0 级 B. 1 级
C. 2 级 D. 3 级
E. 4 级

3. 传导性失语最大特点为
A. 口语表达障碍 B. 口语理解障碍
C. 复述不成比例受损 D. 不能说出物件名称
E. 不能书写

4. 患者，女性，58 岁。发现颈椎椎管狭窄 6 年，来院准备接受手术治疗。术前患者卧床休息时突然出现眩晕、黑矇，指鼻试验欠稳准，半小时后症状全部消失，则该患者可能发生的是
A. 脑出血 B. 蛛网膜下腔出血
C. 脑血栓形成 D. 脑栓塞
E. 短暂性脑缺血发作

5. 患者，男性，58 岁。原有高血压、糖尿病、高脂血症，有一侧上下肢麻木及活动无力，昨夜睡眠好，但今晨起床后突然跌倒，家人扶起后发现患者口眼歪斜，右侧上下肢瘫痪，但神志清醒，应考虑
A. 脑血栓形成 B. 脑出血
C. 脑梗死 D. 蛛网膜下腔出血
E. 短暂性脑缺血发作

6. 患者，男性，70 岁。原有高血压。因事与人争吵时突然倒地，口眼歪斜，左侧上下肢麻

痹，诊断为脑出血，此时最重要的措施是

A. 输液补充营养　　B. 给予止血药
C. 被动运动瘫痪肢体　　D. 降低脑水肿
E. 防止肺部感染

7. 患者，男性，70 岁。原有高血压，血压为 180/95mmHg，某日因故与人争吵，突然跌倒，立即昏迷，伴四肢抽搐，待医务人员赶到检查发现口眼歪斜、左侧上下肢不能活动，尚未送 CT 室时，仅上述表现可考虑

A. 脑梗死　　B. 脑血栓形成
C. 高血压脑出血　　D. 蛛网膜下腔出血
E. 短暂性脑缺血发作

8. 患者，男性，70 岁。肥胖，性急躁，喜搓麻将，某日“自摸”后兴奋不已，随即不语，跌仆在地，经人送至医院时，神志不清，口内涎沫。入院检查，血压 200/100mmHg，大小便失禁，口角右斜，双目凝视，双侧肢体均无软瘫状，颈有抵抗感。应考虑为

A. 高血压脑病　　B. 高血压危象
C. 脑出血　　D. 脑梗死
E. 脑栓塞

9. 患者，男性，35 岁。因急性脑出血入院 2 天，连续睡眠 19 小时，期间呼之能醒，可进行简单对话，过后很快又入睡。此时患者处于

A. 浅昏迷状态　　B. 昏睡状态
C. 深昏迷状态　　D. 嗜睡状态
E. 清醒状态

10. 患者，男性，68 岁。因脑出血住院期间，出现剧烈头痛、频繁呕吐、呼吸变慢、瞳孔不等大，应考虑

A. 呼吸道不通畅　　B. 呼吸衰竭
C. 心室颤动先兆　　D. 脑疝
E. 脑出血加重

11. 患者，女性，60 岁。在活动中突然发生昏迷，一侧偏瘫，血压 185/138mmHg。应首先考虑

A. 高血压脑病　　B. 脑血栓形成
C. 肝昏迷（肝性脑病）　　D. 脑出血
E. 尿毒症

12. 患者，男性，36 岁。急性脑出血患者，头痛、恶心、喷射性呕吐，呼吸快而不规则，血压明显增高，意识障碍。下列护理措施中不妥的是

A. 早期功能锻炼　　B. 绝对安静卧床 4 周以上

C. 及时清除口腔分泌物和呕吐物　　D. 头部略抬高，稍向后仰
E. 若48小时后病情稳定，可进流食

13. 患者，女性，65岁。因突然昏迷1小时入院。查体：左侧鼻唇沟变浅，左侧上、下肢瘫痪，诊断为脑出血。下列护理措施不妥的是
A. 暂禁食　　B. 吸氧
C. 去枕平卧　　D. 留置导尿管
E. 控制入液量

14. 患者，男性，55岁。有糖尿病病史5年，吸烟30年，因与家人吵架，情绪激动时，突然跌倒，意识丧失，呼吸变深成鼾音，颈软无抵抗，左侧肢体瘫痪，肌张力低下，急诊以急性脑出血收入院。为明确诊断，应首先进行的检查项目是
A. 头颅CT　　B. 脑血管造影
C. 脑电图检查　　D. 脑部多普勒超声检查
E. 脑部X线检查

15. 患者，男性，70岁。突然剧烈头痛、呕吐、迅即昏迷，下列哪项可鉴别患者是脑出血还是蛛网膜下腔出血
A. 体温高低　　B. 白细胞多少
C. 有否意识障碍　　D. 是否颈强直
E. 脑积液是否血性

16. 患者，男性，65岁。急性脑出血患者，经抢救后清醒，但一侧上、下肢不能运动，在进行康复护理时，错误的是
A. 培养患者对病后生活的适应能力　　B. 教育家属给予关心、照顾及支持
C. 病情稳定后，尽早抓紧锻炼患肢　　D. 患肢先被活动后进行主动运动
E. 待语言功能恢复后进行肢体功能训练

17. 患者，男性，70岁。患高血压20年，昨天与人争吵后突然倒地昏迷，查体有一侧上、下肢瘫痪、口斜眼歪。应考虑以下哪种疾病可能性大
A. 癫痫发作　　B. 急性心肌梗死
C. 脑血栓形成　　D. 脑出血
E. 蛛网膜下腔出血

18. 患者，男性，65岁。脑出血昏迷，检查时发现两眼向右凝视，双侧巴宾斯基征（+），该患者最可能出血部位在
A. 左颞枕叶　　B. 左额中回后部
C. 右额中回后部　　D. 右基底核区
E. 左基底核区

19. 患者，女性，45岁。情绪激动后，突然出现头痛剧烈、面色苍白、呕吐、出冷汗，一过

性意识不清，颈抵抗（+），血压120/80mmHg，血性脑脊液，诊断应考虑

A. 脑梗死
B. 脑出血
C. 低血糖
D. 脑膜炎
E. 蛛网膜下腔出血

20. 患者，男性，20岁。突然发病，意识丧失，全身肌肉抽搐，口吐白沫并伴尿失禁。应首先考虑

A. 癔症
B. 脑出血
C. 脑血栓形成
D. 癫痫大发作
E. 药物中毒

21. 患儿，男，6岁。吃饭时常把饭碗打破，屡受家长斥责。一次吃饭时，其母发觉小孩眼睛发直，随即饭碗坠地，数秒钟后正常，最有可能的诊断是

A. 精神疾病
B. 晕厥
C. 癔症
D. 癫痫小发作
E. 精神运动性发作

22. 患者，男性，46岁。有典型的交叉性瘫痪，即病灶侧面部瘫痪，对侧肢体瘫痪，头转向瘫痪侧，其病变部位在

A. 大脑皮质
B. 小脑
C. 脑桥
D. 中脑
E. 延髓

23. 患者，女性，26岁。睁眼费力、视物成双近1年，晨轻暮重。查体：双上睑下垂，眼球外展受限，四肢正常。该患者最可能的诊断是

A. 急性多发性神经根炎
B. 重症肌无力
C. 多发性硬化
D. 周期性瘫痪
E. 动眼神经麻痹

24. 患者，女性，30岁。视物成双，睁眼费力6个月，晨轻暮重。查体：双眼上睑下垂，外展不到位，四肢正常。下列哪项检查有确诊意义

A. 头颅CT
B. X线胸片
C. 腰穿查脑脊液
D. 新斯的明试验
E. 血钾检测

三 A3/A4型题

（1~3题共用题干）

患者，女性，66岁。原身体状况良好，在家中沐浴时突然跌倒，当时意识清醒，自己从地上爬起，后因左侧肢体无力再次跌倒，并出现大小便失禁，随后患者意识模糊呈嗜睡状

态，诊断为急性脑出血入院。

1. 此患者医嘱用甘露醇，其目的是

A. 抗感染 B. 镇静
C. 抗水肿，降颅压 D. 预防上消化道出血
E. 降血压

2. 急性脑出血患者，在发病后多少小时内避免搬动

A. 4~6 小时 B. 10~12 小时
C. 16~24 小时 D. 24~48 小时
E. 48~72 小时

3. 患者目前存在的护理诊断有

A. 自理缺陷 B. 恐惧
C. 疼痛 D. 体液不足
E. 体温过高

(4~6 题共用题干)

患者，男性，62 岁。排便后突起右手无力，讲话不清，约 1 小时后昏迷。查体：浅昏迷，瞳孔等大，血压 220/110mmHg，右侧肢体瘫痪，肌张力低，腱反射未引出，右侧巴宾斯基征阳性。

4. 最可能的诊断是

A. 高血压脑出血 B. 脑血栓形成
C. 脑栓塞 D. TIA
E. 蛛网膜下腔出血

5. 发生该病最常见的部位是

A. 脑桥 B. 小脑
C. 基底核区 D. 中脑
E. 延髓

6. 对该患者护理措施不妥的是

A. 保持安静尽量避免不必要的搬动
B. 保持呼吸道通畅防止脑缺氧加重，患者意识不清、呼吸道分泌物较多时应早期进行气管插管或切开
C. 调控患者的血压低于平时，可用降压药
D. 多数在早期即有颅内压增高，可应用 20% 甘露醇或甘油果糖快速静脉滴注
E. 并发有上消化道出血或有凝血障碍的患者可用止血药和凝血药

（7～9 题共用题干）

患儿，女，10 岁。发作性双眼瞪视不动，呼之不应，每周 3～4 次，每次 15 秒左右，体检无异常发现。

7. 临床诊断癫痫性发作类型是

A. 单纯部分性发作　B. 失神发作

C. 复杂部分性发作　D. 强直性发作

E. 无肌张力发作

8. 最能帮助诊断的辅助检查是

A. 脑电图　B. 头颅 CT

C. 头颅 MRI　D. 腰椎穿刺

E. 脑血管造影

9. 首选的药物是

A. 乙琥胺　B. 苯巴比妥

C. 氯硝西泮　D. 苯妥英钠

E. 丙戊酸钠

（10～12 题共用题干）

患儿，女，5 岁。因"低热 2 天，意识丧失、口吐白沫、全身抽搐、呕吐伴排尿、大便失禁 2 小时"来诊。既往有产时颅脑受伤病史。

10. 诊断应首先考虑

A. 癔症　B. 热痉挛

C. 癫痫持续状态　D. 脑梗死

E. 食物中毒

11. 为尽快明确诊断，该患者症状控制后首选的检查是

A. 血常规　B. 脑电图

C. 头颅 CT 或 MRI　D. 颅脑 X 线片

E. 脑脊液常规

12. 患者癫痫发作时的护理措施，不妥的是

A. 氧气吸入

B. 压舌板置于臼齿处以防舌咬伤

C. 遵医嘱静脉使用镇静药

D. 抽搐时用力按压肢体或使用约束带保护肢体以防止受伤

E. 保持呼吸道通畅，及时吸痰

（13~15题共用题干）

患者，女性，32岁。1周前曾患上呼吸道感染，进行性四肢无力3天，呛咳1天。查体：神志清楚，双侧提腭差，咽反射消失，颈软，四肢肌张力低，腱反射（-），双侧肘膝以下针刺觉减退，跖反射无反应，凯尔尼格征阳性。

13. 该患者最可能的诊断是
    A. 周期性瘫痪
    B. 脑出血
    C. 重症肌无力
    D. 多发性肌炎
    E. 急性炎症性脱髓鞘性多发性神经病

14. 下列哪项辅助检查有助于本病的诊断
    A. 头颅CT
    B. 血CPK、LDH
    C. 新斯的明试验
    D. 腰椎穿刺脑脊液检查
    E. 心电图和血钾

15. 应立即采取下列哪项治疗措施比较适宜
    A. 静脉滴注环磷酰胺
    B. 静脉滴注氯化钾
    C. 静脉滴注地塞米松
    D. 静脉滴注复方丹参
    E. 静脉滴注抗生素

四 B型题

（1~2题共用备选答案）

A. 72小时
B. 48小时
C. 4~6周
D. 24小时
E. 4~6小时

1. 腰椎穿刺术后患者的卧床时间为
2. 蛛网膜下腔出血的患者应卧床

（3~4题共用备选答案）

A. 阿司匹林、双嘧达莫等
B. 肝素、低分子量肝素
C. 巴曲酶
D. 降纤酶
E. 丹参

3. 短暂性脑缺血发作常用的抗凝药物是
4. 短暂性脑缺血发作常用的抗血小板聚集药物是

（5~6题共用备选答案）

A. 情绪激动时，突然昏迷伴偏瘫

B. 突然头痛、呕吐伴颈强直及脑脊液血性

C. 风湿性心脏病二尖瓣狭窄患者突然偏瘫

D. 晨起时发现一侧肢体偏瘫

E. 漱口时发现一侧口角歪斜

5. 脑出血患者可

6. 蛛网膜下腔出血患者可

（7~8 题共用备选答案）

A. 短暂性脑缺血发作　　B. 脑出血

C. 蛛网膜下腔出血　　D. 脑血栓形成

E. 脑栓塞

7. 有明显脑膜刺激征的是

8. 症状持续时间不会超过 24 小时的是

（9~11 题共用备选答案）

A. 苯妥英钠　　B. 丙戊酸钠

C. 乙琥胺　　D. 卡马西平

E. 苯巴比妥

9. 失神发作，首选

10. 部分性发作、继发性全面强直-阵挛发作，首选

11. 婴儿痉挛，首选

五 X 型题

1. 大脑部位与功能对应，正确的是

A. 枕叶——视觉信息的整合　　B. 岛叶——体表感觉

C. 颞叶——听觉、语言和记忆　　D. 额叶——躯体运动

E. 顶叶——味觉

2. 下列关于短暂性脑缺血发作（TIA）的描述，正确的是

A. 发病突然　　B. 可突然跌倒

C. 持续时间短暂　　D. 可能有眩晕发作

E. 遗留后遗症

3. 下列关于短暂性脑缺血发作的护理措施，正确的是

A. 饮食应清淡　　B. 发作时应卧床休息

C. 避免高热量、高脂肪餐　　D. 给予解释以消除紧张情绪

E. 发作停止后立即增加活动量，防止再发作

4. 脑出血患者并发上消化道出血，护理上应注意

A. 患者的呕吐物和粪便性状　　B. 出血患者应暂禁食

C. 定时做粪便隐血试验　　D. 鼻饲患者喂饲前先吸取胃液观察

E. 按医嘱经胃管灌注去甲肾上腺素

5. 脑出血急性期处理的原则是

A. 保持安静　　B. 防止再出血

C. 控制脑水肿　　D. 维持生命体征的平稳

E. 防治并发症的发生

6. 对预防脑出血健康宣教正确的是

A. 积极治疗高血压、糖尿病、颅内动静脉畸形、脑动脉炎

B. 高血压患者要注意将血压控制在正常水平

C. 避免情绪激动、不良刺激

D. 注意劳逸结合，不可用力过猛，保持大便通畅

E. 改变不良的生活方式，戒烟，忌酗酒，进食低盐、低脂饮食

7. 为避免再次诱发蛛网下腔出血，给予患者的指导正确的是

A. 保持心情舒畅，避免情绪激动

B. 咳嗽时应用力屏气后再用力咳出，以促进肺部痰液的咳出

C. 指导患者采用放松技术，如听轻音乐、缓慢深呼吸、引导式想象性思维以避免紧张情绪

D. 保持大便通畅

E. 避免感冒

8. 下列关于急性炎症性脱髓鞘性多发性神经病的描述，正确的是

A. 首发症状常为四肢对称性无力

B. 脑脊液的蛋白-细胞分离现象，通常在病后第 1 周最明显

C. 多数患者发病前有上呼吸道、肠道感染史

D. 劳累、淋雨、游泳常为诱发因素

E. 可出现肢体远端感觉异常

9. 急性炎症性脱髓鞘性多发性神经病的临床表现为

A. 多数患者发病前 1~4 周有上呼吸道和消化道感染症状

B. 括约肌功能影响最大

C. 脑神经损害时双侧面瘫在儿童中多见，而延髓麻痹则以成年患者为多见

D. 严重病例可因累及肋间及膈肌而致呼吸麻痹

E. 首发症状常为四肢对称性无力，呈对称性弛缓性瘫痪，自肢体远端向近端发展，伴肢体远端感觉异常和/或手套袜子型感觉减退

10. 急性炎症性脱髓鞘性多发性神经病患者需要重点监测的是

A. 呼吸　　B. 体温

C. 血压　　D. 肺活量

E. 血气分析

六 案例分析题

（1~4 题共用题干）

患者，女性，67 岁。因“头晕、恶心、呕吐、四肢无力 4 小时”来诊。排尿、大便失禁。既往有高血压、糖尿病病史 20 年。查体：T 38.5℃，P 110 次/分，R 20 次/分，BP 150/80mmHg；昏迷，双侧瞳孔针尖样；双肺呼吸音粗；四肢无自主运动，肌张力低。颅脑 MRI：脑干部位 T_1 加权呈低信号，T_2 呈高信号。诊断：脑血栓形成。

1. 入院后还须做的检查有

A. 血常规

B. 血生化，包括血脂、血糖、肾功能、电解质

C. TCD

D. 心电图

E. 胸部 X 线片

2. 可能出现的并发症有

A. 肺部感染　　B. 尿路感染

C. 压疮　　D. 深静脉血栓形成

E. 上消化道出血

3. 患者存在的护理问题有

A. 躯体活动障碍　　B. 潜在并发症：脑水肿

C. 体温过高　　D. 潜在并发症：肺部感染

E. 有尿路感染的危险

4. 该患者的护理措施有

A. 心电监护，观察意识、瞳孔变化

B. 遵医嘱吸氧

C. 遵医嘱使用脱水药、抗生素、H_2 受体阻断药，注意观察疗效和不良反应

D. 物理降温

E. 给予良肢位摆放，每 2 小时更换 1 次卧位

（5~8题共用题干）

患者，男性，70岁。高血压病史30年。于家中如厕时突感头晕，随即倒地而送入院，诊断为脑出血。查体：昏迷，左侧偏瘫，血压为190/110mmHg。

5. 为降低脑出血患者颅内压，治疗时可选用

A. 高分子右旋糖酐　　B. 10%葡萄糖

C. 低分子右旋糖酐　　D. 甘露醇

E. 地西泮

6. 让患者安静卧床，护理动作宜轻柔，其目的是

A. 防止加重出血　　B. 改善脑缺氧

C. 减轻脑水肿　　D. 保持呼吸道通畅

E. 避免外伤

7. 对患者的护理措施正确的是

A. 密切观察生命体征、血压　　B. 定时更换体位

C. 维持固定体位以防出血　　D. 病后3天，如仍不能进食给予鼻饲

E. 使其头偏向一侧

8. 对高血压脑出血恢复期患者饮食指导错误的一项是

A. 清淡　　B. 低钙

C. 低盐、低胆固醇　　D. 避免饱餐

E. 多吃新鲜蔬菜

（9~13题共用题干）

患者，女性，15岁。某日下午放学返家途中在横过马路时突然跌倒，被路上行人发现。立即电话呼叫急救中心，医师到时见患者已被移至路边平卧地上。口吐白沫，意识丧失，头后部有一肿块隆起，所穿长裤已被尿湿。据目击者叙述：此人突然尖叫一声，随即跌倒于地，呼吸停止，头向后仰，不停地抽动，口吐白沫。查体：患者血压、呼吸均正常，心、肺无异常，颅后皮下血肿系跌倒时所致，四肢无外伤，无运动障碍，有尿失禁，舌咬伤，但意识清晰。

9. 此病可能的诊断是

A. 昏迷　　B. 癫痫

C. 脑出血　　D. 脑炎

E. 脑疝

10. 如患者被诊断为癫痫，属于癫痫的哪种发作类型

A. 简单部分性发作　　B. 复杂部分性发作

C. 单纯失神发作　　D. 强直阵挛发作

E. 癫痫持续状态

11. 该患者主要的护理问题是

A. 情绪反应　　B. 外伤

C. 有窒息的危险　　D. 潜在药物不良反应

E. 缺乏自我护理能力

12. 癫痫强直阵挛发作呈持续状态时，最重要的护理措施是

A. 注意保暖　　B. 吸氧 3~5L/min

C. 防止跌伤　　D. 防止继发感染

E. 保持呼吸道通畅

13. 癫痫患者出院时，健康教育内容有

A. 保持情绪稳定　　B. 避免疲劳、戒烟酒

C. 定期查血象及肝、肾功能　　D. 不可随意增减药物剂量

E. 自我感觉良好及时停药

参考答案与解析

一、A1 型题

1. E【解析】神经系统疾病是指神经系统与骨骼肌由于血管性病变、感染、变性、肿瘤、外伤、中毒、免疫障碍、遗传因素、先天发育异常、营养缺陷和代谢障碍等所致的疾病。

2. E【解析】截瘫即双下肢瘫痪，常见于脊髓胸腰段的炎症、外伤和肿瘤等引起的脊髓横贯性损害。

3. C【解析】感觉障碍患者的护理措施包括日常生活护理、心理护理和感觉训练，感觉训练包括在运动训练中，应建立感觉-运动训练一体化的概念。可进行肢体的拍打、按摩、理疗、针灸、被动运动和各种冷、热、电的刺激。

4. D【解析】最能反映昏迷患者病情的体征变化是瞳孔。浅昏迷瞳孔对光反射存在，中昏迷瞳孔对光反射减弱，深昏迷瞳孔散大，各种反射消失。

5. C【解析】常用肌力测定来判断瘫痪的程度，肌力可分为 6 级。①0 级：肌肉无任何收缩（完全瘫痪）。②1 级：肌肉可轻微收缩，但不能产生动作。③2 级：肢体仅能做水平运动，但不能克服地心引力，即不能抬起。④3 级：肢体能抵抗重力离开床面，但不能抵抗阻力。⑤4 级：肢体能做抗阻力动作，未达到正常。⑥5 级：肌力正常。

6. A【解析】延髓、脑桥、中脑三部分合称脑干。

7. D【解析】一般感觉由浅感觉（痛觉、温度觉及触觉）、深感觉（运动觉、位置觉和振动觉）和复合感觉（实体觉、图形觉和两点辨别觉等）组成。

8. C【解析】患者避免引起颅内压增高的因素，如运动、用力排便、咳嗽、喷嚏、情绪激动和劳累等。对剧烈头痛和躁动不安者，可应用镇痛药、镇静药，指导患者使用放松技术，如听轻音乐、缓慢深呼吸及引导式想象等方法减轻疼痛。

9. D【解析】瘫痪患者最常见并发症是压疮。

10. A【解析】瘫痪肢体宜保持功能位置：瘫痪肢体的手指关节应伸展、稍屈曲，手中可放一卷海绵；肘关节微屈，上肢肩关节稍外展，避免关节内收，伸髋、伸膝关节；为了防止足下垂，使踝关节稍背屈；为防止下肢外旋，在外侧可放沙袋或其他自制支撑物。

11. A【解析】深昏迷：对外界任何刺激均无反应，全身肌肉松弛，无任何自主运动，眼球固定，瞳孔散大，各种反射消失，大小便失禁。生命体征明显变化，如呼吸不规则，血压下降等。

12. E【解析】脑血栓形成多发生于有动脉硬化、糖尿病、高脂血症的中老年人，一般无意识障碍，进展缓慢，常在睡眠或安静时由于血压过低、血流减慢、血黏稠度增加等因素促使血栓形成而发病。

13. B【解析】Wernicke 失语：又称感觉性失语或听觉性失语。口语理解严重障碍为其突出特点。系优势半球颞上回后部（Wernicke 区）病变引起。患者发音清晰，语言流畅，但内容不正常，如将“帽子”说成“袜子”；无听力障碍，却不能理解别人和自己所说的话。在用词方面有错误，严重时说出的话，别人完全听不懂。多同时存在视野缺损。

14. A【解析】下运动神经元瘫痪又称周围性瘫痪，瘫痪分布以肌群为主。表现为肌张力减低（故又称软瘫），腱反射减弱或消失，病理反射阴性，有肌萎缩，常见于核性或周围神经病变。上运动神经元瘫痪又称中枢性瘫痪，瘫痪分布以整个肢体为主，表现为肌张力增高（故又称硬瘫），腱反射亢进或阵挛，病理反射阳性，无肌萎缩（除非有长期不活动的失用性萎缩），常见于锥体束病变。

15. E【解析】Broca 失语：又称运动性失语或表达性失语，口语表达障碍为其突出的临床特点。系优势半球额下回后部（Broca 区）受损所致。患者不能说话，或者只能讲一两个简单的字，且不流畅，常用错词，自己也知道，对别人的语言能理解；对书写的词语、句子也能理解，但读出来有困难，也不能流利地诵诗、唱歌；多伴有右上肢的轻瘫。

16. A【解析】神经系统由周围神经系统和中枢神经系统两大部分组成。周围神经系统由 12 对脑神经和 31 对脊神经组成；中枢神经系统由脑和脊髓组成，其中脑又分为大脑、间脑、脑干和小脑。

17. E【解析】四肢瘫痪：四肢不能运动或肌力减退，见于高颈段脊髓病变和周围神经病变等。

18. D【解析】参见 A1 型题第 15 题解析。

19. D【解析】临床研究发现80%的重症肌无力患者有胸腺肥大。即使胸腺大小正常者亦有发生中心增多，10%~20%的重症肌无力患者合并胸腺瘤。

20. A【解析】参见A1型题第7题解析。

21. C【解析】传导性失语：复述不成比例受损为其最大特点。病变位于优势半球缘上回皮质或深部白质内的弓状纤维。患者口语清晰，能自发讲出语意完整、语法结构正常的句子，且听理解正常；但不能复述出在自发谈话时较易说出的词、句子或以错语复述，多为语音错语，如将“铅笔”说成“先北”，自发谈话常因找词困难且有较多的语音错语出现犹豫、中断。命名及朗读中出现明显的语音错语，伴不同程度的书写障碍。

22. B【解析】枕叶病变是由枕叶肿瘤、枕叶梗死等疾病引起的症状。患者的枕叶受损，主要表现为视觉障碍。在单侧枕叶病变中，中心视野常保持不变，称为黄斑回避现象。当枕叶受损时，不仅会出现视力障碍，还会出现记忆力缺陷和运动障碍，但视力症状占主导地位。

23. B【解析】嗜睡是意识障碍的早期表现，患者表现为睡眠时间过长，但能被唤醒，醒后可勉强配合检查及回答简单问题，停止刺激后患者又继续入睡。

24. E【解析】动脉粥样硬化是引起短暂性脑缺血发作最主要的基础病因。

25. A【解析】蛛网膜下腔出血通常是指脑底或脑表面血管破裂出血流入蛛网膜下腔引起相应临床症状的一种脑卒中。

26. B【解析】短暂性脑缺血发作（TIA）是由颅内动脉病变致脑动脉一过性供血不足引起的脑或视网膜短暂性、局灶性功能障碍。发作一般持续10~15分钟，多在1小时内恢复，最长不超过24小时。

27. C【解析】短暂性脑缺血发作潜在并发症有脑梗死等。观察短暂性脑缺血发作患者肢体无力或麻木等症状有无减轻或加重，有无头晕、头痛或其他脑功能受损的表现，警惕脑梗死的发生。

28. E【解析】短暂性脑缺血发作的一般特点：好发于中老年人（50~70岁），男性多于女性；发病突然，持续时间短暂，一般10~15分钟，多在1小时内，最长不超过24小时，恢复完全，不遗留后遗症状；反复发作，每次发作时的临床表现基本相似。

29. D【解析】短暂性脑缺血发作指导患者进低盐、低脂、低胆固醇、充足蛋白质和丰富维生素饮食，多吃蔬菜水果，少摄入糖类和甜食，戒烟酒，忌刺激性及辛辣食物，避免暴饮暴食。

30. C【解析】短暂性脑缺血发作的护理诊断：①知识缺乏，与缺乏本病防治知识有关。②潜在并发症，脑梗死等。③有受伤的危险，与突发眩晕、一过性失明、共济失调有关。

31. A【解析】颈内动脉系统TIA常表现为病变侧单眼一过性黑矇或失明，对侧偏身感觉障碍，对侧单肢无力或单瘫、偏瘫。优势半球受损时可出现失语，非优势半球受损可出现空间定向障碍。

32. C【解析】紧张性头痛亦称神经性或精神性头痛，无固定部位，多表现为持续性闷痛、胀痛，常伴有心悸、失眠、多梦、多虑、紧张等症状，约占头痛患者的40%，是临床常见的慢性头痛。

33. C【解析】颈动脉有明显动脉粥样硬化斑、狭窄（大于70%），影响脑内供血者，可行局部介入治疗或内膜剥离术等。

34. A【解析】重症肌无力起病急缓不一，多隐匿，首发症状为一侧或双侧眼外肌麻痹，如上睑下垂、斜视和复视，重者眼球运动明显受限，甚至眼球固定，但瞳孔括约肌一般不受累。重症肌无力的临床分型如下。①Ⅰ型（单纯眼肌型）：只有眼肌的症状和体征。②ⅡA型（轻度全身型）：轻度全身肌无力，发作慢，常累及眼肌，逐渐影响骨髓肌及延髓肌。无呼吸困难，对药物反应差。活动受限，病死率极少。③ⅡB型（中度全身型）：中度全身肌无力，累及延髓肌，呼吸尚好，对药物反应差。活动受限，病死率低。④Ⅲ型（急性进展型）：急性暴发性发作，早期累及呼吸肌，延髓和骨髓肌受损严重，胸腺瘤发现率最高。活动受限，对药物疗效差，但病死率较低。⑤Ⅳ型（迟发重症型）：后期严重的全身型重症肌无力。对药物反应差，预后不佳。

35. C【解析】重症肌无力主要表现为骨骼肌异常，易于疲劳，往往晨起时肌力较好，到下午或傍晚症状加重，称较规律的晨轻暮重波动性变化。

36. B【解析】内囊出血的典型表现是“三偏征”，对侧偏瘫、偏身感觉障碍和同向性偏盲。

37. E【解析】脑栓塞：可发生于任何年龄，风湿性心脏病引起者以中青年居多，冠心病及大动脉病变引起者多为中老年人。通常发病无明显诱因，安静与活动时均可发病。起病急，进展快，在数秒或很短的时间内症状达高峰，是所有急性脑血管疾病中发病速度最快者。表现为局限性抽搐、偏盲、偏瘫、偏身感觉障碍、失语等，意识障碍常较轻且很快恢复。严重者可突然昏迷、全身抽搐，可因脑水肿或颅内出血发生脑疝而死亡。

38. C【解析】脑血栓形成多见于有动脉粥样硬化的中老年人，且多伴有高血压、冠心病或糖尿病。常在安静休息时或睡眠中发病，部分患者可有前驱症状，如头晕、头痛等。

39. C【解析】脑栓塞的栓子来源可分为心源性、非心源性和来源不明性3种。最多见的是心源性栓子。

40. E【解析】脑梗死患者CT检查：发病24小时内无变化，CT可排除脑出血，24小时后脑梗死区可见低密度影像。

41. D【解析】“家族性病例多见”与确诊重症肌无力关系不大。

42. E【解析】脑栓塞的栓子来源可分为心源性、非心源性和来源不明性3种。心源性多见于风湿性心脏病二尖瓣狭窄合并心房颤动、心肌梗死或心肌病时心内膜病变形成的附壁血栓脱落形成的栓子，以及心脏手术、心脏导管也可发生脑栓塞；非心源性的栓子有动脉粥样硬化斑块脱落、脂肪栓子、空气栓子、感染性脓栓、虫卵栓子、癌性栓子、异物栓子等。

43. C【解析】脑出血按出血部位可分为内囊出血、脑桥出血、小脑出血、脑室出血等。其中基底核内囊区是最常见的高血压脑出血部位，约占所有高血压脑出血的60%。这是由于该区供血的豆纹动脉从其主干（大脑中动脉）成直角发出，承受较大的压力冲击，易形成动脉瘤而破裂出血。

44. B【解析】急性期应绝对卧床休息，抬高床头15°~30°，以减轻脑水肿，利于颅内血液回流。

45. D【解析】脑出血患者护理忌灌肠。

46. D【解析】急性脑血管病伴脑疝形成最急需的措施如下。①诱因预防：避免用力排便、烦躁、剧烈咳嗽、快速输液、脱水药滴注速度过慢等诱发因素。②病情观察：严密观察患者有无脑疝先兆表现，一旦出现立即报告医师。③配合抢救：保持呼吸道通畅，防止舌根后坠和窒息，及时清除呕吐物和口鼻分泌物，迅速给予高流量吸氧。迅速建立静脉通道，遵医嘱快速给予脱水、降颅压药物，如静脉滴注20%甘露醇或静脉注射呋塞米等。备好气管切开包、脑室穿刺引流包、监护仪、呼吸机和抢救药物。

47. C【解析】脑出血潜在并发症有脑疝、消化道出血、压疮、肺部感染等。其中导致患者死亡的主要原因是脑疝。

48. A【解析】引起脑出血最常见的病因是高血压合并细、小动脉硬化，其他还有脑动静脉畸形、动脉瘤、血液病（如白血病、再生障碍性贫血等）、脑淀粉样血管病变、脑动脉炎、抗凝或溶栓治疗等。

49. D【解析】脑出血常见诱因：体力活动、情绪活动、过度劳累、用力过猛、暴饮暴食、酗酒成瘾、气候变化等。

50. C【解析】若患者出现剧烈头痛、喷射性呕吐、血压升高、脉搏减慢、呼吸不规则、意识障碍进行性加重及两侧瞳孔不等大等情况，常为脑疝先兆表现。

51. A【解析】重症肌无力是一种神经-肌肉传递障碍的获得性自身免疫性疾病。临床特征为部分或全身骨骼肌易疲劳，通常在活动后加重，休息后减轻。最常见的首发症状是眼外肌不同程度的无力，包括上睑下垂、眼球活动受限而出现复视，但瞳孔括约肌不受累。

52. E【解析】脑血栓脑脊液多正常；脑出血脑脊液压力增高，多为血性。

53. A【解析】脑出血患者CT图像起病后即可见异常高密度影。不同脑出血患者其CT影像表现不同，临床中常见以下几方面区别。①蛛网膜下腔出血：因腔隙的不规则特性，随脑脊液流动，可见脑沟、脑池、侧脑室内不规则形高密度影。②硬膜外出血：颅板下与脑质外间隙，表现梭形高密度影。③硬膜下出血：硬膜下与颅脑膜外之间，可见新月形高密度影。④脑实质内出血：表现脑实质内团块状或不规则形高密度影。⑤肿瘤合并出血：通过增强扫描可看到肿瘤组织。

54. C【解析】脑血栓形成的患者用甘露醇治疗可导致肾损害和电解质紊乱，因此应注意尿常规检查，观察有无药物结晶阻塞肾小管所致急性肾损害。

55. A【解析】脑出血降低颅内压的首选药物是甘露醇。常用 20% 甘露醇 125～250ml，快速静脉滴注，30 分钟内滴完，每 6～8 小时 1 次；利尿药如呋塞米，可与甘露醇交替使用。用药过程中应注意监测肾功能和水电解质平衡。

56. D【解析】脑血栓形成的患者，早期溶栓可以有效恢复病变部位血运，最大限度地恢复受损的神经功能状况。由于脑神经细胞对缺血的耐受性较低，脑血栓形成后的溶栓治疗，越早越好，一般以发病 3～4 小时内可以采用溶栓治疗。

57. B【解析】脑桥出血的瞳孔变化常为双侧瞳孔极度缩小。

58. B【解析】脑出血发病后血压常明显升高，出现剧烈头痛，伴呕吐、偏瘫、失语、意识障碍及大小便失禁。

59. E【解析】90% 重症肌无力患者有胸腺增生或胸腺肿瘤，可行 X 线、CT 或 MRI 检查。

60. C【解析】重症肌无力禁止使用一切加重神经肌肉传递障碍的药物，如吗啡、利多卡因和氨基苷类抗生素如链霉素、卡那霉素、庆大霉素等。

61. C【解析】重症肌无力危象肌无力型不应立即加用激素。

62. B【解析】意识障碍为生命体征的重要指标，其变浅说明生命体征趋于平稳，病情已不再发展，常提示出血已停止。瞳孔先缩小后散大、血压继续升高、呼吸不规则均为病情恶化的表现。易错选 A，脑出血部位不同瞳孔可有不同表现，不能提示出血已止。

63. C【解析】糖尿病或尿毒症所致的代谢性酸中毒表现为深而快的 Kussmaul 呼吸；鼾声呼吸并伴有一侧面肌瘫痪，提示脑出血颅内压增高；呼吸过慢并伴有叹息样呼吸，常提示为吗啡类药物中毒；呼吸急促多为感染性疾病。

64. C【解析】蛛网膜下腔出血的临床表现为常在活动中突然发病，起病急骤，剧烈头痛，喷射性呕吐，最具特征性的体征是脑膜刺激征。

65. A【解析】蛛网膜下腔出血最常见的病因为颅内动脉瘤破裂，其次是脑血管畸形、高血压性动脉硬化、动脉炎、脑底异常血管网、结缔组织病、血液病、抗凝治疗并发症等。

66. E【解析】先天性动脉瘤破裂是蛛网膜下腔出血最常见的原因，其次是脑血管畸形等，因此防止患者再出血最有效的方法是去除病因，即手术切除动脉瘤或血管畸形。另外，血压维持在正常范围内，安静卧床 4～6 周，保持排便通畅，避免重体力劳动，也是控制诱因、减少再出血发生的重要手段。

67. C【解析】脑膜刺激征表现为颈强直、凯尔尼格征和 Brudzinski 征阳性。

68. C【解析】蛛网膜下腔出血最常见的脑神经损害是动眼神经。蛛网膜下腔出血常见的原因是动脉瘤、动脉畸形等。当颅脑后交通动脉的动脉瘤破裂时，出血就会压迫周围的脑组织，动眼神经正好是在这个部位，所以常见受损的神经是动眼神经。动眼神经受到血肿压迫后，会出现动眼神经麻痹的症状，主要表现为眼球活动的障碍。

69. A【解析】蛛网膜下腔出血腰椎穿刺检查脑脊液压力增高，呈均匀血性，是最具诊断价值和特征性的检查。

70. A【解析】癫痫是由不同病因引起的脑部神经元高度同步化异常放电的临床综合征，具有突然发生、反复发作的特点。

71. B【解析】对于癫痫持续状态的患者，在给氧、防护等的同时，必须在短时间内终止发作。地西泮为首选药。

72. B【解析】癫痫持续状态制止发作首选地西泮。

73. C【解析】癫痫大发作时最主要的护理是保持呼吸道通畅。应立即安置患者头低侧卧位或平卧位头偏向一侧，松开衣领、衣扣和腰带，取下活动义齿，及时清除口鼻腔分泌物；放置压舌板，必要时用舌钳将舌拖出，防止舌后坠阻塞呼吸道；及时吸氧，床边备好吸引器、气管切开包等。

74. E【解析】癫痫持续状态是指癫痫大发作频繁出现，间歇期仍意识不清。

75. B【解析】癫痫大发作在癫痫发作停止 2 年以上可以减药。

76. A【解析】脑电图是诊断癫痫重要的辅助检查方法。脑电图记录可见棘波、尖波、棘慢综合波以及暴发活动等癫痫波。

77. D【解析】抽搐发作时，适度扶住患者的手足，以防自伤及碰伤，切不可用力按压肢体，以免造成骨折、肌肉撕裂及关节脱位。

78. A【解析】苯妥英钠为治疗癫痫大发作和部分性发作首选药。丙戊酸钠对各型癫痫都有一定疗效，但有肝毒性，不作首选药。

79. E【解析】全身强直-阵挛发作（大发作）：突然意识丧失，继之先强直后阵挛性痉挛。

80. A【解析】癫痫持续状态的护理首要的措施是尽快按医嘱用药物控制发作。迅速建立静脉通道，遵医嘱缓慢静脉注射地西泮。若 15 分钟后再发可重复给药，或于 12 小时内缓慢静脉滴注地西泮。

81. D【解析】将牙垫或厚纱布垫在上下磨牙间，以防咬伤舌、口唇及颊部，但不可强行塞入。

82. D【解析】复杂部分性发作，占成人癫痫发作的 50% 以上。有意识障碍，发作时对外界刺激无反应，以精神症状及自动症为特征。病灶多在颞叶，故又称颞叶癫痫。

83. E【解析】急性炎症性脱髓鞘性多发性神经病的护理诊断：①低效性呼吸型态，与周围神经损害、呼吸肌麻痹有关。②清理呼吸道无效，与呼吸肌麻痹、咳嗽反射消失、咳嗽无力有关。③躯体移动障碍，与四肢肌肉弛缓性瘫痪有关。④吞咽困难，与脑神经受损致延髓麻痹、咀嚼肌无力、呼吸模式改变等因素有关。⑤恐惧，与四肢瘫痪、呼吸困难有关。⑥潜在并发症，深静脉血栓形成、肺部感染、营养失调、压疮等。

84. E【解析】头颅 CT 出现低密度灶说明该处神经细胞已经坏死、水肿，属溶栓禁忌证。如溶栓将造成脑出血。

85. A【解析】急性炎症性脱髓鞘性多发性神经病瘫痪为弛缓性，四肢腱反射减弱或消失。早期肌肉萎缩不明显，后期肢体远端可出现肌萎缩。

86. C【解析】腰椎穿刺术后嘱患者去枕平卧4~6小时，不可抬高头部，可适当转动身体，以防发生穿刺后反应，如头痛、恶心、呕吐、眩晕等。

87. B【解析】腰椎穿刺术后患者取弯腰侧卧位（多左侧卧位）。

88. B【解析】颅内病变伴有明显颅内高压或已有脑疝先兆，特别是疑有后颅凹占位性病变者，腰椎穿刺能促使或加重脑疝形成，引起呼吸骤停或死亡。

89. A【解析】穿刺后头痛最常见，多发生在穿刺后1~7天，可能为脑脊液量放出较多或持续脑脊液外漏所致的颅内压降低引起。

90. B【解析】参见A1型题第86题解析。颅内高压者不宜多饮水，严格卧床，密切观察意识、瞳孔及生命体征变化。

二、A2型题

1. D【解析】感觉异常：无外界刺激情况下出现异常自发性感觉，如麻木感、沉重感、痒感、蚁走感、针刺感及电击感等。

2. B【解析】参见A1型题第5题解析。

3. C【解析】传导性失语：复述不成比例受损为其最大特点。

4. E【解析】短暂性脑缺血发作是指因脑血管病变引起的短暂性、局限性脑功能缺失或视网膜功能障碍。症状一般持续10~20分钟，多在1小时内缓解，最长不超过24小时。不遗留神经功能缺损症状。患者多伴有高血压、动脉粥样硬化、糖尿病或高血脂等危险因素。颈内动脉主干TIA主要表现为病侧单眼一过性黑矇、失明和/或对侧偏瘫及感觉障碍。

5. C【解析】患者有“三高”病史，发病前曾有肢体麻木及活动无力等征象。晨起发病，神志清醒，一侧肢体瘫痪，可诊断为脑梗死。

6. D【解析】脑出血治疗原则为脱水降颅压、减轻脑水肿、调整血压、防止继续出血、加强护理、防治并发症、促进神经功能恢复。患者患有高血压，因情绪激动突然倒地，口眼歪斜，左侧上下肢麻痹，此时最重要的措施是降低脑水肿。

7. C【解析】从症状可考虑的诊断是高血压脑出血。脑出血多在情绪激动和活动时突然起病，常于数分钟至数小时内病情发展至高峰。发病后血压常明显升高，出现剧烈头痛，伴呕吐、偏瘫、失语、意识障碍及大小便失禁。

8. C【解析】患者因情绪激动随即不语，跌仆在地，经人送至医院时，神志不清，口内涎沫。查体血压200/100mmHg，大小便失禁，口角右斜，双目凝视，双侧肢体均呈软瘫状，颈有抵抗感。符合脑出血表现和诊断。

9. D【解析】嗜睡为最轻的意识障碍，患者嗜睡，能被唤醒，醒后能基本交谈和配合检查，刺激停止后又入睡。

10. D【解析】出现剧烈头痛、喷射性呕吐、血压升高、脉搏减慢、呼吸不规则、意识障碍进行性加重及两侧瞳孔不等大等情况，常为脑疝先兆表现。

11. D【解析】患者在活动中突然发生昏迷，一侧偏瘫，血压185/138mmHg。应首先考虑是脑出血。

12~13 A、C【解析】急性期应绝对卧床休息，抬高床头15°~30°,以减轻脑水肿。

14. A【解析】头颅CT或MRI检查可早期发现脑出血的部位、范围，并据此估计出血量。

15. D【解析】是否颈强直是区别脑出血或是蛛网膜下腔出血的关键。

16. E【解析】脑出血患者的对症护理及康复护理措施：①对症护理，对头痛、意识障碍、语言障碍、感觉障碍及运动障碍等给予相应的护理。②康复护理，脑出血者，只要生命体征平稳，病情稳定后，宜尽早进行康复训练，包括肢体功能和语言功能康复等。

17. D【解析】患者表现符合脑出血症状。

18. D【解析】基底节区出血因病变累及内囊，患者出现典型“三偏综合征”，即病灶对侧偏瘫、偏身感觉减退和双眼对侧同向偏盲。双眼球不能向病灶对侧，同向凝视。

19. E【解析】剧烈头痛与呕吐且有脑膜刺激征，符合蛛网膜下腔出血诊断。

20. D【解析】全身强直-阵挛发作（大发作）：突然意识丧失，继之先强直后阵挛性痉挛。常伴尖叫、面色发绀、尿失禁、舌咬伤、口吐白沫或血沫、瞳孔散大。

21. D【解析】癫痫的单纯失神发作（小发作）常于儿童时起病，表现为短暂的意识障碍，突然发呆、失神、言语中断或正常行动中止，手持物件可能落地，但不跌倒，每次发作不超过30秒，随即恢复其发作前的谈话或行动，对发作经过无记忆。

22. C【解析】交叉性瘫痪：病变侧脑神经麻痹和对侧肢体瘫痪，常见于一侧脑干肿瘤、炎症及血管性病变。患者有典型的交叉性瘫痪，即病灶侧面部瘫痪，对侧肢体瘫痪，头转向瘫痪侧，其病变部位在脑桥。

23. B【解析】重症肌无力起病急缓不一，多隐袭，首发症状为一侧或双侧眼外肌麻痹，如上睑下垂、斜视和复视，重者眼球运动明显受限，甚至眼球固定，但瞳孔括约肌一般不受累。主要表现为骨骼肌异常，易于疲劳，往往晨起时肌力较好，到下午或傍晚症状加重，称较规律的晨轻暮重波动性变化。

24. D【解析】患者“视物成双，睁眼费力6个月，晨轻暮重。双眼上睑下垂，外展不到位”等有重症肌无力的表现和体征。为诊断可行抗胆碱酯酶药物试验，若症状明显减轻，抗胆碱酯酶药物试验阳性，可助诊断。

三、A3/A4 型题

1. C【解析】20%甘露醇进入血液后不易从毛细血管透入组织，可迅速提高血浆渗透压，使组织间液水分向血浆转移，产生组织脱水作用，可降低颅内压。

2. D【解析】急性脑出血患者，发病24~48小时内避免搬动，必须搬动时应保持患者身体的长轴在一条直线上，以免牵动头部，避免各种刺激，避免咳嗽和用力排便。

3. A【解析】患者因左侧肢体无力再次跌倒，并出现大小便失禁。目前主要的护理诊断是自理缺陷。

4. A【解析】患者临床表现和查体符合高血压脑出血诊断。

5. C【解析】高血压脑出血最好发的部位是基底核壳区。

6. C【解析】高血压脑出血患者血压过高适当应用降压药，使血压维持在略高于发病前水平或180/105mmHg左右。应密切观察血压变化，防止血压降得过快、过低。

7. B【解析】失神发作（小发作）：突发性精神活动中断、意识丧失，可伴肌阵挛或自动症。1次发作数秒至10余秒。脑电图出现每秒钟3次棘慢波或尖慢波综合。

8. A【解析】脑电图是诊断癫痫重要的辅助检查方法。脑电图记录可见棘波、尖波、棘慢综合波以及暴发活动等癫痫波。脑电图正常不能否定癫痫诊断。

9. E【解析】丙戊酸是全面强直-阵挛发作、典型失神发作的首选药。

10. C【解析】全身强直-阵挛发作（大发作）：突然意识丧失，继之先强直后阵挛性痉挛。常伴尖叫、面色发绀、尿失禁、舌咬伤、口吐白沫或血沫、瞳孔散大。持续数十秒或数分钟后痉挛发作自然停止，进入昏睡状态。

11. B【解析】脑电图是诊断癫痫重要的辅助检查方法。脑电图记录可见棘波、尖波、棘慢综合波以及暴发活动等癫痫波。

12. D【解析】抽搐发作时，适度扶住患者的手足，以防自伤及碰伤。切不可用力按压肢体，以免造成骨折、肌肉撕裂及关节脱位。

13. E【解析】急性炎症性脱髓鞘性多发性神经病部分患者患病前1~4周有上呼吸道、肠道感染史或疫苗接种史。表现为四肢腱反射减弱或消失、吞咽困难等，患者有呼吸道感染史，查体也符合急性炎症性脱髓鞘性多发性神经病诊断。

14. D【解析】急性炎症性脱髓鞘性多发性神经病脑脊液检查：典型改变是脑脊液蛋白质含量增高而细胞数正常，称蛋白-细胞分离现象，为本病的特征性表现。蛋白增高常在发病后2~4周最明显。

15. C【解析】急性炎症性脱髓鞘性多发性神经病（GBS）糖皮质激素治疗：近年来的临床研究发现激素的效果不佳，目前已不主张应用，但慢性GBS对激素仍有良好的反应。一般用地塞米松10mg/d，静脉滴注，1个疗程为7~10天。

四、B型题

1. E【解析】腰椎穿刺术后嘱患者去枕平卧4~6小时，不可抬高头部，可适当转动身体，以防发生穿刺后反应，如头痛、恶心、呕吐、眩晕等。

2. C【解析】蛛网膜下腔出血的患者绝对卧床休息4~6周，尽量避免一切可能引起患者血压和颅内压增高的因素。对头痛和烦躁不安者可适当使用镇痛镇静药，保证患者休息。

3. B【解析】临床上对心房颤动、频繁发作 TIA 或椎-基底动脉 TIA 患者可考虑选用抗凝治疗，如肝素、华法林等。

4. A【解析】抗血小板聚集药可减少微栓子发生，降低 TIA 的复发。常用药物有阿司匹林、双嘧达莫、噻氯吡啶等。

5. A【解析】脑出血多在情绪激动和活动时突然起病，常于数分钟至数小时内病情发展至高峰。发病后血压常明显升高，出现剧烈头痛，伴呕吐、偏瘫、失语、意识障碍及大小便失禁。

6. B【解析】蛛网膜下腔出血表现是剧烈头痛与呕吐和脑膜刺激征，脑脊液呈均匀一致血性。

7. C【解析】蛛网膜下腔出血有明显脑膜刺激征。

8. A【解析】短暂性脑缺血发作发病突然，持续时间短暂，一般 10~15 分钟，多在 1 小时内，最长不超过 24 小时，恢复完全，不遗留后遗症状；反复发作，每次发作时的临床表现基本相似。

9~11 C、D、E【解析】发作间歇期除病因治疗外，应根据发作类型选择相应药物，苯妥英钠对全面强直-阵挛发作、部分性发作有效；卡马西平是部分性发作、继发性全面强直-阵挛发作的首选药；苯巴比妥是小儿癫痫的首选药；丙戊酸是全面强直-阵挛发作、典型失神发作的首选药；乙琥胺仅用于单纯失神发作。

五、X 型题

1. ACDE【解析】岛叶的功能与内脏感觉与运动有关。刺激人的岛叶可以引起内脏运动改变，如唾液分泌增加、恶心、呃逆、胃肠蠕动增加和饱腹感等。因此，岛叶的损害多引起内脏感觉和运动障碍。

2. ABCD【解析】TIA 好发于中老年人（50~70 岁），男性多于女性。发病突然，持续时间短暂，一般 10~15 分钟，多在 1 小时内，最长不超过 24 小时，恢复完全，不遗留后遗症状；反复发作，每次发作时的临床表现基本相似。

3. ABCD【解析】发作时需卧床休息，以防意外跌倒。指导患者进食低盐、低脂、低胆固醇、充足蛋白质和丰富维生素饮食，多吃蔬菜水果，戒烟酒，忌刺激性及辛辣食物，避免暴饮暴食。鼓励患者，保持良好情绪，增强信心，积极配合治疗和护理。

4. ABCDE【解析】①观察患者有无呕血，黑便，血压下降，脉搏增快，面色苍白，尿量少等，做粪便隐血试验监测。②每次鼻饲前先抽吸胃液，如发现患者有呃逆、腹部饱胀、胃液呈咖啡色或血性，应立即停止鼻饲，通知医师处理。③上消化道出血的患者应暂禁食，冰盐水 + 去甲肾上腺素胃管注入止血，按医嘱给予保护胃黏膜药物。

5. ABCDE【解析】脑出血急性期治疗原则为脱水降颅压、减轻脑水肿、调整血压、防止继续出血、加强护理、防治并发症、促进神经功能恢复。一般应卧床休息 2~4 周，保持安静，避免情绪激动和血压升高。严密观察生命体征，注意瞳孔和意识改变，保持呼吸道通畅，预防感染，保持水电解质和营养平衡。

6. ABCDE【解析】预防脑出血健康宣教：①疾病知识指导，向患者和家属介绍脑出血的基本知识，明确积极治疗原发病对防止再次发病的重要性；尽量避免情绪激动及血压骤升骤降等诱发因素；指导患者注意病情，每日定时测血压，定期随诊，发现血压异常波动，或有头痛、头晕及其他不适及时就诊。②康复训练指导，向患者和家属说明康复训练越早疗效越好，强调坚持长期康复训练的重要性，并介绍和指导康复训练的具体方法，使患者尽可能恢复生活自理能力。③生活指导，指导患者建立健康的生活方式，戒烟酒，保持大便通畅，保证睡眠充足，适当运动，避免过度劳累。

7. ACDE【解析】蛛网膜下腔出血防止再出血的护理措施：①应绝对卧床休息 4~6 周，抬高床头 15°~30°。避免搬动和过早离床活动，协助患者完成一切日常生活护理。保持环境安静、舒适，光线稍暗。避免各种刺激，限制探视，使患者情绪稳定。②给予高纤维有营养的饮食，保持排便通畅，避免过度用力排便。③避免引起颅内压增高的因素，如运动、用力排便、咳嗽、屏气喷嚏、情绪激动和劳累等。对剧烈头痛和躁动不安者，可应用镇痛药、镇静药，指导患者使用放松技术，如听轻音乐、缓慢深呼吸及引导式想象等方法减轻疼痛。④密切观察病情，蛛网膜下腔出血再出血发生率较高，如患者再次出现剧烈头痛、呕吐、昏迷、脑膜刺激征等，应及时通知医师并协助抢救治疗。

8. ACDE【解析】参见 A3/A4 型题第 14 题解析。

9. ADE【解析】急性炎症性脱髓鞘性多发性神经病的临床表现：①运动障碍，首发症状常为四肢对称性无力，自远端向近端发展或自近端向远端加重，常由双下肢开始，逐渐累及躯干肌、脑神经，多于数日至 2 周达高峰。严重病例可累及肋间肌和膈肌导致呼吸麻痹，危及生命。瘫痪为弛缓性，四肢腱反射减弱或消失。早期肌肉萎缩不明显，后期肢体远端可出现肌萎缩。②感觉障碍，表现为肢体远端感觉异常，如烧灼感、麻木、刺痛等感觉缺失或呈手套、袜套样感觉减退。感觉障碍可先于运动障碍出现，但比运动障碍轻。部分患者也可无感觉障碍。③脑神经损害，以双侧面神经麻痹最常见，尤其是成人，其次为舌咽和迷走神经麻痹，表现为面瘫、声音嘶哑、吞咽困难。延髓麻痹，以儿童多见。④自主神经功能障碍，表现为出汗增多、皮肤潮红、手足肿胀、营养障碍、心律失常、直立性低血压、排便排尿障碍等，直肠和膀胱括约肌功能多无影响。⑤并发症，常见并发症为肺部感染、肺不张，少数有心肌炎和心力衰竭。

10. ADE【解析】呼吸肌麻痹是急性炎症性脱髓鞘性多发性神经病主要危险，因此重点监测呼吸、肺活量、血氧饱和度和血气分析值。

六、案例分析题

1. ABCDE【解析】脑梗死的辅助检查：①一般检查，血常规、尿常规、血糖、血脂、血液流变学、心电图等检查。②CT 和 MRI 检查，发病 24 小时内无变化，CT 可排除脑出血，24 小时后脑梗死区可见低密度病灶。MRI 在发病后数小时内即可检出脑梗死病灶，并能发现脑干、小脑及小灶梗死，优于 CT。③脑血管造影，可显示脑部大动脉的狭窄、闭塞和其他血管病变。④彩色多普勒超声检查（TCD），对评估颅内外血管狭窄、闭塞、血管痉挛或侧支循环建立的程度有帮助。⑤单光子发射计算机断层扫描（SPECT）和正电子发射断层扫描（PET）：能在发病后数分钟显示脑梗死的部位和局部脑血流的变化。

2. ACDE【解析】脑梗死的潜在并发症：压疮、肺部感染、出血、深静脉血栓、上消化道出血、脑疝等。

3. ACD【解析】脑梗死的护理诊断：①躯体活动障碍，与脑细胞或锥体束缺血、软化及坏死导致偏瘫有关。②语言沟通障碍，与语言中枢损害有关。③吞咽障碍，与意识障碍或延髓麻痹有关。④有失用综合征的危险，与意识障碍、偏瘫所致长期卧床有关。⑤焦虑，与肢体瘫痪、感觉障碍、语言沟通困难等影响工作和生活，或家庭照顾不周及社会支持差有关。⑥生活自理缺陷，与患者出现肢体瘫痪、生活不能自理有关。⑦营养失调——低于机体需要量，与昏迷或吞咽困难而不能进食，致营养缺乏有关。⑧潜在并发症，压疮、肺部感染、出血、深静脉血栓、上消化道出血、脑疝等。

4. ABCDE【解析】密切观察神志、瞳孔、生命体征、临床表现、肌力的变化，维持生命体征稳定，保持呼吸道通畅。遵医嘱给予氧气吸入。头部禁用冷敷，以免脑血管收缩导致血流缓慢，而使脑血流量减少。给予良肢位摆放，每 2 小时更换 1 次卧位，防止压疮。

5. D【解析】脑出血降低颅内压、减轻脑水肿常用 20% 甘露醇 125~250ml，快速静脉滴注，30 分钟内滴完，每 6~8 小时 1 次；利尿药如呋塞米，可与甘露醇交替使用。

6. A【解析】定时翻身、拍背，变换体位时尽量减少头部摆动幅度，以免加重出血。

7. ABDE【解析】①定时翻身、拍背，变换体位防止压疮，但动作要轻柔。②严密监测并记录生命体征、意识、瞳孔变化。③平卧头侧位或侧卧位，开放气道。④遵医嘱鼻饲流食应定时喂养，保证足够营养供给。

8. B【解析】给予高蛋白、高维生素、清淡、易消化、营养丰富的流质或半流质饮食，补充足够水分。昏迷或有吞咽障碍者可鼻饲以保证营养供给。

9. B【解析】患者有尖叫、面色发绀、尿失禁、舌咬伤、口吐白沫或血沫等癫痫表现。

10. D【解析】全身强直-阵挛发作（大发作）：突然意识丧失，继之先强直后阵挛性痉挛。常伴尖叫、面色发绀、尿失禁、舌咬伤、口吐白沫或血沫、瞳孔散大。持续数十秒或数分钟后痉挛发作自然停止，进入昏睡状态。醒后有短时间的头晕、烦躁、疲乏，对发作过程不能回忆。若发作持续不断，一直处于昏迷状态者称大发作持续状态，常危及生命。

11. C【解析】该患者主要的护理问题是有窒息的危险。有窒息的危险与癫痫发作时意识障碍、喉头痉挛及气道分泌物增多有关。

12. E【解析】癫痫强直-阵挛发作呈持续状态时，最重要的是保持患者呼吸道通畅，及时清除口腔和鼻腔分泌物，必要时气管切开。同时也要注意给患者保暖，及时吸氧，防止跌伤，防止继发感染。

13. ABCD【解析】充分休息；劳逸结合，保持情绪稳定，戒烟酒，养成良好生活习惯。应该按医嘱坚持长期有规律服药，避免突然停药、减药、漏服药及自行换药；定期复查，每月做血常规和每季度作肝肾功能检查。

第十章　理化因素所致疾病患者的护理

一 A1 型题

1. 有机磷农药中毒引起的烟碱样症状是
   A. 肌纤维颤动　　B. 瞳孔缩小
   C. 意识障碍　　D. 肺水肿
   E. 休克
2. 有机磷农药的毒理作用是
   A. 抑制呼吸中枢　　B. 抑制胆碱酯酶活性
   C. 增加胆碱酯酶活性　　D. 直接作用于呼吸中枢
   E. 使乙酰胆碱在体内分解
3. 有机磷中毒毒蕈碱样症状是
   A. 流涎　　B. 尿潴留
   C. 瞳孔扩大　　D. 肌肉抽搐
   E. 心率加快
4. 抢救有机磷农药中毒时能消除烟碱样症状的药物是
   A. 呋塞米　　B. 碘解磷定
   C. 阿托品　　D. 利多卡因
   E. 碳酸氢钠
5. 有机磷农药中毒时迟发性神经病发生的时间是急性中毒症状消失后
   A. 1~5 天　　B. 6~10 天
   C. 1~2 周　　D. 2~3 周
   E. 3~5 周
6. 有机磷农药中毒时，瞳孔变化的特点是
   A. 双侧缩小　　B. 双侧散大
   C. 双侧不等大　　D. 双侧对光反射消失
   E. 单侧对光反射消失
7. 诊断有机磷中毒最重要的指标是
   A. 血磷　　B. 大汗

C. 肌束颤动
D. 血清脂肪酶活力
E. 全血胆碱酯酶活力

8. 美曲膦酯中毒的洗胃液不宜选用
A. 温水
B. 茶叶水
C. 生理盐水
D. 2% 碳酸氢钠
E. 1∶15000 高锰酸钾

9. 阿托品治疗有机磷农药中毒可消除的症状是
A. 心率加快
B. 肌肉抽搐
C. 血压升高
D. 呼吸困难
E. 呼吸肌麻痹

10. 一氧化碳（CO）中毒时，最容易受损害的脏器是
A. 肾
B. 肝
C. 肺和脑
D. 脑和心脏
E. 肾和肺

11. 有机磷农药中毒患者发生迟发性神经病主要累及的部位是
A. 头面部
B. 心脏
C. 肢体末端
D. 肢体近端
E. 自主神经

12. 胆碱酯酶复活药能缓解的有机磷农药中毒症状是
A. 肺水肿
B. 视物模糊
C. 恶心呕吐
D. 全身紧缩感
E. 大汗及流涎

13. 中毒时最首要的处理措施是
A. 对症治疗
B. 使用抗生素
C. 使用特效解毒药
D. 立即终止接触毒物
E. 清除进入人体的毒物

14. 下列物质中毒后呼气有大蒜味的是
A. 甲醇
B. 乙醇
C. 氰化物
D. 巴比妥
E. 有机磷农药

15. 有机磷中毒经过治疗后症状缓解，24~96 小时后突然发生死亡，称为
A. 骤死
B. 迟发性脑病
C. 中毒后遗症
D. 中间型综合征
E. 神经精神后发症

16. 有机磷农药中毒患者发生迟发性神经病的主要临床表现为

A. 脑水肿　　B. 面部感觉丧失

C. 狂躁不安，谵妄　　D. 下肢瘫痪，四肢肌肉萎缩

E. 意识轻度障碍

17. 有机磷农药中毒时，毒蕈碱样症状的发生主要由于

A. 胆碱能神经递质老化　　B. M 型受体敏感性降低

C. 运动神经兴奋　　D. 副交感神经末梢兴奋

E. 副交感神经节前 C 纤维兴奋

18. 有机磷农药中毒的死亡原因主要是

A. 休克　　B. 脑水肿

C. 呼吸衰竭　　D. 心搏骤停

E. 电解质紊乱

19. 有机磷农药中毒时出现呼吸循环衰竭的首要治疗措施是

A. 吸氧　　B. 阿托品静脉注射

C. 强心药静脉注射　　D. 胆碱酯酶复能药静脉注射

E. 呼吸中枢兴奋药静脉注射

20. 误食有机磷农药而中毒患者出现症状的时间一般是在接触毒物后

A. 5 分钟内　　B. 立即

C. 10 分钟至 2 小时内　　D. 2~6 小时内

E. 6~12 小时内

21. 有机磷农药中毒洗净胃后要保留胃管的目的是

A. 可进入泻药　　B. 以后可喂流质

C. 防止洗胃不彻底　　D. 使患者得到休息

E. 进一步抽十二指肠液

22. 碘解磷定或双复磷类药物作用是

A. 直接兴奋大脑　　B. 使锥体束兴奋

C. 解除迷走神经兴奋　　D. 恢复胆碱酯酶活性

E. 解除交感神经兴奋

23. 长期接触有机磷农药者应定期做的检查是

A. 转氨酶　　B. 血肌酐

C. 甲胎蛋白　　D. 磷酸肌酸激酶

E. 血胆碱酯酶活性

24. 对诊断一氧化碳中毒最有帮助的是

A. 血气分析　　B. 血还原血红蛋白

C. 血糖化血红蛋白
D. 血液碳氧血红蛋白
E. 血网织红细胞数

25. 一氧化碳中毒的特征性表现是
A. 抽搐
B. 昏迷
C. 头痛、头晕
D. 四肢无力
E. 血液碳氧血红蛋白测定阳性

26. 一氧化碳中毒的发病机制是
A. 呼吸膜变厚
B. 气管痉挛
C. 细胞中毒
D. 呼吸中枢受抑制
E. 血红蛋白丧失运氧能力

27. 重度一氧化碳中毒患者抢救清醒后，经过多长时间的假愈期，可以发生迟发性脑病
A. 1~3 天
B. 1~3 周
C. 2~10 天
D. 2~10 周
E. 2~60 天

28. 一氧化碳中毒的主要诊断依据是
A. 现场煤气味浓度
B. 中毒的时间
C. 血红蛋白含量测定
D. 血液碳氧血红蛋白浓度升高
E. 患者皮肤、黏膜樱桃红色的程度

29. 一氧化碳中毒时，血中明显增多的血红蛋白是
A. 硫化血红蛋白
B. 高铁血红蛋白
C. 氧合血红蛋白
D. 碳氧血红蛋白
E. 还原血红蛋白

30. 抢救一氧化碳中毒的首要措施是
A. 吸氧
B. 取平卧位
C. 解松衣服
D. 搬离中毒环境
E. 保持呼吸道通畅

31. 纠正一氧化碳中毒缺氧的最有效措施是
A. 输血
B. 高压氧舱
C. 低流量吸氧
D. 静脉注射阿托品
E. 静脉注射普鲁卡因

32. 一氧化碳中毒后出现惊厥者首选药物是
A. 脱水药
B. 利尿药
C. 冬眠药
D. 地西泮
E. 三磷腺苷

二 A2 型题

1. 患者，男性，45 岁。穿短袖短裤于田间喷洒农药，未戴口罩。出现胸闷、咳嗽、呼吸困难、发绀，呼气有大蒜味，紧急送往医院，诊断有机磷农药中毒。处置不妥的是

A. 洗胃　　B. 脱去衣服，肥皂水冲洗皮肤

C. 吸氧　　D. 阿托品

E. 碘解磷定

2. 患者，男性，46 岁。在喷洒农药时出现恶心、呕吐、胸闷，大小便失禁，瞳孔缩小，流泪，面部肌肉抽搐。对诊断最有意义的检查是

A. 碱性磷酸酶测定　　B. 心肌酶学测定

C. 碳氧血红蛋白测定　　D. 二氧化碳结合力测定

E. 胆碱酯酶活性测定

3. 患者，女性，26 岁。近期因失恋而情绪低落，家属在卧室发现患者时，其表现为恶心、呕吐、腹痛、流涎、口鼻大量分泌物伴呼吸困难等症状。由急诊入院治疗，体格检查发现呼吸有浓烈蒜味，双侧瞳孔缩小。最可能的诊断是

A. 氯化物中毒　　B. 一氧化碳中毒

C. 有机磷中毒　　D. 阿托品中毒

E. 地西泮类药物过量中毒

4. 患者，女性，22 岁。3 天前因与家人争吵后自服敌敌畏 200ml，经及时治疗后症状缓解，今日突然症状加重，经抢救无效，患者死亡。该患者死亡的原因最有可能是

A. 脑水肿　　B. 肺部感染

C. 呼吸衰竭　　D. 心搏骤停

E. 中间型综合征

5. 患者，女性，30 岁。因误服对硫磷被丈夫送来急诊，经洗胃等处理后立即转入病房。下列洗胃液中错误的是

A. 温水　　B. 生理盐水

C. 茶叶水　　D. 2% 碳酸氢钠

E. 1∶5000 高锰酸钾

6. 患者，女性，23 岁。因失恋口服农药中毒后出现头晕、头痛、多汗、呕吐、腹痛、腹泻、肌肉颤动。查体：脉搏细数，大汗淋漓，瞳孔缩小，肺部有明显湿啰音，心脏无杂音，心律规则。诊断为有机磷中毒，给予阿托品治疗。该药物不能缓解的症状是

A. 多汗　　B. 呕吐

C. 瞳孔缩小　　D. 肌肉颤动

E. 肺部湿啰音

7. 患者，男性，52 岁。因一氧化碳中毒入院，刚入院时意识不清，经积极治疗后清醒出院。出院后 1 周患者出现幻视、幻听、烦躁，是发生了

A. 精神分裂症
B. 迟发性脑病
C. 一氧化碳中度中毒
D. 一氧化碳重度中毒
E. 一氧化碳深度中毒

8. 某医院接到 120 报警后，医护人员来到现场，发现工作车间有毒气体泄漏，患者吸入后出现休克。此时首要的处理是

A. 氧气吸入
B. 取平卧位
C. 协助离开现场
D. 建立静脉通道
E. 保持呼吸道通畅

9. 患者，男性，32 岁。因煤气中毒，经过积极抢救后苏醒，2 天后出现神志不清，右侧肢体偏瘫，体温、血压正常，两肺呼吸音粗。进一步治疗首选

A. 高压氧舱
B. 甘露醇输注
C. 地塞米松输注
D. 维生素 C 输注
E. 脑营养物质输注

10. 患者，男性，34 岁。被人发现昏倒在地，可闻及煤气味，发现者考虑患者呼吸微弱，于是就地做人工呼吸。医师到场后指出抢救者所犯的原则性错误是

A. 未及时供氧
B. 未及时输液
C. 未及时用兴奋药
D. 未及时撤离现场
E. 未及时注射激素

11. 患者，男性，55 岁。因一氧化碳中毒入院。查体：深昏迷，呼吸困难，面色苍白，四肢厥冷，BP 80/50mmHg，血 HbCO 60%。急性一氧化碳中毒的程度为

A. 轻度中毒
B. 中度中毒
C. 重度中毒
D. 迟发性脑病
E. 中间型综合征

12. 患者，男性，35 岁。在冬季用煤炉取暖时，出现头痛、头晕、无力、胸闷、心悸、恶心等症状。现场抢救时首要措施是

A. 给予口对口人工呼吸
B. 给予镇痛药
C. 高压氧吸入
D. 立即将患者搬到室外空气新鲜处
E. 给予物理降温

13. 患者，男性，48 岁。用煤火做饭后，感觉头晕、乏力，伴恶心、呕吐，随即卧床休息。家属回家后发现其躺在卧室地上，呼之不醒，立即送到急诊。查生命体征正常，浅昏迷状态，双侧瞳孔等大，对光反射存在，口唇、皮肤黏膜呈樱桃红色，双肺未闻及湿啰

音。诊断为一氧化碳中毒。为防止脑水肿并发症发生应给予患者的治疗药物是

A. 吗啡
B. 呋塞米
C. 细胞色素 C
D. 维生素 C
E. 20% 甘露醇

三 A3/A4 型题

（1~3 题共用题干）

患者，女性，65 岁。服毒自杀后半小时被送入院，入院时患者诉头晕、头痛，伴多汗、恶心、呕吐、腹痛、腹泻等症状。查体：意识模糊，两肺满布湿啰音，口鼻大量分泌物，呼出气体有浓烈的大蒜味。

1. 如该患者发生了昏迷，则此时清除胃内未吸收毒物的首选措施是

A. 催吐
B. 洗胃
C. 导泻
D. 静脉给予阿托品
E. 静脉给予氯解磷定

2. 根据现场调查确定该患者服用毒物为美曲膦酯，护士在洗胃时忌用

A. 1∶15000 高锰酸钾溶液
B. 2% 碳酸氢钠溶液
C. 清水
D. 温开水
E. 生理盐水

3. 为判断患者中毒严重程度，需关注的检查项目是

A. 肝功能
B. 尿中三氯乙醇的含量
C. 全血胆碱酯酶的活力
D. 呕吐物中有机磷的含量
E. 呼吸道分泌物中有机磷的含量

（4~5 题共用题干）

患者，女性，28 岁。被发现时已昏迷在床上。送入医院后，口吐白沫，并有大蒜样气味，查双侧瞳孔如针尖样大小。

4. 为明确诊断，应首先做的辅助检查是

A. 呕吐物鉴定
B. 脑电图
C. 头颅超声
D. 脑脊液测定
E. CT

5. 该患者最可能的诊断是

A. 一氧化碳中毒
B. 亚硝酸盐中毒
C. 有机磷农药中毒
D. 巴比妥盐类中毒
E. 糖尿病酮症酸中毒

（6~7 题共用题干）

患者，男性，58 岁。因一氧化碳中毒入院，患者处于浅昏迷状态，P 130 次/分，皮肤多汗，面色潮红，口唇呈樱桃红色。

6. 协助诊断应进行的检查是

A. 血常规　　B. 血气分析

C. 血胆碱酯酶　　D. 血氧饱和度

E. 血液碳氧血红蛋白

7. 护士给予吸氧，氧流量是

A. 持续低流量　　B. 4~6L/min

C. 6~8L/min　　D. 8~10L/min

E. 30%~50% 乙醇湿化给氧

（8~9 题共用题干）

患者，男性，33 岁。因一氧化碳中毒 1 天后送医院。神志不清，两瞳孔等大，光反应弱，体温、血压正常，两肺呼吸音粗，HR 70 次/分，律齐，腹部无异常体征，病理反射（-）。血、尿常规正常。

8. 进一步抢救首先应

A. 高压氧舱治疗　　B. 地塞米松静脉注射

C. 甘露醇静脉注射　　D. 补充高能量液

E. 护脑药物的应用

9. 经高压氧舱治疗神志清醒，全身症状好转，可能的后遗症是

A. 肾功能损害　　B. 肝功能损害

C. 记忆力减退　　D. 迟发性脑病

E. 肺功能损害

（10~13 题共用题干）

患者，女性，68 岁。独居，生有煤炉。邻居发现其神志不清，面色潮红，口唇呈樱桃红色。

10. 对该患者首要的处理措施是

A. 吸氧　　B. 就地抢救

C. 静脉补液　　D. 人工呼吸

E. 迅速将患者抬到通风良好的地方

11. 该患者可能出现了
   A. 有机磷农药中毒　　B. 美曲膦酯中毒
   C. 一氧化碳中毒　　D. 敌敌畏中毒
   E. 不明物中毒
12. 有助于对该患者作出正确诊断的检查是
   A. 胆碱酯酶活力测定　　B. 血液碳氧血红蛋白测定
   C. 心肌酶学测定　　D. 二氧化碳结合力测定
   E. 碱性磷酸酶测定
13. 对该患者最有效的治疗方法是
   A. 高压氧舱　　B. 静脉补液
   C. 治疗脑水肿　　D. 保持呼吸道通畅
   E. 纠正水、电解质紊乱

（14~15 题共用题干）

患者，女性，62 岁。一氧化碳中毒已昏迷 1 小时，面色苍白，呼吸减慢，HR 102 次/分，急诊入院。

14. 对此患者的治疗应为
   A. 立即洗胃　　B. 利尿
   C. 透析治疗　　D. 血液灌流
   E. 立刻给予 3 个大气压纯氧
15. 遵医嘱应用 20% 甘露醇快速静脉滴注的目的是
   A. 促进脑细胞功能恢复　　B. 纠正缺氧
   C. 防治脑水肿　　D. 控制高热
   E. 防治并发症及迟发性脑病

四 B 型题

（1~2 题共用备选答案）

A. 面色潮红、口唇樱桃红色、脉快、多汗
B. 瞳孔较前扩大、颜面潮红、口干、心率加快
C. 瞳孔较前扩大、颜面潮红、皮肤干燥
D. 谵妄、意识模糊、瞳孔扩大、抽搐、尿潴留
E. 谵妄、意识模糊、瞳孔缩小、抽搐、尿潴留

1. 阿托品化表现为
2. 阿托品中毒表现为

（3~6题共用备选答案）

A. 吸氧　　B. 利尿

C. 灌肠　　D. 催吐、洗胃

E. 大量清水冲洗

3. 清除胃内未吸收的毒物常用方法是

4. 清除肠道内未吸收的毒物常用方法是

5. 一氧化碳中毒时应立即给予

6. 清除皮肤上的毒物应立即给予

五 X型题

1. 轻度有机磷中毒的表现正确的是

A. 瞳孔缩小　　B. 出汗

C. 肺水肿　　D. 无力

E. 呼气有蒜臭味

2. 有机磷农药中毒后，可以用碱性溶液洗胃的是

A. 乐果　　B. 敌敌畏

C. 美曲膦酯　　D. 氧乐果

E. 碘依可酯

3. 有机磷农药中毒的护理正确的是

A. 观察病情　　B. 迅速洗胃

C. 迅速终止接触毒物　　D. 促进有毒物质的排泄

E. 给喷洒农药的患者脱去外衣，无须清洗皮肤

4. 有机磷农药污染皮肤的处理方法有

A. 清水冲洗　　B. 热水冲洗

C. 乙醇溶液擦洗　　D. 肥皂水冲洗

E. 2% 碳酸氢钠冲洗

5. 能缓解烟碱样作用的解毒药有

A. 阿托品　　B. 碘解磷定

C. 氯解磷定　　D. 双复磷

E. 亚甲蓝

6. 有机磷农药中毒的毒蕈碱样症状表现为

A. 流涎　　B. 肌细颤

C. 血压升高
D. 瞳孔缩小
E. 肺水肿

7. 下列对一氧化碳中毒患者的护理措施中，正确的是
A. 定时监测生命体征和意识状态
B. 鼻导管给予高浓度吸氧
C. 高热者物理降温
D. 昏迷患者注意保持呼吸道通畅
E. 患者清醒后停止给氧，以防氧中毒

8. 预防一氧化碳中毒健康教育的内容有
A. 介绍治疗方案
B. 家庭炉火装烟囱
C. 认真执行安全操作规程
D. 室内保持良好通风
E. 加强对一氧化碳中毒的宣传

9. 关于美曲膦酯中毒患者的急救措施正确的是
A. 对受污染的皮肤和头发用大量清水擦洗
B. 口服中毒者用清水反复洗胃
C. 喷洒农药时中毒患者应马上脱去污染衣物
D. 眼部污染者用2%碳酸氢钠连续冲洗
E. 早期足量反复给予阿托品解毒

六 案例分析题

（1~3题共用题干）

患者，男性，57岁。在田间喷洒农药时出现咳嗽、呼吸困难，随后全身肌肉痉挛，伴头晕、头痛，继而出现昏迷，现场人员将其急送医院。查体：BP 90/60mmHg，R 24次/分，角膜反射消失，瞳孔缩小如针尖大，两肺满布湿啰音。

1. 对明确诊断最有价值的检查是
A. 头颅X线检查
B. 直立倾斜试验
C. 头颅CT或MRI检查
D. 全血胆碱酯酶活力测定
E. 碳氧血红蛋白测定

2. 护士对该患者的处理正确的是
A. 立即脱去患者的外衣
B. 反复用肥皂水清洗皮肤、头发和指甲缝隙
C. 立即用清水反复洗胃
D. 持续鼻导管给氧
E. 根据医嘱给予阿托品和氯解磷定

3. 早期足量反复给予阿托品治疗后，患者病情好转，意识转清醒，临床表现为瞳孔较前扩大，颜面潮红，口干，皮肤干燥，提示
A. 阿托品用量不足
B. 已经达到阿托品化

C. 还未达到阿托品化　　D. 发生了阿托品中毒

E. 阿托品应用过量

参考答案与解析

一、A1 型题

1. A【解析】有机磷农药中毒引起的烟碱样症状：主要是横纹肌运动神经兴奋，表现为肌纤维颤动。常先自小肌群如眼睑、面部、舌肌开始，逐渐发展至四肢、全身肌肉抽搐，患者常有全身紧缩或压迫感；后期出现肌力减退和瘫痪，如发生呼吸肌麻痹可诱发呼吸衰竭。

2. B【解析】有机磷农药的中毒机制：有机磷进入体内，迅速与胆碱酯酶结合，形成稳定的磷酰化胆碱酯酶，抑制胆碱酯酶活性，导致乙酰胆碱大量蓄积，从而引起一系列以乙酰胆碱为传导介质的神经包括交感和副交感神经过度兴奋的临床表现。

3. A【解析】有机磷中毒毒蕈碱样症状：出现最早，主要是副交感神经末梢兴奋所致，表现为腺体分泌增加及平滑肌痉挛。消化道和呼吸道症状比较突出，如恶心、呕吐、腹痛、腹泻、流涎、支气管痉挛及分泌物增多、胸闷、咳嗽、呼吸困难、发绀等。严重时发生肺水肿。还可引起大小便失禁、心率减慢、瞳孔缩小、视物模糊、流泪、流涕及流涎，严重者口吐白沫，大汗淋漓。

4. B【解析】碘解磷定、氯解磷定等胆碱酯酶复活药在抢救有机磷农药中毒时能消除烟碱样症状。

5. D【解析】急性中毒多无后遗症，在急性严重中毒症状消失后2~3周，极少数患者可发生迟发性神经病，主要表现为下肢瘫痪、四肢肌肉萎缩等症状。

6. A【解析】眼内溅入有机磷农药可引起结膜充血和瞳孔缩小。

7. E【解析】有机磷中毒时胆碱酯酶活性降至正常人的70%以下。

8. D【解析】口服中毒者用清水、2%碳酸氢钠（美曲膦酯忌用）或1∶15000高锰酸钾溶液（对硫磷忌用）反复洗胃，直至洗清无大蒜气味为止，然后再用硫酸镁导泻。

9. D【解析】阿托品能阻断乙酰胆碱对副交感神经和中枢神经系统毒蕈碱受体的作用，对减轻、消除毒蕈碱样症状和对抗呼吸中枢抑制有效，但对烟碱样症状和胆碱酯酶活力恢复无效。

10. D【解析】一氧化碳（CO）中毒时，脑、心对缺氧最敏感，常最先受损。

11. C【解析】有机磷农药中毒患者发生迟发性神经病，主要累及肢体末端，表现为下肢瘫痪、四肢肌肉萎缩等症状。

12. D【解析】胆碱酯酶复活药能缓解的有机磷农药中毒症状是全身紧缩感。

13. D【解析】中毒时最首要的处理措施是立即脱离中毒环境将患者转移到空气新鲜处，注意保暖，保持呼吸道通畅。

14. E【解析】有机磷农药中毒后呼气有大蒜味。

15. D【解析】中间型综合征：多发生在急性中毒症状缓解后，迟发性神经病发生前。多在急性中毒后24~96小时突然发生死亡。

16. D【解析】急性中毒多无后遗症，在急性严重中毒症状消失后2~3周，极少数患者可发生迟发性神经病，主要表现为下肢瘫痪、四肢肌肉萎缩等症状。

17. D【解析】有机磷农药中毒时，毒蕈碱样症状出现最早，主要是副交感神经末梢兴奋所致，表现为腺体分泌增加及平滑肌痉挛。

18. C【解析】急性有机磷农药中毒重度者除发生昏迷外，主要是使支气管痉挛和分泌物增加，引起急性肺水肿，甚至呼吸麻痹，最主要因呼吸衰竭死亡。

19. B【解析】有机磷农药中毒时出现呼吸循环衰竭的首要治疗措施是阿托品静脉注射，阿托品能阻断乙酰胆碱对副交感神经和中枢神经系统毒蕈碱受体的作用，对减轻、消除毒蕈碱样症状和对抗呼吸中枢抑制有效。

20. C【解析】急性中毒发病时间与杀虫药毒性大小、剂量及侵入时间密切相关。一般经皮肤吸收，症状常在接触2~6小时内出现。自呼吸道吸入和口服者症状发生较快，可在10分钟至2小时内出现症状。通常发病愈早，病情愈重。

21. C【解析】口服中毒药物早期清除毒物可使病情明显改善，愈早愈彻底愈好。对口服中毒抢救是否成功关键在于洗胃是否彻底，有机磷农药中毒洗净胃后要保留胃管12小时，以防止洗胃不彻底。

22. D【解析】胆碱酯酶复活药：常用有碘解磷定、氯解磷定和双复磷。此类药物能夺取磷酰化胆碱酯酶中的磷酸基团，使胆碱酯酶恢复活性，解除烟碱样症状。

23. E【解析】有机磷农药中毒者全血胆碱酯酶测定：胆碱酯酶活性降至正常人的70%以下。长期接触有机磷农药者应定期检查血胆碱酯酶活性。

24~25 D、E【解析】血液碳氧血红蛋白测定是一氧化碳中毒诊断重要的诊断和分度指标。

26. E【解析】一氧化碳中毒的发病机制：CO经呼吸道进入血液，与红细胞内血红蛋白结合形成碳氧血红蛋白。由于CO与血红蛋白的亲和力比氧与血红蛋白亲和力大240倍，同时碳氧血红蛋白的解离较氧合血红蛋白的解离速度慢3600倍，易造成碳氧血红蛋白在体内的蓄积。碳氧血红蛋白不能携氧，从而导致组织和细胞的缺氧。此外，CO还可抑制细胞色素氧化酶，影响细胞呼吸。

27. E【解析】急性CO中毒患者在清醒后，经过2~60天的“假愈期”，可出现迟发性脑病症状，如幻听、幻视、忧郁、烦躁等精神症状，痴呆、震颤麻痹综合征、肢体瘫痪、失明、失语或继发性癫痫等。

28. D【解析】血液碳氧血红蛋白测定是一氧化碳中毒重要的诊断和分度指标，但注意采血后及时送检，否则数小时后碳氧血红蛋白会逐渐消失。结果判定：轻度中毒时为10%～20%，中度中毒时可高于30%，重度中毒时可高于50%以上。

29. D【解析】一氧化碳中毒时，血液中碳氧血红蛋白明显增多。血液碳氧血红蛋白测定是一氧化碳中毒重要的诊断和分度指标。

30. D【解析】抢救一氧化碳中毒的首要措施是立即脱离中毒环境将患者转移到空气新鲜处，注意保暖，保持呼吸道通畅。

31. B【解析】高压氧舱治疗，增加血液中溶解氧，提高动脉血氧分压，能迅速纠正组织缺氧。

32. D【解析】急性一氧化碳中毒的治疗，其中很重要的方面是降低脑代谢，应采用物理降温，使体温保持在32℃左右，降低脑代谢，增加脑对缺氧的耐受性，必要时可用冬眠药物。有频繁抽搐者首选地西泮静脉注射。

二、A2型题

1. A【解析】此患者为呼吸道和皮肤吸收毒物，应脱去衣服，肥皂水冲洗皮肤以减少毒物吸收。口服中毒者需要洗胃。

2. E【解析】参见A1型题第23题解析。

3. C【解析】本题考查了有机磷农药中毒的临床表现和典型体征。该患者出现毒蕈碱样症状，同时呼吸中有浓烈的蒜味是其特征性表现。

4. E【解析】参见A1型题第15题解析。

5. E【解析】对硫磷忌用1∶5000高锰酸钾溶液反复洗胃。

6. D【解析】阿托品能阻断乙酰胆碱对副交感神经和中枢神经系统毒蕈碱受体的作用，对减轻、消除毒蕈碱样症状和对抗呼吸中枢抑制有效，但对烟碱样症状和胆碱酯酶活力恢复无效。

7. B【解析】参见A1型题第27题解析。

8. C【解析】毒气中毒首要的处理是立即脱离中毒环境，将患者转移到空气新鲜处，注意保暖，保持呼吸道通畅。

9. A【解析】急性一氧化碳中毒严重中毒患者给予高压氧舱治疗，增加血液中溶解氧，提高动脉血氧分压，迅速纠正组织缺氧。

10. D【解析】参见A2型题第8题解析。

11. C【解析】急性一氧化碳中毒，重度中毒患者出现深昏迷、抽搐、呼吸困难、呼吸浅而快、面色苍白、四肢湿冷、全身大汗、血压下降血，HbCO＞50%。最后可因脑水肿、呼吸循环衰竭而危及生命。并发症发生率高。

12. D【解析】参见 A2 型题第 8 题解析。

13. E【解析】一氧化碳中毒防治脑水肿：严重中毒后 24~48 小时是脑水肿发展的高峰，应及时用 20% 甘露醇静脉滴注，也可应用呋塞米、肾上腺皮质激素降低颅内压、减轻脑水肿。

三、A3/A4 型题

1. B【解析】口服有机磷农药中毒患者，清除胃内未吸收毒物的首选措施是洗胃。

2. B【解析】美曲膦酯忌用 2% 碳酸氢钠洗胃。

3. C【解析】有机磷农药中毒为判断患者中毒严重程度，需关注的检查项目是全血胆碱酯酶的活力。

4. A【解析】据患者症状，疑似有机磷中毒。呕吐物鉴定可辅助查明病因。

5. C【解析】患者口吐白沫，并有大蒜样气味，查双侧瞳孔如针尖样大小。最可能的诊断是有机磷农药中毒。

6. E【解析】血液碳氧血红蛋白测定是一氧化碳中毒重要的诊断和分度指标。

7. D【解析】急性一氧化碳中毒昏迷者要防止舌后坠，使颈部伸展，保持呼吸道通畅。应迅速用鼻导管给高浓度氧（60%），流量 8~10L/min，有条件可用高压氧舱治疗。

8. A【解析】高压氧舱治疗，增加血液中溶解氧，提高动脉血氧分压，能迅速纠正组织缺氧。

9. D【解析】清醒后仍要休息 2 周，并向患者及家属解释可能发生迟发性脑病及其病因，使之主动配合。

10. E【解析】急性一氧化碳患者首要的处理措施是立即脱离中毒环境将患者转移到空气新鲜处，注意保暖，保持呼吸道通畅。

11. C【解析】患者生有煤炉，其神志不清，面色潮红，口唇呈樱桃红色，可诊断是一氧化碳中毒。

12. B【解析】参见 A1 型题第 24 题解析。

13. A【解析】一氧化碳中毒最有效的治疗方法是高压氧舱。

14. E【解析】患者一氧化碳严重中毒，应给予高压氧舱治疗，增加血液中溶解氧，提高动脉血氧分压，迅速纠正组织缺氧。

15. C【解析】参见 A2 型题第 13 题解析。

四、B 型题

1. B【解析】急性有机磷中毒常用的解毒药物包括抗胆碱药和胆碱酯酶复活药。其中最常用的药物为阿托品，具有解除平滑肌痉挛，抑制支气管腺体分泌及防治肺水肿的作用，临床使用原则为早期、足量反复给药，直至毒蕈碱样症状好转或有“阿托品化”表现为止。

阿托品化临床指征为瞳孔较前扩大、颜面潮红、口干、皮肤干燥、肺部啰音减少或消失、心率加快等。

2. C【解析】轻度阿托品中毒可表现为颜面潮红、吞咽困难、口干、皮肤干燥、声音嘶哑、体温升高、心率加快、视物模糊、瞳孔扩大、排尿困难、头晕、头痛、狂躁、幻觉等，有时可出现黄视、复视。重度阿托品中毒，患者由兴奋转入抑制，心率由快变慢，皮肤苍白，血压下降，可出现惊厥、昏迷、中毒性精神病等，严重者可因发生呼吸衰竭而导致死亡。

3. D【解析】清除胃内未吸收的毒物常用方法是催吐、洗胃。

4. C【解析】清除肠道内未吸收的毒物常用方法是灌肠。

5. A【解析】一氧化碳中毒时应立即给予吸氧。

6. E【解析】清除皮肤上的毒物应立即给予大量清水冲洗。

五、X 型题

1. ABDE【解析】有机磷中毒，严重时发生肺水肿。其余选项都是轻度有机磷中毒的表现。

2. ABDE【解析】有机磷农药美曲膦酯中毒后，忌用碱性溶液洗胃。

3~4 ABCD、AD【解析】有机磷农药中毒，立即脱离现场、脱去污染衣物，用肥皂水反复清洗污染皮肤、头发和指甲缝隙部位，禁用热水或乙醇擦洗，以防皮肤血管扩张促进毒物吸收。

5. BCD【解析】参见 A1 型题第 12 题解析。

6. ADE【解析】参见 A1 型题第 3 题解析。

7. ABCD【解析】对一氧化碳中毒患者的护理措施：①定时测量生命体征，观察神志变化，记出入量及护理记录。②迅速给患者吸入高浓度（>60%）高流量氧（8~10L/min），有条件可用高压氧舱治疗。③高热惊厥应遵医嘱给地西泮静脉注射或肌内注射，并给予物理降温。④保持呼吸道通畅，平卧位头偏一侧，随时清除口咽分泌物及呕吐物。一氧化碳中毒患者清醒后仍要休息 2 周，并向患者及家属解释可能发生迟发性脑病及其病因，使之主动配合。不可过早停止治疗尤其是高压氧治疗。

8. BCDE【解析】治疗方案不是预防健康教育内容。

9. ABCE【解析】美曲膦酯忌用 2% 碳酸氢钠。

六、案例分析题

1. D【解析】有机磷农药中毒对明确诊断最有价值的检查是全血胆碱酯酶活力测定，有机磷农药中毒胆碱酯酶活性降至正常人的 70% 以下。

2. ABDE【解析】施药人员喷洒农药时污染皮肤或吸入空气中杀虫药导致中毒，迅速清除毒物：立即脱离现场、脱去污染衣物，用肥皂水反复清洗污染皮肤、头发和指甲缝隙部位，禁用热水或乙醇擦洗，以防皮肤血管扩张促进毒物吸收。该患者是接触中毒，口服中毒才反复洗胃。

3. B【解析】阿托品化表现：瞳孔较前散大；口干，皮肤干燥；颜面潮红；肺部啰音减少或消失；心率加快等。